Infection in
Knee Replacement

膝关节置换感染管理

原著　[意] Umile Giuseppe Longo

[印尼] Nicolaas C. Budhiparama

[法] Sébastien Lustig

[德] Roland Becker

[葡] João Espregueira-Mendes

主译　郑　稼

中国科学技术出版社

·北 京·

图书在版编目（CIP）数据

膝关节置换感染管理 / (意) 乌米莱·朱塞佩·隆戈 (Umile Giuseppe Longo) 等原著 ; 郑稼主译 .
— 北京 : 中国科学技术出版社 , 2024.7
ISBN 978–7–5236–0720–6

Ⅰ . ①膝… Ⅱ . ①乌… ②郑… Ⅲ . ①人工关节—膝关节—移植术 (医学) —感染—诊疗
Ⅳ . ① R687.4

中国国家版本馆 CIP 数据核字 (2024) 第 089571 号

著作权合同登记号：01–2024–1735

First published in English under the title
Infection in Knee Replacement
edited by Umile Giuseppe Longo, Nicolaas C. Budhiparama, Sébastien Lustig, Roland Becker, João Espregueira-Mendes
Copyright © ISAKOS 2022
This edition has been translated and published under licence from Springer Nature Switzerland AG.
All rights reserved.

策划编辑	丁亚红 孙 超	
责任编辑	丁亚红	
文字编辑	陈 雪	
装帧设计	佳木水轩	
责任印制	徐 飞	

出　　版	中国科学技术出版社	
发　　行	中国科学技术出版社有限公司	
地　　址	北京市海淀区中关村南大街 16 号	
邮　　编	100081	
发行电话	010-62173865	
传　　真	010-62179148	
网　　址	http://www.cspbooks.com.cn	

开　　本	889mm × 1194mm　1/16	
字　　数	529 千字	
印　　张	19	
版　　次	2024 年 7 月第 1 版	
印　　次	2024 年 7 月第 1 次印刷	
印　　刷	北京盛通印刷股份有限公司	
书　　号	ISBN 978–7–5236–0720–6/R · 3259	
定　　价	328.00 元	

译者名单

主　译　郑　稼　河南省人民医院
副主译　金　毅　河南省人民医院
　　　　刘　珂　河南省人民医院
　　　　赵　斌　新乡医学院第一附属医院
　　　　司文腾　郑州市骨科医院
译　者（以姓氏笔画为序）

王　振	河南省人民医院	赵甲军	河南省人民医院
王得胜	河南省人民医院	赵永强	河南省人民医院
韦中阳	安阳市人民医院	段润山	河南省人民医院
代志鹏	河南省人民医院	侯　毅	河南省人民医院
朱　智	郑州市中心医院	高宗炎	河南省人民医院
刘云可	河南省人民医院	郭　旗	商丘市中心医院
刘晓潭	新乡医学院第三附属医院	唐　超	河南省人民医院
李云飞	河南省人民医院	黄金承	河南省人民医院
杨　楷	郑州市中心医院	彭普基	河南省人民医院
张　濛	河南省人民医院	董永辉	河南省人民医院
张宏军	河南省人民医院	程　成	河南省人民医院
陈　骁	河南省人民医院	强　硕	河南省人民医院
郑文迪	河南省人民医院	路　坦	新乡医学院第一附属医院

内容提要

　　本书引进自 Springer 出版社，是一部专注于膝关节置换感染相关管理策略的实用著作。全书共六篇 35 章，介绍了膝关节置换术后感染的流行病学、病因、发病机制，以及感染病菌、感染途径和感染发生的过程；描述了病原微生物形成的生物膜在感染治疗中产生的影响，并介绍了体内和体外的感染模型；细述了膝关节置换术后感染的临床表现；全面总结了目前国际相关诊断标准，论述了膝关节置换术后感染的定义及目前的诊断工具，并介绍了微生物鉴别的相关内容；解读了目前较先进的治疗方式，系统讲述了膝关节置换术后感染的治疗和预防等内容。本书内容实用，阐释简洁，图表丰富，可供广大关节外科医师在实际工作中借鉴参考。

主译简介

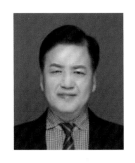

郑 稼

  二级教授，主任医师，博士研究生导师，河南省人民医院骨科教研室主任、骨科行政主任、关节外科主任，河南省关节外科治疗中心主任，河南省骨科规范化培训基地主任，河南省数字骨科重点实验室主任。中国医师协会骨科医师分会常务委员，中国医师协会骨科医师分会关节外科工作委员会常务委员，中国医师协会骨科医师分会骨科 3D 打印专业委员会委员，全国骨科住院医师规范化培训专业委员会委员，中华医学会骨科学分会关节外科学组委员，河南省医师协会骨科医师分会（第一届、第二届、第三届）会长，河南省医师协会关节外科专家委员会主任，河南省医学会骨科分会关节外科学组组长。《The Journal of Bone & Joint Surgery（中文版）》《中国矫形外科杂志》常务编委，《中华骨科杂志》《中华骨与关节外科杂志》《中国临床解剖学杂志》《骨科》《中华实用诊断与治疗杂志》《中国实用医刊》编委。河南省政府参事，河南省政协（第九届、第十届、第十一届）常务委员，享受国务院政府特殊津贴。一直专注于国内外关节外科领域的发展前沿，在髋关节发育不良的治疗、复杂的髋膝关节置换及人工关节翻修等方面积累了丰富的临床经验，作为访问学者曾先后到德国、英国、美国等地学习。承担科技部国家重大科技攻关项目、省部共建科技攻关项目、河南省自然科学基金和省卫健委重大科技攻关项目 10 余项，曾获河南省科技进步二等奖 4 项、河南省医学科技进步一等奖 4 项。获国家发明专利 10 余项，发表专业论文 100 余篇，主编或副主编骨科专著 7 部。

原书序一

很荣幸为有关膝关节置换感染的优秀著作作序。膝关节置换术可以追溯到 1863 年，当时使用了包括猪膀胱在内的膜间置术来重建关节炎的膝关节。全膝关节置换术（total knee arthroplasty，TKA）表面置换的现代历史大约始于 1970 年[1]。最早有国际记录和广泛使用的表面替换设计是多中心（Gunston 1969）和几何（Geometric 1970 USA）的。这些前交叉韧带和后交叉韧带保留设计为国际上创新开发非铰接膝关节置换术的热潮奠定了基础。

有趣的是，多中心假体最初是两个独立的股骨和胫骨组件，为现在流行的单室假体奠定了基础。虽然早期设计的重点是保留前交叉韧带和后交叉韧带，但纽约特殊外科医院的 John Insall 和一些学者认为，使用整个前交叉韧带与后交叉韧带替代假体及首次髌骨置换术（Total Condylar 1974）[2] 将是更好的选择。几年内，通过增加髁间股骨"凸轮"和胫骨支柱的设计变更，对这种牺牲交叉韧带的设计进行了修改和改进，以增强患者的运动范围，此外，还增加了髁间冠状和矢状稳定性。1977 年的 Insall Burstein 后路稳定假体在接下来的几十年中进行了进一步的改进。2021 年，美国 50% 以上的全膝关节手术中均使用了交叉韧带替代设计。

1984 年出版的 *Surgery of the Knee*[3] 一书中，共有 26 章涉及需要开展关节置换术的膝关节疾病的各个方面，但没有关于感染的章节。事实上，据我们所知，关于感染的膝关节置换术的第一部著作是 1992 年出版的 *The Knee*[1]。时间确实带来了巨大的变化，从 1984 年以来大量关于感染性膝关节置换术的文章、出版物和会议就可以证明。*Infection in Knee Replacement* 就是一部广受欢迎的国际最新版本。

重要的是要认识到，在膝关节置换术发展的前 2～3 年，患者与我们目前的手术候选人群有很大不同。1970—1995 年，严重破坏性疾病发展的主要病理途径是炎性关节炎，主要是类风湿关节炎。这些患者通常有严重的双平面畸形，同侧和（或）对侧髋、足和踝关节常出现类似的复杂病理。由于治疗这些患者所需大量类固醇，他们的皮肤经常非常脆弱和发生溃烂，伤口闭合通常需要植皮、肌肉转移和组织扩张器[4]。患者的免疫系统缺陷常常导致需要多种类型的抗生素，并随之出现问题。感谢抗风湿药物的出现！

回顾过去，世界范围内的可变手术室出现了很多的无菌问题。这些手术室几乎从来没有用于"无菌手术"。消毒程序同样与今天的做法大相径庭。此外，由于假体尺寸有限，导致关节间隙不必要地过紧或过大，以及固定不足，导致非生理性部件运动和不稳定，外科手术经常受到影响。出现血肿，随后常发生感染。

这部 *Infection in Knee Replacement* 阐述了对膝关节置换术中最可怕的并发症治疗的巨大改进。本书中所有编者都详细介绍了膝关节置换术中感染治疗的相关内容。人工关节感染（periprosthetic joint infection，PJI）是一个非常具有挑战性的治疗问题，不幸的是，它将一直是。特别明显的是，如果我们仅考虑美国，目前每年膝关节置换术约 600 000 例[5]。预计到 2030 年，美国每年可达 4 638 000 例，病例的增长率为 673%。在世界范围，预测膝关节置换病例为 1 234 000 例。按照美国到 2030 年的相同增长率，到 2030 年，世界范围内每年的病例数将达 10 234 520 例。鉴于目前感染率已达 1%～2%（初次和翻修），我们预计到 2030 年每年感染的膝关节置换患者可能会超过 200 000 例。这些数字令人望而生畏，需要对细节进行严格和最新的关注，以便尽可能地减少问题。本书的各位编者为实现这一目标做出了巨大努力。

本书全面评估了所有必须持续评估和重新评估的参数，以最大限度地减少 TKA 感染。风险因素和预防是一个开始。手术前必须最大限度地保护患者的健康。仅仅使用预防性抗生素是不够的。每个患者都有所不同，有成就的学者们解决了这些问题。

诊断受感染的 TKA 并不像人们想象的那么容易。多年来，精确的人工关节感染诊断已被证明是困难的。肌肉骨骼感染协会在制订建立 PJI 所需的标准方面发挥了全球领导作用。明确了这些标准，并通过几个关键点进一步加强，包括详细和公认的病原体识别。这些详尽的章节由国际专家撰写，他们过去曾帮助开发且目前继续承担评估 PJI 诊断所需的多个复杂标准。来自创新药理学策略的治疗方式不断向更好的方向变化，作者彻底解释了其基本原理。

在本文中，详细讨论了保留假体清创术、分期手术、静态或动态间隔物的使用、关节融合术及非常罕见的截肢术等所有手术选项。这是一部十分全面的著作，可系统指导外科医生、医生和辅助专业人员，他们对 PJI 的成功治疗至关重要。通过各位编者的努力，患者将成为赢家，他们为提高我们在预防和治疗 PJI 方面的知识，做出了巨大的贡献。

感谢 Umile Giuseppe Longo、Nicolaas C. Budhiparama、Sébastien Lustig、Roland Becker、João Espregueira-Mendes，以与时俱进的国际视角看待一个普遍且困难的问题。

W. Norman Scott

Orthopedic Surgery, NYU Langone Orthopedic Hospital

New York, NY, USA

International Congress for Joint Reconstruction (ICJR)

New York, NY, USA

Insall Traveling Fellowship (ITF), New York, NY, USA

参考文献

[1] Scott WN. The knee, chap. 58. In: The evolution of total knee arthroplasty. St. Louis: Mosby; 1994.

[2] Insall J, Scott WN, Ranawat CS. The total condylar knee prosthesis: a report of two hundred twenty cases. J Bone Joint Surg. 1979;61:173-80.

[3] Insall JN. Surgery of the knee. London: Churchill Livingston; 1984.

[4] Scott WN. Insall and Scott surgery of the knee. 5th ed.; chapters 78,79 Susan Craig Scott; 2006.

[5] Kurtz SM, Ong KL, Edmund L, Widmer M, Maravic M, Gomez-Barrena E, de Fatima de Pina M, Manno V, Torre M, Walter WL, de Steiger R, Geesink, Geesink RGT, Peltola M, Roder C. International survey of primary and revision total knee replacement. International Orthopedics (SCIOT). 2011;35:1783-9.

原书序二

几十年来，膝关节置换术已发展成为骨科手术中最成功的干预措施之一。在膝关节置换术的发展过程中遇到的许多挑战已在很大程度上得到了解决。植入物材料的改进减少了因聚乙烯磨损而进行的翻修手术，植入物设计不断发展，为外科医生提供一致、可靠的设计可以解决不同严重程度和模式的关节炎问题。计算机导航和机器人技术等新技术使外科医生能够非常精确地进行手术，并降低力线不良的风险，而骨水泥固定和非骨水泥固定都非常可靠，因固定失败而松动的翻修风险非常低。多个国家联合注册中心也帮助外科医生和行业以非常客观、独立的方式了解植入物设计和技术中可能影响结果的许多变量，特别是翻修风险。

然而，假体关节感染仍是一个有待解决的重大挑战，并且也是假体翻修和患者不满的主要原因。全世界每年进行的膝关节置换手术数量呈指数级增长，加上耐药菌株的出现，意味着假体关节感染仍是医疗保健界的主要负担，也是整形外科医生面临的主要挑战。随着抗生素耐药性的增加，有一个明显的问题是感染将继续增加，可能成为膝关节置换失败的原因，并将损害在其他膝关节置换技术领域取得的成果。可以理解的是，尽管膝关节置换术的其他领域都在不断发展，但与人工膝关节感染相关的发病率实际上可能会增加。

感染占澳大利亚国家注册处所有第一次翻修手术中的近 1/4，其第二次翻修手术的概率很高，占所有第二次翻修手术的 1/4。目前，全世界有超过 100 万例膝关节置换术，仅美国就有约 60 万例。如果非常保守地估计 1% 的感染率，仅在美国，每年就有 60 000 例膝关节置换术感染需要治疗。因此，预防原发性感染至关重要，理想情况下可以在 99% 以上的患者中实现，从而减轻这一负担。然而，即使感染率降低，仍有相当数量的受感染假体需要处理，因此外科医生需要明确的假体感染管理指南。早期、准确的诊断和对每种情况及时、循证管理的应用对优化这些患者的预后和降低第二次翻修的可能性至关重要。

及时出版这部有关膝关节置换术中感染的优秀著作，可为开展全膝关节置换术的整形外科医生提供宝贵资源，同时清楚地告知大家有关预防、诊断和治疗假体关节感染的最新证据。书中各章都经过了系统研究，以提供一种基于证据的方法，再加上以这一领域的专业知识而闻名的整形外科医生的智慧。结果是外科医生可以参考的最新和有效的信息来指导他们在这方面的实践。我很荣幸为本书作序，感谢作者团队所做的出色工作，这为对抗人工膝关节感染的斗争做出了重大贡献。

David A. Parker

ISAKOS

Sydney, Australia

译者前言

膝关节表面置换术是通过手术解除关节表面破损的软骨和骨组织，借助人工假体来替代截除组织。以膝关节置换术为代表的人工关节手术被誉为是 20 世纪最成功的三大手术之一，至今已经历了 50 余年的发展历史，此手术帮助了无数膝关节疾病患者恢复日常活动、社会活动及体力活动。

膝关节置换的历史可以追溯到 19 世纪中后期。最早的膝关节置换手术始于 1861 年，当时 Fergusson 博士开始使用截骨术来治疗膝关节骨性关节炎。随后在 1863 年，Verneil 博士尝试在膝关节内植入其他组织进行关节间隔成形手术。19 世纪末期，Thermestocles Gluck 博士最早提出关节置换理念并进行实践，他设计了一种象牙材质的关节替代假体，并采用了铰链式设计。进入 20 世纪，膝关节置换技术进一步发展。在膝关节置换手术的发展过程中，许多医生做出了杰出的贡献。例如，John Charnley 博士在 20 世纪 50 年代末期改进了手术技术和材料，并首次使用骨水泥固定假体，这被认为是现代膝关节置换术的开端。而 McKeever 和 MacIntosh 医生则尝试使用金属托假体来修复磨损的膝关节，他们的尝试为后来的膝关节置换术提供了宝贵经验。

总的来说，膝关节置换术的发展是一个漫长且不断进步的过程。从最早的截骨术和生物材料间隔物，到现代的高分子聚乙烯和钴铬合金材料，技术的不断改进使得手术效果越来越好，患者的生活质量得到了极大提高。未来的发展趋势可能会出现改进的假体设计、手术技术的创新、机器人辅助导航和更完善的术后康复。但是有一朵"乌云"依然围绕在膝关节置换术周围，挥之不去，那就是人工关节感染。感染是一种严重的并发症，可能直接导致手术的失败，如果处理不当，导致关节致残，甚至最终截肢。

随着手术实施量的日益增多，膝关节置换术后感染的病例也逐渐显现，这是膝关节置换术的灾难性并发症，感染可能直接导致假体失去作用。因此需要对膝关节表面置换术的细节进行严格和全面的把控，以便更好地应对人工假体感染这一挑战。

膝关节置换术后感染仍在困扰着关节外科医生，能否彻底驱散这朵"乌云"，需要广大同道们共同努力。*Infection in Knee Replacement* 对关节外科医师来说是非常实用的参考资料，在翻译过程中，我们可以体会到著者在对膝关节置换的理解之深刻、全面；在语言逻辑方面，我们力求符合国内骨科医师的习惯和规范。衷心期待本书能为各位同道在膝关节置换术后感染诊疗方面提供有益知识。

郑　稼

原书前言

过去几年，全膝关节置换术（TKA）的数量急剧增加。由于初次置换手术的数量不断增加，我们同时面临着翻修手术的增加。TKA 后的感染率目前约为 0.7%。无论早期还是晚期，TKA 感染对患者和整形外科医生来说都是最具破坏性的情况。由于人口老龄化，合并症的可能性更大，进而增加感染风险。我们正在处理一种新的微生物，这种微生物通常具多重耐药性，而且很难治疗。

患者需要长期治疗，有时需要住院数周。感染性 TKA 的治疗是骨科医生最具挑战性的工作之一。该情况需要采取积极的治疗措施，但外科医生通常对可能出现的并发症感到担忧，因此这一过程有时非常困难。在排除初步诊断前，TKA 术后膝关节疼痛均应考虑感染。寻找能够准确检测早期感染的新方法对快速诊断和治疗算法设计至关重要。有了新技术，现在有可能实现及时诊断和适当治疗，而在以前临床结果只能想象。

TKA 感染的治疗是复杂的，需要一个良好的团队合作，包括感染专家、微生物学家、整形外科医生、内科医生，有时甚至是心理学家，以便为这些患者提供最好的护理。

本书旨在收集有关 TKA 感染最佳管理的最新信息，并由来自世界各地的专家指导。

我们希望读者能找到他们需要的数据，改善患者的治疗管理，让患者恢复"正常"的膝关节功能。

Umile Giuseppe Longo
Rome, Italy

Nicolaas C. Budhiparama
Jakarta, Indonesia

Sébastien Lustig
Lyon, France

Roland Becker
Brandenburg, Germany

João Espregueira-Mendes
Braga, Portugal

目　录

第一篇　总　论

Introduction

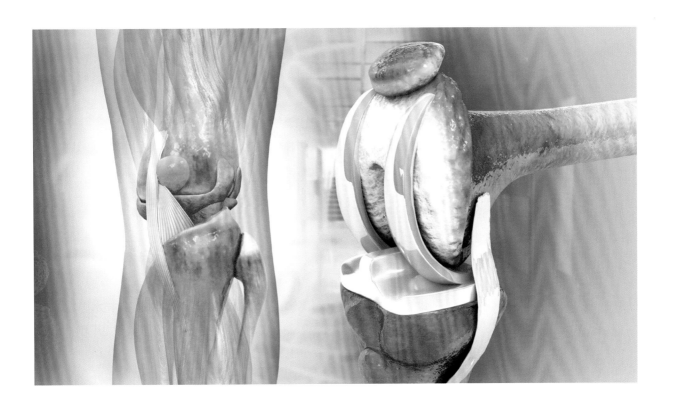

第1章 流行病学和社会经济学
Epidemiology and Socioeconomic Impact of Infections in Knee Replacement

Laura Risi Ambrogioni Calogero Di Naro Vincenzo Candela Carlo Casciaro
Umile Giuseppe Longo Vincenzo Denaro 著

全关节置换术后人工关节感染（periprosthetic joint infection，PJI）是最严重和最可怕的并发症[1]。PJI在术后更常见，但也可能在患者整个生命过程中发生，对患者的身体和心理产生负面影响，导致潜在的致命后果[2-4]。最近的一项Meta分析纳入了20 719例全膝关节置换术（total knee arthroplasty，TKA）后PJI二期翻修的患者，发现1年死亡率为4.33%，5年死亡率为21.64%[5]。最近的研究表明，PJI是全髋关节置换术翻修的第三大常见适应证（14.7%的病例），也是全膝关节置换术失败的主要原因（25.2%的病例）[6-8]。Boddapati等于2005—2015年对美国外科医师协会国家外科手术质量改进计划进行了一项研究。在此研究期间，记录了162 981例初次TKA和12 780例翻修TKA，其中17.2%是因PJI而行的翻修术。除了是TKA翻修的主要原因外，与TKA翻修的其他非感染性原因相比，PJI更常导致非家庭原因辞职、再入院和住院时间延长[9]。男性、高龄、高体重指数（body mass index，BMI）、合并症和免疫抑制、较长的手术时间（>90min）和止血带时间（>60min）被认为是全关节置换术后发生PJI的重要因素。尚未排除基因易感性可能是PJI发病的危险因素[8, 10, 11]。

在美国，多年来全关节置换术的数量显著上升[1]。据估计，所有国家关节置换的数量都在增加，这意味着PJI的风险增加[12-14]。到2030年，仅在美国就将有大约350万例初次髋关节和膝关节置换术[15-18]。预计英格兰和威尔士也将出现类似的趋势[19]。此外，未来的预测表明，与其他失败原因相比，PJI将占未来20年所有翻修的60%[20]。PJI的治疗通常包括一期或二期手术翻修。一期翻修包括一个主要的外科手术，即去除假体和受感染的组织，同时植入新的假体。相反，在二期翻修治疗中，新假体的替换在第二次手术中进行。在这两个步骤之间，使用抗生素浸渍的水泥间隔物。虽然首选后一种治疗方案，但与一期翻修相比费用更高[21]。在外科手术中已实施抗生素的使用，以降低PJI的发生率。一项对15 972例美国退伍军人进行的回顾性研究显示，在原发性TKA中使用含抗生素的骨水泥与PJI较低的翻修率有关[22, 23]。由于金黄色葡萄球菌是参与PJI发生的主要细菌病原体，一项纳入400例患者的回顾性研究表明，基于莫匹罗星鼻软膏和氯己定肥皂的非定植方案可减少PJI的发病[24]。

相反，一项针对258例连续初次髋关节和膝关节置换术的国家联合登记研究显示，初次手术中使用庆大霉素负载骨水泥可增加 PJI 翻修时葡萄球菌对庆大霉素和甲氧西林的耐药性[25]。最近的证据表明，麻醉可能在 PJI 的发展中起作用。特别值得注意的是，在 3909 例手术中，其中 42% 在全身麻醉下进行，58% 在脊柱麻醉下进行，早期 PJI 在全身麻醉组中发生频率更高[26]。

因此，确定 PJI 的最佳预防和治疗方案，以减轻所有国家的社会经济负担似乎至关重要。

一、TKA 患者 PJI 的流行病学和社会经济负担

TKA 术后 PJI 的发生率和患病率仍有争议。迄今为止，大多数关于 PJI 的可用数据来自单中心研究或在少数中心进行的研究[3, 27-29]。此外，样本人群通常很小，并且仅限于可能无法代表一般人群的地理区域，因为已经描述了地理变异性对 PJI 发生风险相当大的影响[28]。

国家联合登记数据的出现开辟了数据集链接的潜力，大大增加了可用于设计预防和治疗管理策略的病例数量[30]。迄今为止，可以在五个全国范围内的关节登记处进行比较：瑞典膝关节置换登记处[27]，新西兰联合登记处[3]，英格兰、威尔士、北爱尔兰和马恩岛的国家联合登记处[31]，澳大利亚骨科协会国家关节置换登记处[32]，美国国家住院样本（National Inpatient Sample，NIS）数据库[7]。

最古老的全国性登记研究由 Knutson 等于 1976—1992 年在瑞典对 3003 个膝关节进行，结果显示 TKA 的数量稳步增加[27]。本研究报道的发病率和患病率是在相对较远的研究期内计算的。由于平均预期寿命的延长、诊断的改善和外科手术的增长，不可能通过将这些比例推广到总人口来计算统计推断。Koh 等对 2000—2015 年的新西兰联合登记处进行了回顾性研究。PJI 是平均年龄为 65 岁患者 TKA 翻修的最常见原因，占所有失败原因的 45%。发病高峰在最初 2 年（1%）出现，而在初次干预 5 年后降至 0.2% 以下[3, 33]。术后发生并发症的时间已引起广泛关注。在这项国家登记研究中，PJI 的峰值在前 2 年发现，这是根据文献中提供的证据，该证据将 18%～27% 的早期翻修归因于 PJI。Lenguerrand 等在 2003—2014 年研究期间记录了英格兰、威尔士、北爱尔兰和马恩岛国家联合登记处因 PJI 而进行的膝关节翻修术。术后 3 个月被确定为 TKA 后 PJI 发展最敏感的时期。有趣的是，与原发性膝关节置换术相比，无菌性膝关节翻修术后 PJI 的发生率明显更高[31]。

Ackerman 等获得了 2003—2013 年澳大利亚骨科协会国家关节置换登记处的 TKA 数据。10 年间共对 279 453 例患者进行了 350 994 次 TKA 手术。尽管观察到所有年龄组的手术率持续增长，但在 40—69 岁患者中记录了显著峰值。此外，据报道，与 2003 年相比，2013 年与该手术相关的费用几乎翻了一番[32]。

Kamath 等从 2005—2010 年美国 NIS 数据库中确定了由于 PJI 导致的 TKA 翻修手术。65—69 岁白种人患者 PJI 翻修次数最多。翻修后患者的平均住院时间为 7.5 天（比未感染手术患者长 3.5 天），每位患者的总费用为 25 692 美元。澳大利亚的注册研究发现，TKA 的每年翻修费用从 2005 年的 3.2 亿美元增加到 2010 年的 5.66 亿美元，几乎翻了一倍[7]。

虽然一种或多种生物可能导致 PJI，但细菌感染是最普遍的。TKA 后真菌性 PJI 是罕见的，估计占所有 PJI 的近 1%。最常分离的细菌是金黄色葡萄球菌，占所有病例的 72%，而革兰阴性细菌的数量为 5%～23%[19]。金黄色葡萄球菌是一种寄生在人体内的共生细菌，大约 1/3 的患者被寄生在鼻前和鼻外皮肤表面。研究表明，金黄色葡萄球菌的携带者是 PJI 发展的一个危险因素。相反，链球菌感染占所有 PJI 的 4%～16%，与不良预后有关。它们通常通过感染部位（如口腔、心脏瓣膜、皮肤和软组织、肠道或泌尿生殖道）的血源性传播发生。尽管对抗生素具有很高的敏感性，但在存在异物（如假体）的情况下，很难完全根除。然而，长期口服抗生素治疗对 PJI 治疗

的结局有显著改善[34]。

此外，据报道，耐甲氧西林金黄色葡萄球菌（methicillin-resistant S. aureus，MRSA）菌株的分布差异很大，从13%（欧洲）到48%（美国）不等[35]。此外，据观察，与在医院发生的感染相比，在社区获得的MRSA感染有所增加。无论微生物感染被如何治疗，由MRSA引起的PJI失败率最高。此外，与甲氧西林敏感PJI相比，MRSA引起的PJI住院时间延长、再入院和关节功能下降与PJI相关，导致耐甲氧西林PJI的治疗费用增加[17]。PJI治疗不依赖于病原体对抗生素治疗的敏感性。然而，无论病原体是否非典型或在培养中未检测到，都应考虑咨询传染病专家。目前的指南规定，在停止抗微生物药物治疗至少2周后，在感染缓解、血清标志物恢复正常和培养阴性之前，不应停止全身治疗。如果实验室数据仍然呈阳性，则需要咨询传染病专家。Parvizi等已经表明，与敏感病例相比，治疗甲氧西林耐药病例的额外费用约为2万美元[17]。一般来说，据估计，与对抗生素治疗敏感的微生物引起的PJI相比，MRSA引起的PJI成本增加了约60%。在接受TKA的患者中预防性金黄色葡萄球菌去定植可能是降低PJI风险的治疗选择。根据最近的证据，PJI的风险也可能取决于假体材料的类型，特别是聚甲基丙烯酸甲酯（polymethyl methacrylate，PMMA）水泥。应进行成本分析，以评估在初次TKA方案中加入负载抗生素的PMMA的潜在益处[36]。

二、PJI的心理影响

PJI患者的生活质量和对疾病的恐惧与肿瘤患者相当[37]。应进行常规筛查，以便及早发现受影响的患者并进行适当的治疗，从而改善长期结局。PJI患者应接受心理医生随访，以维持长期生活质量[37]。PJI是改变患者生活的并发症。关节功能丧失、住院时间延长和随访不仅会影响患者的生活，也会影响其周围的人。迄今为止，关于PJI心理影响的研究很少。无法完成确定个人身份的日常生活活动、对亲属的日益依赖、抑郁和焦虑、对未来的不确定性是PJI的主要心理后果[38, 39]。患者的心理可能会影响对疼痛的感知和处理，从而影响治疗结果。最近的证据表明，接受TKA术前教育的患者在统计学上的住院时间减少了近2天[40]。

三、结论

TKA术后PJI是最常见、最严重和最可怕的并发症，1年死亡率为4.33%，5年死亡率为21.64%。已经确定了几种可改变和不可改变的危险因素，但它们的治疗尚未在PJI预防方案中实施。鉴于世界各地TKA手术的不断增加，未来20年中超过一半的TKA翻修将归因于PJI的发生。导致PJI发生的主要病原体是金黄色葡萄球菌，而革兰阴性细菌家族决定了高达20%的PJI。由于金黄色葡萄球菌抗生素耐药性的分布广泛，表现为从欧洲的13%到美国的48%，因此PJI的管理更具挑战性。全关节置换术干预措施给国家卫生系统带来的经济负担非常沉重，而且还在不断增加。PJI对因非家庭原因辞职、再入院、住院时间延长及最终对甲氧西林耐药感染的药物治疗而造成的经济负担过重负有责任。然而，PJI不能仅仅定义为术后并发症。它们代表了对患者自我意识和生命历程的真正攻击。寻找PJI预防策略的需要不能再推迟，因为TKA后PJI的社会经济影响仍然巨大。

参考文献

[1] Kurtz SM, Ong KL, Schmier J, Zhao K, Mowat F, Lau E. Primary and revision arthroplasty surgery caseloads in the United States from 1990 to 2004. J Arthroplast. 2009;24(2):195-203.

[2] Kurtz SM, Lau EC, Son MS, Chang ET, Zimmerli W, Parvizi J. Are we winning or losing the battle with periprosthetic joint infection: trends in periprosthetic joint infection and mortality risk for the medicare population. J Arthroplast. 2018;33(10):3238-45.

[3] Koh CK, Zeng I, Ravi S, Zhu M, Vince KG, Young SW. Periprosthetic joint infection is the main cause of failure for modern knee arthroplasty: an analysis of 11,134 knees. Clin Orthop Relat Res. 2017;475(9):2194-201.

[4] Jaekel DJ, Day JS, Klein GR, Levine H, Parvizi J, Kurtz SM. Do dynamic cement-on-cement knee spacers provide better function and activity during two-stage exchange? Clin Orthop Relat Res. 2012;470(9):2599-604.

[5] Lum ZC, Natsuhara KM, Shelton TJ, Giordani M, Pereira GC, Meehan JP. Mortality during total knee periprosthetic joint infection. J Arthroplast. 2018;33(12):3783-8.

[6] Bozic KJ, Ries MD. The impact of infection after total hip arthroplasty on hospital and surgeon resource utilization. J Bone Joint Surg Am. 2005;87(8):1746-51.

[7] Kamath AF, Ong KL, Lau E, Chan V, Vail TP, Rubash HE, et al. Quantifying the burden of revision total joint arthroplasty for periprosthetic infection. J Arthroplast. 2015;30(9):1492-7.

[8] Papalia R, Vespasiani-Gentilucci U, Longo UG, Esposito C, Zampogna B, Antonelli Incalzi R, et al. Advances in management of periprosthetic joint infections: an historical prospective study. Eur Rev Med Pharmacol Sci. 2019;23(2 Suppl):129-38.

[9] Boddapati V, Fu MC, Mayman DJ, Su EP, Sculco PK, McLawhorn AS. Revision total knee arthroplasty for periprosthetic joint infection is associated with increased postoperative morbidity and mortality relative to noninfectious revisions. J Arthroplast. 2018;33(2):521-6.

[10] Zmistowski B, Karam JA, Durinka JB, Casper DS, Parvizi J. Periprosthetic joint infection increases the risk of one-year mortality. J Bone Joint Surg Am. 2013;95(24):2177-84.

[11] Blanco JF, Díaz A, Melchor FR, da Casa C, Pescador D. Risk factors for periprosthetic joint infection after total knee arthroplasty. Arch Orthop Trauma Surg. 2020;140(2):239-45.

[12] Kurtz SM, Lau E, Watson H, Schmier JK, Parvizi J. Economic burden of periprosthetic joint infection in the United States. J Arthroplasty. 2012;27(8 Suppl):61-5.e1.

[13] Longo UG, Loppini M, Trovato U, Rizzello G, Maffulli N, Denaro V. No difference between unicompartmental versus total knee arthroplasty for the management of medial osteoarthtritis of the knee in the same patient: a systematic review and pooling data analysis. Br Med Bull. 2015;114(1):65-73.

[14] Longo UG, Ciuffreda M, D'Andrea V, Mannering N, Locher J, Denaro V. All-polyethylene versus metal-backed tibial component in total knee arthroplasty. Knee Surg Sports Traumatol Arthrosc. 2017;25(11):3620-36.

[15] Kurtz SM, Ong KL, Lau E, Bozic KJ. Impact of the economic downturn on total joint replacement demand in the United States: updated projections to 2021. J Bone Joint Surg Am. 2014;96(8):624-30.

[16] Kurtz SM, Ong KL, Schmier J, Mowat F, Saleh K, Dybvik E, et al. Future clinical and economic impact of revision total hip and knee arthroplasty. J Bone Joint Surg Am. 2007;89(Suppl 3):144-51.

[17] Parvizi J, Pawasarat IM, Azzam KA, Joshi A, Hansen EN, Bozic KJ. Periprosthetic joint infection: the economic impact of methicillin-resistant infections. J Arthroplast. 2010;25(6 Suppl):103-7.

[18] Kurtz S, Ong K, Lau E, Mowat F, Halpern M. Projections of primary and revision hip and knee arthroplasty in the United States from 2005 to 2030. J Bone Joint Surg Am. 2007;89(4):780-5.

[19] Holleyman RJ, Baker P, Charlett A, Gould K, Deehan DJ. Microorganisms responsible for periprosthetic knee infections in England and Wales. Knee Surg Sports Traumatol Arthrosc. 2016;24(10):3080-7.

[20] Kurtz SM, Lau E, Schmier J, Ong KL, Zhao K, Parvizi J. Infection burden for hip and knee arthroplasty in the United States. J Arthroplast. 2008;23(7):984-91.

[21] Mallon CM, Gooberman-Hill R, Moore AJ. Infection after knee replacement: a qualitative study of impact of periprosthetic knee infection. BMC Musculoskelet Disord. 2018;19(1):352.

[22] Bendich I, Zhang N, Barry JJ, Ward DT, Whooley MA, Kuo AC. Antibiotic-laden bone cement use and revision risk after primary total knee arthroplasty in U.S. veterans. J Bone Joint Surg Am. 2020;102:1939-47.

[23] Longo UG, Ciuffreda M, Mannering N, D'Andrea V, Locher J, Salvatore G, et al. Outcomes of posterior-stabilized compared with cruciate-retaining total knee arthroplasty. J Knee Surg. 2018;31(4):321-40.

[24] Pelfort X, Romero A, Brugués M, García A, Gil S, Marrón A. Reduction of periprosthetic Staphylococcus aureus infection by preoperative screening and decolonization of nasal carriers undergoing total knee arthroplasty. Acta Orthop Traumatol Turc. 2019;53(6):426-31.

[25] Holleyman RJ, Deehan DJ, Walker L, Charlett A, Samuel J, Shirley MDF, et al. Staphylococcal resistance profiles in deep infection following primary hip and knee arthroplasty: a study using the NJR dataset. Arch Orthop Trauma Surg. 2019;139(9):1209-15.

[26] Scholten R, Leijtens B, Hannink G, Kamphuis ET, Somford MP, van Susante JLC. General anesthesia might be associated with early periprosthetic joint infection: an observational study of 3909 arthroplasties. Acta Orthop. 2019;90(6):554-8.

[27] Knutson K, Lewold S, Robertsson O, Lidgren L. The Swedish knee arthroplasty register. A nation-wide study of 30,003 knees 1976-1992. Acta Orthop Scand. 1994;65(4):375-86.

[28] Foster C, Posada C, Pack B, Hallstrom BR, Hughes RE. Summary of knee implant one, three, five, and 10-year revision risk reported by national and regional arthroplasty registries: a valuable source of evidence for clinical decision-making. EFORT Open Rev. 2020;5(5):268-72.

[29] Longo UG, Maffulli N, Denaro V. Minimally invasive total knee arthroplasty. N Engl J Med. 2009;361(6):633-4; author reply 4.

[30] Baker P, Petheram TG, Kurtz S, Konttinen YT, Gregg P, Deehan D. Patient reported outcome measures after revision of the infected TKR: comparison of single versus two-stage revision. Knee Surg Sports Traumatol Arthrosc. 2013;21(12):2713-20.

[31] Lenguerrand E, Whitehouse MR, Beswick AD, Toms AD, Porter ML, Blom AW, et al. Description of the rates, trends and surgical burden associated with revision for prosthetic joint infection following primary and revision knee replacements in England and Wales: an analysis of the National Joint Registry for England, Wales, Northern Ireland and the Isle of Man. BMJ Open. 2017;7(7):e014056.

[32] Ackerman IN, Bohensky MA, Zomer E, Tacey M, Gorelik A, Brand CA, et al. The projected burden of primary total knee and hip replacement for osteoarthritis in Australia to the year 2030. BMC Musculoskelet Disord. 2019;20(1):90.

[33] Longo UG, Candela V, Pirato F, Hirschmann MT, Becker R, Denaro V. Midflexion instability in total knee arthroplasty: a systematic review. Knee Surg Sports Traumatol Arthrosc. 2021;29:370.

[34] Renz N, Rakow A, Müller M, Perka C, Trampuz A. Long-term antimicrobial suppression prevents treatment failure of streptococcal periprosthetic joint infection. J Infect. 2019;79(3):236-44.

[35] Aggarwal VK, Bakhshi H, Ecker NU, Parvizi J, Gehrke T, Kendoff D. Organism profile in periprosthetic joint infection: pathogens differ at two arthroplasty infection referral centers in Europe and in the United States. J Knee Surg. 2014;27(5):399-406.

[36] Gutowski CJ, Zmistowski BM, Clyde CT, Parvizi J. The economics of using prophylactic antibiotic-loaded bone cement in total knee replacement. Bone Joint J. 2014;96-B(1):65-9.

[37] Knebel C, Menzemer J, Pohlig F, Herschbach P, Burgkart R, Obermeier A, et al. Peri-prosthetic joint infection of the knee causes high levels of psychosocial distress: a prospective cohort study. Surg Infect. 2020;21:877-83.

[38] Bury M. Chronic illness as biographical disruption. Sociol Health Illn. 1982;4(2):167-82.

[39] Lueck E, Schlaepfer TE, Schildberg FA, Randau TM, Hischebeth GT, Jaenisch M, et al. The psychological burden of a two-stage exchange of infected total hip and knee arthroplasties. J Health Psychol. 2020:1359105320948583.

[40] McDonald S, Page MJ, Beringer K, Wasiak J, Sprowson A. Preoperative education for hip or knee replacement. Cochrane Database Syst Rev. 2014;(5):CD003526.

第 2 章　病因及发病机制
Etiology and Pathogenesis of Knee Replacement Infections

Tristan Ferry　Anne Conrad　Jérôme Josse　Claire Triffault-Fillit　Agathe Becker
Pierre Chauvelot　Cécile Batailler　Sophie Brosset　Alexis Trecourt　Elliot Sappey-Marinier
Frédéric Laurent　Sébastien Lustig　Florent Valour　Lyon BJI Study Group　著

PJI 是关节置换术后最显著的并发症 [1, 2]。其相对发病率在 1%～5%，但根据患者合并症、吸烟状况和既往手术次数的不同，其相对发病率可达 50%[1-6]。随着人口的老龄化，关节置换术的绝对数量在过去几十年中从未停止增加，导致 PJI 的绝对数量不断增加 [7]。PJI 被认为是最难治疗的细菌性疾病之一，具有显著的发病率、治疗成本、复发风险和功能丧失 [1-5]。

金黄色葡萄球菌是 PJI 最常见的病原体之一，尤其与持续存在和复发有关 [8-11]。在美国，2001—2009 年，医院感染的年度翻修费用从 3.2 亿美元增加到 5.66 亿美元，预计 2020 年将超过 16.2 亿美元 [7]。

因此，预防、诊断和治疗 PJI 是至关重要的。为此，首先要对其病因和发病机制有更深入的了解。

我们建议在本章中介绍细菌感染假体的不同方式。这是至关重要的，因为根据感染的年龄，细菌可能有机会发展出不同的持久性机制。我们还计划介绍微生物流行病学的变异性，特别是取决于在全球范围内传播抗微生物药物耐药性背景下的 PJI 发病时间。最后，我们将破译与细菌持久性有关的不同机制，如生物膜的产生和骨细胞内持久性，最后得出在 PJI 管理中，可以带来最好的病理生理学知识的相关内容。

一、人工关节感染的不同方式

为了到达假体表面，细菌主要通过三种方式：①接种可能发生在手术时，或者在涉及人工关节的任何侵入性手术中；②接种可能以邻近部位的连续感染为起源，逐渐扩散到假体；③接种可能发生在菌血症期间，血源性播种来自临床上明显或隐匿的单独感染部位 [1, 2, 12]（图 2-1）。

（一）术中接种

人们普遍认为，在植入后 1 年发生 PJI 通常与术中接种有关。这种接种可能来自雾化细菌的沉降物，也可能来自器械、手套或患者自身皮肤上的细菌对手术部位的直接污染 [1, 12]。尽管术前和术中消毒措施取得了相当大的进展，但在手术部位完全消毒皮肤仍然是不切实际的 [13, 14]。研究发现，在消毒后 30～180min，切口边缘的皮肤被细菌重新定植 [13, 14]。此外，由于微生物无法从患者和手术室工作人员的皮肤、毛发、鼻子和口腔中根除，因此，空气中的细菌永远无法从手术室中完全消除 [14, 15]。这种接种可以发生在植入时，也可以发生在翻修时，风险逐渐增加，这取决于手术数量和植入物的表面。事实上，"围术期"接种还包括手术后几天内也可能发生的接种，特别是瘢痕不完全防水，可能会被弄脏。

（二）毗邻接种

瘢痕的浅表术后感染可能发生在术后几天，因为细菌可以逐步深入，直到通过未完全愈合的组织进行关节空间的重新定植。这是第二种接种机制，由相邻感染的连续传播引起[1, 2]。如果患者手术肢体发生丹毒或其他皮肤和软组织感染，也可能在假体植入数年后发生这种情况[16]。典型的临床情况是植入膝关节假体患者发生广泛的丹毒（图 2-1）。

（三）血行接种

假体细菌接种的最后一种方式是血行接种，通常发生在假体植入数年后[12, 17-20]。细菌可以从远处的感染灶进入血液，也可以在口腔、泌尿生殖系统或胃肠道来源的短暂菌血症期间进入血液（图 2-1）。很少有研究关注菌血症后 PJI 的发生率。这种风险似乎变化极大（6%~40%），具体取决于临床表现和所涉及的病原体。与其他细菌相比，金黄色葡萄球菌似乎明显与关节假体血行感染的高风险相关[12, 17-20]。即使认为来自口腔感染部位的 PJI 风险较低，这种风险也存在：①慢性牙灶感染患者在外科牙科手术期间，甚至在刷牙期间，都可能发生牙源性细菌隐匿性菌血症[21]；②一些慢性牙灶感染患者在假体植入后数年可由典型的牙源性细菌引起 PJI[22]。然而，一些研究得出结论，在牙科手术前对非感染性病因进行常规牙科抗生素预防并不能降低 PJI 的发生率[23-26]。具有明显化脓性牙齿感染的患者必须接受局部感染的抗菌治疗，但尚未证明它是否可以防止假体上的血源性定植。由于缺乏证据支持抗菌药物预防对因非感染性原因接受牙科手术的关节假体患者的作用，国际共识会议（ICM2018）和荷兰指南建议，预防应仅用于发生 PJI 可能性较高的广泛并发症患者或发生 PJI 可能产生更可怕后果的复杂重建手术患者[27-29]。

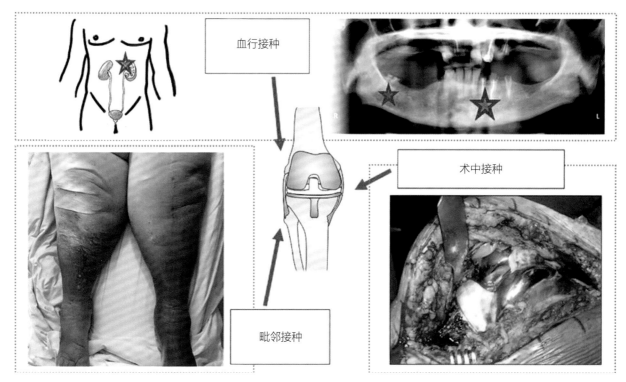

▲ 图 2-1　感染膝关节假体的三种不同方式

膝关节假体最常见的接种方式是在侵入性手术期间直接接种，尽管通常会采取很多预防措施来降低这种风险，但人工关节感染也可能通过细菌疾病的连续传播而发生，如在丹毒期间传播到假体部位。最后，急性或慢性感染病灶可能导致临床上明显或隐匿性菌血症，并继发播种至关节假体

二、流行病学

微生物流行病学取决于感染的时间和方式。葡萄球菌，包括金黄色葡萄球菌和凝固酶阴性葡萄球菌，是 PJI 中最常见的病原体，约占所有 PJI 的 60%[30-34]。其他革兰阳性病原体（链球菌、肠球菌）占 PJI 的 10%～20%，革兰阴性杆菌占 5%～20%[30-34]。除了这种全球分布之外，还有一些重要的差异必须指出。

（一）膝关节与髋关节定植

大多数可用数据显示膝关节和髋关节置换术的汇总微生物学结果。然而，在大型队列研究中报道了一些差异。例如，与髋关节相比，膝关节部位的金黄色葡萄球菌感染率似乎更高。相反，在膝关节 PJI 中描述了较低的痤疮丙酸杆菌发病率。最后，多种微生物感染似乎更多表现在髋关节部位。这些差异可能是由微生物菌群的多样性导致的，微生物菌群可以根据部位和手术方法的类型而变化[35, 36]。

（二）抗生素耐药性

抗生素耐药性被认为是一个世界性的健康问题，因为它被认为是一场"慢动作的海啸"[37]。

抗生素耐药性是 PJI 患者管理中的一个关键问题，因为它会影响抗生素预防、用于治疗的抗菌药物类型（主要是静脉给药）、治疗成本和结局[8, 38-43]。抗生素耐药性因地理区域的不同而有很大差异。例如，MRSA 占美国菌株的近 50%，而在欧洲占 12%（但西方国家与东方国家、北方国家与南方国家之间差异很大），根据亚洲不同国家，其范围在 2%～5% 至 39%[40, 44, 45]。即使凝固酶阴性葡萄球菌对甲氧西林耐药的研究较少，但葡萄球菌对甲氧西林耐药的全球比例在世界范围内是显著的，这使得广谱抗革兰阳性药物（万古霉素、替考拉宁、达托霉素或利奈唑胺）的处方作为经验性抗菌治疗必不可少[30-32, 34, 40]。然而，由于这些抗生素在革兰阴性杆菌上没有活性，因此它们必须与另一种抗生素（通常是广谱 β- 内酰胺）联合使用才能完成活性谱。革兰阴性杆菌的耐药性明显突现，尤其是肠杆菌科、铜绿假单胞菌和不动杆菌属。事实上，这些物种的多药耐药性和广泛耐药性在世界范围内正在迅速增加（特别是大肠埃希菌和肺炎克雷伯菌的扩展谱 β- 内酰胺酶或碳青霉烯酶，以及铜绿假单胞菌的广泛耐药性），这些细菌目前尚未被常规抗菌药物预防所覆盖[40, 42, 43]。

（三）PJI 发病时间

事实上，PJI 的细菌流行病学主要取决于感染的时间和方式。为此目的，以前已经描述和使用了多种分类。最常见的是根据假体植入到症状发生的时间来分类 PJI[4, 46]。

• "早期"：PJI 发生在关节置换术后的前 3 个月。

• "延迟"：PJI 发生在关节成形术后 3 个月至 1 年（有些人认为是 2 年）。

• "晚期"：PJI 发生在关节置换术后 1 年（有些人认为是 2 年）之后。

根据症状持续时间对 PJI 进行分类更具临床相关性。PJI 可以分为以下类型[1, 47]。

• "术后"，症状在手术后 1 个月内出现，通常接种方式为术中或切口愈合困难。

• "急性"，症状持续不到 3 周。

• "慢性"，症状持续超过 3 周。

后一种分类指导医生进行 PJI 管理：急性 PJI 可以通过保留假体清创术（debridement, antibiotic and implant retention，DAIR）进行处理，而慢性 PJI 则需要更换假体。然而，这种分类与假体植入时间无关。例如，在通过血行接种发生的 PJI 中，临床表现为急性，经常伴有发热、疼痛和化脓性关节炎的临床体征，即使发生在假体植入后 1 年多，也将采用 DAIR 策略进行处理。这是有道理的，特别是因为假体上的细菌接种是最近的，并且它通常没有大量时间来发展生物膜这样的持久性机制。继发性扩散到假体的原发性细菌病灶在临床上最为明显，血培养通常呈阳性，特别是当主要感染源来自尿路感染或导管相关感染时。然而，一些患者在假体植入后晚期出现急性临床表现，但临床上没有可检测到原发性感染的病灶。这些晚期急性 PJI 患者可能在手术时有无症状的潜在和接种，具有微生物持久性和休眠机制，直到植入后很长一段时间突然出现临床症状。葡萄球菌在这种临床环境中与低成功率相关，似乎特别是在涉及这种临床表现的情况[11]。在临床实践中，医生必须坚持研究病原体的接种方式，当找不到病原体时，医生必须问自己一个问题：这是急性 PJI 的急性表现吗？或者是一种突然醒来的古老休眠病原体的急性表现，伴随着生物膜的扩散吗？回答这个问题对于晚期急性 PJI 至关重要，因为如果接种发生在手术时，治疗将是假体置换或 DAIR，然后是抑制性抗菌治疗，因为 DAIR 无法根除生物膜。我们中心开发了一种算法，即称为 CRIOAc Lyon 的 PJI 治疗算法。该算法结合了临床症状、植入延迟和潜在的假体松动，以将可疑的病理生理学和接种时间整合到患者管理中（图 2-2）。

（四）主要涉及病原体

金黄色葡萄球菌：由于结合了毒力和持久性因子，金黄色葡萄球菌是 PJI 中涉及最多的病原体之一。从毒力结果来看，经常出现发热、疼痛和化脓性关节炎的临床体征，而持久性因素涉及黏附蛋白、细胞内持久性和生物膜的产生。对于这种病原体，值得注意的是，PJI 可以在植入后的任何时间发生。金黄色葡萄球菌最广为人知的一面是毒性表现，在术后和急性 PJI 中表现过度[1, 2, 8, 34, 40, 42, 48–50]。然而，慢性 PJI 也有报道，感染的临床体征不明显，可能是因为只建立了体内的持续机制[51]。

凝固酶阴性葡萄球菌：这一群体中最具代表性的病原体是表皮葡萄球菌，这是一种人类皮肤的共生细菌。凝固酶阴性葡萄球菌通常被认为是毒性低的病原体，具有潜在的临床表现，疼痛是慢性 PJI 的主要甚至唯一症状。但它们也可能是早发性 PJI 急性临床表现的罪魁祸首，尤其是路邓葡萄球菌。路邓葡萄球菌是一种特殊的凝固酶阴性葡萄球菌，在许多方面与金黄色葡萄球菌

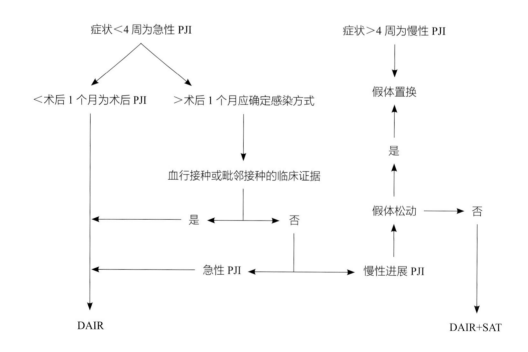

▲ 图 2-2　基于病理生理学的 CRIOAc Lyon 的 PJI 治疗算法

对于术后急性 PJI 或伴有假体松动的慢性 PJI 患者的临床管理是明确的，必须分别进行 DAIR 或更换假体。确定假体接种机制的临床研究对于种植后 1 个月出现急性症状的患者至关重要。根据临床表现，适当的外科手术可以是 DAIR、更换假体或 DAIR 后抑制性抗菌治疗

PJI. 人工关节感染；DAIR. 保留假体清创术；SAT. 抑菌疗法

作用类似，也可能导致侵袭性感染。在抗微生物药物耐药性概况方面观察到主要差异。事实上，凝固酶阴性葡萄球菌的甲氧西林耐药率为50%～60%，但据报道，路邓葡萄球菌几乎一直对甲氧西林敏感[34, 40, 44, 52, 53]。此外，50%～75%的路邓葡萄球菌菌株甚至不产生任何β- 内酰胺酶，使其在这些情况下对青霉素敏感[53, 54]。

其他革兰阳性病原体：链球菌和肠球菌。无论感染时间或感染方式如何，这两种加在一起占PJI的10%～20%。链球菌在急性PJI中更常见，如果发生在术后或早期，则在多微生物感染中更常见。相反，当涉及急性血源性PJI时，它们对单微生物感染负有更大的责任。链球菌代表具有多种人类栖息地的广泛病原体，包括口腔链球菌、消化链球菌或皮肤链球菌，这里需要再次寻找进入的方式（肿瘤形成、牙脓肿、消化后手术等）。肠球菌被认为是毒性较低的药物，具有消化定位，可参与急性或慢性表现，但被认为难以治疗[34, 35, 40]。

革兰阴性杆菌：该组涉及不同的菌种，具有非常不同的毒力特征。按出现频率排序，大肠埃希菌和铜绿假单胞菌是主要病原体。它们主要参与急性PJI，无论是术后 / 早发还是经血行方式迟发[34, 40, 41, 55]。肠杆菌科通常与慢性PJI无关，可能是由于与葡萄球菌相比，存活和体内持久性机制的能力较低。铜绿假单胞菌必须单独分类。它是一种非发酵病原体，不经常参与PJI，但具有持久性和黏附因素，使其很难治疗。主要见于早期PJI，有时也可导致慢性PJI的急性发作[34]。

厌氧菌：痤疮丙酸杆菌是该组中最常见的病原体，其在TKA感染的参与程度低于髋关节或肩部假体[36, 56]。痤疮丙酸杆菌是一种典型的低毒力病原体，是人体皮肤的共生细菌，可引起惰性和慢性感染，可在接种数年后出现症状。由于其生长缓慢，通常需要较长的培养时间，或者至少需要补充生长培养基，因此通常诊断不足，并涉及许多失败的管理[56-58]。其他厌氧菌也可能参与其中，特别是来自胃肠道的厌氧菌，它们经常与其他病原体相关联，导致多微生物PJI[30, 34, 42, 51]。

多微生物PJI：它在所有PJI中占15%。多见于术后和早期PJI，尤其是膝关节PJI，术后皮肤坏死难以覆盖。一些作者报道，与膝关节PJI相比，多种病原体在髋关节PJI中更常见，这可能是因为与膝关节相比，髋关节的位置更接近会阴[30, 34, 42, 51]。另一个报道的多微生物感染的危险因素是肥胖，在这一特定人群中，多微生物感染率达到60%[59]。

阴性培养：有时，除了病史、临床表现和术前检查结果使医生相信PJI外，培养仍然是无菌的。这通常发生在术前使用抗菌药物治疗的情况下，也可能是由于非常挑剔的生长细菌所致。这提醒我们术前无抗菌治疗期的重要性，对于慢性PJI患者来说，通常是15天，并且需要多个微生物样本进行延长培养（14天）。在这些情况下，病理学和分子微生物学可能非常有用[60, 61]。

三、慢性 PJI 的病理生理

PJI的发病机制涉及细菌、植入物和宿主免疫系统之间的相互作用[62]。PJI所需的微生物数量非常少。这些生物首先附着在骨 - 植入物界面（茎）的假体表面和（或）进入关节腔。在后者中，微生物经常以浮游细菌的形式自我复制，浮游细菌是在"最佳"环境条件下生长的细菌（即大量营养物质），导致多形核细胞（polymorphonuclear cell，PMN）的募集，并出现化脓性关节炎的临床症状（图 2-3）。PMN是炎症的主要参与者，它试图控制细菌的繁殖，并可能导致由细菌和PMN残留物组成的脓液的形成。在植入物的表面，大多数细菌在附着于表面后具有修饰其表型和形成生物膜的能力。生物膜一旦形成，就与植入物表面密不可分，对免疫系统具有耐受性。PMN确实不可能根除生物膜，免疫系统的其他成分无法穿透主要含有休眠细菌细胞的生物膜，复制过程低。存在不同类型的生物膜，它们以不同的速度形成，具体取决于PJI中涉及的病原体。细菌可以在生物膜中持续存在数十年，生物膜表面与宿主细胞之间的相互作用可能导致假体松

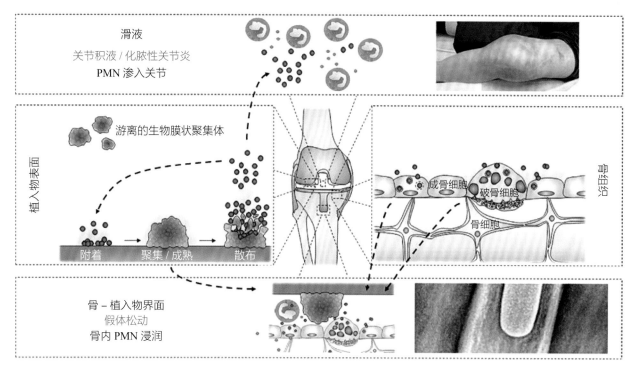

▲ 图 2-3　膝关节假体慢性感染的病理生理学与抗菌持续机制和宿主反应的建立

在植入物表面，细菌首先黏附，然后产生生物膜，可以释放浮游细菌，特别是在滑液中，导致关节积液，多形核细胞（PMN）浸润到关节滑液中。另外一种持久性机制主要针对金黄色葡萄球菌，涉及成骨细胞和破骨细胞等骨细胞的细胞内持久性，伴有破骨细胞的活化和骨质溶解的诱导。最后，两种持久性机制（生物膜和细胞内持久性）都会导致骨 - 植入物表面处的炎症和PMN 浸润，从而导致假体松动

动，通过免疫细胞的持续局部激活。细胞内渗透和存活是特定病原体可能与生物膜形成结合的另外一种持久性机制。

（一）TKA 感染中的生物膜

PJI 通常被描述为典型的生物膜相关感染，尤其是慢性和持续性感染。生物膜是"一种受保护的生长模式，允许在恶劣的环境中生存"，正如生物膜研究的先驱 Bill Costerton 所定义的那样[63]。生物膜被定义为代谢异质的细菌群落，并嵌入自行生产的细胞外基质（extracellular matrix，ECM）中，这是一种将细菌群落最终附着在假体上的胶水。值得注意的是，PJI 中的所有细菌实际上都可以形成生物膜。然而，在关节置换术患者体内形成生物膜的能力，在同一物种的不同菌株之间可能有所不同。生物膜的形成通常被描述为几个阶段的连续，这些阶段在所有细菌物种中大多是保守的：①附着；②积累 / 成熟；③分离 /

扩散[64, 65]（图 2-3）。

1. 附着

第一阶段，游离细菌（称为浮游细菌，具有寻常的增殖过程）附着在非生物（假体的金属或聚乙烯部件）或生物（软组织、骨骼或被宿主蛋白质覆盖的假体表面）上，进入关节或骨 / 植入物界面。细菌利用它们的黏着素附着在物体表面。在金黄色葡萄球菌中，初始附着是通过属于识别黏附基质分子（microbial surface components adhesive matrix molecule，MSCRAMM）的微生物表面成分组的蛋白质进行的。这些黏附素可以附着在各种宿主基质成分上，如胶原蛋白、纤连蛋白或纤维蛋白原，可快速覆盖假体表面[65]。类似的机制，涉及可与宿主基质成分结合的黏附素，在表皮葡萄球菌和路邓葡萄球菌中也有描述[66, 67]。在表皮链球菌中，巨大的细胞外基质结合蛋白（extracellular matrix-binding protein，Embp）

介导与纤连蛋白的附着[68]。关于对非生物表面（假体组件的裸露表面）的初级附着，可能是由于在自溶素（金黄色葡萄球菌中的 AtlA，表皮葡萄球菌中的 AtlE，路邓葡萄球菌中的 AtlL）的帮助下静电或疏水相互作用，可以诱导细菌表面疏水性的修饰[65, 67, 69]。在铜绿假单胞菌中，鞭毛、Ⅳ 型菌毛和表面黏附是生物膜附着所必需的[70]。

2. 积累 / 成熟

第二阶段称为"积累 / 成熟"，其特征是细胞间结合的形成和细胞外生物膜基质的产生。这一阶段导致了典型生物膜结构的发展。生物膜基质的主要成分是多糖、蛋白质、脂质和细胞外DNA（extracellular DNA，eDNA）。在葡萄球菌中，由操纵子 icaADBC 编码的多糖细胞间黏附素（polysaccharide intercellular adhesin，PIA）是生物膜基质中第一个描述的分子。它有利于金黄色葡萄球菌和表皮葡萄球菌的细胞聚集[71, 72]。它在生物膜积累中的重要性取决于物种和菌株。值得注意的是，对于金黄色葡萄球菌，甲氧西林敏感的金黄色葡萄球菌（methicillin-susceptible S. aureus，MSSA）形成的生物膜比 MRSA 形成的生物膜更依赖于 PIA[73]。此外，Frank 和 Patel 观察到，在路邓葡萄球菌形成的生物膜中，PIA 并不是 ECM 的主要成分[74]。蛋白质和 eDNA 也是葡萄球菌生物膜 ECM 的组成部分[65, 67, 75]。这两种分子来自细菌本身。事实上，细菌裂解可以释放 eDNA 和细胞质蛋白[76, 77]。蛋白质和 eDNA 可以相互作用，形成一种保持生物膜紧密的网络[78]。PIA 与 eDNA 之间的相互作用在金黄色葡萄球菌中也有报道[79]。需要注意的是，参与初级附着的蛋白质也参与生物膜积累，如金黄色葡萄球菌中的纤维连接蛋白结合蛋白（fibronectin-binding protein，FnBP）或表皮葡萄球菌中的 Embp[68, 80]。在铜绿假单胞菌中，基质由至少 3 种类型的胞外多糖（Pls、Pel 和藻酸盐）组成，并含有 eDNA[81]。

3. 分离 / 扩散

第三阶段是生物膜的扩散，允许感染传播到其他表面或组织。这种机制可能与"晚期急性"PJI

有关，患者没有远处感染部位血源性播散的证据。在金黄色葡萄球菌中，通过辅助类型调节因子 AGR 的活性，由群体感应控制扩散[65]。它通过产生蛋白酶（如金黄色溶血素和丝氨酸蛋白酶 splABCDEF）来促进生物膜内蛋白质的降解[82]。[苯酚可溶性调节蛋白（phenol soluble modulin，PSM] 也由 AGR 控制，可以在生物膜扩散中发挥作用。这些毒素以其细胞毒性作用而闻名[83, 84]，由于其表面活性剂特性，可能会破坏生物膜结构[85]。PSM 在生物膜扩散方面的类似特性已被报道用于表皮葡萄球菌[86]。也有人认为，PSM 通过淀粉样纤维的形成在生物膜稳定中发挥作用，但这种可能性存在争议[87-90]。值得注意的是，目前大多数关于生物膜的数据来自体外模型，不能代表慢性感染中发现的体内生物膜。事实上，体内生物膜更小，它们不是蘑菇状结构，包含宿主成分，并不断受到宿主免疫系统的挑战[91]。

对抗生素的耐受性和宿主免疫的劫持这两个主要特性赋予生物膜相关感染"难以治疗"的特性。

对抗生素的耐受性对应于对抗生素的敏感性的短暂丧失，当生物膜中的细菌切换回浮游表型时，可以恢复这种敏感性。与耐药相反，对最小抑菌浓度（minimal inhibitory concentration，MIC）没有影响[92]。这种特性主要是由于生物膜内细菌的代谢状态。事实上，它们被剥夺了氧气和营养，并降低了在这些条件下生存的代谢活动。因此，生物膜中的细菌对抗生素不太敏感，因为抗生素对代谢活跃的细菌大多有效[93]。为了根除生物膜，抗生素浓度必须比为浮游细菌测定的 MIC 高 10~1000 倍。这种耐受特性是大多数细菌物种所共有的。关于可用于治疗生物膜相关 PJI 的抗生素，利福平被认为是"抗生物膜"抗生素[94]。

生物膜的另一个重要特性是，它与免疫细胞相互作用并劫持正常免疫反应的能力。在感染过程中，第一反应者是 PMN。PMN 可以通过葡萄球菌攻击和吞噬生物膜，这意味着生物膜不能免受免疫细胞的侵害，但与浮游细菌观察到的相比，它也会减少[95-97]。此外，PMN 可以通过释放白细胞介素（interleukin，IL）-8 和激活破骨细胞来促进骨吸收[98]。关节滑液或假体界面骨组织中 PMN 的浸润是 PJI 的主要病理标准。生物膜也可以与巨噬细胞相互作用并劫持它们的炎症特性。与生物膜相互作用的巨噬细胞并没有通过高吞噬、产生促炎细胞因子和趋化因子（定义为 M_1 表型）诱导促炎特性，而是显示出相对于抗炎特性的低吞噬能力和基因模式，揭示 M_2 表型的极化[99, 100]。然而，巨噬细胞浸润是非特异性的，机械假体松动也可能与这种浸润有关，因为这些细胞参与了释放微粒的吞噬过程[62]。生物膜相关的 PJI 也与骨髓源性抑制细胞（myeloid-derived suppressor cell，MDSC）的存在相关。这些未成熟细胞参与炎症和免疫抑制的调节。它们抑制 T 细胞增殖，防止巨噬细胞的促炎活性，特别是通过释放 IL-10 未实现[101, 102]。在 PJI 患者的假体周围组织中也观察到 MDSC 浸润，而在无菌性假体松动患者的组织中未观察到 MDSC 浸润[103]。T 淋巴细胞在生物膜相关 PJI 中的存在和作用尚不清楚。少数关于该主题的研究报道了促炎 Th1/Th17 的 T 细胞增殖减少（与 MDSC 的高存在相一致）[104]。最后，浆细胞浸润可参与 PJI 患者的免疫应答。浆细胞是 B 细胞系成熟的最后一步，它们是适应性免疫的一部分。经典的描述是，当最初的炎症原因持续存在于组织中时，急性炎症可以演变为长期亚急性和慢性炎症[105-107]。关于 PJI 患者浆细胞浸润的资料很少，但这种浸润必须作为慢性 PJI 的潜在病理标志物进行研究[108, 109]。

对于生物膜在膝关节假体环境中的定位，它可以首先附着并发展到生物膜的金属、陶瓷或聚乙烯组件上。在研究全髋关节假体的组件时，Lass 等报道称，聚乙烯衬垫上的细菌负荷高于金属组件[104]。金黄色葡萄球菌、表皮葡萄球菌、大肠埃希菌、肺炎克雷伯菌和铜绿假单胞菌的生物膜也有类似的结果[110]。对于金黄色葡萄球菌和表皮葡萄球菌，生物膜也可在滑液中形成生物膜样聚集物[111, 112]。这些聚集物的形成主要

是由于滑液中纤维蛋白的存在。然而，令人惊讶的是，体外实验表明，滑液降低了生物膜样聚集物黏附在各种表面的能力[113]。脓肿有时被描述为一种生物膜[114]。然而，这个定义是有争议的。事实上，Cheng 等严格肯定脓肿形成"不应被误认为生物膜生长"[115]。最后，细菌也被认为是一种新型的生物膜[114, 116]。有报道称，金黄色葡萄球菌可侵入骨细胞死亡后空腔[117]。然而，即使要充分理解 PJI 的发病机制必须考虑到这一新机制，在本例中却没有研究 ECM 的形成，这对"生物膜"的称谓提出了质疑。

（二）细菌与骨细胞的相互作用

尽管目前没有关于膝关节 PJI 的专门数据，但细菌入侵并在骨细胞内持续存在的能力被认为是宿主免疫系统颠覆的一种机制，构成了可能导致感染慢性和复发的储存库[118, 119]（图 2-3）。金黄色葡萄球菌与成骨细胞（专门用于骨附着的非专业吞噬细胞）的相互作用已在体外，主要是在庆大霉素或溶酶体保护试验中被广泛描述。金黄色葡萄球菌在成骨细胞内的内化主要由葡萄球菌 FnBP 与宿主纤维结合蛋白的相互作用驱动，宿主纤维连接蛋白作为细胞 $\alpha_5\beta_1$ 整合素的桥梁，通过类似吞噬作用的活性细胞过程促进细菌内吞[120-122]。细胞侵袭后，金黄色葡萄球菌可在液泡内持续存在或通过复杂的机制逃逸到细胞质中（图 2-3）。首先，葡萄球菌的膜损伤因子和毒素，包括酚溶性调蛋白，参与囊泡逃逸和细胞毒性[83, 123]。其次，金黄色葡萄球菌已被证明可以破坏自噬过程，这是一个高度保守的真核细胞过程，允许细胞成分破坏和循环。这种机制也是先天免疫反应的一部分，导致形成双膜室，包裹细胞内细菌（吞噬体），吞噬体与溶酶体合并形成吞噬溶酶体，这是一种消化混合细胞器，具有清除细胞内细菌的酸性环境[124, 125]。金黄色葡萄球菌已被证明可以激活自噬体的形成，同时抑制自噬通量，特别是自噬体与溶酶体的融合，从而促进其细胞内持久性[126, 127]。最后，细胞内向一种称为小菌落变异（small-colony variant，SCV）的

缓慢生长表型的转化有助于细胞内生存和对抗菌治疗的耐药性[128, 129]。体内成骨细胞内金黄色葡萄球菌持久性的影响尚未得到很好的证实，仍有争议。一些电子显微镜观察显示，在慢性骨髓炎过程中，骨细胞内存在金黄色葡萄球菌[130]。此外，一些队列研究显示感染的慢性程度与金黄色葡萄球菌入侵成骨细胞的能力之间存在相关性[83, 131]。其他细菌侵入骨细胞并在其内存活的能力较少被研究。在一项筛选 15 种不同凝固酶阴性葡萄球菌的研究中，只有假中间葡萄球菌似乎能够以与金黄色葡萄球菌类似的方式侵入成骨细胞，但不是 PJI 的常见病因[132]。delphini 葡萄球菌是最近报道的一种侵入性葡萄球菌，似乎也能够按照 FnBP 样蛋白质途径侵入成骨细胞[133]。表皮葡萄球菌是 PJI 中最常见的凝固酶阴性葡萄球菌，尽管这一点仍有争议，但这一机制似乎不太重要[134-136]。链球菌对真核宿主细胞的侵袭已被评估为化脓链球菌[137]。为了更好地了解骨 - 牙病理学，研究人员特别研究了口腔链球菌与成骨细胞的相互作用：戈登链球菌通过与金黄色葡萄球菌类似的过程内化于成骨细胞，引发炎症反应促进骨吸收，但其细胞内存活时间比金黄色葡萄球菌短[138]。在其他临床环境中，肠杆菌科致病的一个主要特征是侵入人体细胞，包括在沙门菌感染期间内化肠上皮细胞以穿过肠道屏障[139-141]。然而，很少有人研究肠杆菌科与骨细胞的相互作用。Crémet 等使用导致 PJI 的临床分离株表明，在庆大霉素保护试验中，大肠埃希菌无法侵入成骨细胞，并引发高细胞毒性[142]。对于非发酵的革兰阴性菌，铜绿假单胞菌通过复杂的机制侵入各种上皮细胞（通过电子显微镜和庆大霉素保护实验证实），这可能取决于感染细胞的类型[143-146]。然而，铜绿假单胞菌对成骨细胞的侵袭能力仍有待证实[142]。在厌氧菌中，痤疮丙酸杆菌可能是骨和关节感染（尤其是器械相关的慢性感染）中最常见和最具特征的病原体，并已被证明能够侵入成骨细胞[147]。最后，主要涉及重大创伤后膝关节感染的棒状

细菌，通过类似于金黄色葡萄球菌的纤维连接蛋白依赖途径，显示出成骨细胞内化的应变依赖能力，这似乎与慢性有关[148]。还研究了金黄色葡萄球菌与破骨细胞的相互作用，导致骨吸收，因此可能参与假体松动（图 2-3）。不同成熟阶段破骨细胞感染的体外模型提供了对这种复杂机制的见解[149]。破骨细胞前体的感染会抑制破骨细胞的生成，但会导致促炎细胞因子的分泌，从而增强成熟破骨细胞的骨吸收。相反，成熟破骨细胞的感染直接增加其骨吸收能力。此外，周围成骨细胞的感染可导致骨形成的直接减少，并刺激破骨细胞活性的 RANK-L 分泌[118]。除了一项研究表明痤疮丙酸杆菌对破骨细胞的形成有抑制作用[147]之外，没有关于其他细菌与破骨细胞相互作用的数据。

与抗生素的"抗生素膜"活性不同，它们根除细胞内细菌库的能力目前在 PJI 治疗策略的选择中没有被考虑在内。然而，成骨细胞内持续存在的金黄色葡萄球菌表现出不同的抗菌敏感性[150]。这种细胞内活动难以预测，并依赖于：①分子的细胞内渗透及其在金黄色葡萄球菌亚细胞位置的分布；②细胞内细菌壁修饰[151]和代谢减少[152]；③细胞内细胞器的酸性 pH 使药物失活[153, 154]。因此，由于局部的化学条件，一些低细胞积累的抗生素可能具有惊人的高活性，如 β- 内酰胺的活性甚至可以在抗甲氧西林耐药葡萄球菌的细胞内恢复[153]。最后，抗成骨细胞内金黄色葡萄球菌最活跃的分子仍然是克林霉素、氟喹诺酮类和利福霉素[150, 155]。抗生素对 PJI 涉及的其他细菌的成骨细胞内活性尚不清楚。

四、结论

了解膝关节置换术感染的病因和发病机制对于预防、诊断和治疗此类灾难性并发症至关重要。医生必须意识到细菌污染假体的不同方式，以确定每个患者的接种日期。此外，根据不同的因素，所涉及的细菌的流行病学和耐药谱是异质的，因此也需要单独讨论经验性抗菌药物。最

后，不同的细菌在体内的存活能力也各不相同。金黄色葡萄球菌在成骨细胞和破骨细胞中的持久性主要表现为生物膜和细胞内持久性。如果这些机制已经在 PJI 患者中建立，根除被认为是不可能的，患者必须通过更换假体来处理。然而，有时会采取保守的方法，特别是在修复假体没有松动的患者中，但这些患者必须接受抑制性抗菌治疗，以保持细菌睡眠，防止生物膜生长、细菌繁殖和假体松动。感染的病理生理学直接影响 PJI 的临床管理，必须通过创新的治疗方法针对细菌持久性机制。

致谢

Lyon 骨与关节研究组，附合作者名单如下。

协调员：Tristan Ferry。

传染病专家：Tristan Ferry, Florent Valour, Thomas Perpoint, Patrick Miailhes, Florence Ader, Sandrine Roux, Agathe Becker, Claire Triffault-Fillit, Anne Conrad, Cécile Pouderoux, Nicolas Benech, Pierre Chauvelot, Marielle Perry, Fatiha Daoud, Johanna Lippman, Evelyne Braun, Christian Chidiac。

外科医生：Elvire Servien, Cécile Batailler, Stanislas Gunst, Axel Schmidt, Matthieu Malatray, Elliot Sappey-Marinier, Michel-Henry Fessy, Anthony Viste, Jean-Luc Besse, Philippe Chaudier, Lucie Louboutin, Quentin Ode, Adrien Van Haecke, Marcelle Mercier, Vincent Belgaid, Arnaud Walch, Sébastien Martres, Franck Trouillet, Cédric Barrey, Ali Mojallal, Sophie Brosset, Camille Hanriat, Hélène Person, Nicolas Sigaux, Philippe Céruse, Carine Fuchsmann。

麻醉医师：Frédéric Aubrun, Mikhail Dziadzko, Caroline Macabéo。

微生物学家：Frédéric Laurent, Laetitia Beraud, Tiphaine Roussel-Gaillard, Céline Dupieux, Camille Kolenda, Jérôme Josse。

病理：Marie Brevet, Alexis Trecourt。

影像学：Fabien Craighero, Loic Boussel, Jean-Baptiste Pialat, Isabelle Morelec。

PK/PD 专家：Michel Tod, Marie-Claude Gagnieu, Sylvain Goutelle。

临床研究助理和数据库经理：Eugénie Mabrut。

参考文献

[1] Tande AJ, Patel R. Prosthetic joint infection. Clin Microbiol Rev. 2014;27(2):302-45.

[2] Del Pozo JL, Patel R. Clinical practice. Infection associated with prosthetic joints. N Engl J Med. 2009;361(8):787-94.

[3] Société de Pathologie Infectieuse de Langue Française (SPILF), Collège des Universitaires de Maladies Infectieuses et Tropicales (CMIT), Groupe de Pathologie Infectieuse Pédiatrique (GPIP), Société Française d'Anesthésie et de Réanimation (SFAR), Société Française de Chirurgie Orthopédique et Traumatologique (SOFCOT), Société Française d'Hygiène Hospitalière (SFHH), et al. Recommendations for bone and joint prosthetic device infections in clinical practice (prosthesis, implants, osteosynthesis). Société de Pathologie Infectieuse de Langue Française. Med Mal Infect. 2010;40(4):185-211.

[4] Osmon DR, Berbari EF, Berendt AR, Lew D, Zimmerli W, Steckelberg JM, et al. Diagnosis and management of prosthetic joint infection: clinical practice guidelines by the Infectious Diseases Society of America. Clin Infect Dis. 2013;56(1):e1-25.

[5] Ariza J, Cobo J, Baraia-Etxaburu J, Benito N, Bori G, Cabo J, et al. Executive summary of management of prosthetic joint infections. Clinical practice guidelines by the Spanish Society of Infectious Diseases and Clinical Microbiology (SEIMC). Enferm Infecc Microbiol Clin. 2017;35(3):189-95.

[6] Kheir MM, Tan TL, George J, Higuera CA, Maltenfort MG, Parvizi J. Development and evaluation of a prognostic calculator for the surgical treatment of periprosthetic joint infection. J Arthroplasty. 2018;33(9):2986-2992.e1.

[7] Kurtz SM, Lau E, Watson H, Schmier JK, Parvizi J. Economic burden of periprosthetic joint infection in the United States. J Arthroplasty. 2012;27(8 Suppl):61-65.e1.

[8] Lora-Tamayo J, Murillo O, Iribarren JA, Soriano A, Sánchez-Somolinos M, Baraia-Etxaburu JM, et al. A

large multicenter study of methicillin-susceptible and methicillin-resistant Staphylococcus aureus prosthetic joint infections managed with implant retention. Clin Infect Dis. 2013;56(2):182-94.

[9] Byren I, Bejon P, Atkins BL, Angus B, Masters S, McLardy-Smith P, et al. One hundred and twelve infected arthroplasties treated with "DAIR" (debridement, antibiotics and implant retention): antibiotic duration and outcome. J Antimicrob Chemother. 2009;63(6):1264-71.

[10] Lesens O, Ferry T, Forestier E, Botelho-Nevers E, Pavese P, Piet E, et al. Should we expand the indications for the DAIR (debridement, antibiotic therapy, and implant retention) procedure for Staphylococcus aureus prosthetic joint infections? A multicenter retrospective study. Eur J Clin Microbiol Infect Dis. 2018;37(10):1949-56.

[11] Wouthuyzen-Bakker M, Sebillotte M, Huotari K, Escudero Sánchez R, Benavent E, Parvizi J, et al. Lower success rate of débridement and implant retention in late acute versus early acute periprosthetic joint infection caused by Staphylococcus spp. Results from a Matched Cohort Study. Clin Orthop Relat Res. 2020;478(6): 1348-55.

[12] Gallo J, Kolár M, Novotný R, Riháková P, Tichá V. Pathogenesis of prosthesis-related infection. Biomed Pap Med Fac Univ Palacky Olomouc Czech Repub. 2003;147(1):27-35.

[13] Johnston DH, Fairclough JA, Brown EM, Morris R. Rate of bacterial recolonization of the skin after preparation: four methods compared. Br J Surg. 1987;74(1):64.

[14] Ritter MA. Operating room environment. Clin Orthop Relat Res. 1999;369:103-9.

[15] Hughes SP, Anderson FM. Infection in the operating room. J Bone Joint Surg Br. 1999;81(5):754-5.

[16] Wouthuyzen-Bakker M, Lora-Tamayo J, Senneville E, Scarbourough M, Ferry T, Uçkay I, et al. Erysipelas or cellulitis with a prosthetic joint in situ. J Bone Joint Infect. 2018;3(4):222-5.

[17] Dufour S, Piroth L, Chirouze C, Tattevin P, Becker A, Braquet P, et al. Staphylococcus aureus bloodstream infection in patients with prosthetic joints in the prospective VIRSTA Cohort Study: frequency and time of occurrence of periprosthetic joint infection. Open Forum Infect Dis. 2019;6(12):ofz515.

[18] Sendi P, Banderet F, Graber P, Zimmerli W. Periprosthetic joint infection following Staphylococcus aureus bacteremia. J Infect. 2011;63(1):17-22.

[19] Honkanen M, Jämsen E, Karppelin M, Huttunen R, Eskelinen A, Syrjänen J. Periprosthetic joint infections as a consequence of bacteremia. Open Forum Infect Dis. 2019;6(6):ofz218.

[20] Schmalzried TP, Amstutz HC, Au MK, Dorey FJ. Etiology of deep sepsis in total hip arthroplasty. The significance of hematogenous and recurrent infections. Clin Orthop Relat Res. 1992;280:200-7.

[21] Lockhart PB, Brennan MT, Sasser HC, Fox PC, Paster BJ, Bahrani-Mougeot FK. Bacteremia associated with toothbrushing and dental extraction. Circulation. 2008;117(24):3118-25.

[22] Renz N, Chevaux F, Borens O, Trampuz A. Successful treatment of periprosthetic joint infection caused by Granulicatella para-adiacens with prosthesis retention: a case report. BMC Musculoskelet Disord. 2016;17:156.

[23] Kotzé MJ. Prosthetic joint infection, dental treatment and antibiotic prophylaxis. Orthop Rev (Pavia). 2009;1(1):e7.

[24] Berbari EF, Osmon DR, Carr A, Hanssen AD, Baddour LM, Greene D, et al. Dental procedures as risk factors for prosthetic hip or knee infection: a hospital-based prospective case-control study. Clin Infect Dis. 2010;50(1):8-16.

[25] Kao F-C, Hsu Y-C, Chen W-H, Lin J-N, Lo Y-Y, Tu Y-K. Prosthetic joint infection following invasive dental procedures and antibiotic prophylaxis in patients with hip or knee arthroplasty. Infect Control Hosp Epidemiol. 2017;38(2):154-61.

[26] Moreira AI, Mendes L, Pereira JA. Is there scientific evidence to support antibiotic prophylaxis in patients with periodontal disease as a means to decrease the risk of prosthetic joint infections? A systematic review. Int Orthop. 2020;44(2):231-6.

[27] Slullitel PA, Oñativia JI, Piuzzi NS, Higuera-Rueda C, Parvizi J, Buttaro MA. Is there a role for antibiotic prophylaxis prior to dental procedures in patients with total joint arthroplasty? A systematic review of the literature. J Bone Joint Infect. 2020;5(1):7-15.

[28] Arnold WV, Bari AK, Buttaro M, Huang R, Mirez JP, Neira I, et al. General assembly, prevention, postoperative factors: proceedings of International Consensus on Orthopedic Infections. J Arthroplasty. 2019;34(2S):S169-74.

[29] Rademacher WMH, Walenkamp GHIM, Moojen DJF, Hendriks JGE, Goedendorp TA, Rozema FR. Antibiotic prophylaxis is not indicated prior to dental procedures for prevention of periprosthetic joint infections. Acta Orthop. 2017;88(5):568-74.

[30] Moran E, Masters S, Berendt AR, McLardy-Smith P, Byren I, Atkins BL. Guiding empirical antibiotic therapy in orthopaedics: the microbiology of prosthetic joint infection managed by debridement, irrigation and prosthesis retention. J Infect. 2007;55(1):1-7.

[31] Benito N, Franco M, Ribera A, Soriano A, Rodriguez-Pardo D, Sorlí L, et al. Time trends in the aetiology of prosthetic joint infections: a multicentre cohort study. Clin Microbiol Infect. 2016;22(8):732. e1-8.

[32] Rosteius T, Jansen O, Fehmer T, Baecker H, Citak M, Schildhauer TA, et al. Evaluating the microbial pattern of periprosthetic joint infections of the hip and knee. J Med Microbiol. 2018;67(11):1608-13.

[33] Manning L, Metcalf S, Clark B, Robinson JO, Huggan P, Luey C, et al. Clinical characteristics, etiology, and initial management strategy of newly diagnosed periprosthetic joint infection: a multicenter, prospective observational

cohort study of 783 patients. Open Forum Infect Dis. 2020;7(5):ofaa068.

[34] Triffault-Fillit C, Ferry T, Laurent F, Pradat P, Dupieux C, Conrad A, et al. Microbiologic epidemiology depending on time to occurrence of prosthetic joint infection: a prospective cohort study. Clin Microbiol Infect. 2019;25(3):353-8.

[35] Flurin L, Greenwood-Quaintance KE, Patel R. Microbiology of polymicrobial prosthetic joint infection. Diagn Microbiol Infect Dis. 2019;94(3):255-9.

[36] Tsai Y, Chang C-H, Lin Y-C, Lee S-H, Hsieh P-H, Chang Y. Different microbiological profiles between hip and knee prosthetic joint infections. J Orthop Surg (Hong Kong). 2019;27(2):2309499019847768.

[37] O'Neill J. Tackling drug-resistant infections globally: final report and recommendations—the review on antimicrobial resistance. [Internet]. 2016. https:// amr-review. org/sites/default/files/160525_Final%20 paper_with%20cover.pdf.

[38] Parvizi J, Pawasarat IM, Azzam KA, Joshi A, Hansen EN, Bozic KJ. Periprosthetic joint infection: the economic impact of methicillin-resistant infections. J Arthroplasty. 2010;25(6 Suppl):103-7.

[39] Peel TN, Cheng AC, Lorenzo YP, Kong DCM, Buising KL, Choong PFM. Factors influencing the cost of prosthetic joint infection treatment. J Hosp Infect. 2013;85(3):213-9.

[40] Murillo O, Grau I, Lora-Tamayo J, Gomez-Junyent J, Ribera A, Tubau F, et al. The changing epidemiology of bacteraemic osteoarticular infections in the early 21st century. Clin Microbiol Infect. 2015;21(3):254. e1-8.

[41] Rodríguez-Pardo D, Pigrau C, Lora-Tamayo J, Soriano A, del Toro MD, Cobo J, et al. Gram-negative prosthetic joint infection: outcome of a debridement, antibiotics and implant retention approach. A large multicentre study. Clin Microbiol Infect. 2014;20(11):O911-9.

[42] Peel TN, Cheng AC, Buising KL, Choong PFM. Microbiological aetiology, epidemiology, and clinical profile of prosthetic joint infections: are current antibiotic prophylaxis guidelines effective? Antimicrob Agents Chemother. 2012;56(5):2386-91.

[43] Papadopoulos A, Ribera A, Mavrogenis AF, Rodriguez-Pardo D, Bonnet E, Salles MJ, et al. Multidrug-resistant and extensively drug-resistant Gram-negative prosthetic joint infections: role of surgery and impact of colistin administration. Int J Antimicrob Agents. 2019;53(3):294-301.

[44] Aggarwal VK, Bakhshi H, Ecker NU, Parvizi J, Gehrke T, Kendoff D. Organism profile in periprosthetic joint infection: pathogens differ at two arthroplasty infection referral centers in Europe and in the United States. J Knee Surg. 2014;27(5):399-406.

[45] Chuang Y-Y, Huang Y-C. Molecular epidemiology of community-associated meticillin-resistant Staphylococcus aureus in Asia. Lancet Infect Dis. 2013;13(8):698-708.

[46] Zimmerli W, Trampuz A, Ochsner PE. Prosthetic-joint infections. N Engl J Med. 2004;351(16):1645-54.

[47] Tsukayama DT, Estrada R, Gustilo RB. Infection after total hip arthroplasty. A study of the treatment of one hundred and six infections. J Bone Joint Surg Am. 1996;78(4):512-23.

[48] Ferry T, Perpoint T, Vandenesch F, Etienne J. Virulence determinants in Staphylococcus aureus and their involvement in clinical syndromes. Curr Infect Dis Rep. 2005;7(6):420-8.

[49] Ascione T, Pagliano P, Mariconda M, Rotondo R, Balato G, Toro A, et al. Factors related to outcome of early and delayed prosthetic joint infections. J Infect. 2015;70(1):30-6.

[50] Rodríguez D, Pigrau C, Euba G, Cobo J, García-Lechuz J, Palomino J, et al. Acute haematogenous prosthetic joint infection: prospective evaluation of medical and surgical management. Clin Microbiol Infect. 2010;16(12):1789-95.

[51] Tande AJ, Osmon DR, Greenwood-Quaintance KE, Mabry TM, Hanssen AD, Patel R. Clinical characteristics and outcomes of prosthetic joint infection caused by small colony variant staphylococci. mBio. 2014;5(5):e01910-4.

[52] Shah NB, Osmon DR, Fadel H, Patel R, Kohner PC, Steckelberg JM, et al. Laboratory and clinical characteristics of Staphylococcus lugdunensis prosthetic joint infections. J Clin Microbiol. 2010;48(5):1600-3.

[53] Lourtet-Hascoët J, Bicart-See A, Félicé MP, Giordano G, Bonnet E. Staphylococcus lugdunensis, a serious pathogen in periprosthetic joint infections: comparison to Staphylococcus aureus and Staphylococcus epidermidis. Int J Infect Dis. 2016;51:56-61.

[54] Mohamad M, Uçkay I, Hannouche D, Miozzari H. Particularities of Staphylococcus Lugdunensis in orthopaedic infections. Infect Dis (Lond). 2018;50(3):223-5.

[55] Aboltins CA, Dowsey MM, Buising KL, Peel TN, Daffy JR, Choong PFM, et al. Gram-negative prosthetic joint infection treated with debridement, prosthesis retention and antibiotic regimens including a fluoroquinolone. Clin Microbiol Infect. 2011;17(6):862-7.

[56] Boisrenoult P. Cutibacterium acnes prosthetic joint infection: diagnosis and treatment. Orthop Traumatol Surg Res. 2018;104(1S):S19-24.

[57] Schäfer P, Fink B, Sandow D, Margull A, Berger I, Frommelt L. Prolonged bacterial culture to identify late periprosthetic joint infection: a promising strategy. Clin Infect Dis. 2008;47(11):1403-9.

[58] Rieber H, Frontzek A, Jerosch J, Alefeld M, Strohecker T, Ulatowski M, et al. Periprosthetic joint infection caused by anaerobes. Retrospective analysis reveals no need for prolonged cultivation time if sensitive supplemented growth media are used. Anaerobe. 2018;50:12-8.

[59] Löwik CAM, Zijlstra WP, Knobben BAS, Ploegmakers JJW, Dijkstra B, de Vries AJ, et al. Obese patients have

higher rates of polymicrobial and Gram-negative early periprosthetic joint infections of the hip than non-obese patients. PLoS One. 2019;14(4):e0215035.

[60] Berbari EF, Marculescu C, Sia I, Lahr BD, Hanssen AD, Steckelberg JM, et al. Culture-negative prosthetic joint infection. Clin Infect Dis. 2007;45(9):1113-9.

[61] Malekzadeh D, Osmon DR, Lahr BD, Hanssen AD, Berbari EF. Prior use of antimicrobial therapy is a risk factor for culture-negative prosthetic joint infection. Clin Orthop Relat Res. 2010;468(8):2039-45.

[62] Josse J, Valour F, Maali Y, Diot A, Batailler C, Ferry T, et al. Interaction between Staphylococcal biofilm and bone: how does the presence of biofilm promote prosthesis loosening? Front Microbiol. 2019;10:1602.

[63] Costerton JW, Stewart PS, Greenberg EP. Bacterial biofilms: a common cause of persistent infections. Science. 1999;284(5418):1318-22.

[64] Hall-Stoodley L, Costerton JW, Stoodley P. Bacterial biofilms: from the natural environment to infectious diseases. Nat Rev Microbiol. 2004;2(2):95-108.

[65] Moormeier DE, Bayles KW. Staphylococcus aureus biofilm: a complex developmental organism. Mol Microbiol. 2017;104(3):365-76.

[66] Geoghegan JA, Ganesh VK, Smeds E, Liang X, Höök M, Foster TJ. Molecular characterization of the interaction of staphylococcal microbial surface components recognizing adhesive matrix molecules (MSCRAMM) ClfA and Fbl with fibrinogen. J Biol Chem. 2010;285(9):6208-16.

[67] Büttner H, Mack D, Rohde H. Structural basis of Staphylococcus epidermidis biofilm formation: mechanisms and molecular interactions. Front Cell Infect Microbiol. 2015;5:14.

[68] Christner M, Franke GC, Schommer NN, Wendt U, Wegert K, Pehle P, et al. The giant extracellular matrix-binding protein of Staphylococcus epidermidis mediates biofilm accumulation and attachment to fibronectin. Mol Microbiol. 2010;75(1):187-207.

[69] Hussain M, Steinbacher T, Peters G, Heilmann C, Becker K. The adhesive properties of the Staphylococcus lugdunensis multifunctional autolysin AtlL and its role in biofilm formation and internalization. Int J Med Microbiol. 2015;305(1):129-39.

[70] Olivares E, Badel-Berchoux S, Provot C, Prévost G, Bernardi T, Jehl F. Clinical impact of antibiotics for the treatment of Pseudomonas aeruginosa biofilm infections. Front Microbiol. 2019;10:2894.

[71] Mack D, Fischer W, Krokotsch A, Leopold K, Hartmann R, Egge H, et al. The intercellular adhesin involved in biofilm accumulation of Staphylococcus epidermidis is a linear beta-1,6-linked glucosaminoglycan: purification and structural analysis. J Bacteriol. 1996;178(1):175-83.

[72] Cramton SE, Gerke C, Schnell NF, Nichols WW, Götz F. The intercellular adhesion (ica) locus is present in Staphylococcus aureus and is required for biofilm formation. Infect Immun. 1999;67(10):5427-33.

[73] McCarthy H, Rudkin JK, Black NS, Gallagher L, O'Neill E, O'Gara JP. Methicillin resistance and the biofilm phenotype in Staphylococcus aureus. Front Cell Infect Microbiol. 2015;5:1.

[74] Frank KL, Patel R. Poly-N-acetylglucosamine is not a major component of the extracellular matrix in biofilms formed by icaADBC-positive Staphylococcus lugdunensis isolates. Infect Immun. 2007;75(10):4728-42.

[75] Ravaioli S, Campoccia D, Speziale P, Pietrocola G, Zatorska B, Maso A, et al. Various biofilm matrices of the emerging pathogen Staphylococcus lugdunensis: exopolysaccharides, proteins, eDNA and their correlation with biofilm mass. Biofouling. 2020;36(1):86-100.

[76] Mann EE, Rice KC, Boles BR, Endres JL, Ranjit D, Chandramohan L, et al. Modulation of eDNA release and degradation affects Staphylococcus aureus biofilm maturation. PLoS One. 2009;4(6):e5822.

[77] Foulston L, Elsholz AKW, DeFrancesco AS, Losick R. The extracellular matrix of Staphylococcus aureus biofilms comprises cytoplasmic proteins that associate with the cell surface in response to decreasing pH. mBio. 2014;5(5):e01667-14.

[78] Dengler V, Foulston L, DeFrancesco AS, Losick R. An electrostatic net model for the role of extracellular DNA in biofilm formation by Staphylococcus aureus. J Bacteriol. 2015;197(24):3779-87.

[79] Mlynek KD, Bulock LL, Stone CJ, Curran LJ, Sadykov MR, Bayles KW, et al. Genetic and biochemical analysis of CodY-mediated cell aggregation in Staphylococcus aureus reveals an interaction between extracellular DNA and polysaccharide in the extracellular matrix. J Bacteriol. 2020;202(8):e00593.

[80] O'Neill E, Pozzi C, Houston P, Humphreys H, Robinson DA, Loughman A, et al. A novel Staphylococcus aureus biofilm phenotype mediated by the fibronectin-binding proteins, FnBPA and FnBPB. J Bacteriol. 2008;190(11):3835-50.

[81] Ma L, Conover M, Lu H, Parsek MR, Bayles K, Wozniak DJ. Assembly and development of the Pseudomonas aeruginosa biofilm matrix. PLoS Pathog. 2009;5(3):e1000354.

[82] Boles BR, Horswill AR. Agr-mediated dispersal of Staphylococcus aureus biofilms. PLoS Pathog. 2008;4(4):e1000052.

[83] Rasigade J-P, Trouillet-Assant S, Ferry T, Diep BA, Sapin A, Lhoste Y, et al. PSMs of hypervirulent Staphylococcus aureus act as intracellular toxins that kill infected osteoblasts. PLoS One. 2013;8(5):e63176.

[84] Surewaard BGJ, de Haas CJC, Vervoort F, Rigby KM, DeLeo FR, Otto M, et al. Staphylococcal alpha-phenol soluble modulins contribute to neutrophil lysis after phagocytosis. Cell Microbiol. 2013;15(8):1427-37.

[85] Periasamy S, Joo H-S, Duong AC, Bach T-HL, Tan VY, Chatterjee SS, et al. How Staphylococcus aureus biofilms develop their characteristic structure. Proc Natl

Acad Sci U S A. 2012;109(4):1281-6.

[86] Wang R, Khan BA, Cheung GYC, Bach T-HL, Jameson-Lee M, Kong K-F, et al. Staphylococcus epidermidis surfactant peptides promote biofilm maturation and dissemination of biofilmassociated infection in mice. J Clin Invest. 2011;121(1):238-48.

[87] Schwartz K, Syed AK, Stephenson RE, Rickard AH, Boles BR. Functional amyloids composed of phenol soluble modulins stabilize Staphylococcus aureus biofilms. PLoS Pathog. 2012;8(6):e1002744.

[88] Schwartz K, Ganesan M, Payne DE, Solomon MJ, Boles BR. Extracellular DNA facilitates the formation of functional amyloids in Staphylococcus aureus biofilms. Mol Microbiol. 2016;99(1):123-34.

[89] Zheng Y, Joo H-S, Nair V, Le KY, Otto M. Do amyloid structures formed by Staphylococcus aureus phenol-soluble modulins have a biological function? Int J Med Microbiol. 2018;308(6):675-82.

[90] Le KY, Villaruz AE, Zheng Y, He L, Fisher EL, Nguyen TH, et al. Role of phenol-soluble modulins in Staphylococcus epidermidis biofilm formation and infection of indwelling medical devices. J Mol Biol. 2019;431(16):3015-27.

[91] Bjarnsholt T, Alhede M, Alhede M, Eickhardt-Sørensen SR, Moser C, Kühl M, et al. The in vivo biofilm. Trends Microbiol. 2013;21(9):466-74.

[92] Brauner A, Fridman O, Gefen O, Balaban NQ. Distinguishing between resistance, tolerance and persistence to antibiotic treatment. Nat Rev Microbiol. 2016;14(5):320-30.

[93] Crabbé A, Jensen PØ, Bjarnsholt T, Coenye T. Antimicrobial tolerance and metabolic adaptations in microbial biofilms. Trends Microbiol. 2019;27(10):850-63.

[94] Jacqueline C, Caillon J. Impact of bacterial biofilm on the treatment of prosthetic joint infections. J Antimicrob Chemother. 2014;69(Suppl 1):i37-40.

[95] Vuong C, Voyich JM, Fischer ER, Braughton KR, Whitney AR, DeLeo FR, et al. Polysaccharide intercellular adhesin (PIA) protects Staphylococcus epidermidis against major components of the human innate immune system. Cell Microbiol. 2004;6(3):269-75.

[96] Kristian SA, Birkenstock TA, Sauder U, Mack D, Götz F, Landmann R. Biofilm formation induces C3a release and protects Staphylococcus epidermidis from IgG and complement deposition and from neutrophil-dependent killing. J Infect Dis. 2008;197(7):1028-35.

[97] Meyle E, Stroh P, Günther F, Hoppy-Tichy T, Wagner C, Hänsch GM. Destruction of bacterial biofilms by polymorphonuclear neutrophils: relative contribution of phagocytosis, DNA release, and degranulation. Int J Artif Organs. 2010;33(9):608-20.

[98] Gaida MM, Mayer B, Stegmaier S, Schirmacher P, Wagner C, Hänsch GM. Polymorphonuclear neutrophils in osteomyelitis: link to osteoclast generation and bone

resorption. Eur J Inflamm. 2012;10(3):413-26.

[99] Thurlow LR, Hanke ML, Fritz T, Angle A, Aldrich A, Williams SH, et al. Staphylococcus aureus biofilms prevent macrophage phagocytosis and attenuate inflammation in vivo. J Immunol. 2011;186(11):6585-96.

[100] Hanke ML, Angle A, Kielian T. MyD88-dependent signaling influences fibrosis and alternative macrophage activation during Staphylococcus aureus biofilm infection. PLoS One. 2012;7(8):e42476.

[101] Heim CE, Vidlak D, Scherr TD, Kozel JA, Holzapfel M, Muirhead DE, et al. Myeloid-derived suppressor cells contribute to Staphylococcus aureus orthopedic biofilm infection. J Immunol. 2014;192(8):3778-92.

[102] Heim CE, Vidlak D, Kielian T. Interleukin-10 production by myeloid-derived suppressor cells contributes to bacterial persistence during Staphylococcus aureus orthopedic biofilm infection. J Leukoc Biol. 2015;98(6):1003-13.

[103] Heim CE, Vidlak D, Odvody J, Hartman CW, Garvin KL, Kielian T. Human prosthetic joint infections are associated with myeloid-derived suppressor cells (MDSCs): implications for infection persistence. J Orthop Res. 2018;36(6):1605-13.

[104] Lass R, Giurea A, Kubista B, Hirschl AM, Graninger W, Presterl E, et al. Bacterial adherence to different components of total hip prosthesis in patients with prosthetic joint infection. Int Orthop. 2014;38(8):1597-602.

[105] Klein M, Bonar S, Freemont T. Infectious and inflammatory diseases. In: AFIP atlas of nontumor pathology non-neoplastic diseases of bones and joints. Washington, DC: AFIP; 2011. p. 411-543.

[106] Ribatti D. The discovery of plasma cells: an historical note. Immunol Lett. 2017;188:64-7.

[107] Manzo A, Bugatti S, Caporali R, Montecucco C. Histopathology of the synovial tissue: perspectives for biomarker development in chronic inflammatory rthritides. Reumatismo. 2018;3:121-32.

[108] Ferry T, Trecourt A, Batailler C, Brevet M. Plasma cell infiltration in a 28-year-old patient with chronic indolent fracture-related tibial infection due to Cutibacterium acnes. BMJ Case Rep. 2019;12(12):e232345.

[109] Trecourt A. Plasma cell infiltration on histopathological samples of chronic bone and joint infection due to Cutibacterium acnes: a series of 25 cases. 2020; In Press.

[110] Malhotra R, Dhawan B, Garg B, Shankar V, Nag TC. A comparison of bacterial adhesion and biofilm formation on commonly used orthopaedic metal implant materials: an in vitro study. Indian J Orthop. 2019;53(1):148-53.

[111] Dastgheyb S, Parvizi J, Shapiro IM, Hickok NJ, Otto M. Effect of biofilms on recalcitrance of staphylococcal joint infection to antibiotic treatment. J Infect Dis. 2015;211(4):641-50.

[112] Perez K, Patel R. Biofilm-like aggregation of Staphylococcus epidermidis in synovial fluid. J Infect

Dis. 2015;212(2):335-6.

[113] Pestrak MJ, Gupta TT, Dusane DH, Guzior DV, Staats A, Harro J, et al. Investigation of synovial fluid induced Staphylococcus aureus aggregate development and its impact on surface attachment and biofilm formation. PLoS One. 2020;15(4):e0231791.

[114] Masters EA, Trombetta RP, de Mesy Bentley KL, Boyce BF, Gill AL, Gill SR, et al. Evolving concepts in bone infection: redefining "biofilm", "acute vs. chronic osteomyelitis", "the immune proteome" and "local antibiotic therapy". Bone Res. 2019;7:20.

[115] Cheng AG, Kim HK, Burts ML, Krausz T, Schneewind O, Missiakas DM. Genetic requirements for Staphylococcus aureus abscess formation and persistence in host tissues. FASEB J. 2009;23(10):3393-404.

[116] Schwarz EM, McLaren AC, Sculco TP, Brause B, Bostrom M, Kates SL, et al. Adjuvant antibiotic-loaded bone cement: concerns with current use and research to make it work. J Orthop Res 2020.

[117] de Mesy Bentley KL, Trombetta R, Nishitani K, Bello-Irizarry SN, Ninomiya M, Zhang L, et al. Evidence of Staphylococcus Aureus deformation, proliferation, and migration in canaliculi of live cortical bone in murine models of osteomyelitis. J Bone Miner Res. 2017;32(5):985-90.

[118] Josse J, Velard F, Gangloff SC. Staphylococcus aureus vs. osteoblast: relationship and consequences in osteomyelitis. Front Cell Infect Microbiol. 2015;5:85.

[119] Wright JA, Nair SP. Interaction of staphylococci with bone. Int J Med Microbiol. 2010;300(2-3):193-204.

[120] Ellington JK, Reilly SS, Ramp WK, Smeltzer MS, Kellam JF, Hudson MC. Mechanisms of taphylococcus aureus invasion of cultured osteoblasts. Microb Pathog. 1999;26(6):317-23.

[121] Sinha B, François PP, Nüsse O, Foti M, Hartford OM, Vaudaux P, et al. Fibronectin-binding protein acts as Staphylococcus aureus invasin via fibronectin bridging to integrin alpha5beta1. Cell Microbiol. 1999;1(2):101-17.

[122] Josse J, Laurent F, Diot A. Staphylococcal adhesion and host cell invasion: fibronectin-binding and other mechanisms. Front Microbiol. 2017;8:2433.

[123] Giese B, Glowinski F, Paprotka K, Dittmann S, Steiner T, Sinha B, et al. Expression of δ-toxin by Staphylococcus aureus mediates escape from phago-endosomes of human epithelial and endothelial cells in the presence of β-toxin. Cell Microbiol. 2011;13(2):316-29.

[124] Sokolovska A, Becker CE, Ip WKE, Rathinam VAK, Brudner M, Paquette N, et al. Activation of caspase-1 by the NLRP3 inflammasome regulates the NADPH oxidase NOX2 to control phagosome function. Nat Immunol. 2013;14(6):543-53.

[125] Dikic I, Elazar Z. Mechanism and medical implications of mammalian autophagy. Nat Rev Mol Cell Biol.

2018;19(6):349-64.

[126] Horn J, Stelzner K, Rudel T, Fraunholz M. Inside job: Staphylococcus aureus host-pathogen interactions. Int J Med Microbiol. 2018;308(6):607-24.

[127] Wang H, Zhou Y, Zhu Q, Zang H, Cai J, Wang J, et al. Staphylococcus aureus induces autophagy in bovine mammary epithelial cells and the formation of autophagosomes facilitates intracellular replication of Staph. aureus. J Dairy Sci. 2019;102(9):8264-72.

[128] Tuchscherr L, Heitmann V, Hussain M, Viemann D, Roth J, von Eiff C, et al. Staphylococcus aureus small-colony variants are adapted phenotypes for intracellular persistence. J Infect Dis. 2010;202(7):1031-40.

[129] Tuchscherr L, Medina E, Hussain M, Völker W, Heitmann V, Niemann S, et al. Staphylococcus aureus phenotype switching: an effective bacterial strategy to escape host immune response and establish a chronic infection. EMBO Mol Med. 2011;3(3):129-41.

[130] Bosse MJ, Gruber HE, Ramp WK. Internalization of bacteria by osteoblasts in a patient with recurrent, long-term osteomyelitis. A case report. J Bone Joint Surg Am. 2005;87(6):1343-7.

[131] Valour F, Rasigade J-P, Trouillet-Assant S, Gagnaire J, Bouaziz A, Karsenty J, et al. Deltatoxin production deficiency in Staphylococcus aureus: a diagnostic marker of bone and joint infection chronicity linked with osteoblast invasion and biofilm formation. Clin Microbiol Infect. 2015;21(6):568.e1-11.

[132] Maali Y, Martins-Simões P, Valour F, Bouvard D, Rasigade J-P, Bes M, et al. Pathophysiological mechanisms of Staphylococcus non-aureus bone and joint infection: interspecies homogeneity and specific behavior of S pseudintermedius. Front Microbiol. 2016;7:1063.

[133] Maali Y, Diot A, Martins-Simões P, Bes M, Bouvard D, Vandenesch F, et al. Identification and characterization of Staphylococcus delphini internalization pathway in nonprofessional phagocytic cells. Infect Immunol. 2020;88(5):e00002.

[134] Valour F, Trouillet-Assant S, Rasigade J-P, Lustig S, Chanard E, Meugnier H, et al. Staphylococcus epidermidis in orthopedic device infections: the role of bacterial internalization in human osteoblasts and biofilm formation. PLoS One. 2013;8(6):e67240.

[135] Campoccia D, Testoni F, Ravaioli S, Cangini I, Maso A, Speziale P, et al. Orthopedic implant infections: incompetence of Staphylococcus epidermidis, Staphylococcus lugdunensis, and Enterococcus faecalis to invade osteoblasts. J Biomed Mater Res A. 2016;104(3):788-801.

[136] Khalil H, Williams RJ, Stenbeck G, Henderson B, Meghji S, Nair SP. Invasion of bone cells by Staphylococcus epidermidis. Microbes Infect. 2007;9(4):460-5.

[137] Wang B, Cleary PP. Intracellular invasion by Streptococcus pyogenes: invasins, host receptors,

and relevance to human disease. Microbiol Spectr. 2019;7(4).

[138] Jauregui CE, Mansell JP, Jepson MA, Jenkinson HF. Differential interactions of Streptococcus gordonii and Staphylococcus aureus with cultured osteoblasts. Mol Oral Microbiol. 2013;28(4):250-66.

[139] Francis CL, Ryan TA, Jones BD, Smith SJ, Falkow S. Ruffles induced by Salmonella and other stimuli direct macropinocytosis of bacteria. Nature. 1993;364(6438):639-42.

[140] Finlay BB, Falkow S. Comparison of the invasion strategies used by Salmonella cholerae-suis, Shigella flexneri and Yersinia enterocolitica to enter cultured animal cells: endosome acidification is not required for bacterial invasion or intracellular replication. Biochimie. 1988;70(8):1089-99.

[141] Garcia-del Portillo F, Finlay BB. Salmonella invasion of nonphagocytic cells induces formation of macropinosomes in the host cell. Infect Immun. 1994;62(10):4641-5.

[142] Crémet L, Broquet A, Brulin B, Jacqueline C, Dauvergne S, Brion R, et al. Pathogenic potential of Escherichia coli clinical strains from orthopedic implant infections towards human osteoblastic cells. Pathog Dis. 2015;73(8):ftv065.

[143] Fleiszig SM, Zaidi TS, Fletcher EL, Preston MJ, Pier GB. Pseudomonas aeruginosa invades corneal epithelial cells during experimental infection. Infect Immun. 1994;62(8):3485-93.

[144] Ha U, Jin S. Growth phase-dependent invasion of Pseudomonas aeruginosa and its survival within HeLa cells. Infect Immun. 2001;69(7):4398-406.

[145] Pier GB, Grout M, Zaidi TS, Olsen JC, Johnson LG, Yankaskas JR, et al. Role of mutant CFTR in hyper- susceptibility of cystic fibrosis patients to lung infections. Science. 1996;271(5245):64-7.

[146] Sana TG, Baumann C, Merdes A, Soscia C, Rattei T, Hachani A, et al. Internalization of Pseudomonas aeruginosa strain PAO1 into epithelial cells is promoted by interaction of a T6SS effector with the microtubule network. mBio. 2015;6(3):e00712.

[147] Aubin GG, Baud'huin M, Lavigne J-P, Brion R, Gouin F, Lepelletier D, et al. Interaction of Cutibacterium (formerly Propionibacterium) acnes with bone cells: a step toward understanding bone and joint infection development. Sci Rep. 2017;7:42918.

[148] Chauvelot P. Invasion of osteoblasts by orynebacterium via the cellular integrin beta1 leads to bone and joint infection chronicity. CONGRES ECCMID; 2018.

[149] Trouillet-Assant S, Gallet M, Nauroy P, Rasigade J-P, Flammier S, Parroche P, et al. Dual impact of live Staphylococcus aureus on the osteoclast lineage, leading to increased bone resorption. J Infect Dis. 2015;211(4):571-81.

[150] Valour F, Trouillet-Assant S, Riffard N, Tasse J, Flammier S, Rasigade J-P, et al. Antimicrobial activity against intraosteoblastic Staphylococcus aureus. Antimicrob Agents Chemother. 2015;59(4):2029-36.

[151] Ellington JK, Harris M, Hudson MC, Vishin S, Webb LX, Sherertz R. Intracellular Staphylococcus aureus and antibiotic resistance: implications for treatment of staphylococcal osteomyelitis. J Orthop Res. 2006;24(1):87-93.

[152] Tuchscherr L, Kreis CA, Hoerr V, Flint L, Hachmeister M, Geraci J, et al. Staphylococcus aureus develops increased resistance to antibiotics by forming dynamic small colony variants during chronic osteomyelitis. J Antimicrob Chemother. 2016;71(2):438-48.

[153] Dupieux C, Trouillet-Assant S, Camus C, Abad L, Bes M, Benito Y, et al. Intraosteoblastic activity of daptomycin in combination with oxacillin and ceftaroline against MSSA and MRSA. J Antimicrob Chemother. 2017;72(12):3353-6.

[154] Baudoux P, Bles N, Lemaire S, Mingeot-Leclercq M-P, Tulkens PM, Van Bambeke F. Combined effect of pH and concentration on the activities of gentamicin and oxacillin against Staphylococcus aureus in pharmacodynamic models of extracellular and intracellular infections. J Antimicrob Chemother. 2007;59(2):246-53.

[155] Abad L, Josse J, Tasse J, Lustig S, Ferry T, Diot A, et al. Antibiofilm and intraosteoblastic activities of rifamycins against Staphylococcus aureus: promising in vitro profile of rifabutin. J Antimicrob Chemother. 2020;75(6):1466-73.

第二篇　生物膜

Biomaterials in Artificial Joint Replacements

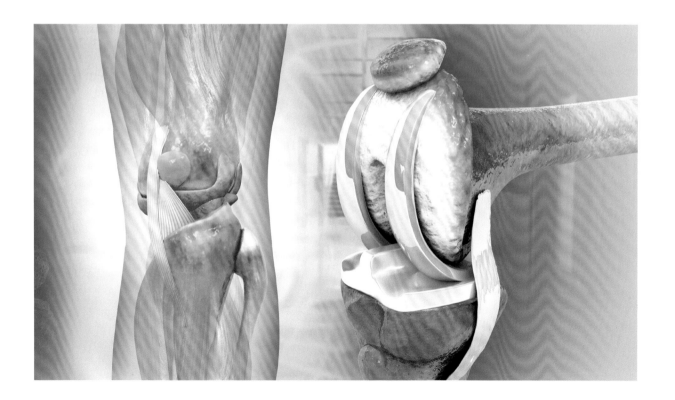

第3章 生物膜的作用
The Role of the Surface on Bacteria-Implant Interactions

Chuan-Jiang Xie　Chao-Chao Fan　Yan Xiong　著

人工关节感染（PJI）是全膝关节置换术（TKA）最可怕的并发症，在 TKA 中最严重，可造成灾难性的后果[1-4]。随着人口老龄化和 TKA 需求的不断增加，PJI 的发病率也在不断增加。治疗失败的主要原因是在植入物表面形成细菌生物膜，并在周围组织和骨骼中黏附细菌生物膜。生物膜是一种保护细菌的屏障，具有许多独特的性质，从而导致抗生素耐药性[4]。临床治疗 PJI 的第一步是找到致病微生物。但在临床微生物培养中，由于细菌被生物膜包裹，培养试验结果可为阴性，故使微生物诊断困难[5]。此外，由于生物膜可以保护致病菌免受抗生素和宿主防御的影响，TKA 术后 PJI 难以治疗。本章将详细阐述种植生物膜的形成机制和生物膜中抗生素耐药的机制，以及生物膜的检测和治疗。

一、假体生物膜形成机制

微生物生物膜的研究越来越受到人们的重视。生物膜在自然工业和临床环境中普遍存在，但很难根除。KTA 后 PJI 治疗的主要难点是致病菌形成生物膜。细菌细胞在骨科材料表面具有非常高的亲和力，现代骨科手术中最常用的材料包括钛（及其合金）、钴铬不锈钢，以及各种聚合物，包括超高分子量聚乙烯（ultra-high molecular weight polyethylene，UHMWPE）硅酮聚醚酮、各种陶瓷、羟基磷灰石和聚甲基丙烯酸

甲酯（polymethyl methacrylate，PMMA）水泥都容易形成细菌的生物膜定植[6]。据报道，放置 16h[7] 后形成细菌生物膜。美国国立卫生研究院估计，约 65% 的感染是由细菌生物膜引起的，生物膜病原体包括革兰阳性菌（金黄色葡萄球菌、表皮葡萄球菌、肠链球菌）或革兰阴性菌（大肠埃希菌、肺炎克雷伯菌、铜绿假单胞菌）[8]。痤疮丙酸杆菌是一种革兰阳性兼性厌氧菌，是一种能够形成生物膜的条件致病菌[9]。TKA PJI 中最常见的生物膜细菌是金黄色葡萄球菌，尤其是金黄色葡萄球菌和表皮葡萄球菌，占培养感染[10] 的 50%~60%。Zimmerli 等[11] 报道，只需要 100CFU 即可引起 PJI。一旦细菌黏附在一起，它们会聚集在群落中并产生细胞外聚合物基质（extra polysaccharide matrix，EPS），EPS 由多糖蛋白细胞 eDNA 脂质组成，称为生物膜[12, 13]。生物膜是黏附在细菌细胞表面的，它由 10% 的细胞和 90% 的 EPS 组成，EPS 提供了生物膜的机械稳定性、介导和表面黏附，并形成紧密的三维聚合物网络，使生物膜细胞相互连接并暂时固定，具有防御机制，可有效保护细菌免受其抗生素治疗[14, 15]。根据 Gilbert 等[16] 的研究，生物膜具有保护膜内细菌免受抗生素治疗的能力。与浮游细菌相比，成熟的生物膜可以耐受浓度高 100~1000 倍的抗生素。这使得它们更难被常规疗法发现和根除，增加了抗生素耐药性[4]。

Arciola 等[17] 将生物膜的形成过程总结为四个步骤：①自由漂浮（浮游细胞）黏附；②菌落形成；③成熟；④分离。形成生物膜的第一步是让自由漂浮的细菌附着在物体表面。表皮葡萄球菌（图 3-1）和金黄色葡萄球菌在生长的这一阶段特异性表达与宿主细胞外基质（ECM）强烈相互作用的蛋白质。这些蛋白质被认为是细菌附着在异物上的关键，因为当异物进入人体时，ECM 会将它们包裹起来。手术可导致组织破坏和部分创伤引起宿主产生 ECM 蛋白（如连接到植入物表面的纤维蛋白和胶原蛋白），细胞外蛋白沉积的机制增强了细菌定植能力，让宿主细菌在蛋白质表面与蛋白质基质结合，更容易在植入物表面锚定[13]。此外，手术创伤也导致组织缺血和局部免疫抑制，这进一步促进了细菌细胞[18] 的定植。eDNA 也通过细菌自溶在附着阶段积累。虽然 eDNA 在生物膜形成中的作用还不完全清楚，但它被认为有助于生物膜的稳定性，并且可能是细胞间黏着素。随后是不可逆地附着在表面和失去运动。新的浮游细菌可以与附着在表面的细菌相互作用，形成细菌微菌落[19]。除了种群扩张，细菌在整个附着生长阶段还会产生称为自诱物的

细胞外化合物[20, 21]。这些自动诱导剂充当细菌之间和细菌内部的信号，特别是传递细菌种群局部密度[19]。随着细菌的聚集，EPS 产量上调，并嵌入 EPS 中。在这种筛选环境中，随着细菌细胞繁殖形成多层菌落[22]，生物膜开始成熟和增厚。在生物膜的成熟阶段，细菌不断繁殖。当达到临界阈值时，生物膜中的细菌将发生与密度相关的变化。这个过程被描述为群体感应。群体感应机制是细菌群体进行交流、协调、合作的基本化学信号手段[19]。群体感应是连接生物膜微环境中的菌落的复杂内部网络。细菌细胞利用群体感应通过细胞信号相互交流，交换营养物质，促进对抗生素的耐药性，避免免疫系统的有毒基因[23]。细菌生物膜形成的不同阶段与群体感应密切相关。除了生物膜的形成外，群体感应还调节生物发光孢子源性抗生素的产生和毒力因子[24] 的分泌。生物膜分离需要蛋白酶来分离细菌细胞，帮助浮游细菌从生物膜中释放出来，再次扩散并引起进一步感染[4]。不同细菌生物膜的成熟时间不一致，表皮葡萄球菌的成熟时间为 24h[25, 26]，金黄色葡萄球菌为 24h[27, 28]，铜绿假单胞菌为 72h[29]。目前，根据生物膜的成熟度，PJI 感染可分为急性

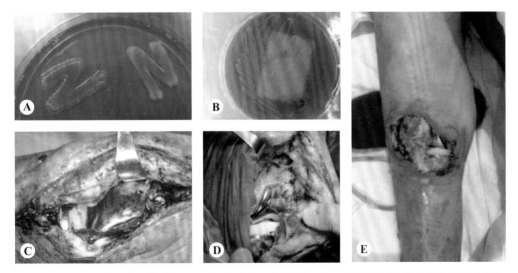

▲ 图 3-1 A. 全膝关节置换术（TKA）术后人工关节感染（PJI）刚果红培养基表皮葡萄球菌分泌多糖的观察（图片由 Doctor Chen peng of Guizhou Provincial Pople's Hospital 提供）；B. TKA 术后 PJI 无乳链球菌培养观察；C. TKA 术后经窦道注射无菌美兰证明 PJI 慢性感染；D. TKA 术后 PJI 膝关节腔脓肿；E. TKA 术后显露 PJI 假体

期和慢性期。急性 PJI 中微生物未形成生物膜，而慢性 PJI 中微生物已形成成熟的生物膜。因此不同感染的治疗方法是不同的[30]。

二、生物膜耐药机制

在生物膜的保护下，细菌通过增加感染控制所需的最低抗生素抑制浓度[16]而产生耐药性。Lazǎr[31]指出，生物膜对抗生素的耐药性主要有四种机制：①由于生物膜基质的存在，抗生素不能渗入成熟生物膜的深处；②积累高水平的抗生素降解酶；③在生物膜深处，细菌细胞正在经历营养限制，进入缓慢生长或饥饿状态，生长缓慢或未生长的细菌细胞对抗生素不敏感，这一现象可以通过表型变异或永久细胞的存在而放大，此外，生物膜细菌可以打开应激反应基因，并在暴露于环境压力时转化为更耐药的表型；④不同的应激条件可以选择遗传变化，如生物膜中可能发生突变和基因转移。Akanda 等[4] 提出了生物膜耐药机制的三个主要因素：①抵御宿主防御和抗生素渗透的物理屏障；②降低细菌细胞的代谢活性；③群体感应促进抗生素耐药基因的交流。为了使抗生素在治疗 PJI 时对生物膜中的细菌具有杀菌作用，所使用的抗生素必须能够穿透 EPS。Singh 等[32]讨论了各种抗生素对金黄色葡萄球菌和表皮金黄色葡萄球菌生物膜的渗透性，结果证实苯唑西林、头孢噻肟（β- 内酰胺类）和万古霉素（糖肽类）对金黄色葡萄球菌和表皮金黄色葡萄球菌生物膜的渗透性明显降低，而氨基糖苷类药物阿米卡星、环丙沙星和氟喹诺酮类药物的渗透性不受影响。

生物膜的物理结构使抗生素的分布出现了浓度梯度，细菌生物膜内部接受的抗生素浓度低于浮游细菌，从而导致耐药风险增加，但细菌在生物膜内突变较快，这种现象与生物膜环境中的氧化应激增加有关，这种氧化应激既是内源性的，也是由抗生素引起的[33]。生物膜中的适应性应激反应是一个由群体感应介导的活跃过程，它促进基因和信号分子的表达，有助于抗生素耐药性，以及酶和泡腾泵的产生，使细胞进入休眠状态或

灭活抗生素，这取决于菌株[34]。Donlan 等[35] 提出了一种假设，即抗生素耐药性与生物膜中微生物生长状态减弱有关，发现营养缺乏的深层生物膜微生物表现出较低的代谢活性和较慢的生长速度。研究表明，生长缓慢的微生物与抗生素对微生物敏感性降低之间存在相关性。抗生素依靠干扰细胞代谢来调节其杀菌作用，因此它们需要主动增殖细胞以杀死它们[36]。在生物膜中，抗生素治疗后留下的细胞群被称为永久细胞，这些永久细胞在抗生素治疗后可以再生，因此很难去除嵌入感染中的所有生物膜[31, 37]。永久细胞是高度耐抗生素的，代谢休眠的非分裂细菌，在抗生素存在时获得这种表型；一旦抗生素被移除，它们就会恢复代谢活动，而且由于耐药细胞是复发性慢性感染的来源，它们在用抗生素治疗生物膜的挑战中发挥着重要作用[36]。pH 代谢物和生物膜中的氧水平等环境可以改变抗生素的疗效[38]。Ernest 等[39] 发现，生物膜可以在 pH 的轻微变化中存活，并且在常见的局部辅助治疗（如聚维酮碘次氯酸盐或过氧化氢）中只能部分根除金黄色葡萄球菌的生物膜。

三、人工关节感染微生物学

TKA 术后的感染控制较为困难，主要原因是生物膜的形成可以有效保护致病菌免受抗生素和宿主防御的影响。对于 PJI 生物膜，仍然缺乏足够的预防、诊断和治疗。生物膜感染的治疗有新的化学和机械方法，这对未来根除骨科感染至关重要。生物膜已经使用局部和全身抗生素进行了研究。预防和处理生物膜的策略包括使用表面涂层（包括表面保留的抗生素和金属氧化物纳米颗粒涂层）和通过机械或药理学手段破坏已建立的生物膜。据报道，美国 PJI 最常见的病原体是金黄色葡萄球菌和表皮葡萄球菌，而欧洲最常见的病原体是凝固酶阴性金黄色葡萄球菌，其次是金黄色葡萄球菌和肠球菌葡萄球菌[40]。Benito 等[41] 收集了 15 年间 2288 例（髋关节和膝关节）PJI 进行微生物学诊断，结果革兰阳性菌占

78%（以葡萄球菌为主），革兰阴性菌占28%，厌氧菌占7%。MRSA是一个棘手的问题，与其他病原体相比，术后功能恢复会出现再手术率的上升和更多并发症[42]。结核分枝杆菌也是导致PJI的病原体。2013年，Kim等[43]报道了结核分枝杆菌感染的系统评估。Jakobs等[44]发现，念珠菌约占真菌PJI的80%（45例中有36例）。支原体引起的PJI在临床实践中极为罕见。Qiu等[45]报道了1例TKA术后支原体感染。

四、生物膜的检测方法

最近的研究集中在检测生物膜的形成和破坏上。生物膜细菌检测方法的改进通常基于培养物的生长。生物膜的存在导致细菌培养阴性，这增加了诊断的难度。Parvizi等[46]在2018年提出了PJI的最新诊断标准：主要标准和诊断方法是存在2次或2次以上的阳性培养或窦道。血清C反应蛋白（C-reactive protein，CRP）（>10mg/L）、D-二聚体（>860g/L）和血清红细胞沉降率（erythrocyte sedimentation rate，ESR）（>30mm/h）分别为2分、2分和1分。此外，液体中白细胞计数升高（>3109/L）、白细胞酯酶（++）、白细胞百分比（>80%）和合成CRP（>6.9mg/L）分别为3分、3分、3分、2分和1分。总分为6分的患者被认为是感染者，而评分为2~5分的患者需要术中结果来确认诊断。组织学阳性、化脓培养和单阳性培养结果分别为3分、3分和2分。结合术前评分，共6分被认为感染，4~5分不确定，3分未感染。根据肌肉骨骼感染学会（79.3%）和国际共识会议（86.9%）的定义，诊断标准为97.7%的灵敏度和99.5%的特异度。尽管引入了新的诊断标准，但仍存在局限性。在某些情况下，不符合诊断标准的患者仍可能被感染。因此，应采用其他方法来提高PJI的诊断水平，特别是与身体识别相关的方法。聚合酶链反应（polymerase chain reaction，PCR）已被用于鉴定生物膜[47]中的多种细菌，并已被证明对组织培养更敏感[48, 49]。其他检测生物膜的方法包括荧光原位杂交（fluorescence in situ hybridization，FISH）和DNA微阵列[50-52]。FISH可以识别培养阴性感染中的细菌，通过提高对环境细菌污染的识别来减少假阳性，检测与人体组织的交叉反应，消除活的染色死亡细菌[52]。DNA微阵列可以同时评估数千种细菌的DNA，比PCR[52]更实惠、更快、更高效[52]。生物膜成像技术还包括共聚焦激光扫描显微镜[53]和扫描电子显微镜。共聚焦激光扫描显微镜可以看到生物膜中存在活菌，甚至培养出阴性PJI，而扫描电镜可以看到微生物细胞的聚集[52]。然而，这些成像技术的局限性包括使用成本和获得最佳图像的培训要求。超声处理是指利用超声波来降解细胞病毒等。它也可以用来检测PJI，提高了培养对微生物检测的灵敏度和特异度，甚至抗生素处理后获得的样品也可用于检测细菌[52]。

五、TKA后PJI生物膜的处理

目前正在开发许多新的治疗方法，重点是改善细菌清除和生物膜破坏的方法，从而减少细菌对抗生素和免疫防御的耐药性。新的抗生素研究可以改善骨骼和关节组织的渗透，这可能会增加对细菌生物膜的活性。这些抗生素（如磷酸替唑胺和奥利班星）靶向革兰阳性菌，包括MRSA、耐万古霉素金黄色葡萄球菌和耐甲氧西林凝固酶阴性葡萄球菌（methicillin-resistant coagulase negative staphylococcus，MRCNS）[54, 55]。在临床生物学研究中，已经发现一些用于肿瘤化疗的药物可以有效地对抗生物膜活性。例如，据报道，顺铂、氟尿嘧啶和丝裂霉素能够去除生物膜中嵌入的细菌。这些化疗药物可能是未来新兴领域的研究对象[56]。目前常用的抗生物膜活性抗生素有两种：利福平（抑制转录）和美罗培南（抑制细胞壁生物合成）[57, 58]。

抗生素骨水泥可用于防止生物膜形成，这是一种基于证据的放置方法，可防止生物膜形成[59]，但越来越多的证据表明，基于植入物表面特性（含有某些特定金属）的策略可能在防止生物膜形成方面发挥作用。植入物的表面特性会影响细菌黏附和形成生物膜的能力[60]。基础科学研究表明，目前的植入材料，如维生素 E 杂交 UHMWPE（ve-pe）和陶瓷，可能提供一定程度的保护，防止生物膜的形成[61-64]。目前，许多研究人员正在尝试在植入物表面开发一种抗生物膜涂层，包括利用材料固有的抗菌特性（如镀银或镀铜）改变植入物材料的表面形状，并在植入物表面放置抗生素[65]。植入物的表面可以进行修饰，以降低 PJI 的风险，目的是实现不抑制骨生长的杀菌涂层，具有生物相容性和耐用性。例如，氧化银、氧化钛、氧化铜、碘和其他纳米颗粒对革兰阳性和阴性细菌具有杀菌作用，氧化银颗粒已被证明可以抑制导管上生物膜的形成。Secinti 等[66] 在兔子模型中进行了研究，得出纳米银离子涂层植入物与未涂层的钛螺钉一样安全，纳米银离子涂层植入物可以防止生物膜的形成和感染。含银羟基磷灰石（Ag-HA）涂层在体内外均能减少 MRSA 生物膜的形成，可能是减少假体相关感染的有效方法[67]。免疫治疗，特别是单克隆抗体，可以作为抗生素治疗的替代和辅助治疗，在临床前阶段可以研究抗体治疗的多个

靶点[68]。噬菌体是生物膜相关细菌的一种潜在疗法。噬菌体是一种自然存在的病毒，可以靶向并杀死细菌，并可以破坏生物膜基质，可能会影响代谢活性细菌和持久性细胞，因为噬菌体在低温和低营养状态下仍保持活性[4]。

六、结论

TKA 后 PJI 治疗困难的主要原因是病原微生物形成生物膜。生物膜防止抗生素和宿主防御，促进细菌营养吸收，允许细菌之间的相互作用（群体感应），并允许耐药性的传播。虽然急性 PJI 可以通过临床和浮游细菌培养来识别，但慢性 PJI 与病原体产生生物膜有关，显著降低了预防诊断和治疗感染的能力。目前的生物膜治疗策略包括抗生素和手术，其他创新的治疗策略，包括具有改善渗透性的新型抗生素，针对持久性细菌的药物免疫疗法，抗菌肽纳米颗粒和噬菌体超声，也正在得到改进。

虽然其中一些策略仍处于早期研究阶段，但未来的研究结果可能会彻底改变 PJI 的预防和治疗。

参考文献

[1] Blanco JF, Díaz A, Melchor FR, et al. Risk factors for periprosthetic joint infection after total knee arthroplasty. Arch Orthop Trauma Surg. 2020;140(2):239-45. https://doi. org/10.1007/s00402-019-03304-6.

[2] Ritter MA, Farris A. Outcome of infected total joint replacement. Orthopedics. 2010;33(3) https://doi. org/10. 3928/01477447-20100129-09.

[3] Lum ZC, Natsuhara KM, Shelton TJ, et al. Mortality during total knee periprosthetic joint infection. J Arthroplasty. 2018;33(12):3783-8. https://doi. org/10.1016/ j.arth.2018.08.021.

[4] Akanda ZZ, Taha M, Abdelbary H. Current review-the rise of bacteriophage as a unique therapeutic platform in treating peri-prosthetic joint infections. J. Orthop. Res. 2018;36(4):1051-60.

[5] Oliva A, Pavone P, D'Abramo A, et al. Role of sonication in the microbiological diagnosis of implant-associated infections: beyond the orthopedic prosthesis. Adv Exp Med Biol. 2016;897:85-102. https://doi.org/10.1007/ 5584_2015_5007.

[6] Rochford ETJ, Richards RG, Moriarty TF. Influence of material on the development of device-associated infections.

Clin Microbiol Infect. 2012;18(12):1162-7. https://doi. org/10.1111/j.1469-0691.2012.04002. x.

[7] He W, Wang D, Ye Z, et al. Application of a nanotechnology antimicrobial spray to prevent lower urinary tract infection: a multicenter urology trial. J Transl Med. 2012;10:S14. https:// doi. org/10.1186/1479-5876-10-S1-S14.

[8] Frei E, Hodgkiss-Harlow K, Rossi Peter J, et al. Microbial pathogenesis of bacterial biofilms: a causative factor of vascular surgical site infection. Vasc Endovascular Surg. 2011;45(8):688-96. https://doi. org/10.1177/ 1538574411419528.

[9] Aubin GG, Portillo ME, Trampuz A, et al. Propionibacterium acnes, an emerging pathogen: from acne to implant-infections, from phylotype to resistance. Med Mal Infect. 2014;44(6):241-50. https://doi.org/10.1016/j.medmal. 2014.02.004.

[10] Tande AJ, Patel R. Prosthetic joint infection. Clin Microbiol Rev. 2014;27(2):302-45. https://doi. org/10.1128/ CMR.00111-13.

[11] Zimmerli W, Waldvogel FA, Vaudaux P, et al. Pathogenesis of foreign body infection: description and characteristics of an animal model. J Infect Dis. 1982;146(4):487-97. https://

doi.org/10.1093/infdis/146.4.487.

[12] Hall-Stoodley L, Costerton JW, Stoodley P. Bacterial biofilms: from the natural environment to infectious diseases. Nat Rev Microbiol. 2004;2(2):95-108. https://doi.org/10.1038/nrmicro821.

[13] Gbejuade HO, Lovering AM, Webb JC. The role of microbial biofilms in prosthetic joint infections. Acta Orthop. 2015;86(2):147-58. https://doi.org/10.3109/174536 74.2014.966290.

[14] Thurlow LR, Hanke ML, Fritz T, et al. Staphylococcus aureus biofilms prevent macrophage phagocytosis and attenuate inflammation in vivo. J Immunol. 2011;186(11):6585-96. https://doi.org/10.4049/jimmunol. 1002794.

[15] Flemming HC, Wingender J. The biofilm matrix. Nat Rev Microbiol. 2010;8(9):623-33. https://doi. org/10.1038/nrmicro2415.

[16] Gilbert P, Allison DG, McBain AJ. Biofilms in vitro and in vivo: do singular mechanisms imply cross-resistance? J Appl Microbiol. 2002;92:98S-110S. https://doi.org/10.1046/j.1365-2672.92.5s1.5. x.

[17] Arciola CR, Campoccia D, Speziale P, et al. Biofilm formation in Staphylococcus implant infections. A review of molecular mechanisms and implications for biofilm-resistant materials. Biomaterials. 2012;33(26):5967-82. https://doi.org/10.1016/j. biomaterials.2012.05.031.

[18] Campoccia D, Montanaro L, Arciola CR. The significance of infection related to orthopedic devices and issues of antibiotic resistance. Biomaterials. 2006;27(11):2331-9. https://doi.org/10.1016/j. biomaterials.2005.11.044.

[19] Mooney JA, Pridgen EM, Manasherob R, et al. Periprosthetic bacterial biofilm and quorum sensing. JOrthop Res. 2018;36(9):2331-9. https://doi. org/10.1002/jor.24019.

[20] Schaefer AL, Greenberg EP, Oliver CM, et al. A new class of homoserine lactone quorum-sensing signals. Nature. 2008;454(7204):595-9. https://doi.org/10.1038/nature07088.

[21] Fuqua C, Parsek MR, Greenberg EP. Regulation of gene expression by cell-to-cell communication: acyl-homoserine lactone quorum sensing. Annu Rev Genet. 2001;35:439-68. https://doi.org/10.1146/annurev.genet.35.102401.090913.

[22] Costerton JW, Stewart PS, Greenberg EP. Bacterial biofilms: a common cause of persistent infections. Science. 1999;284(5418):1318-22. https://doi. org/10.1126/science. 284. 5418.1318.

[23] Høiby N, Bjarnsholt TS, Givskov M, et al. Antibiotic resistance of bacterial biofilms. Int J Antimicrob Agents. 2010;35(4):322-32. https://doi.org/10.1016/j. ijantimicag. 2009.12.011.

[24] Williams P, Cámara M. Quorum sensing and environmental adaptation in Pseudomonas aeruginosa: a tale of regulatory networks and multifunctional signal molecules. CurrOpin Microbiol. 2009;12(2):182-91. https://doi.org/10.1016/j.mib.2009.01.005.

[25] Sharma M, Visai L, Bragheri F, et al. Toluidine blue-mediated photodynamic effects on staphylococcal biofilms. Antimicrob. Agents Chemother. 2008;52(1):299-305. https://doi.org/10.1128/AAC.00988-07.

[26] Olwal CO, Ang'ienda PO, Onyango DM, et al. Susceptibility patterns and the role of extracellular DNA in Staphylococcus epidermidis biofilm resistance to physico-chemical stress exposure. BMC Microbiol. 2018;18(1):40. https://doi.org/10.1186/s12866-018-1183-y。.

[27] Kostenko V, Salek MM, Sattari P, et al. Staphylococcus aureus biofilm formation and tolerance to antibiotics in response to oscillatory shear stresses of physiological levels. FEMS Immunol Med Microbiol. 2010;59(3):421-31. https://doi. org/10.1111/j.1574-695X. 2010.00694.x.

[28] Gil C, Solano C, Burgui S, et al. Biofilm matrix exoproteins induce a protective immune response against Staphylococcus aureus biofilm infection. Infect Immun. 2014;82(3):1017-29. https://doi.org/10.1128/IAI.01419-13.

[29] Harmsen M, Yang L, Pamp SJ, et al. An update on Pseudomonas aeruginosa biofilm formation, tolerance, and dispersal. FEMS Immunol Med Microbiol. 2010;59(3):253-68. https://doi. org/10.1111/j.1574-695X. 2010.00690.x.

[30] LI C, Renz N, Trampuz A. Management of periprosthetic joint infection. Hip Pelvis. 2018;30(3):138-46. https://doi.org/10.5371/hp.2018.30.3.138.

[31] Lazăr V, Chifiriuc MC. Medical significance and new therapeutical strategies for biofilm associated infections. Roum Arch Microbiol Immunol. 2010;69(3):125-38.

[32] Singh R, Ray P, Das A, et al. Penetration of antibiotics through Staphylococcus aureus and Staphylococcus epidermidis biofilms. J Antimicrob Chemother. 2010;65(9):1955-8. https://doi.org/10.1093/jac/dkq257.

[33] Bjarnsholt T, Ciofu O, Molin S, et al. Applying insights from biofilm biology to drug development - can a new approach be developed? Nat Rev Drug Discov. 2013;12(10):791-808. https://doi. org/10.1038/nrd4000.

[34] Fux CA, Costerton JW, Stewart PS, et al. Survival strategies of infectious biofilms. Trends Microbiol. 2005;13(1):34-40. https://doi.org/10.1016/j. tim.2004.11.010.

[35] Donlan RM. Role of biofilms in antimicrobial resistance. ASAIO J. 2000;46(6):S47-52. https://doi. org/10.1097/00002480-200011000-00037.

[36] Lewis K. Persister cells. Annu Rev Microbiol. 2010;64:357-72. https://doi.org/10.1146/annurev. micro.112408.134306.

[37] Fauvart M, De GVN, Michiels J. Role of persister cells in chronic infections: clinical relevance and perspectives on anti-persister therapies. J Med Microbiol. 2011;60:699-709. https://doi.org/10.1099/jmm.0.030932-0.

[38] Stewart PS, Costerton JW. Antibiotic resistance of bacteria in biofilms. Lancet. 2001;358(9276):135-8. https://doi.org/10.1016/s0140-6736(01)05321-1.

[39] Ernest EP, Machi AS, Karolcik BA, et al. Topical adjuvants incompletely remove adherent Staphylococcus aureus from implant materials. J. Orthop. Res. 2018;36(6):1599-604. https://doi.org/10.1002/jor.23804.

[40] Aggarwal VK, Bakhshi H, Ecker NU, et al. Organism profile in periprosthetic joint infection: pathogens differ at two arthroplasty infection referral centers in Europe and in the United States. J Knee Surg. 2014;27(5):399-405.

[41] Benito N, Franco M, Ribera A, et al. Time trends in the aetiology of prosthetic joint infections: a multicentre cohort study. Clin Microbiol Infect. 2016;22:732. e1-8.

[42] Laudermilch DJ, Fedorka CJ, Heyl A, Rao N, McGough RL. Outcomes of revision total knee arthroplasty after methicillin-resistant Staphylococcus aureus infection. Clin Orthop Relat Res. 2010;468:2067-73.

[43] Kim SJ, Kim JH. Late onset Mycobacterium tubercu-losis infection after total knee arthroplasty: a systematic review and pooled analysis. Scand J Infect Dis. 2013;45:907-14.

[44] Jakobs O, Schoof B, Klatte TO, Schmidl S, Fensky F, Guenther D, et al. Fungal periprosthetic joint infection in total knee arthroplasty: a systematic review. Orthop Rev (Pavia). 2015;7:5623.

[45] Qiu HJ, Lu WP, Li M, et al. The infection of Mycoplasma hominis after total knee replacement: case report and literature review. Chin J Traumatol. 2017;20(4):243-5.

[46] Parvizi J, Tan TL, Goswami K, et al. The 2018 definition of periprosthetic hip and knee infection: an evidence-based and validated criteria. J Arthroplasty. 2018;33(5):1309-1314.e2.

[47] Xu Y, Rudkjøbing VB, Simonsen O, et al. Bacterial diversity in suspected prosthetic joint infections: an exploratory study using 16S rRNA gene analysis. FEMS Immunol Med Microbiol. 2012;65(2):291-304. https://doi. org/10.1111/j.1574-695X. 2012.00949.x.

[48] Cazanave C, Greenwood-Quaintance KE, Hanssen AD, et al. Rapid molecular microbiologic diagnosis of prosthetic joint infection. J Clin Microbiol. 2013;51(7):2280-7. https://doi.org/10.1128/JCM.00335-13.

[49] Bjerkan G, Witsø E, Nor A, et al. A comprehensive microbiological evaluation of fifty-four patients undergoing revision surgery due to prosthetic joint loosening. J Med Microbiol. 2012;61:572-81. https://doi.org/10.1099/jmm.0.036087-0.

[50] Tzeng A, Tzeng TH, Vasdev S, et al. Treating periprosthetic joint infections as biofilms: key diagnosis and management strategies. Diagn Microbiol Infect Dis. 2015;81(3):192-200. https://doi.org/10.1016/j. diagmicrobio.2014.08.018.

[51] McDowell A, Patrick S. Evaluation of nonculture methods for the detection of prosthetic hip biofilms. Clin Orthop Relat Res. 2005;(437):74-82. https://doi. org/10.1097/01.blo.0000175123.58428.93.

[52] Shoji MM, Chen AF. Biofilms in periprosthetic joint infections: a review of diagnostic modalities, current treatments, and future directions. J Knee Surg. 2020;33(2):119-31. https://doi.org/10.1055/s-0040-1701214.

[53] Stoodley P, Nistico L, Johnson S, et al. Direct demonstration of viable Staphylococcus aureus biofilms in an infected total joint arthroplasty. A case report. J Bone Joint Surg Am. 2008;90(8):1751-8. https://doi. org/10.2106/JBJS.G.00838.

[54] Crotty Matthew P, Tamara K, Burnham CA, et al. New Gram-positive agents: the next generation of oxazolidinones and lipoglycopeptides. J Clin Microbiol. 2016;54(9):2225-32. https://doi.org/10.1128/JCM.03395-15.

[55] Brade KD, Rybak JM, Rybak MJ. Oritavancin: a new lipoglycopeptide antibiotic in the treatment of Gram-positive infections. Infect Dis Ther. 2016;5(1):1-15. https://doi.org/10.1007/s40121-016-0103-4.

[56] McConoughey SJ, Howlin R, Granger JF, et al. Biofilms in periprosthetic orthopedic infections. Future Microbiol. 2014;9(8):987-1007. https://doi. org/10.2217/fmb.14.64.

[57] Mihailescu R, Furustrand TU, Corvec S, et al. High activity of Fosfomycin and Rifampin against methicillin-resistant staphylococcus aureus biofilm in vitro and in an experimental foreign-body infection model. Antimicrob Agents Chemother. 2014;58(5):2547-53. https://doi. org/10.1128/AAC.02420-12.

[58] Viganor L, Galdino ACM, Nunes APF, et al. Anti-Pseudomonas aeruginosa activity of 1,10-phenanthroline-based drugs against both planktonic-and biofilm-growing cells. J Antimicrob Chemother. 2016;71(1):128-34. https://doi. org/10.1093/jac/dkv292.

[59] Peñalba AP, Furustrand TU, Bétrisey B, et al. Activity of bone cement loaded with daptomycin alone or in combination with gentamicin or PEG600 against Staphylococcus epidermidis biofilms. Injury. 2015;46(2):249-53. https://doi. org/10.1016/j. injury.2014.11.014.

[60] Mitik DN, Wang J, Mocanasu RC, et al. Impact of nano-topography on bacterial attachment. Biotechnol J. 2008;3(4):536-44. https://doi.org/10.1002/biot.200700244.

[61] Banche G, Allizond V, Bracco P, et al. Interplay between surface properties of standard, vitamin E blended and oxidised ultra high molecular weight polyethylene used in total joint replacement and adhesion of Staphylococcus aureus and Escherichia coli. Bone Joint J. 2014;(4):497-501. https://doi. org/10.1302/0301-620X. 96B4/32895.

[62] Mi K, Shobuike T, Moro T, et al. Prevention of bacterial adhesion and biofilm formation on a vitamin E-blended, cross-linked polyethylene surface with a poly(2-methacryloyloxyethyl phosphorylcholine) layer. Acta Biomater. 2015;24:24-34. https://doi. org/10.1016/j.actbio. 2015. 05.034.

[63] Williams DL, Vinciguerra J, Lerdahl JM, et al. Does vitamin E-blended UHMWPE prevent biofilm formation? Clin Orthop Relat Res. 2015;473(3):928-35. https://doi. org/10.1007/s11999-014-3673-z.

[64] Lass R, Giurea A, Kubista B, et al. Bacterial adherence to different components of total hip prosthesis in patients with prosthetic joint infection. Int Orthop. 2014;38(8):1597-602. https://doi.org/10.1007/s00264-014-2358-2.

[65] Getzlaf MA, Lewallen EA, Kremers HM, et al. Multi-disciplinary antimicrobial strategies for improving orthopaedic implants to prevent prosthetic joint infections in hip and knee. J Orthop Res. 2016;34(2):177-86. https://doi. org/10.1002/jor.23068.

[66] Secinti KD, Özalp H, Attar A, et al. Nanoparticle silver ion coatings inhibit biofilm formation on titanium implants. J Clin Neurosci. 2011;18(3):391-5. https://doi.org/10.1016/j.jocn.2010.06.022.

[67] Singh G, Hameister R, Feuerstein B, et al. Low-frequency sonication may alter surface topography of endoprosthetic components and damage articular cartilage without eradicating biofilms completely. J Biomed Mater Res Part B Appl Biomater. 2014;102:1835-46.

[68] Raafat D, Otto M, Reppschläger K, et al. Fighting Staphylococcus aureus biofilms with monoclonal antibodies. Trends Microbiol. 2019;27(4):303-22. https://doi. org/10.1016/j.tim.2018.12.009.

[69] Roe D, Karandikar B, Bonn SN, et al. Antimicrobial surface functionalization of plastic catheters by silver nanoparticles. J Antimicrob Chemother. 2008;61(4):869-76. https://doi. org/10.1093/jac/dkn034.

[70] Ueno M, Miyamoto H, Tsukamoto M, et al. Staphylococcus aureus silver-containing hydroxyapatite coating reduces biofilm formation by methicillin-resistant in vitro and in vivo. Biomed Res Int. 2016;2016:8070597. https://doi. org/10.1155/2016/8070597.

第 4 章　研究模型

In-Vitro and In-Vivo Models for the Study of Prosthetic Joint Infections

Nicholas Mannering　Raj Narulla　Benjamin Lenane　著

一、PJI 体外模型

"体外"（in-vitro）来自拉丁语，意思是"玻璃内"，是指对生物体外部发生的过程的研究。这可以采取多种形式，并且特定于 PJI 的研究，包括开发用于鉴定细菌特性[1-3]、生物膜形成[1, 4-9]及对抗菌药物的反应的测定[5, 10-16]。Moriarty 等[17]概述了 PJI 体外建模的几个关键领域，包括：①待测试的细菌种类；②抗菌功效 / 活性；③体外研究是否适合进行体内试验。

（一）细菌黏附

革兰阳性菌表现出对假体的持久黏附，这影响了假体的设计。Arciola 等在体外检测了表皮葡萄球菌菌株对骨科级羟基磷灰石涂层不锈钢螺钉的黏附[18]。与未涂层的金属假体相比，涂层假体的细菌黏附性显著降低。早期的一项体外研究也得出结论，金黄色葡萄球菌在金属假体和 UHMWPE 上定植的速度比表皮葡萄球菌更快[19]。结果还表明，金黄色葡萄球菌对金属具有亲和力，而表皮葡萄球菌优先定植 UHMWPE。作为一种潜在的治疗选择，维生素 E 浸渍的 UHMWPE 除了提供氧化保护和降低磨损率外，还与减少金黄色葡萄球菌和表皮葡萄球菌菌株[20]的细菌黏附有关[21-24]。

（二）生物膜

形成生物膜的能力在革兰阳性和革兰阴性细菌 PJI 的发病机制中起着至关重要的作用[25, 26]。这对体外研究具有重大意义，体外研究评估了这些细菌产生并嵌入其中的聚合基质、多糖、蛋白质和 eDNA 的结构和保护质量。细菌种群可能包含与生物膜形成有关的关键基因位点，如编码多糖胞内黏附的 *ica* 基因[27]。然而，也有研究表明 *ica* 基因并非必需的[28]，这说明了生物膜形成的复杂性和可变性。Thomson 等[3]描述与所有测试的大肠埃希菌菌株相比，铜绿假单胞菌产生的生物膜明显增加，表明这种增强的活性与铜绿假单胞菌 PJI 更具有侵略性的体内模型相关。研究人员一致认为，由于生物膜提供的对抗生素的保护作用，以及生物膜内细菌种类的变化及其对假体黏附的倾向，生物膜很难在体外进行研究。

（三）抗菌疗效

充分的抗微生物药物疗效对于控制 PJI 至关重要，无论是确定性治愈还是长期抑制。难以治疗的感染（如革兰阴性 PJI[29, 30]和 MRSA）的发生率增加突出了这一点[31]。一项使用标准化培养基卡尔加里生物膜装置的体外研究结果表明[32]，利福平和替加环素的最低生物膜根除浓度（minimum biofilm eradication concentration，MBEC）较低，突出了它们对金黄色葡萄球菌和表皮链球菌的抗生物膜活性，这些药物是从诊断为 PJI 的患者中分离出来的[33]。其他体外研究[6]及支持使用利福平治疗 PJI 的临床证据也显示了类似的结果[31, 34]。

除了应用全身抗生素外，使用抗生素负载骨

水泥间隔物的局部治疗在体外已被证明有良好的疗效。抗生素洗脱在前 2 天或 3 天内达到峰值，抑制表皮葡萄球菌的细菌生长 14～30 天[13]。虽然人们一直担心抗生素负载骨水泥[35]的机械强度，但最近对双层间隔物的体外研究表明[36]，其具有有益的生物力学和药物洗脱性能。由装载万古霉素的羟基磷灰石 / 聚氨基酸支架[37]组成的其他结构在体外对金黄色葡萄球菌和 MRSA 显示一致的杀菌效果，在 38 天内具有良好的药物洗脱输送，也促进成骨。

（四）风险因素建模

与 PJI 相关的一些危险因素，包括糖尿病和肥胖[38, 39]，可以在体外进行研究。研究表明，在粪肠球菌模型中，升高的葡萄糖水平有助于生物膜[40]的形成。即使非糖尿病患者的围术期高血糖也可能会影响感染率[41]。虽然体外研究有帮助，但其在这一领域的效用有限，这些关联可能与体内模型更相关。

（五）局限性

虽然体外模型对于研究细胞和生化对微生物和抗生素的反应是有效的，但仍然缺乏一些元素。首先，不可能在体外完全复制存在于受感染人工关节中的复杂生物细胞环境。其次，骨代谢和炎症反应发生在动态承重关节中，应通过实验复制。最后，需要在尽可能接近临床 PJI 中复制生物力学、免疫学和药理学动力学的活模型来检查治疗的有效性。因此，需要在受控和伦理环境中建立体内模型作为 PJI 发病机制和管理研究的下一步。

二、PJI 体内模型

自 1884 年 Rodet 的第一次实验演示以来，PJI 的体内模型取得了重大发展[42]。Rodet 证实兔接种"微球菌"可诱发骨髓炎，并在股骨和胫骨干骺端形成局部感染。作为最近的指南，Carli 等[43]描述了 PJI 临床代表性模型的理想特征。在该模型中：①假体表面可形成生物膜；②假体材料应与临床材料相似，创造相似的关节内环境；③所选动物应具有与人类相似的肌肉骨骼和免疫系统；④细菌、生物膜和宿主免疫反应可以定量测量。

（一）动物特征

大多数体内植入物和 PJI 已经在兔[44]中建模，特别是新西兰兔。使用兔子有几个优点，包括它们的温顺、相对低的成本、合理的尺寸和易于处理。在他们的综述中，Bottagisio 等[44]发现，兔胫骨用于 60.9% 的体内手术部位，兔股骨用于 27% 的体内手术部位。然而，由于兔子的骨质脆弱，术后骨折[45]的发生率很高。兔子膝盖和人类膝盖之间的生物力学和运动学差异进一步限制了研究。尽管有这些限制，兔子仍然是 PJI 模型最广泛使用的动物。

另外一种最常见的模型是小鼠模型[46]，通常为 C57BL/6 野生型小鼠[3, 47-51]。一些研究在 3～6 周对小鼠实施安乐死，以获取骨 / 关节组织和植入物进行超声处理[3, 51]。小鼠比兔子占用的空间更小，易于监测和维护，并且可以通过生物工程使免疫细胞发射荧光信号[50, 52]。

（二）假体设计

已经使用各种假肢设计来模拟 PJI。PJI 的首批动物模型于 1976 年进行，利用感染金黄色葡萄球菌的不锈钢颗粒置入兔子的髌上滑囊[53]。从那时起，已经描述了植入物的多次迭代。确定各种动物假体试验与人类 TKA 的相关性是困难的。例如，首先，与人类 TKA 中的钛合金（Ti-6Al-4V）和钴铬钼合金相比，克氏针的局限性在于假体是一种非承重、非铰接的不锈钢结构。其次，虽然胫骨平台置换术已被证明能形成生物膜[48]，但它无法复制全解剖假体的生物力学动力学。最后，对于最能模拟 TKA PJI 的动物假体类型几乎没有共识[46]，作者认识到在动物中小型化全关节假体的不切实际和困难[17]。

然而，早在 1996 年，就已经对兔膝关节置换术设计进行了 PJI 研究[54]。很久以后，在发现假体设计中的缺陷后，Carli 等[48]首次在 PJI 小鼠模型中应用了 Ti-6Al-4V 的三维打印胫骨假体。使用这种假体，Carli 等[47]使用小鼠大小的万古霉素洗脱水泥垫片对胫骨假体进行翻修，模拟了人类 PJI 标准二期翻修程序的第一阶段。用抗生素间隔物治疗的小鼠炎性标志物显著降低，胫骨更为完整，关节内无脓。与 Ti-6Al-4V 植入物相比，回收的间隔物显示出较低的细菌数量，尽管它们在假体周围组织中没有相同的效果，这表明局部抗菌活性仅限于关节。

（三）革兰阳性模型

鉴于 PJI 的主要致病微生物群是革兰阳性菌[29, 55, 56]，研究主要集中在开发动物模型来在体内复制这些病原体[48, 50, 51, 57-60]。

为了研究术中污染、早期发病 PJI 的兔模型涉及将来自受感染关节置换的金黄色葡萄球菌的高接种物注射到兔关节间隙[54]。研究发现，在兔髋关节半关节成形术模型中，金黄色葡萄球菌 <10^2CFU 是建立感染所必需的，而在没有假体植入的情况下，这一数值为 10^4CFU。感染最初停留在关节间隙内，然后扩散到相邻的干骺端，在 3 周时仅累及干骺端上 1/3。感染随后发展到整个假体周围骨干骺端。其他模拟血源性扩散的研究假设继发于菌血症的长骨骨髓炎也开始于干骺端[42]，随后扩散到植入物。此外，一个血源传播的兔体内模型表明，与 3 周后相比，在术后即刻接种时启动 PJI 所需的菌血症水平较低[61]。

Lovati 等[62] 在糖尿病和植入物相关感染的小鼠模型中证明，糖尿病小鼠在髓内针植入后，因金黄色葡萄球菌诱导进入股骨而出现严重感染，并且对单独使用标准抗生素治疗无反应。Lovati 等[63] 在后来的研究中表明，用前列腺素血管扩张药联合抗生素治疗的糖尿病小鼠显示出有限的感染迹象，这表明在这一高危组中可能存在联合治疗。

（四）革兰阴性模型

革兰阴性 PJI 以前是一种罕见的并发症，占所有 PJI 的 3%～6%[26, 64]。然而，革兰阴性 PJI 增加，现在为 15%～36%[29, 30]，需要对其发病机制进行更深入的了解。Thompson 等[3] 建立了革兰阴性 PJI 的体内实验模型，该模型使用了一根骨科级的 K 线插入 C57BL/6 小鼠的股骨，植入物突出到膝关节中。在闭合前将铜绿假单胞菌或大肠埃希菌的细菌接种注射到关节中。研究发现，与大肠埃希菌的 1×10^5CFU 相比，需要 1×10^4CFU 的铜绿假单胞菌才能获得足够的生物发光成像信号。此外，与大肠埃希菌感染的植入物（7%）相比，组织和超声处理的植入物显示感染铜绿假单胞菌植入物的细菌生长更大（67%）。

（五）生物膜形成

生物膜的形成被认为是细菌黏附于组织并保护微生物免受抗生素或宿主免疫系统侵害的主要毒力机制[65]。在人工关节置换术后的小鼠模型中，Pribaz 等[51] 分离出四种不同的金黄色葡萄球菌菌株，并在植入不锈钢 K 线假体后接种小鼠膝关节。在扫描电子显微镜下，所有四种菌株都显示出相似的生物膜形成。此外，这些细胞产生的感染性炎症与荧光中性粒细胞成像所显示的相同。Thompson 等[3] 还利用扫描电子显微镜检测生物膜。他们发现，与大肠埃希菌相比，感染铜绿假单胞菌的植入物在关节内部分及黏附的宿主免疫细胞上形成了更多的生物膜。这些结果及更大的细菌生长表明铜绿假单胞菌感染是一种更有问题的疾病。

（六）免疫反应

流式细胞术通常用于识别细胞浸润到关节组织中。虽然在假体植入物存在的情况下触发感染所需的病原体较少，但此类植入物会诱导包括中性粒细胞和巨噬细胞在内的细胞大量迁移[3, 54]。免疫细胞不是激活吞噬作用，而是试图通过释放细胞因子[66]、活性氧中间体和降解酶来破坏生物膜。然而，由于细菌群落耗尽了局部氧气水平，以及血液灌注受限，这一过程变得复杂[67]。尽管大多数这些过程可能相似，但重要的是要认识到啮齿动物模型中的炎症反应与人类不同，例如，在小鼠中不存在人基因 *IL-26*、*CXCL8* 和 *CXCR1* 的同源物。此外，中性粒细胞是人类主要的循环白细胞，而淋巴细胞在小鼠中的循环比例更高[68]。

（七）局限性

体内研究确定了 PJI 的许多重要病因和潜在

治疗因素，但仍然存在重大局限性。由于动物骨骼的解剖结构和生物力学特征的差异，假体的可重复性差，以及其他生理、免疫和遗传差异，对动物的研究不能直接转化为人类的假体周围环境。此外，骨科感染国际共识承认，目前还没有公认的用于模拟 PJI[46] 的理想假体设计。然而，与体外模型一样，随着时间的推移和严格的科学应用，体内模型的相关性和重要性只会增强。

三、结论

骨科外科医生和研究人员正在不断评估修复关节感染的诊断工具和治疗方法[69, 70]。尽管有重要的限制性，但体外和体内模型将继续成为一个相关且不断发展的研究领域，以帮助 PJI 的管理。新兴技术和进步，如三维打印、制造技术、药物输送系统和基因特异性疗法，将为进一步研究创造令人兴奋的建模机会。全球关节置换术总数的增加将促使整形外科医生寻求新的创新方法来对抗 PJI。在一个真正的跨学科领域，PJI 的体外和体内模型将有助于解决这一复杂疾病管理中尚未解决的问题，这对整个骨科界来说是一个重大的临床挑战和巨大的负担。

参考文献

[1] Holmberg A, et al. Biofilm formation by ropionibacterium acnes is a characteristic of invasive isolates. Clin Microbiol Infect. 2009;15(8):787-95.

[2] McConda DB, et al. A novel co-culture model of murine K12 osteosarcoma cells and S. aureus on common orthopedic implant materials: 'the race to the surface' studied in vitro. Biofouling. 2016;32(6):627-34.

[3] Thompson JM, et al. Mouse model of Gram-negative prosthetic joint infection reveals therapeutic targets. JCI Insight. 2018;3(17).

[4] O'Toole G. Microtiter dish biofilm formation assay. J Vis Exp. 2011;47:2437.

[5] Ashton NN, et al. In vitro testing of a first-in-class trialkylnorspermidine-biaryl antibiotic in an anti-biofilm silicone coating. Acta Biomater. 2019;93:25-35.

[6] Coraça-Huber DC, et al. Staphylococcus aureus biofilm formation and antibiotic susceptibility tests on polystyrene and metal surfaces. J Appl Microbiol. 2012;112(6):1235-43.

[7] Dunne N, et al. In vitro study of the efficacy of acrylic bone cement loaded with supplementary amounts of gentamicin: effect on mechanical properties, antibiotic release, and biofilm formation. Acta Orthop. 2007;78(6):774-85.

[8] Ghimire N, et al. Direct microscopic observation of human neutrophil-Staphylococcus aureus interaction in vitro suggests a potential mechanism for initiation of biofilm infection on an implanted medical device. Infect Immun. 2019;87(12):e00745.

[9] Stoodley P, et al. Molecular and imaging techniques for bacterial biofilms in joint arthroplasty infections. Clin Orthop Relat Res. 2005;437:31-40.

[10] Hendriks JG, et al. The release of gentamicin from acrylic bone cements in a simulated prosthesis-related interfacial gap. J Biomed Mater Res B Appl Biomater. 2003;64(1):1-5.

[11] Hsu YH, et al. Vancomycin and ceftazidime in bone cement as a potentially effective treatment for knee periprosthetic joint infection. J Bone Joint Surg Am. 2017;99(3):223-31.

[12] Jones Z, et al. A resorbable antibiotic eluting bone void filler for periprosthetic joint infection prevention. J Biomed Mater Res B Appl Biomater. 2016;104(8):1632-42.

[13] Kelm J, et al. In vivo and in vitro studies of antibiotic release from and bacterial growth inhibition by antibiotic-impregnated polymethylmethacrylate hip spacers. Antimicrob Agents Chemother. 2006;50(1):332-5.

[14] Li D, et al. The immobilization of antibiotic-loaded polymeric coatings on osteoarticular Ti implants for the prevention of bone infections. Biomater Sci. 2017;5(11):2337-46.

[15] Scott CP, Higham PA. Antibiotic bone cement for the treatment of Pseudomonas aeruginosa in joint arthroplasty: comparison of tobramycin and gentamicin-loaded cements. J Biomed Mater Res B Appl Biomater. 2003;64(2):94-8.

[16] Ueng SW, et al. Efficacy of vancomycin-releasing biodegradable poly(lactide-co-glycolide) antibiotics beads for treatment of experimental bone infection

due to Staphylococcus aureus. J Orthop Surg Res. 2016;11(1):52.

[17] Moriarty TF, et al. Recommendations for design and conduct of preclinical in vivo studies of orthopedic device-related infection. J Orthop Res. 2019;37(2):271-87.

[18] Arciola CR, et al. Hydroxyapatite-coated orthopaedic screws as infection resistant materials: in vitro study. Biomaterials. 1999;20(4):323-7.

[19] Barth E, et al. In vitro and in vivo comparative colonization of Staphylococcus aureus and Staphylococcus epidermidis on orthopaedic implant materials. Biomaterials. 1989; 10(5): 325-8.

[20] Gómez-Barrena E, et al. Bacterial adherence on UHMWPE with vitamin E: an in vitro study. J Mater Sci Mater Med. 2011;22(7):1701-6.

[21] Bracco P, Oral E. Vitamin E-stabilized UHMWPE for total joint implants: a review. Clin Orthop Relat Res. 2011;469(8):2286-93.

[22] Lambert B, et al. Effects of vitamin E incorporation in polyethylene on oxidative degradation, wear rates, immune response, and infections in total joint arthroplasty: a review of the current literature. Int Orthop. 2019;43(7):1549-57.

[23] Turner A, et al. The antioxidant and non-antioxidant contributions of vitamin E in vitamin E blended ultra-high molecular weight polyethylene for total knee replacement. J Mech Behav Biomed Mater. 2014;31: 21-30.

[24] Affatato S, et al. In vitro wear performance of standard, crosslinked, and vitamin-E-blended UHMWPE. J Biomed Mater Res A. 2012;100A(3):554-60.

[25] Costerton W, et al. The application of biofilm science to the study and control of chronic bacterial infections. J Clin Invest. 2003;112(10):1466-77.

[26] Del Pozo JL, Patel R. Clinical practice. Infection associated with prosthetic joints. N Engl J Med. 2009;361(8):787-94.

[27] Galdbart JO, et al. Screening for Staphylococcus epidermidis markers discriminating between skin-flora strains and those responsible for infections of joint prostheses. J Infect Dis. 2000;182(1):351-5.

[28] Nilsdotter-Augustinsson A, et al. Characterization of coagulase-negative staphylococci isolated from patients with infected hip prostheses: use of phenotypic and genotypic analyses, including tests for the presence of the Ica operon. Eur J Clin Microbiol Infect Dis. 2007;26(4):255-65.

[29] Benito N, et al. Time trends in the aetiology of prosthetic joint infections: a multicentre cohort study. Clin Microbiol Infect. 2016;22(8):732.e1-8.

[30] Jamei O, et al. Which orthopaedic patients are infected with gram-negative non-fermenting rods? J Bone Joint Infect. 2017;2(2):73-6.

[31] Soriano A, et al. Treatment of acute post-surgical infection of joint arthroplasty. Clin Microbiol Infect. 2006;12(9):930-3.

[32] Ceri H, et al. The Calgary biofilm device: new technology for rapid determination of antibiotic susceptibilities of bacterial biofilms. J Clin Microbiol. 1999;37(6):1771-6.

[33] Molina-Manso D, et al. In vitro susceptibility of Staphylococcus aureus and Staphylococcus epidermidis isolated from prosthetic joint infections. J Antibiot (Tokyo). 2012; 65(10): 505-8.

[34] Spitzmüller R, et al. Duration of antibiotic treatment and risk of recurrence after surgical management of orthopaedic device infections: a multicenter case-control study. BMC Musculoskelet Disord. 2019;20(1):184.

[35] Lee SH, et al. Elution and mechanical strength of vancomycin-loaded bone cement: in vitro study of the influence of brand combination. PLoS One. 2016; 11(11): e0166545.

[36] Ikeda S, et al. Double-layered antibiotic-loaded cement spacer as a novel alternative for managing periprosthetic joint infection: an in vitro study. J Orthop Surg Res. 2018;13(1):322.

[37] Cao Z, et al. In vitro and in vivo drug release and antibacterial properties of the novel vancomycin-loaded bone-like hydroxyapatite/poly amino acid scaffold. Int J Nanomedicine. 2017;12:1841-51.

[38] Malinzak RA, et al. Morbidly obese, diabetic, younger, and unilateral joint arthroplasty patients have elevated total joint arthroplasty infection rates. J Arthroplast. 2009;24(6 Suppl):84-8.

[39] Namba RS, Inacio MC, Paxton EW. Risk factors associated with deep surgical site infections after primary total knee arthroplasty: an analysis of 56,216 knees. J Bone Joint Surg Am. 2013;95(9):775-82.

[40] Seneviratne CJ, et al. Effect of culture media and nutrients on biofilm growth kinetics of laboratory and clinical strains of Enterococcus faecalis. Arch Oral Biol. 2013;58(10):1327-34.

[41] Mraovic B, et al. Perioperative hyperglycemia and postoperative infection after lower limb arthroplasty. J Diabetes Sci Technol. 2011;5(2):412-8.

[42] Cremieux AC, Carbon C. Experimental models of bone and prosthetic joint infections. Clin Infect Dis. 1997;25(6):1295-302.

[43] Carli AV, et al. Developing a clinically representative model of periprosthetic joint infection. J Bone Joint Surg

Am. 2016;98(19):1666-76.

[44] Bottagisio M, Coman C, Lovati AB. Animal models of orthopaedic infections. A review of rabbit models used to induce long bone bacterial infections. J Med Microbiol. 2019;68(4):506-37.

[45] Mapara M, Thomas BS, Bhat KM. Rabbit as an animal model for experimental research. Dent Res J (Isfahan). 2012;9(1):111-8.

[46] Jie K, et al. Prosthesis design of animal models of periprosthetic joint infection following total knee arthroplasty: a systematic review. PLoS One. 2019; 14(10): e0223402.

[47] Carli AV, et al. Vancomycin-loaded polymethylmethacrylate spacers fail to eradicate periprosthetic joint infection in a clinically representative mouse model. J Bone Joint Surg Am. 2018;100(11):e76.

[48] Carli AV, et al. Quantification of peri-implant bacterial load and in vivo biofilm formation in an innovative, clinically representative mouse model of periprosthetic joint infection. J Bone Joint Surg Am. 2017;99(6):e25.

[49] Sheppard WL, et al. Novel in vivo mouse model of shoulder implant infection. J Shoulder Elb Surg. 2020;29:1412.

[50] Bernthal NM, et al. A mouse model of post-arthroplasty Staphylococcus aureus joint infection to evaluate in vivo the efficacy of antimicrobial implant coatings. PLoS One. 2010;5(9):e12580.

[51] Pribaz JR, et al. Mouse model of chronic post-arthroplasty infection: noninvasive in vivo bioluminescence imaging to monitor bacterial burden for long-term study. J Orthop Res. 2012;30(3):335-40.

[52] Bernthal NM, et al. Combined in vivo optical and μCT imaging to monitor infection, inflammation, and bone anatomy in an orthopaedic implant infection in mice. J Vis Exp. 2014;92:e51612.

[53] Schurman DJ, Johnson BL Jr, Amstutz HC. Knee joint infections with Staphylococcus aureus and Micrococcus species. J Bone Joint Surg Am. 1975;57(1):40-9.

[54] Belmatoug N, et al. A new model of experimental prosthetic joint infection due to methicillin-resistant Staphylococcus aureus: a microbiologic, histopathologic, and magnetic resonance imaging characterization. J Infect Dis. 1996;174(2):414-7.

[55] Benito N, et al. The different microbial etiology of prosthetic joint infections according to route of acquisition and time after prosthesis implantation, including the role of multidrug-resistant organisms. J

Clin Med. 2019;8(5):673.

[56] Tande AJ, Patel R. Prosthetic joint infection. Clin Microbiol Rev. 2014;27(2):302-45.

[57] Achermann Y, et al. Factors associated with rifampin resistance in staphylococcal periprosthetic joint infections (PJI): a matched case-control study. Infection. 2013; 41(2): 431-7.

[58] Bernthal NM, et al. Protective role of IL-1β against post-arthroplasty Staphylococcus aureus infection. J Orthop Res. 2011;29(10):1621-6.

[59] Das SS, et al. (99m)Tc-ciprofloxacin scintigraphy in rabbit model of prosthetic joint infection. J Nucl Med. 2003;44(2):317-9; author reply 319-20.

[60] Scherr TD, et al. Mouse model of post-arthroplasty Staphylococcus epidermidis joint infection. Methods Mol Biol. 2014;1106:173-81.

[61] Southwood RT, et al. Infection in experimental hip arthroplasties. J Bone Joint Surg Br. 1985;67(2):229-31.

[62] Lovati AB, et al. Diabetic mouse model of orthopaedic implant-related Staphylococcus aureus infection. PLoS One. 2013;8(6):e67628.

[63] Lovati AB, et al. Does PGE1 vasodilator prevent orthopaedic implant-related infection in diabetes? Preliminary results in a mouse model. PLoS One. 2014;9(4):e94758.

[64] Zimmerli W, Trampuz A, Ochsner PE. Prosthetic-joint infections. N Engl J Med. 2004;351(16):1645-54.

[65] Donlan RM, Costerton JW. Biofilms: survival mechanisms of clinically relevant microorganisms. Clin Microbiol Rev. 2002;15(2):167-93.

[66] Heim CE, et al. IL-12 promotes myeloid-derived suppressor cell recruitment and bacterial persistence during Staphylococcus aureus orthopedic implant infection. J Immunol. 2015;194(8):3861-72.

[67] Emslie KR, Fenner LM, Nade SM. Acute haematogenous steomyelitis: II. The effect of a metaphyseal abscess on the surrounding blood supply. J Pathol. 1984;142(2):129-34.

[68] Luthje FL, et al. The inflammatory response to bone infection - a review based on animal models and human patients. APMIS. 2020;128:275-86.

[69] Parvizi J, et al. New definition for periprosthetic joint infection: from the Workgroup of the Musculoskeletal Infection Society. Clin Orthop Relat Res. 2011; 469(11): 2992-4.

[70] Oussedik S, et al. Defining peri-prosthetic infection. J Bone Joint Surg Br. 2012;94-B(11):1455-6.

第三篇　临床表现

Clinical Manifestation

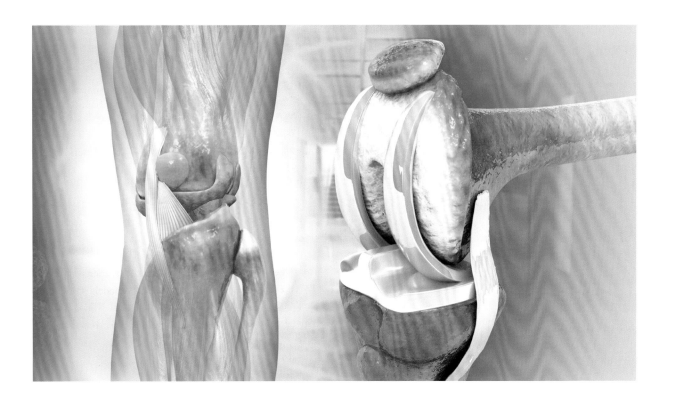

第5章 症 状

General and Local Symptoms of Infection in Knee Replacement

Giovanna Stelitano　Laura Risi Ambrogioni　Calogero Di Naro　Vincenzo Candela
Carlo Casciaro　Umile Giuseppe Longo　Vincenzo Denaro　著

人工关节感染（PJI）是全膝关节置换术（TKA）术后的主要并发症之一。治疗的持续时间和复杂性对患者和医生来说都是身体上、心理上和经济上的挑战。尽管 TKA 术后感染的发生率很低，但由于 TKA 日益流行，努力预防感染和减少 PJI 的总体影响依然是合理的。一般来说，预防 PJI 的基础是提高术后患者的自身免疫力，优化手术伤口的条件，并在整个治疗期间将微生物污染降至最低[1]。治疗的结果可能受到多个变量的影响，如感染微生物的类型、患者的基础疾病、软组织和骨骼受累的程度及医生的专业知识。近几十年来，由于这些原因，对 PJI 的管理已变得更加严格和标准化，主要是在常规大剂量局部使用抗生素和必要的延期再植方面。与患者相关的几个危险因素易导致术后深部感染。患者自身因素包括类风湿关节炎、皮肤溃疡、糖尿病、既往癌症、肥胖、吸烟、肝移植、HIV 血清阳性、膝关节或关节周围骨折、既往感染性关节炎或邻近骨髓炎。明确的诊断需要对早期和晚期感染的最轻微的临床怀疑给予持续和相当的关注。仔细的病历、临床检查、影像研究、关节穿刺术和血液学检查都是疑似感染诊断过程中不可或缺的一部分。临床表现的时间是选择适当管理策略的关键因素。

一、一般注意事项

已有文献很好地描述了 PJI 患者的不同临床表现形式所对应最合适的处理方法[2]。假体翻修术中培养试验阳性诊断为术后感染者，感染通常是由凝固酶阴性葡萄球菌和丙酸杆菌等降低毒力的微生物引起的。及时且准确的诊断是必要的，以避免将可以在急性期进行识别和治疗的假体感染延误为慢性或晚期。主要症状是疼痛，伤口分泌物持续存在增加了感染的风险，应该通过关节切开和冲洗来治疗[3]。浆液性分泌物的培养试验通常很难出结果，因此不建议这样做。对于伤口持续性分泌物的经验性抗菌治疗应加以预防，因为它只能缓解临床症状，可能延误诊断，从而降低在不取出假体的情况下治疗感染的可能性[4]。在手术后的前几周内，有意识地处理伤口愈合延迟或进行切口边缘皮肤坏死的清理，并按原切口关闭伤口，这样的处理方法优于经验性的抗菌治疗并进行长期观察。这一策略可能最终导致一种严重的感染[5]。急性血源性感染通常发生在平时功能良好的假体中，出现突发的疼痛或紧绷感。应将其他地方的传染病暴发或近期能够导致细菌侵入途径评估为出现血源性感染的潜在风险因素。疼痛、关节僵硬等症状的严重性有助于在这些情况下进行快速诊断。但是，在 TKA 术后患者出现无明显原因的疼痛症状时，医生经常会为患者进行经验性抗生素治疗，而不是试图做出进一步的诊断。这种方法只会使随后检测深部感染变得困难。在感染最严重的 TKA 中，诊断是在亚急性期或慢性期。手术后的疼痛，术后伤口长时间的分泌物，因为延迟愈合而使用抗生素治疗，以及因关节僵硬而进行高频率的康复治疗，这些都是导致深部感染的因素。迄今为止，PJI 被定义为各种临床症状和体征、组织学检查和培养检查。如果在膝关节检查中至少发现以下一种因素，就可以做出感染的确定诊断：关节穿刺术或手术获取的深层组织的两种或两种以上培养物对相同的微生物呈阳性，关节内组织的组织病理学评估检测到可归因于急性炎症的变化，手术过程中明显的脓性分泌物，潜在的分泌性瘘管[6]。在可能的情况下，对引起感染的微生物进行鉴定和敏感治疗，可确保取得最佳结果。关节检查、膝关节功能评估和活动度测量是必须评估的特征。检查脊柱和同侧髋关节对于避免神经根性疼痛或牵涉性疼痛是必不可少的。腿部神经和血管检查都是对患者的临床评估。

二、临床检查

对于 TKA 术后持续疼痛的患者，应接受适当的体格检查，以正确评估肢体情况。除了生命体征、身高、体重等正常生理参数外，还应对皮肤进行详细检查，看是否有皮损、红斑和感染迹象，如发热、渗出、血管改变和窦道形成（图 5-1）。伤口裂开的迹象可能表明是感染（图 5-2 和图 5-3）。对步态的评估有助于突出止痛性推力内翻和外翻的存在。体格检查必须包括主动和被动活动范围的测量，以及主动维持完全伸展而没有伸肌延迟的能力。膝关节的稳定性可以用 0° 和 30° 时的内翻外翻应力试验来评估。相比之下，在矢状面上的稳定性可以通过 60° 和 90° 时的抽屉试验来评估。手动力量测试和肌肉萎缩的评估都需要观察。必须用髂胫束和鹅足滑囊探查，以排除滑囊炎或屈曲不稳。由于髌骨轨

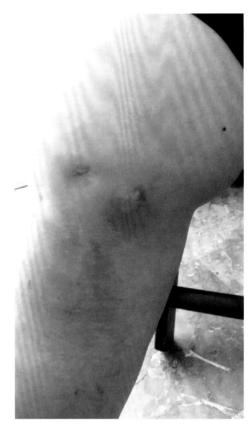

▲ 图 5-1　全膝关节置换术术后人工关节感染，局部感染征象

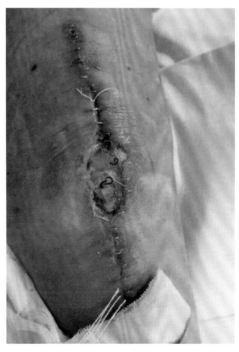

▲ 图 5-2　全膝关节置换术的人工关节感染，切口裂开

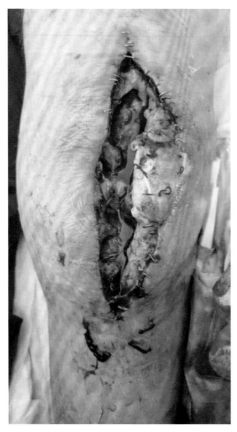

▲ 图 5-3　全膝关节置换术的人工关节感染，切口裂开

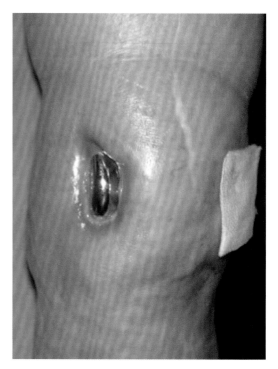

▲ 图 5-4　通过皮肤窦道可见假体

迹是 TKA 术后持续疼痛的常见诱因，应评估是否有髌骨爆裂、髌骨碎裂综合征，以及髌骨大小或厚度减小、髌腱长度缩短、股骨后髁偏移量增加、较小的股骨部分、较厚的胫骨聚乙烯垫片和股骨假体的更大屈曲度。这些因素增加了股四头肌腱与股骨髁滑车上部的接触，从而增加了纤维滑膜增生的风险。应进行神经血管检查，以评估周围脉搏的质量和对称性，以及股四头肌和股内侧斜肌的力量。体检应包括对脊柱和其他关节的评估，以排除其他关节外原因的疼痛，如腰椎神经根病、髋关节牵涉性疼痛和血管畸形。在一些患者中，通过形成的窦道可以清楚地看到假体（图 5-4）。

三、症状和临床评估

当患者 TKA 术后诉疼痛时，即使没有明显

的感染迹象，如发红或肿胀，也应开始调查是否存在 PJI。TKA 术后 PJI 的临床发作通常是模糊和隐匿的。伤口渗出、有创操作或牙科手术的病史、糖尿病或免疫抑制疾病等合并症会增加 PJI 的风险，因此需要仔细评估 [7, 8]。虽然在实验室和成像技术方面的进步可能会提高 PJI 的诊断率，但其临床表现仍是诊断的基础。对于任何出现疼痛症状的 TKA 术后患者，都需要对感染可能性的风险进行分层 [9]。TKA 术后 PJI 的诊断是至关重要的，因为感染患者的治疗与无并发症 TKA 的治疗有很大的不同。对于怀疑可能是 PJI 的患者，有必要对患者进行全面、更彻底的评估。感染的可能危险因素包括肥胖、炎症性关节炎、糖尿病、营养不良、早期假体松动（<5 年）和早期骨溶解（<5 年）。慢性 PJI 患者最常见的体征或症状是发热、疼痛、关节积液和关节周围红斑 [10, 11]。尽管 TKA 后感染有典型的临床表现，迄今为止还没有研究评估体格检查对 PJI 的诊断作用 [12]。无菌性假体松动的疼痛症状随着体重增加而增加，休息时减轻，而休息时持续和进行性

疼痛是 PJI 的最常见症状之一。这种在术后发生的疼痛症状与伤口表面感染、伤口渗漏或伤口的愈合问题有关。相反，急性血源性感染可发生在以前没有疼痛症状和功能良好的膝关节。PJI 的临床表现因感染源、感染发展所需的时间和受感染生物体的病毒载量而有所不同。典型的临床表现是关节出现发热和红斑，甚至在休息时也会感到疼痛（图 5-5）。假体感染会导致超过 90% 的患者存在疼痛，这也是假体感染最常见的症状。由于很难区分疼痛是由无菌性松动还是假体感染引起的，因此这种症状本身的诊断预测价值较低。无菌性松动的疼痛症状主要发生在运动或负荷时，而感染性疼痛有着更长的持续时间，并且随时间越来越重，这不太可能与关节负荷相关。其他症状，如发热、肿胀和化脓，发生的程度较轻，其频率和强度与患者的年龄有关。发热反应在较年长的患者或接受激素或抗生素治疗的患者中可能不明显或缺失，特别是晚期感染或由低毒力毒株感染的患者。一般情况良好、<60 岁的患者很少出现明显的败血症、高热、低血压和多器官功能障碍。静息痛、发热和局部水肿三联征具有很高的预测价值，即使在没有微生物学证实的情况下，也有足够的理由开始经验性治疗。当怀疑有感染时，必须及时进行关节穿刺术，如果情况需要，在培养结果出来之前就需要进行经验性治疗。尽管有临床症状，但在明确诊断之前不推荐对怀疑脂肪或浅表感染进行经验性抗生素治疗，因为抗生素治疗可抑制临床症状，降低对微生物的培养阳性率，从而延误诊断 [13]。

四、伤口并发症

TKA 术后伤口并发症显著增加了 PJI 和其他术后并发症的风险，如部分切除、肌筋膜或筋膜皮瓣重建或截肢 [14]。伤口愈合可包括三个阶段：炎症阶段、成纤维细胞增殖阶段和伤口成熟阶段。伤口愈合的前几周，伤口强度增加得很快。相反，在伤口成熟阶段的几个月，胶原纤维会变得更加有序和条理。患者因素、术中或术后因素

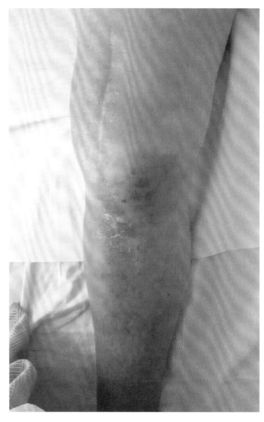

▲ 图 5-5　皮肤发热和红斑的局部感染迹象

可能会影响伤口的愈合情况 [14]。术中影响愈合过程的因素包括切口部位、软组织皮瓣管理和适当的组织处理。

伤口并发症的不同之处在于术后引流时间延长、浅层或全层软组织坏死。如果这些并发症的治疗被延迟，感染的严重程度就会增加。虽然进行了长时间的浆液性引流，这代表了 TKA 后的一个困难的挑战。最初，没有红斑或脓性的慢性引流伤口可以通过局部伤口护理、抬高和固定来处理。当引流持续超过 5～7 天时，则需要进行清创术。持续的伤口引流通常是由于存在大量的皮下血肿或关节内血肿。血肿增加软组织张力，为细菌生长创造了理想的培养基 [15]。直径<3cm 的小坏死病灶通常位于手术切口的边缘，可通过局部伤口护理和延迟二次闭合进行治疗。仔细监测这些小的坏死病变是必要的。浅表软组织坏死通常需要清创手术。直径>3cm 的坏死性病变

通常需要中厚皮片移植、筋膜皮瓣或心肌皮瓣覆盖。研究表明，真空封闭创面可减少血管外间隙水肿，改善血供和创面肉芽形成，抑制细菌增殖，减少创面大小。真空伤口闭合系统有助于缩小没有软组织覆盖的伤口尺寸和在非手术的情况下促进伤口愈合。在全层坏死的情况下，假体的组件通常是显露的，这种情况需要立即清创。带血管蒂的筋膜、肌肉和肌腱皮瓣移植术已被描述。咨询整形外科医生可以帮助确定合适的皮瓣覆盖范围。

五、结论

临床表现对指导诊断非常有用，但 PJI 必须通过临床试验来排除。对于实验室结果相似的患者，验前概率的不同会很大程度上影响验后概率。例如，两个有着不同临床表现的患者的

ESR 和 CRP 都升高，但是没有其他血清和关节液诊断指标异常，他们患 PJI 的概率可能不同。虽然美国骨科医师学会（American Academy of Orthopaedic Surgeons，AAOS）认识到测试前概率的重要性，但并没有注意到患者的临床表现。虽然 PJI 的临床表现目前在诊断指南中起着边缘作用，但关节周围的发热和红斑是 PJI 的提示性发现。现有的诊断标准是基于培养和实验室结果来实现的 [8, 16]。分析 PJI 患者的体征和症状是非侵入性、简单且实质性的指导诊断。疼痛可能是慢性感染的唯一症状（特别是在低毒性的情况下），并且是一个值得进一步评估以排除 PJI 的充分症状。与无菌性松动相比，PJI 患者的关节积液发生率似乎明显更高 [17]。在治疗 TKA 后的感染时遇到的差异可能是相当大的，必须在充分的临床和诊断性检查后仔细制订治疗方案。

参考文献

[1] Hanssen AD, Osmon DR, Nelson CL. Prevention of deep periprosthetic joint infection. Instr Course Lect. 1997;46: 555-67.

[2] Segawa H, Tsukayama DT, Kyle RF, Becker DA, Gustilo RB. Infection after total knee arthroplasty. A retrospective study of the treatment of eighty-one infections. J Bone Joint Surg Am. 1999;81(10):1434-45.

[3] Weiss AP, Krackow KA. Persistent wound drainage after primary total knee arthroplasty. J Arthroplast. 1993;8(3): 285-9.

[4] Brandt CM, Sistrunk WW, Duffy MC, Hanssen AD, Steckelberg JM, Ilstrup DM, et al. Staphylococcus aureus prosthetic joint infection treated with debridement and prosthesis retention. Clin Infect Dis. 1997;24(5):914-9.

[5] Lian G, Cracchiolo A, Lesavoy M. Treatment of major wound necrosis following total knee arthroplasty. J Arthroplast. 1989;4(Suppl):S23-32.

[6] Hanssen AD, Rand JA, Osmon DR. Treatment of the infected total knee arthroplasty with insertion of another prosthesis. The effect of antibiotic-impregnated bone cement. Clin Orthop Relat Res. 1994;309:44-55.

[7] Parvizi J, Adeli B, Zmistowski B, Restrepo C, Greenwald

AS. Management of periprosthetic joint infection: the current knowledge: AAOS exhibit selection. J Bone Joint Surg Am. 2012;94(14):e104.

[8] Osmon DR, Berbari EF, Berendt AR, Lew D, Zimmerli W, Steckelberg JM, et al. Executive summary: diagnosis and management of prosthetic joint infection: clinical practice guidelines by the Infectious Diseases Society of America. Clin Infect Dis. 2013;56(1):1-10.

[9] Ting NT, Della Valle CJ. Diagnosis of periprosthetic joint infection-an algorithm-based approach. J Arthroplast. 2017;32(7):2047-50.

[10] Sendi P, Banderet F, Graber P, Zimmerli W. Clinical comparison between exogenous and haematogenous periprosthetic joint infections caused by Staphylococcus aureus. Clin Microbiol Infect. 2011;17(7):1098-100.

[11] Tsaras G, Osmon DR, Mabry T, Lahr B, St Sauveur J, Yawn B, et al. Incidence, secular trends, and outcomes of prosthetic joint infection: a population-based study, olmsted county, Minnesota, 1969-2007. Infect Control Hosp Epidemiol. 2012;33(12):1207-12.

[12] Shohat N, Goswami K, Tan TL, Henstenburg B, Makar G, Rondon AJ, et al. Fever and erythema are specific

findings in detecting infection following total knee arthroplasty. J Bone Joint Infect. 2019;4(2):92-8.

[13] Aresti N, Kassam J, Bartlett D, Kutty S. Primary care management of postoperative shoulder, hip, and knee arthroplasty. BMJ. 2017;359:j4431.

[14] Galat DD, McGovern SC, Larson DR, Harrington JR, Hanssen AD, Clarke HD. Surgical treatment of early wound complications following primary total knee arthroplasty. J Bone Joint Surg Am. 2009;91(1):48-54.

[15] Vince K, Chivas D, Droll KP. Wound complications after total knee arthroplasty. J Arthroplast. 2007;22(4 Suppl 1):39-44.

[16] Parvizi J, Gehrke T, Chen AF. Proceedings of the international consensus on periprosthetic joint infection. Bone Joint J. 2013;95-B(11):1450-2.

[17] Duff GP, Lachiewicz PF, Kelley SS. Aspiration of the knee joint before revision arthroplasty. Clin Orthop Relat Res. 1996;331:132-9.

第四篇 诊 断
Diagnosis

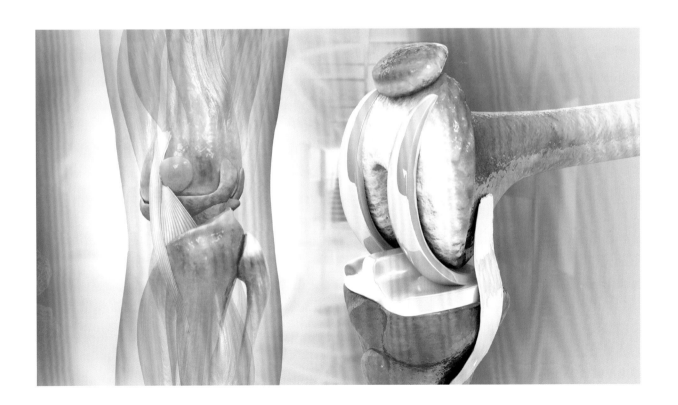

第 6 章　实验室诊断

Laboratory Diagnosis of Periprosthetic Joint Infections

Graham S. Goh　Javad Parvizi　著

全膝关节置换术（TKA）是世界上最常见的选择性外科手术之一。初诊和复诊患者选择 TKA 的数量急剧上升，预计在未来 10 年内还会增长[1]。人工关节感染（PJI）是 TKA 术后一种罕见但具有破坏性的并发症，估计初次手术后的风险为 0.5%～2%[2]。尽管这种并发症的发生率很低，但 PJI 是医疗保险人群中最常见的翻修指征[3]，也是现代全关节置换术（total joint arthroplasty，TJA）失败的主要原因[4, 5]。在美国，每年有超过 100 万台关节置换术[6]，PJI 的总体负担也在无形中增加。尽管全球都在努力减少 PJI 的发生率，但几个国际关节置换术登记处显示，感染负担实际上随着时间的推移而增加[7]。此外，随着世界各地肥胖和糖尿病等危险因素的流行[8, 9]，一些学者预测在不久的将来，PJI 的发病率会增加[10]。这种罕见但具有破坏性的并发症不仅提高了死亡风险，降低了生活质量[11, 12]，而且也给医疗系统带来了巨大的经济负担，感染病例的费用可能比未感染的病例高 4 倍[13]。因为感染的膝关节置换术的处理与无菌性病例有很大的不同，所以骨科医生必须在翻修手术前明确或排除 PJI 的诊断，尽可能帮助患者降低 PJI 的发病率和治疗费用。

由于缺乏一个"黄金标准"的诊断测试，使得 PJI 的诊断极具挑战性。历史上，由于 PJI 的诊断没有明确的标准，这导致有各种各样的测试和程序，对患者来说是增加了不必要的负担和费用，并且常常导致治疗延误或误诊。最近，一些基于证据的指南已经出台，以规范对疑似 PJI 患者的处理方法，包括 AAOS 关于诊断 PJI 的临床实践指南[14]，以及 2018 年 PJI 国际共识会议（International Consensus Meeting，ICM）的会议记录[15]（图 6-1）。所有的骨科医生及其他经常遇到关节置换患者的医生都应该熟悉这些文件。

诊断 PJI 一般包括两方面。首先，必须确认是否存在关节感染；其次，必须分离出感染的微生物并阐明其抗生素敏感性。除了病史和体格检查的临床结果，PJI 的诊断常常依赖于外周血和滑膜液的实验室结果、微生物学评估、假体周围组织的组织学检查、术中发现，以及在某些情况下的影像学评估[16-18]。从关节内液体或组织培养物中分离出致病微生物尤为重要，这是诊断和有针对性的抗生素治疗的基石，也已被证明可以增加治疗成功的机会[19]，并影响该病患者的预后[16]。本章回顾了骨科医生在诊断膝关节置换术后的 PJI 时可以选用的实验室检查。

一、外周血检查

血清生物标志物是诊断 PJI 的有用辅助手段[16, 17]，特别是在没有连通的窦道或 2 次阳性培养等主要诊断标准的情况下，血清生物标志物可

主要标准（至少有以下一项）	诊 断
同一生物体的两个阳性培养物	感染
有证据表明与关节相通的窦道或假体的可视化	

		次要标准	分 数	诊 断
术前诊断	血清	C 反应蛋白或 D- 二聚体升高	2 分	≥ 6 分：感染 2～5 分：可能感染 * 0～1 分：未感染
		红细胞沉降率升高	1 分	
	滑液	滑膜白细胞或白细胞酯酶升高（++）	3 分	
		α- 防御素阳性	3 分	
		滑膜多形核细胞占比升高	2 分	
		滑膜 C 反应蛋白升高	1 分	

	没有确定的术前评分	分 数	诊 断
术后诊断	术前评分	—	≥ 6 分：感染 4～5 分：不确定 ** ≤ 3 分：未感染
	组织学阳性	3 分	
	化脓	3 分	
	单一培养阳性	2 分	

▲ 图 6-1 **2018 年国际共识会议推荐的人工关节感染（PJI）的循证诊断标准**

*. 对于没有确定的次要标准的患者，手术标准也可以用来满足 PJI 的定义，用于 PJI。**. 考虑更多的分子诊断方法，如二代测序（经许可转载，引自 "The 2018 Definition of Periprosthetic Hip and Knee Infection:An Evidence-Based and Validated Criteria." The Journal of Arthroplasty. Elsevier; 2018）

以帮助诊断[15]。生物标志物是可测量的生物物质，是生理或病理途径的一部分或对治疗干预的药理反应[20]。任何疑似 PJI 的患者都应行外周血检查。

（一）ESR 和 CRP

ESR 和 CRP 是诊断 PJI 的两个研究最充分的血清学生物标志物。CRP 是一种急性相反应物，由肝对系统性感染产生反应。ESR 是红细胞在标准化试管底部形成沉淀物的速度，它因炎症期间产生的纤维蛋白原和其他凝血因子的存在而增加。虽然由于其在非感染性炎症中的升高而对局部感染的诊断无特异性，但由于其超过 90%的高灵敏度，这些测试经常被用作 PJI 的一线筛查工具，使其在排除 PJI 方面特别有价值[21-23]。

当 ESR 和 CRP 都低于其诊断阈值 30mm/h 和 10mg/L 时，PJI 的阴性似然比为 0～0.06[21]。因此，在评估疑似 PJI 患者的第一步中使用这些标志物已被 2018 年 ICM 认可[24]（图 6-2）。

尽管这些标志物具有可获得性和实用性的特点，但在感染机体生长缓慢且可能不能引起足够的炎症反应[25-28]。

Perez 等发现，ESR 和 CRP 在诊断由凝固酶阴性葡萄球菌、芽孢杆菌、柯氏杆菌和痤疮杆菌（以前称为痤疮丙酸杆菌）等低毒生物引起的 PJI 时并不准确[27]。同样，Akgün 等证明，CRP 不是一个可靠的 PJI 筛查指标，特别是在有低毒性有机体的情况下，会导致高假阴性率[28]。还值得注意的是，这些标志物对感染引起的炎症没有特异

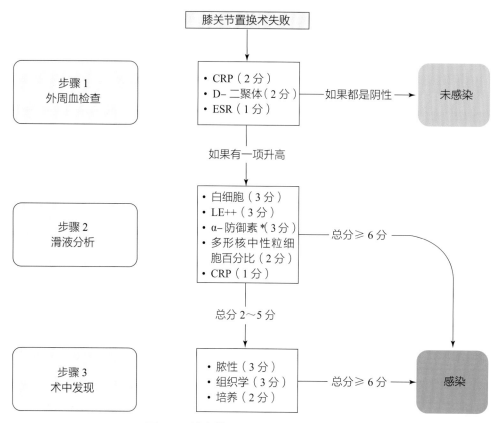

▲ 图 6-2　诊断算法，指导实验室检查的选择

CRP. C 反应蛋白；ESR. 红细胞沉降率；LE. 白细胞酯酶；*. 不需要进行常规检查（经许可转载，引自 "Development and Validation of an Evidence-Based Algorithm for Diagnosing Periprosthetic Joint Infection" The Journal of Arthroplasty.Elsevier; 2019）

性，在其他炎症状态下可能会升高，包括自身免疫性疾病和创伤或手术造成的组织损伤。相反，全身性皮质类固醇的抗炎作用也可能降低它们的浓度[29]。虽然 Cipriano 等证明 ESR 和 CRP 在有和没有炎症性关节炎的患者中具有相似的诊断准确性[30]，但它们有限的特异性提醒我们不要在复杂的临床情况下单独使用这些标志物来诊断 PJI。

（二）D- 二聚体

与传统的炎症标志物（如 CRP 和 ESR）相似，血清 D- 二聚体的测定作为全身败血症和菌血症患者的有价值的预后工具而受到关注[31, 32]。众所周知，全身和局部感染会刺激纤溶活性和凝血功能异常，使其成为宿主炎症反应的一部分[33, 34]。这进而导致纤溶分解产物 D- 二聚体等的增加[35]。纤溶活性的增加和副产物的产生被认为是为了捕获感染微生物或炎症细胞，以限制全身损害的程度。关节炎症和感染已被证明引起 D- 二聚体水平的升高，这是由于炎症的滑膜释放了高浓度的纤维蛋白[31, 32, 34]，纤维蛋白分解成降解产物，增加了血清和滑液中 D- 二聚体的浓度[36]。Ribera 等在一项对患有感染性关节炎马驹的体内研究中发现，关节液中 D- 二聚体的浓度显著升高，强化了 D- 二聚体是关节炎症或感染介质的观点[34]。因此，关节置换文献中最近的研究推断出这一概念，并将 D- 二聚体确定为诊断 PJI 的一个有前途的生物标志物也就不足为奇了[37]。Shahi 等在对 245 例初次和翻修关节置换术患者的初步研究中发现，血清 D- 二聚体在诊断 PJI 方面比 ESR 和 CRP 联合检测更准确，灵敏度和特异度分别为 89% 和 93%，而后者分别为 84% 和 47%。重要的是，作者还表明，只有 12% 的患者在人工关节以外的部位感染时 D- 二聚体升高，而 ESR 和 CRP 分别在 100% 和 84% 的患者中升高。这种新型生物标志物的支持者提到的一个优点是它在确定因 PJI 而接受二期交换关节置换术的患者重新植入的最佳时机方面的作用。由于 ESR 和 CRP 在术后水平升高，在这方面并不可靠[38, 39]，这使得一些作者得出结论，这些标志物在再植时对治疗失败的预测性很差[40, 41]。相反，与 ESR 和 CRP 相比，D- 二聚体在术后早期上升和下降的速度更快，到术后第 2 天恢复到基线水平，然后在术后第 2 周达到第二个高峰[42]。Shahi 等证明，在 5 例患者中有 2 例按照肌肉骨骼感染协会（Musculoskeletal Infection Society，MSIS）的标准没有感染，但在第二阶段时 D- 二聚体水平升高，随后因 PJI 治疗失败[37]，因此支持 D- 二聚体作为接受再植手术患者的预后标志物的作用。进一步增强这种新型生物标志物吸引力的实际考虑是其相对较低的成本和在常规临床实践中的高可及性[37]。这些因素最终导致血清 D- 二聚体被认可为诊断 PJI 的廉价和可靠的测试[24]。

尽管 D- 二聚体具有实用性，但最近的研究对 D- 二聚体在诊断 PJI 方面的作用提出了质疑。Li 等确定了 565 例接受翻修手术的患者（95 例 PJI 病例，470 例无菌病例），发现血浆 D- 二聚体的曲线下面积（area under the curve，AUC）为 0.657，最佳阈值为 1250ng/ml，灵敏度为 64%，特异度为 65%[43]。作者推测，与 Shahi 等的研究相比，使用血浆 D- 二聚体而不是血清 D- 二聚体，以及以亚洲人为主的队列可能是导致研究结果不一致的原因[37]。血清样本与血浆样本不同，是在消耗凝血因子后获得的，因此可能会改变 D- 二聚体水平。尽管在测量方法上存在差异，但目前的证据表明，血浆和血清中的 D- 二聚体浓度有很高的相关性，并显示出强烈的线性关系[44, 45]。在另外一项评估血浆 D- 二聚体的研究中，Xu 等发现，用 1.02mg/L 纤维蛋白原当量单位（fibrinogen equivalent unit，FEU）的阈值来

区分感染和非感染的翻修，显示出较差的灵敏度（68%）和特异度（51%）[46]。同样，Pannu 等发现，850ng/ml 的阈值导致了良好的灵敏度（96%），但特异度差（32%），AUC 为 0.742[47]，而不同的截止点 2300ng/ml 具有 71% 的中等灵敏度和 74% 的改进特异度，尽管这些数值仍远远低于 Shahi 等[37]的原始研究报道的数值。文献中对 D- 二聚体的诊断阈值缺乏共识，有可能是由于用于测量这种生物标志物的实验室技术不一致。各种检测方法之间缺乏标准化一直是一个争议的话题，鉴于 D- 二聚体测量和报道的高度差异性，一些作者质疑 D- 二聚体的临床效用[48]。另外一个原因是 Shahi 等提出的阈值可能不是最佳阈值，这一点从上述研究中可以看出。虽然 D- 二聚体是一种廉价的可在日常工作中使用的检测方法，有可能以更高的灵敏度和特异度检测 PJI，但需要用一致的实验室测量方法进行更多的研究，以证实其比传统检测方法更优越的诊断性能，并确定这一标志物的最佳阈值。

（三）纤维蛋白原

与 D- 二聚体用于全身和局部感染的理由相似[33, 34]，其他纤维蛋白溶解标志物［如纤维蛋白原和纤维蛋白原降解产物（fibrinogen degradation product，FDP）］在诊断 PJI 方面的准确性也得到了认可[43]。纤维蛋白原是一种存在于人体血浆中的糖蛋白，在凝血级联的最后步骤中被凝血酶转化为纤维蛋白，以形成基于纤维蛋白的血凝块[33]。它也是一种阳性急性期反应物，在炎症期间浓度增加。在评估血栓形成和感染之间的关系时，Kirschenbaum 等发现纤维蛋白原在系统性败血症期间对中性粒细胞的黏附起着不可或缺的作用[49]，而 Horn 等发现中性粒细胞 α- 防御素刺激纤维蛋白原和血栓软骨素 -1 淀粉样结构的产生，以夹住感染的微生物[50]。毫无疑问，纤维蛋白原的使用最近也引起了关节置换界的关注。在 Li 等的研究中，发现血浆纤维蛋白原是一个很有前途的生物标志物，与血浆 D- 二聚体、ESR 或 CRP 相比，AUC 最高[43]。当以 4.01g/L 为分界点时，

其灵敏度和特异度分别为 76% 和 86%。在另一项研究中，Wu 等指出，纤维蛋白原的 AUC 高于 FDP 或 D- 二聚体[51]。作者确定纤维蛋白原的最佳阈值为 3.61g/L，其灵敏度为 76%，特异度为 86%。与这项研究类似，Xu 等发现血浆纤维蛋白原对诊断 PJI 及确认再植时是否存在持续感染很有用[52]。这些令人鼓舞的发现支持在翻修手术前和再植手术时使用血浆纤维蛋白原对疑似 PJI 的患者进行评估，尽管需要进一步的研究来验证在更多不同人群中的这些发现。

（四）IL-6

IL-6 是由巨噬细胞对组织损伤产生的多效细胞因子。它刺激急性期反应物（如 CRP）的产生，通过垂体激素调节热射病，调节骨吸收，促进造血，并诱导浆细胞发育[53]。血清 IL-6 已被确定为与败血症、创伤和大手术有关的宝贵的炎症标志物[54, 55]。鉴于 IL-6 在炎症级联中位于其他标志物（如 CRP）的上游[56]，因此它被认为是检测 PJI 的一个更快速和敏感的标志物[57]。与 ESR 或 CRP 相比，IL-6 在 TJA 后表现出更快速的增加和恢复到基线水平，通常在术后 6～12h 达到峰值，并在术后 2～3 天恢复到基线，这使作者得出结论，IL-6 可能是早期免疫反应的一个优越指标[58, 59]。重要的是，研究表明，与无菌性松动的患者相比，IL-6 在 PJI 患者中更高[60]。Berbari 等发现，三项研究中 IL-6 的集合灵敏度和特异度分别为 97% 和 87%[61]，作者认为，与 ESR 和 CRP 相比，血清 IL-6 在诊断 PJI 方面具有最高的准确性。在最近的一项对 11 项研究的 Meta 分析中，Xie 等报道，集合的灵敏度和特异度分别为 72% 和 89%，尽管较差的灵敏度可能是由于纳入了两项关于肩部 PJI 的研究，这些研究有较高比例的低病毒生物体，如痤疮丙酸杆菌[57]。总的来说，目前的文献表明，血清 IL-6 可能是诊断 PJI 的一个有希望的标志物，具有相对高的诊断准确性。人们对 IL-6 的使用越来越感兴趣，这使得它被 AAOS 纳入了最新的临床实践指南[14]。尽管如此，血清 IL-6 只在少数研究中被评估过，而且

这个标志物的最佳阈值还没有被确定。目前使用它的障碍包括相对较高的成本和进行分析所需的技术能力。随着血清 IL-6 检测法在临床上的应用越来越广泛，这种生物标志物可以与其他常规标志物（如血清 CRP）结合使用，进一步提高其诊断率，正如以前的研究显示的那样[62, 63]。

（五）降钙素原

降钙素原（procalcitonin，PCT）是一种由甲状腺滤泡旁 C 细胞和肺部神经内分泌细胞产生的蛋白质。在没有感染证据的健康人中检测不到血清 PCT 水平，而在细菌感染时则大大升高，因此该生物标志物对识别系统性感染具有很高的诊断准确性[64]。一些研究对血清 PCT 诊断 PJI 的效用进行了调查[62, 65, 66]。在一项关于 PCT 的六项研究的 Meta 分析中，集合的灵敏度和特异度分别为 53% 和 92%，这使得该测试适合作为符合标准而非排除性诊断工具[66]。同样，Boettner 等调查了 78 例因败血症接受关节置换术的患者的血清 PCT、IL-6、肿瘤坏死因子（tumor necrosis factor，TNF）-α、ESR 和 CRP 的水平，发现血清 PCT 的特异度很高（98%），但灵敏度很低（33%）[62]。基于目前的证据，血清 PCT 作为 PJI 的生物标志物，由于其灵敏度低，诊断价值有限，不应常规用于感染的膝关节置换术的工作中。

（六）新型血清学标志物

近年来，无数的血清学标志物被评估为其诊断潜力。这些新型生物标志物的一些例子包括 TNF-α[62, 63]、脂多糖结合蛋白（lipopolysaccharide-binding protein，LBP）[63, 67]、toll 样受体（toll-like receptor，TLR）[68]、细胞间黏附分子（intercellular adhesion molecule-1，ICAM-1）[69, 70]、可溶性尿激酶纤溶酶原激活受体（soluble urokinase plasminogen activation receptor，su-PAR）[71] 及 CD64[72]。虽然这些标志物中的一些已经显示出较高的诊断准确性，但实际的考虑，如运行这些测试所需的高成本和技术能力，仍然是将其应用于临床实践的重要障碍。因此，有必要进一步研究发现准确的与临床相关的血清生物标志物，以诊断 PJI。

二、滑膜液分析

关节抽吸是对任何怀疑有关节感染的患者进行诊断的一个关键步骤[15]。虽然在 ICM 诊断算法中被列为第二步[73]，但这个过程通常是在办公室与上述血液检查一起进行。滑膜液生物标志物在 PJI 的诊断中起着不可或缺的作用，并作为次要诊断标准被纳入最近的指南[15]。在 Carli 等的综合 Meta 分析中，发现与血清或组织的诊断测试相比，滑膜液测试的诊断准确性更高[74]。作者确定了五种滑液测试（基于实验室的 α- 防御素或侧向流动测试、CRP、白细胞酯酶条、PMN 百分比和白细胞计数），在所有分析的 17 种测试中具有最佳拟合的层次总结接收者操作特征（hierarchical summary receiver operating characteristic，HSROC）曲线和最高的诊断性能，结论是只要怀疑有 PJI，任何抽吸都应利用这五种测试之一。本部分将重点介绍这五种滑液生物标志物，以及新出现的用于诊断 PJI 的测试。

（一）白细胞计数和 PMN 百分比

白细胞（white blood cell，WBC）计数和 PMN 百分比（PMN%）是两项重要的滑液检查，在目前基于证据的 PJI 定义中，被认为是次要标准[15]。多项研究评估了这些标志物诊断 PJI 的准确性[75-78]。与其他标准不同，重要的是要注意，这些生物标志物的诊断阈值根据感染时间而变化。对于术后 6 周内的急性 PJI，应使用滑液白细胞计数 >10 000/μl 和 PMN%>90% 的阈值来诊断 PJI，而对于术后超过 6 周的慢性 PJI，应使用 >3000/μl 和 >80% 的阈值[15]。使用这些截断点，Shahi 等发现滑膜 WBC 计数的灵敏度和特异度分别为 86% 和 83%，滑膜 PMN% 的灵敏度和特异度分别为 86% 和 81%[79]。

在使用这些生物标志物时，临床医生应认识到某些临床情况可能对结果的准确性产生负面影响[80, 81]。与其他测试一样，微生物的类型和在关节抽吸前过早使用抗生素已被证明会影响诊断阈值[76, 82]，尽管同时诊断为炎症性关节炎似乎并

没有影响[30]。在创伤性抽吸的情况下，应该使用一个有效的公式来调整滑膜红细胞、血清红细胞和血清白细胞计数，以计算出校正的滑膜白细胞计数[80]。此外，Kwon 等指出，在金属对金属植入物失败或腐蚀反应的情况下，自动滑膜液白细胞计数和 PMN% 可能不可靠[83]。由于存在吞噬了金属或无定形物质的巨噬细胞、破碎的细胞或血块，在进行自动细胞计数时可能会导致不准确[81]，有人建议这类病例需要进行人工滑膜白细胞计数，以提醒外科医生可能出现的假阳性结果[84]。同样，在这种情况下无法生成白细胞差值，应该对自动滑膜液白细胞计数的可靠性产生怀疑。在 Wyles 等之前的一项研究中，作者发现在分析的 35 例金属对金属全髋关节置换术中，有 12 例（34%）滑液白细胞计数为假阳性（>10 000/L），有 16 例无法生成鉴别[85]。虽然这些注意事项可能与髋关节腐蚀更为相关，但 Deirmengian 等最近的一项研究也发现，使用自动细胞计数仪分析髋关节和膝关节置换术的滑液，假阳性率很高[86]。虽然全髋关节置换术的假阳性率较高（34%），但 TKA 的自动滑膜液白细胞计数假阳性的频率（10%）和幅度也令人担忧，较高的修正 ICM 评分和培养阳性证实了人工而非自动白细胞计数的准确性[86]。这些发现强调了需要用人工计数来验证自动滑膜液白细胞计数阳性的准确性，以及需要整合其他滑膜液测试和次要的诊断标准来调和任何不一致的地方。

（二）白细胞酯酶

白细胞酯酶是由活化的中性粒细胞迁移到感染部位后分泌的一种酶。传统上，它被用于诊断尿路感染，尽管它在 PJI 工作中的诊断作用最近也得到了认可[87]。白细胞酯酶测试是现成的，需要将受感染的关节液涂在比色条上的护理点测试。酶的检测反映为试纸上的颜色变化[87]，几乎可以立即提供结果并指导术中决策。此外，白细胞酯酶检测是目前最简单和最实惠的检测方法，每次检测的成本估计为 0.17 美元[88]。尽管它易于获得和使用，但一个主要的局限性是液体样本中

的血液污染可能会干扰试纸的色度变化[89]，不过这可以通过在使用前将滑膜液样本离心2~3min来克服[90]。以前的研究已经证明了出色的诊断准确性，Wetters等报道了92.9%~93.3%的灵敏度和77.0%~88.8%的特异度[89]。Tischler等报道了221例符合MSIS标准的PJI患者，其灵敏度为79%，特异度为81%[91]。在五项研究的Meta分析中，Wyatt等也发现使用++读数的灵敏度和特异度分别为81%（95%CI 49%~95%）和97%（95%CI 82%~99%）[88]。当把++作为诊断阈值而不是+时，Carli等报道了更高的特异度（97% vs. 84%），但灵敏度略低（93% vs. 96%）[74]。第三项研究将其诊断准确性与其他实验室测试进行了比较，发现白细胞酯酶条测试的诊断概率最高（OR=30.06，95%CI 17.8~50.7）[79]。

（三）α-防御素

α-防御素是一种滑液生物标志物，当用于PJI诊断时具有很高的准确性[92]。防御素是天然存在的抗菌肽，是对抗大多数革兰阳性和阴性细菌、真菌和包膜病毒的先天免疫反应的一部分[93]。它们通常由中性粒细胞和某些巨噬细胞系分泌，其合成由促炎细胞因子或微生物产物诱导。虽然它们的确切抗菌机制尚未完全阐明，但人们普遍认为α-防御素会导致病原体膜完整性的破坏，导致细胞裂解[94, 95]。目前的文献已经证明了α-防御素作为PJI诊断工具的实用性，研究报道的灵敏度和特异度超过95%[96, 97]。Bingham等甚至认为关节液α-防御素测定的诊断准确性超过了所有其他可用的测试[98]。这在Carli等最近的一项Meta分析中得到了证实，该分析发现，与其他测试相比，基于实验室的α-防御素测试和白细胞酯酶条（++）具有近乎完美的诊断性能，其HSROC曲线拟合最好[74]。然而，重要的是要区分α-防御素的两种可用方法：①基于实验室的α-防御素免疫分析，这是一种需要24h才能完成的定量测试；②α-防御素横向流动测试，这是一种独立的设备，在大约10min内产生定性的二元结果。在前面提到的Carli等的

研究中，横向流动检测试剂盒与基于实验室的检测相比，其联合灵敏度较低，为82%，但仍保持了较高的特异度[74]。这些发现得到了先前关于α-防御素的系统综述和Meta分析的回应[99-102]。Eriksson等发现横向流动试验的总体诊断准确性低于实验室免疫分析（AUC 0.75 vs. 0.98），而特异度没有差异（90% vs. 96%，P=0.06）[100]。同样，Suen等也分析了10项研究，报道了横向流动试验的灵敏度和特异度分别为77%和91%，低于免疫分析（灵敏度95%，特异度97%）[102]。尽管Kuiper等最近的Meta分析对灵敏度差异存在质疑[103]，但目前的证据仍然表明横向流动试验可能是一种更适合于判定感染而不是排除感染的试验[100]。但是横向流动装置仍有几个优点，如提高了快速响应时间的点检测的可及性，避免了将样本运送到中央实验室进行分析的需要，就像基于实验室的免疫分析那样。

特定的临床场景可能会影响α-防御素的诊断性能。在将109例横向流动试验结果与2013年ICM对PJI的定义进行比较时，Plate等在同时诊断炎性关节炎和晶体沉积病的患者中发现较高的假阳性率，得出结论，如果将该试验用于PJI的诊断，也应进行滑液抽吸物晶体沉积的评估[104]。与滑液白细胞计数的情况一样，在进行α-防御素试验时，金属对金属植入物失败时出现的腐蚀反应可能导致31%的假阳性率[105]。尽管如此，无论感染的生物体种类还是早使用抗生素[92, 106]，α-防御素都提供了一致的准确性。基于实验室的α-防御素免疫分析的表现令人深刻，这也导致其被纳入ICM诊断PJI标准的2018年更新[15]，但重要的是，要承认与常规诊断测试的丰富文献[74]相比，评估这一新生物标志物的研究相对较少，这突出了在更客观的环境中进行额外研究的必要性。此外，鉴于α-防御素（约760美元）相对于白细胞酯酶（约0.17美元）的高成本，未来的研究应旨在评估这种新的生物标志物诊断PJI的成本效益。

（四）滑膜CRP

由于血清CRP是全身炎症的标志物，它对局

限性感染的特异度有限，在低毒生物膜感染的情况下可能出现假阴性[107]。因此，一些作者认为滑液 CRP 可能是 PJI 更特异和灵敏的诊断测试[108]。CRP 通过激活补体系统来消除外来细胞或死亡细胞。因此，它的浓度往往在炎症的焦点较高，正如一项使用滑膜 CRP 来区分炎症性和非炎症性单关节炎的研究所示[109]。Parvizi 等在初步研究中提出它可用于 PJI 的诊断。用自动浊度法分析滑膜 CRP 的灵敏度为 85%，特异度为 95%[110]。同样，Plate 等对 171 例髋关节和膝关节 PJI 患者进行了研究，确定滑膜 CRP 阈值为 2.9mg/L，灵敏度为 91%，特异度为 82%[111]。尽管有一项研究质疑这种滑液生物标志物的实用性[112]，但最近对 7 项研究的 Meta 分析证实了滑液 CRP 的准确性，其灵敏度和特异度分别为 92%（95%CI 86%～96%）和 90%（95%CI 87%～93%）[113]。此外，CRP 与其他滑液生物标志物（如滑液 WBC 计数[114]、α-防御素[115]和 IL-6[116]）的联合测量已被证明极大地提高了其诊断准确性，一项研究甚至显示灵敏度为 97%，特异度为 100%[97]。与其他生物标志物一样，滑膜 CRP 水平高度依赖于致病微生物，因为在毒性较低的病原体中可能会观察到较高的假阴性率[117]。

（五）新型滑液标志物

近年来，α- 防御素被引入 PJI 的统一诊断标准，此举促进了新型滑液生物标志物的研究和开发[15, 118]。虽然一些指标未能证明诊断 PJI 的准确性[118]，如滑液 PCT，但其他指标包括滑液钙保护素[119]、D- 乳酸[120]、腺苷脱氨酶[114]和 CD64 指数（CD64 表达的粒细胞：淋巴细胞比率）[121]已经显示出有希望的结果。钙保护素是中性粒细胞细胞质膜的一种蛋白质成分，在中性粒细胞活化后释放[122]。尽管传统上用于炎症性肠病的诊断，但最近的研究表明，可以在滑液中分析该标志物，以监测炎症性关节炎的治疗[123]。最近的一项试点研究发现，在 61 例患者队列（19 例 PJI 和 42 例无菌修正）中，滑膜钙保护素诊断 PJI 的灵敏度为 89%，特异度为 90%[119]。在同一静脉

中，滑膜 D- 乳酸被认为是诊断 PJI 的准确生物标志物[124]。由于人体细胞具有 L- 乳酸脱氢酶，只能产生 L- 乳酸的旋转异构体[125]，D- 乳酸被认为是一种细菌特异性代谢产物，可以在滑液中定量，并作为关节感染的特异性标志物[126]。在一项基于 MSIS 标准诊断的 71 例 PJI 的前瞻性研究中，Karbysheva 等发现，滑膜 D- 乳酸的灵敏度和特异度分别为 94% 和 78%[120]。结合实际优势，如快速周转时间和进行该检测的低成本，作者得出结论，该生物标志物可能是诊断 PJI 的有用的床旁筛查工具。尽管这些结果令人鼓舞，但目前关于这些新生物标志物的文献有限，在将其纳入诊断算法之前，需要在未来的研究中进行验证。

三、冰冻切片组织病理学

假体周围组织可送组织学评估以支持 PJI 的诊断。具体地说，病理学家可以检查冰冻组织是否有中性粒细胞浸润，这暗示了急性炎症。该诊断工具的一个优点是从冰冻切片分析中获得结果所需的时间相对较短，可以为外科医生提供有价值的信息，并指导术中决策。此外，组织学分析不太可能受到术前使用抗生素的影响，在 PJI 合并脓毒症的罕见病例中，使用抗生素可能是必要的。相反，要可靠地使用这种诊断工具需要技术专长，因为结果高度依赖于操作者，并可能根据病理学家审查样本的经验或技术而有所不同。此外，有研究表明，包括痤疮丙酸杆菌和凝固酶阴性葡萄球菌在内的毒力较低的微生物可能不会引起强烈的中性粒细胞炎症反应，从而增加了此类病例假阴性结果的风险[127]。为了最大限度地提高该试验的诊断率并减少取样误差，外科医生应根据术中大体检查对出现感染的假体周围组织进行取样，这一点很重要。传统的假体周围组织取样部位包括关节假囊和植入物与相邻骨骼之间的假体周围界面膜。根据 2018 年 ICM 对 PJI 的定义，要使冰冻切片组织学呈阳性，必须在 400 倍放大倍率下至少在 5 个单独的显微镜视野中识别出每个高倍视野中超过 5 个中性粒细胞[15]。在之

前对涉及 3269 例患者（796 例培养阳性 PJI）的 26 项研究进行的 Meta 分析中审查了冷冻切片组织病理学的诊断准确性[128]。当考虑每个高倍视野 5 个 PMN 的诊断阈值时，作者报道阳性似然比为 10.3（95%CI 6.3～16.6），阴性似然比为 0.24（95%CI 0.14～0.39），提示术中冰冻切片对证实 PJI 的诊断更有用，但由于灵敏度低，排除此诊断的准确性为中等。这一点在随后的研究中得到了证实，该研究使用 MSIS 标准作为 PJI 的参考标准，基于 200 份送去冷冻切片的样本，报道了 74% 的灵敏度和 94% 的特异度[129]。由于与排除 PJI 诊断相比，冷冻切片组织学似乎更可靠，因此外科医生应考虑将冷冻切片组织学的使用限制在术前根据 2018 年 ICM 标准归类为"不确定"组的患者中。考虑到与采集样本、在实验室中处理样本和进行组织学检查相关的高成本和增加的手术时间，这种更保守的方法可以为患者节省大量成本。

四、微生物鉴定

PJI 诊断的第二个目标是鉴定致病菌并确定其抗菌药物敏感性。虽然与基于培养的测试相比，多项滑液生物标志物（α- 防御素、白细胞酯酶、滑液 CRP、WBC 计数和 PMN%）显示出更高的灵敏度[74]，但滑液和（或）假体周围组织培养在任何诊断算法中仍然发挥重要作用，因为它允许临床医生识别感染微生物并实施靶向抗生素治疗，从而最大限度地提高治疗成功的机会[19]。微生物鉴定也为患者提供有价值的预后信息，并提供围术期参考[16]。根据 2018 年 ICM 对 PJI 的定义，从两个单独的组织或液体样本中分离出相同的病原体是 PJI 的诊断[15]。然而，虽然已经发表了关于适当的手术和实验室技术以最大限度地提高培养产量的多项临床指南[130]，但估计 7%～12% 的患者仍然具有阴性培养，尽管有明确的感染临床证据，如引流窦或高滑液 WBC 计数[131-134]，因此形成了一个被称为培养阴性 PJI 的诊断难题。

（一）滑液培养

滑液培养是一种非常有价值的诊断工具，因为它为外科医生提供了在手术前识别感染微生物并确定其灵敏度的机会。这些知识可以帮助指导治疗决策，特别是关于围术期给药的抗生素类型和混合抗生素负载的 PMMA 间隔药。关节抽吸后，应尽快将滑液运送到微生物实验室并接种到固体或液体培养基上，因为长时间的运输可能导致更高的假阴性率[135]。如果这是不可行的，抽吸液体也可以接种到程序套件中的血培养瓶中，以减少污染的风险并改善病原体的恢复，同时等待样本处理[135]。虽然培养是最近 ICM 对 PJI 定义的主要和次要标准的一部分[15]，但必须承认术前抽吸培养对诊断 PJI 的灵敏度只有中度至高度。在一项对 34 项共 3332 例患者的研究的 Meta 分析中，Qu 等报道的灵敏度和特异度分别为 72%（95%CI 65%～78%）和 95%（95%CI 93%～97%）。亚组分析显示，与膝关节相比，髋关节的诊断准确性较差（灵敏度 70% vs. 78%，特异度 94% vs. 96%）[136]。同样，Carli 等的 Meta 分析得出结论，与其他滑液生物标志物相比，该测试的 HSROC 曲线拟合较差，合并灵敏度较低[74]。尽管如此，术前确定致病病原体的可能性不应该被忽视，滑液培养应该成为任何疑似人工膝关节感染患者检查的一部分。

（二）术中组织培养

根据 2018 年 ICM 定义，从两个单独培养物中分离出相同病原体被视为 PJI 的诊断结果，而单个阳性培养物可能被视为污染物，应与其他次要标准一致[15]。然而，重要的是要注意，培养不仅有助于支持或确认 PJI 的诊断，而且还提供了抗菌药物选择的指导。尽管培养法传统上被用作评估新型诊断试验准确性的金标准参考，但现在人们认识到，高达 30% 的 PJI 病例培养法为阴性[24, 133, 137]，这是由于其灵敏度较低且无法排除 PJI[138]。相反，由于已经确定，在一些基于术中培养阳性的假定无菌性松动病例中，可以检测到不同程度的临床相关 PJI[139]，因此无论术前诊断如何，都必须进行术中培养[138]。为了最大限度地提高培养产量，2018 年 ICM 的建议指出，至少应送三个术中样本进行培养，因为这产生了最高的阴性预测值，可在不降低阳性预测值的情况下排除感染[138]。应根据大体检查从感染区域取样，包括滑膜、股骨和胫骨组织[138]，然后将其孵育 5～14 天。对于疑似培养阴性 PJI 病例或疑似微生物毒性较弱或苛养的病例（如皮肤杆菌属），应使用更长的孵育时间[133]。不应采集拭子培养物，因为其诊断率较低[140]。

（三）超声液体培养

目前的证据表明，与传统的滑液或假体周围组织采样相比，外植假体的低强度超声处理是破坏假体表面生物膜的有效方法，可提高微生物分离的灵敏度[141-144]。超声处理还可通过去除外植假体上的固着生物体来提高培养产量[145, 146]。超声液体培养在微生物鉴定中显示出提高的灵敏度（78%～97%），而不损害特异度（81%～99%）[142, 145, 147-149]。Trampuz 等研究了 331 例患者，发现超声液体培养的灵敏度为 79%，明显高于组织培养（61%）[142]。有趣的是，即使在手术前 14 天内使用抗菌药物治疗，这些发现仍然存在（75% vs. 45%）。同样，Rothenberg 等报道，与组织培养相比，经 MSIS 确认的 PJI 中超声处理液体培养的灵敏度更高（97% vs. 57%），特异度无差异[149]。而 Janz 等表明，通过将组分分离到多个超声液体培养物中，这些参数可提高至 100%[150]。在对 12 项评价超声液体培养的研究进行的 Meta 分析中，Zhai 等发现合并灵敏度和特异度分别为 80%（95%CI 0.74～0.84）和 95%（95%CI 0.90～0.98）[151]。尽管有这些有希望的结果，但一些作者认为超声液体培养的准确性可能因所使用的超声技术[152]及 PJI 的时间[153]而异。假阳性结果也被观察到，并归因于超声过程中的污染[150]。为了克服这一限制，大多数作者建议超声液体培养的诊断阈值至少为 5×5CFU[142, 149, 151]。鉴于大量证据表明，与传统滑液或组织培养相比，使用超声处理液培养可改善病原体分离，当

前指南支持在每例疑似 PJI 的患者中使用超声处理[138]。

（四）培养阴性感染

尽管临床证据证实了 PJI 的存在，但从微生物培养隔离生物体并不总是可能的，即出现一种通常被称为培养物阴性人工关节感染（culture-negative periprosthetic joint infection，CN-PJI）的现象[131]。假阴性结果不仅排除了靶向抗微生物治疗的选择，并导致较低的治疗成功率[154]，还会导致患者不必要的焦虑，因为无法分离病原体，他们可能会对 PJI 的诊断提出质疑[133]。此外，根据流行病学调查，对 CN-PJI 的经验性治疗通常需要使用广谱或多种抗生素来覆盖最常见的微生物，这可能不太有效，并增加不良反应或全身毒性的风险。已发现 CN-PJI 的患病率高达 30%[24, 133, 137]。目前已经提出了产生阴性培养的可能原因，如苛养的病原体感染、生物膜包裹、不在常规培养基上复制的罕见微生物（如真菌或分枝杆菌）、取样或运输不当、实验室复苏不足[16, 130, 135, 155]。尽管如此，未能分离出生物体的最重要原因是在从受感染的关节获得样本之前服用抗生素[131, 133, 155, 156]。

（五）抗生素与培养产量

治疗不足或错误靶向的抗菌治疗已被证明可诱导许多病原体处于存活但不可培养（viable but non-culturable，VBNC）的生理状态[157-161]，使这些培养结果呈假阴性[131, 133]。虽然大多数病原体通常无法在 VBNC 状态下引起感染，但这些细菌仍保留其毒力，并可在复苏后引起感染[162]，这可能是 CN-PJI 现象的原因。目前的证据警告在关节翻修术前不要使用抗生素[82, 131, 142, 156]。Trampuz 等证明，在获得关节内培养物前 2 周内给予任何抗生素都会对培养物的敏感性产生不利影响，并与更高的假阴性率相关（55% vs. 23%）[142]。在一项 60 例患者的病例对照研究中，Berbari 等发现，53% 的 CN-PJI 患者在确诊前 3 个月内接受了抗菌治疗，23% 的患者在感染关节采样前接受了抗菌药物治疗[131]。同样，Malekzadeh 等发现，CN-PJI 患

者在诊断前 3 个月内接受抗菌治疗的可能性增加了 4 倍[156]。而 Shahi 等报道，与无任何抗生素史的患者相比，在抽吸前使用抗生素的患者 CN-PJI 发生率更高[82]。考虑到这些因素，AAOS 的临床实践指南建议在对 PJI 进行彻底评估之前不要进行预先治疗，建议临床医生在术中标本收集前至少 2 周不要使用抗生素治疗，以提高培养产量[163]。然而，这些建议能否统一适用于所有 PJI 疑似病例仍是未知数。一些作者提出，培养某些苛养的生物可能需要更长的时间不接触抗菌药物[142,164-166]。未来的研究需要完善现有的指南，以了解不同抗菌药物对不同微生物培养产量的影响，以及在疑似 PJI 患者获得样本之前确定最佳的无抗生素时期。

区分治疗性抗生素（通常需要延长疗程）和预防性抗生素（通常包括围术期单次给药[167]）非常重要。虽然上述研究已经证明，在确定致病病原体之前给予抗生素会增加假阴性培养的风险[156]，但在骨科手术中，是否需要暂停切口前预防性抗生素治疗仍然是一个有争议的问题[168-174]。传统上认为，预防性抗生素会干扰术中样本的培养产量，导致一些研究者反对在疑似 PJI 的翻修关节置换术中使用[164,175,176]。尽管这种做法似乎合乎逻辑，但暂停预防性抗生素可能会增加手术部位感染或围术期全身播散的风险。此外，最近的证据在很大程度上驳斥了这种观点[168-174]。两项随机对照试验证明，在手术前接受或未接受预防性抗生素的患者中，术中培养阳性率[169]和一致性培养[170]相同。一项包含 425 例 TKA 翻修术的大型队列研究也报道了阳性培养百分比（26% vs. 27%），以及培养的细菌种类无差异[174]。鉴于大量证据表明，停用预防性抗生素以最大化培养产量的做法可能不如之前认为的那样重要，2018 年 ICM 建议，TJA 翻修术的围术期抗生素给药不应常规停用，而应根据 PJI 的临床怀疑程度，以及手术前是否分离出致病微生物[130]。

（六）分子试验

过度依赖培养物作为微生物鉴定的金标准导致了 CN-PJI 的难题。检测细菌 DNA 的分子技术为提高 PJI 诊断的准确性提供了独特的机会，特别是在阴性培养物的情况下[133]。基于多重聚合酶链反应（polymerase chain reaction，PCR）的检测允许检测常见微生物及其耐药基因，与传统培养相比，提高了灵敏度并缩短了诊断时间[177-179]。然而，对特异性引物的要求通常导致无法检测非典型或不太常见的病原体及耐药机制[180,181]。目前可用的一种分子技术是 16S rRNA 基因测序[178]。与基于 PCR 的检测不同，该方法允许检测更广泛的细菌种类，促使一些研究者提出，与细菌培养和基于 PCR 的技术相比，16S rRNA 测序可能具有更高的灵敏度[178,182,183]。该技术中使用的引物对几乎所有细菌中都存在的高度保守序列及它们之间的可变区域具有特异性，从而允许对广泛的细菌进行鉴定。然而，该方法的主要局限性包括无法检测耐药基因和多种微生物感染，这只能使用高通量测序方法而不是传统的毛细管测序方法[184]。最近，宏基因组二代测序（metagenomic next generation sequencing，mNGS）被引入以克服先前分子检测的缺点。这种高通量测序技术能够检测完整的细菌基因组，包括样品中不可培养的、未怀疑的和非存活的微生物[185-188]。使用该技术也可以同时检测抗性基因[187]。与传统培养法相比，标本直接测序提高了诊断率[186]，因为最近的研究表明，mNGS 能够在 16%～44% 的 CN-PJI 病例和 4%～67% 的培养阳性病例中检出新微生物[185-189]。

除了提高诊断准确性外，分子检测的其他优点也被提出。目前的证据表明，利用分子方法鉴定病原体不受抗生素治疗的影响[181,190]，克服了传统培养的局限性。这一优势可能对接受二期置换关节成形术的患者的管理具有临床意义。由于通常很难确定感染是否在 4～6 周的全身抗生素疗程中根除，目前的做法通常包括复查炎症标志物，如 ESR 和 CRP，尽管这与再植入时残余感染的可能性相关性很差[40,41,191,192]。或者，滑液培养可以在再植入前 2 周的"抗生素假期"后进行，以提高诊断率。在这种情况下，分子检测不仅避免了"抗生素假期"的需要，而且提供了更敏感的诊断信息，可以指导临床决策，如再植入的适当性和时机[193]。分子方法的应用可能进一步扩展到慢性抑制性抗生素治疗的患者，为监测细菌负荷和耐药性的发展提供了可靠的方法。然而，重要的是要注意，尽管在这些情况下，即使在抗菌治疗导致细胞死亡后检测细菌 DNA 的能力似乎是有利的，但这实际上是一把双刃剑，因为这些技术无法区分活动性感染与根除性感染[194, 195]。以前的研究已经证明，DNA 也可以从无菌关节的非活菌中分离出来，特别是在炎症性关节炎患者中[196, 197]。因此，不能进一步强调临床相关性和辅助检测对支持 PJI 诊断的重要性[15]。目前，高成本和复杂的实验室工作流程是阻碍采用分子检测的主要障碍。随着时间的推移，这些方法的成本效益越来越高，其检测速度及灵敏度的提高（尤其是在既往抗生素给药的情况下）将使临床医生能够在更早的时间启动靶向抗菌治疗，从而可能改善未来 PJI 的治疗结局。

五、结论

膝关节置换术后感染是一种罕见但具有破坏性的并发症，它不仅增加了死亡风险并降低了骨科患者的生活质量[11, 12]，而且给医疗保健系统带来了巨大的经济负担[13]。由于无菌性失败和 PJI 的管理存在巨大差异，因此获得早期准确诊断仍然至关重要[132]。尽管骨科界做出了非凡的努力，但 PJI 的诊断对每一位外科医生仍然是一个巨大的挑战。没有单一的检查可以确认或排除诊断，因此目前的诊断标准是基于临床结果及本章所述的实验室检查的组合。在过去 10 年中，大量新型血清学和滑液生物标志物已成为诊断 PJI 的高度准确的工具，其中一些已被纳入最新的 2018 年 PJI 定义[15]。然而，外科医生应该认识到，具有挑战性的临床场景和亚群可能改变这些实验室测试的诊断性能，包括患者合并症、感染时间、病原体毒性和过早使用抗生素。此外，PJI 诊断中最困难的挑战之一是病原微生物的分离。传统微生物培养的局限性在骨科文献中被反复强调，最终导致了一个新的诊断难题，即 CN-PJI。为此，分子检测在病原体鉴定方面有很大的应用前景，可以在各种临床情况下保持诊断的准确性。然而，需要进一步的研究来将这项新技术转化为常规实践，并验证其在加强患者护理、控制医疗保健成本和改善抗菌管理方面的临床效用。

参考文献

[1] Sloan M, Premkumar A, Sheth NP. Projected volume of primary total joint arthroplasty in the U.S., 2014 to 2030. J Bone Joint Surg. 2018;100:1455-60. https://doi.org/10.2106/JBJS.17.01617.

[2] Namba RS, Inacio MC, Paxton EW. Risk factors associated with deep surgical site infections after primary total knee arthroplasty: an analysis of 56,216 knees. J Bone Joint Surg Am. 2013;95:775-82.

[3] Kurtz SM, Ong KL, Lau E, Bozic KJ, Berry D, Parvizi J. Prosthetic joint infection risk after TKA in the Medicare population. Clin Orthop Relat Res. 2010;468:52-6.

[4] Koh CK, Zeng I, Ravi S, Zhu M, Vince KG, Young SW. Periprosthetic joint infection is the main cause of failure for modern knee arthroplasty: an analysis of 11,134 knees. Clin Orthop Relat Res. 2017;475:2194-201. https://doi.org/10.1007/ s11999-017-5396-4.

[5] Dyrhovden GS, Lygre SHL, Badawy M, Gøthesen Ø, Furnes O. Have the causes of revision for total and unicompartmental knee arthroplasties changed during the past two decades? Clin Orthop Relat Res. 2017;475:1874-86. https://doi.org/10. 1007/ s11999-017-5316-7.

[6] Steiner C, Andrews R, Barrett M, Weiss A. HCUP projections: mobility/orthopedic procedures 2003 to 2012. Washington, DC: US Agency for Healthcare Research and Quality; 2012.

[7] Springer BD, Cahue S, Etkin CD, Lewallen DG, McGrory BJ. Infection burden in total hip and knee arthroplasties: an international registry-based perspective. Arthroplast Today. 2017;3:137-40. https://doi.org/10.1016/j.artd.2017.05.003.

[8] Narayan KMV, Boyle JP, Geiss LS, Saaddine JB, Thompson TJ. Impact of recent increase in incidence on future diabetes burden: U.S., 2005-2050. Diabetes Care. 2006;29:2114-6.

https://doi. org/10.2337/dc06-1136.

[9] Flegal KM, Carroll MD, Ogden CL, Curtin LR. Prevalence and trends in obesity among US adults, 1999-2008. JAMA. 2010;303:235-41. https://doi.org/10.1001/jama.2009.2014.

[10] O'Toole P, Maltenfort MG, Chen AF, Parvizi J. Projected increase in periprosthetic joint infections secondary to rise in diabetes and obesity. J Arthroplasty. 2016;31:7-10. https://doi. org/10.1016/j.arth.2015.07.034.

[11] Zmistowski B, Karam JA, Durinka JB, Casper DS, Parvizi J. Periprosthetic joint infection increases the risk of one-year mortality. J Bone Joint Surg Am. 2013;95:2177-84. https://doi.org/10.2106/JBJS.L.00789.

[12] Helwig P, Morlock J, Oberst M, Hauschild O, Hübner J, Borde J, et al. Periprosthetic joint infection—effect on quality of life. Int Orthop. 2014;38:1077-81. https://doi.org/10.1007/s00264-013-2265-y.

[13] Kurtz SM, Lau E, Watson H, Schmier JK, Parvizi J. Economic burden of periprosthetic joint infection in the United States. J Arthroplasty. 2012;27:61-65. e1. https://doi.org/10.1016/j.arth.2012.02.022.

[14] American Academy of Orthopaedic Surgeons. American Academy of Orthopaedic Surgeons clinical practice guideline on the diagnosis and prevention of periprosthetic joint infections. AAOS Quality & Practice Resources. n.d. https://www.aaos.org/con tentassets/9a006edd608c 468ba066624defca5502/pji-clinical-practice-guideline-final-9-18-19-. pdf. Accessed 30 Nov 2020.

[15] Parvizi J, Tan TL, Goswami K, Higuera C, Della Valle C, Chen AF, et al. The 2018 definition of periprosthetic hip and knee infection: an evidence-based and validated criteria. J Arthroplasty. 2018;33:1309-1314.e2. https://doi.org/10.1016/j.arth.2018.02.078.

[16] Patel R, Osmon DR, Hanssen AD. The diagnosis of prosthetic joint infection: current techniques and emerging technologies. Clin Orthop Relat Res. 2005;437:55-8.

[17] Parvizi J, Ghanem E, Sharkey P, Aggarwal A, Burnett RSJ, Barrack RL. Diagnosis of infected total knee: findings of a multicenter database. Clin Orthop Relat Res. 2008;466:2628-33.

[18] Parvizi J, Fassihi SC, Enayatollahi MA. Diagnosis of periprosthetic joint infection following hip and knee arthroplasty. Orthop Clin North Am. 2016;47:505-15. https://doi.org/10.1016/j.ocl.2016.03.001.

[19] Yang J, Parvizi J, Hansen EN, Culvern CN, Segreti JC, Tan T, et al. 2020 Mark Coventry Award: Microorganism-directed oral antibiotics reduce the rate of failure due to further infection after two-stage revision hip or knee arthroplasty for chronic infection: a multicentre randomized controlled trial at a minimum of two years. Bone Joint J. 2020;102-B: 3-9. https://doi.org/10.1302/0301-620X. 102B6. BJJ-2019-1596. R1.

[20] Nora D, Salluh J, Martin-Loeches I, Póvoa P. Biomarker-guided antibiotic therapy—strengths and limitations. Ann Transl Med. 2017;5:208. https://doi.org/10.21037/atm.2017.04.04.

[21] Della Valle C, Parvizi J, Bauer TW, DiCesare PE, Evans RP, Segreti J, et al. Diagnosis of periprosthetic joint infections of the hip and knee. J Am Acad Orthop Surg. 2010;18:760-

70.

[22] Greidanus NV, Masri BA, Garbuz DS, Wilson SD, McAlinden MG, Xu M, et al. Use of erythrocyte sedimentation rate and C-reactive protein level to diagnose infection before revision total knee arthroplasty. J Bone Joint Surg. 2007;89:1409-16. https://doi.org/10.2106/jbjs.d.02602.

[23] Schinsky MF, Valle CJD, Sporer SM, Paprosky WG. Perioperative testing for joint infection in patients undergoing revision total hip arthroplasty. J Bone Joint Surg Am. 2008;90:1869-75. https://doi. org/10.2106/jbjs.g.01255.

[24] Abdel Karim M, Andrawis J, Bengoa F, Bracho C, Compagnoni R, Cross M, et al. Hip and knee section, diagnosis, algorithm: proceedings of international consensus on orthopedic infections. J Arthroplasty. 2019;34:S339-50. https://doi.org/10.1016/j. arth.2018.09.018.

[25] Piper KE, Fernandez-Sampedro M, Steckelberg KE, Mandrekar JN, Karau MJ, Steckelberg JM, et al. C-reactive protein, erythrocyte sedimentation rate and orthopedic implant infection. PLoS One. 2010;5:e9358. https://doi.org/10.1371/journal. pone.0009358.

[26] Nodzo SR, Westrich GH, Henry MW, Miller AO. Clinical analysis of Propionibacterium acnes infection after total knee arthroplasty. J Arthroplasty. 2016;31:1986-9. https://doi.org/10.1016/j. arth.2016.02.025.

[27] Pérez-Prieto D, Portillo ME, Puig-Verdié L, Alier A, Martínez S, Sorlí L, et al. C-reactive protein may misdiagnose prosthetic joint infections, particularly chronic and low-grade infections. Int Orthop. 2017;41:1315-9. https://doi.org/10.1007/s00264-017-3430-5.

[28] Akgün D, Müller M, Perka C, Winkler T. The serum level of C-reactive protein alone cannot be used for the diagnosis of prosthetic joint infections, especially in those caused by organisms of low virulence. Bone Joint J. 2018;100-B:1482-6. https://doi. org/10.1302/0301-620X. 100B11.BJJ-2018-0514. R1.

[29] Greenberg SB. Infections in the immunocompromised rheumatologic patient. Crit Care Clin. 2002;18:931.

[30] Cipriano CA, Brown NM, Michael AM, Moric M, Sporer SM, Della Valle CJ. Serum and synovial fluid analysis for diagnosing chronic periprosthetic infection in patients with inflammatory arthritis. J Bone Joint Surg Am. 2012;94:594-600. https://doi. org/10.2106/JBJS.J.01318.

[31] Bouvier S, Cochery-Nouvellon E, Faillie J-L, Lissalde-Lavigne G, Lefrant J-Y, Gris J-C. Fibrin-related markers in patients with septic shock: individual comparison of D-dimers and fibrin monomers impacts on prognosis. Thromb Haemost. 2011;106:1228-30. https://doi.org/10.1160/th11-07-0489.

[32] Schwameis M, Steiner MM, Schoergenhofer C, Lagler H, Buchtele N, Jilma-Stohlawetz P, et al. D-dimer and histamine in early stage bacteremia: a prospective controlled cohort study. Eur J Intern Med. 2015;26:782-6. https://doi.org/10.1016/j. ejim.2015.10.024.

[33] Gando S. Role of fibrinolysis in sepsis. Semin Thromb Hemost. 2013;39:392-9. https://doi. org/10.1055/s-0033-1334140.

[34] Ribera T, Monreal L, Armengou L, Ríos J, Prades M. Synovial fluid D-dimer concentration in foals with septic

joint disease. J Vet Intern Med. 2011;25:1113-7. https://doi. org/10.1111/j.1939-1676.2011.0758. x.

[35] Rodelo JR, De la Rosa G, Valencia ML, Ospina S, Arango CM, Gómez CI, et al. D-dimer is a significant prognostic factor in patients with suspected infection and sepsis. Am J Emerg Med. 2012;30:1991-9.

[36] Busso N, Hamilton JA. Extravascular coagulation and the plasminogen activator/plasmin system in rheumatoid arthritis. Arthritis Rheum. 2002;46:2268-79.

[37] Shahi A, Kheir MM, Tarabichi M, Hosseinzadeh HRS, Tan TL, Parvizi J. Serum D-dimer test is promising for the diagnosis of periprosthetic joint infection and timing of reimplantation. J Bone Joint Surg. 2017;99:1419-27. https:// doi.org/10.2106/JBJS.16.01395.

[38] Larsson S, Thelander U, Friberg S. C-reactive protein (CRP) levels after elective orthopedic surgery. Clin Orthop Relat Res. 1992:237-42. https://doi. org/10.1097/00003086-199202000-00035.

[39] Bilgen Ö, Atici T, Durak K, Karaeminoğullari O, Bilgen MS. C-reactive protein values and erythrocyte sedimentation rates after total hip and total knee arthroplasty. J Int Med Res. 2001;29:7-12. https://doi.org/10.1177/147323000102900102.

[40] Ghanem E, Azzam K, Seeley M, Joshi A, Parvizi J. Staged revision for knee arthroplasty infection: what is the role of serologic tests before reimplantation? Clin Orthop Relat Res. 2009;467:1699-705. https://doi.org/10.1007/s11999-009-0742-9.

[41] Kusuma SK, Ward J, Jacofsky M, Sporer SM, Valle CJD. What is the role of serological testing between stages of two-stage reconstruction of the infected prosthetic knee? Clin Orthop Relat Res. 2010;469:1002-8. https://doi. org/10.1007/s11999-010-1619-7.

[42] Lee YS, Lee Y-K, Han SB, Nam CH, Parvizi J, Koo K-H. Natural progress of D-dimer following total joint arthroplasty: a baseline for the diagnosis of the early postoperative infection. J Orthop Surg Res. 2018;13:36. https://doi.org/10.1186/s13018-018-0730-4.

[43] Li R, Shao H-Y, Hao L-B, Yu B-Z, Qu P-F, Zhou Y-X, et al. Plasma fibrinogen exhibits better performance than plasma D-dimer in the diagnosis of periprosthetic joint infection: a multicenter retrospective study. J Bone Joint Surg. 2019;101:613-9. https:// doi.org/10.2106/JBJS.18.00624.

[44] Boisclair MD, Lane DA, Wilde JT, Ireland H, Preston FE, Ofosu FA. A comparative evaluation of assays for markers of activated coagulation and/or fibrinolysis: thrombin-antithrombin complex, D-dimer and fibrinogen/fibrin fragment E antigen. Br J Haematol. 1990;74:471-9. https:// doi.org/10.1111/j.1365-2141.1990. tb06337.x.

[45] Korte W, Riesen WF. Comparability of serum and plasma concentrations of haemostasis activation markers. Clin Chem Lab Med. 2001;39 https://doi. org/10.1515/cclm.2001.101.

[46] Xu H, Xie J, Huang Q, Lei Y, Zhang S, Pei F. Plasma fibrin degradation product and D-dimer are of limited value for diagnosing periprosthetic joint infection. J Arthroplasty. 2019;34:2454-60. https://doi. org/10.1016/j.arth.2019.05.009.

[47] Pannu TS, Villa JM, Patel PD, Riesgo AM, Barsoum WK,

Higuera CA. The utility of serum d-dimer for the diagnosis of periprosthetic joint infection in revision total hip and knee arthroplasty. J Arthroplasty. 2020;35:1692-5. https://doi.org/10.1016/j. arth.2020.01.034.

[48] Moser KA, Pearson LN, Pelt CE, Olson JD, Goodwin AJ, Isom JA, et al. Letter to the editor on "The 2018 Definition of Periprosthetic Hip and Knee Infection: An Evidence-Based and Validated Criteria". J Arthroplasty. 2020;35:2682-3. https://doi.org/10.1016/j.arth.2020.05.002.

[49] Kirschenbaum LA, McKevitt D, Rullan M, Reisbeck B, Fujii T, Astiz ME. Importance of platelets and fibrinogen in neutrophil-endothelial cell interactions in septic shock. Crit Care Med. 2004;32:1904-9.

[50] Horn M, Bertling A, Brodde MF, Müller A, Roth J, Van Aken H, et al. Human neutrophil alpha-defensins induce formation of fibrinogen and thrombospondin-1 amyloid-like structures and activate platelets via glycoprotein IIb/IIIa. J Thromb Haemost. 2012;10:647-61.

[51] Wu H, Meng Z, Pan L, Liu H, Yang X, Yongping C. Plasma fibrinogen performs better than plasma d-dimer and fibrin degradation product in the diagnosis of periprosthetic joint infection and determination of reimplantation timing. J Arthroplasty. 2020;35:2230-6. https://doi.org/10.1016/j. arth.2020.03.055.

[52] Xu C, Qu P-F, Chai W, Li R, Chen J-Y. Plasma fibrinogen may predict persistent infection before reimplantation in two-stage exchange arthroplasty for periprosthetic hip infection. J Orthop Surg Res. 2019;14:133. https://doi.org/10.1186/s13018-019-1179-9.

[53] Barton BE. IL-6: insights into novel biological activities. Clin Immunol Immunopathol. 1997;85:16-20. https://doi.org/10.1006/clin.1997.4420.

[54] Damas P, Ledoux D, Nys M, Vrindts Y, De Groote D, Franchimont P, et al. Cytokine serum level during severe sepsis in human IL-6 as a marker of severity. Ann Surg. 1992;215:356-62. https://doi. org/10.1097/00000658-199204000-00009.

[55] Pape HC, Schmidt RE, Rice J, van Griensven M, das Gupta R, Krettek C, et al. Biochemical changes after trauma and skeletal surgery of the lower extremity: quantification of the operative burden. Crit Care Med. 2000;28:3441-8. https://doi. org/10.1097/00003246-200010000-00012.

[56] Selberg O, Hecker H, Martin M, Klos A, Bautsch W, Köhl J. Discrimination of sepsis and systemic inflammatory response syndrome by determination of circulating plasma concentrations of procalcitonin, protein complement 3a, and interleukin-6. Crit Care Med. 2000;28:2793-8.

[57] Xie K, Dai K, Qu X, Yan M. Serum and synovial fluid interleukin-6 for the diagnosis of periprosthetic joint infection. Sci Rep. 2017;7:1496. https://doi. org/10.1038/s41598-017-01713-4.

[58] Di Cesare PE, Chang E, Preston CF, Liu C. Serum interleukin-6 as a marker of periprosthetic infection following total hip and knee arthroplasty. J Bone Joint Surg Am. 2005;87:1921-7. https://doi. org/10.2106/JBJS. D.01803.

[59] Wirtz DC, Heller K-D, Miltner O, Zilkens K-W, Wolff JM. Interleukin-6: a potential inflammatory marker after total

joint replacement. Int Orthop. 2000;24:194-6.

[60] Randau TM, Friedrich MJ, Wimmer MD, Reichert B, Kuberra D, Stoffel-Wagner B, et al. Interleukin-6 in serum and in synovial fluid enhances the differentiation between periprosthetic joint infection and aseptic loosening. PLoS One. 2014;9:e89045. https://doi. org/10.1371/journal. pone.0089045.

[61] Berbari E, Mabry T, Tsaras G, Spangehl M, Erwin PJ, Murad MH, et al. Inflammatory blood laboratory levels as markers of prosthetic joint infection: a systematic review and meta-analysis. J Bone Joint Surg Am. 2010;92:2102-9. https://doi.org/10.2106/JBJS.I.01199.

[62] Bottner F, Wegner A, Winkelmann W, Becker K, Erren M, Götze C. Interleukin-6, procalcitonin and TNF-α: markers of peri-prosthetic infection following total joint replacement. J Bone Joint Surg. 2007;89-B:94-9. https://doi. org/10.1302/0301-620X. 89B1.17485.

[63] Ettinger M, Calliess T, Kielstein JT, Sibai J, Brückner T, Lichtinghagen R, et al. Circulating biomarkers for discrimination between aseptic joint failure, low-grade infection, and high-grade septic failure. Clin Infect Dis. 2015;61:332-41. https://doi.org/10.1093/cid/civ286.

[64] Simon L, Gauvin F, Amre DK, Saint-Louis P, Lacroix J. Serum procalcitonin and C-reactive protein levels as markers of bacterial infection: a systematic review and meta-analysis. Clin Infect Dis. 2004;39:206-17.

[65] Xie K, Qu X, Yan M. Procalcitonin and α-Defensin for Diagnosis of Periprosthetic Joint Infections. J Arthroplasty. 2017;32:1387-94. https://doi. org/10.1016/j.arth. 2016. 10.001.

[66] Yoon J-R, Yang S-H, Shin Y-S. Diagnostic accuracy of interleukin-6 and procalcitonin in patients with periprosthetic joint infection: a systematic review and meta-analysis. Int Orthop. 2018;42:1213-26. https://doi. org/10.1007/s00264-017-3744-3.

[67] Friedrich MJ, Randau TM, Wimmer MD, Reichert B, Kuberra D, Stoffel-Wagner B, et al. Lipopolysaccharide-binding protein: a valuable biomarker in the differentiation between periprosthetic joint infection and aseptic loosening? Int Orthop. 2014;38:2201-7. https://doi.org/10.1007/s00264-014-2351-9.

[68] Galliera E, Drago L, Vassena C, Romanò C, Marazzi MG, Salcito L, et al. Toll-like receptor 2 in serum: a potential diagnostic marker of prosthetic joint infection? J Clin Microbiol. 2014;52:620-3.

[69] Drago L, Vassena C, Dozio E, Corsi MM, Vecchi ED, Mattina R, et al. Procalcitonin, C-reactive protein, interleukin-6, and soluble intercellular adhesion molecule-1 as markers of postoperative orthopaedic joint prosthesis infections. Int J Immunopathol Pharmacol. 2011;24:433-40. https:// doi.org/10.1177/039463201102400216.

[70] Worthington T, Dunlop D, Casey A, Lambert P, Luscombe J, Elliott T. Serum procalcitonin, interleukin-6, soluble intercellular adhesin molecule-1 and IgG to shortchain exocellular lipoteichoic acid as predictors of infection in total joint prosthesis revision. Br J Biomed Sci. 2010;67:71-6. https://doi.org /10.1080/09674845.2010.11730294.

[71] Galliera E, Drago L, Marazzi MG, Romano C, Vassena C, Romanelli MMC. Soluble urokinase-type plasminogen activator receptor (suPAR) as new biomarker of the prosthetic joint infection: correlation with inflammatory cytokines. Clin Chim Acta. 2015;441:23-8.

[72] Fjaertoft G, Douhan Håkansson L, Pauksens K, Sisask G, Venge P. Neutrophil CD64 (FcγRI) expres-sion is a specific marker of bacterial infection: a study on the kinetics and the impact of major surgery. Scand J Infect Dis. 2007;39: 525-35.

[73] Shohat N, Tan TL, Della Valle CJ, Calkins TE, George J, Higuera C, et al. Development and validation of an evidence-based algorithm for diagnosing periprosthetic joint infection. J Arthroplasty. 2019:S0883540319305868. https://doi.org/10.1016/j.arth.2019.06.016.

[74] Carli AV, Abdelbary H, Ahmadzai N, Cheng W, Shea B, Hutton B, et al. Diagnostic accuracy of serum, synovial, and tissue testing for chronic periprosthetic joint infection after hip and knee replacements: a systematic review. J Bone Joint Surg. 2019;101:635-49. https://doi.org/10.2106/JBJS.18.00632.

[75] Mason JB, Fehring TK, Odum SM, Griffin WL, Nussman DS. The value of white blood cell counts before revision total knee arthroplasty. J Arthroplasty. 2003;18:1038-43. https://doi. org/10.1016/s0883-5403(03)00448-0.

[76] Trampuz A, Hanssen AD, Osmon DR, Mandrekar J, Steckelberg JM, Patel R. Synovial fluid leukocyte count and differential for the diagnosis of prosthetic knee infection. Am J Med. 2004;117:556-62. https://doi.org/10.1016/j.amjmed.2004.06.022.

[77] Bedair H, Ting N, Jacovides C, Saxena A, Moric M, Parvizi J, et al. The Mark Coventry award: diagnosis of early postoperative TKA infection using synovial fluid analysis. Clin Orthop Relat Res. 2010;469:34-40. https://doi.org/10.1007/s11999-010-1433-2.

[78] Dinneen A, Guyot A, Clements J, Bradley N. Synovial fluid white cell and differential count in the diagnosis or exclusion of prosthetic joint infection. Bone Joint J. 2013;95-B:554-7. https://doi. org/10.1302/0301-620X. 95B4.30388.

[79] Shahi A, Tan TL, Kheir MM, Tan DD, Parvizi J. Diagnosing periprosthetic joint infection: and the winner is? J Arthroplasty. 2017;32:S232-5. https:// doi.org/10.1016/j.arth.2017.06.005.

[80] Ghanem E, Houssock C, Pulido L, Han S, Jaberi FM, Parvizi J. Determining "true" leukocytosis in bloody joint aspiration. J Arthroplasty. 2008;23:182-7. https://doi.org/10.1016/j.arth.2007.08.016.

[81] Yi PH, Cross MB, Moric M, Levine BR, Sporer SM, Paprosky WG, et al. Do serologic and synovial tests help diagnose infection in revision hip arthroplasty with metal-on-metal bearings or corrosion? Clin Orthop Relat Res. 2015;473:498-505. https://doi. org/10.1007/s11999-014-3902-5.

[82] Shahi A, Deirmengian C, Higuera C, Chen A, Restrepo C, Zmistowski B, et al. Premature therapeutic antimicrobial treatments can compromise the diagnosis of late periprosthetic joint infection. Clin Orthop Relat Res. 2015;473:2244-9. https://doi.org/10.1007/s11999-015-4142-z.

[83] Kwon Y-M, Antoci V, Leone WA, Tsai T-Y, Dimitriou D, Liow MHL. Utility of serum inflammatory and synovial

fluid counts in the diagnosis of infection in taper corrosion of dual taper modular stems. J Arthroplasty. 2016;31:1997-2003. https://doi.org/10.1016/j.arth.2016.02.020.

[84] Lombardi AV Jr, Barrack RL, Berend KR, Cuckler JM, Jacobs JJ, Mont MA, et al. The Hip ociety: algorithmic approach to diagnosis and management of metal-on-metal arthroplasty. J Bone Joint Surg. 2012;94-B:14-8. https://doi.org/10.1302/0301-620X. 94B11.30680.

[85] Wyles CC, Van Demark RE, Sierra RJ, Trousdale RT. High rate of infection after aseptic revision of failed metal-on-metal total hip arthroplasty. Clin Orthop Relat Res. 2014;472:509-16. https://doi. org/10.1007/s11999-013-3157-6.

[86] Deirmengian CA, Kazarian GS, Feeley SP, Sizer SC. False-positive automated synovial fluid white blood cell counting is a concern for both hip and knee arthroplasty aspirates. J Arthroplasty. 2020;35:S304-7. https://doi.org/10.1016/j.arth.2020.01.060.

[87] Parvizi J, Jacovides C, Antoci V, Ghanem E. Diagnosis of periprosthetic joint infection: the utility of a simple yet unappreciated enzyme. J Bone Joint Surg. 2011;93:2242-8.

[88] Wyatt MC, Beswick AD, Kunutsor SK, Wilson MJ, Whitehouse MR, Blom AW. The alpha-defensin immunoassay and leukocyte esterase colorimetric strip test for the diagnosis of periprosthetic infection: a systematic review and meta-analysis. J Bone Joint Surg. 2016;98:992-1000. https://doi.org/10.2106/JBJS.15.01142.

[89] Wetters NG, Berend KR, Lombardi AV, Morris MJ, Tucker TL, Della Valle CJ. Leukocyte esterase reagent strips for the rapid diagnosis of periprosthetic joint infection. J Arthroplasty. 2012;27:8-11. https://doi.org/10.1016/j.arth.2012.03.037.

[90] Aggarwal VK, Tischler E, Ghanem E, Parvizi J. Leukocyte esterase from synovial fluid aspirate. J Arthroplasty. 2013;28:193-5. https://doi. org/10.1016/j.arth.2012.06.023.

[91] Tischler EH, Cavanaugh PK, Parvizi J. Leukocyte esterase strip test: matched for musculoskeletal infection society criteria. J Bone Joint Surg Am. 2014;96:1917-20. https://doi.org/10.2106/JBJS.M.01591.

[92] Deirmengian C, Kardos K, Kilmartin P, Gulati S, Citrano P, Booth RE. The alpha-defensin test for periprosthetic joint infection responds to a wide spectrum of organisms. Clin Orthop Relat Res. 2015;473:2229-35. https://doi.org/10.1007/s11999-015-4152-x.

[93] White SH, Wimley WC, Selsted ME. Structure, function, and membrane integration of defensins. Curr Opin Struct Biol. 1995;5:521-7. https://doi. org/10.1016/0959-440x(95)80038-7.

[94] Mathew B, Nagaraj R. Antimicrobial activity of human alpha-defensin 5 and its linear analogs: N-terminal fatty acylation results in enhanced antimicrobial activity of the linear analogs. Peptides. 2015;71:128-40. https://doi.org/10.1016/j. peptides.2015.07.009.

[95] Xie Z, Feng J, Yang W, Xiang F, Yang F, Zhao Y, et al. Human alpha-defensins are immune-related Kv1.3 channel inhibitors: new support for their roles in adaptive immunity. FASEB J. 2015;29:4324-33. https://doi.org/10.1096/fj.15-274787.

[96] Frangiamore SJ, Gajewski ND, Saleh A, Farias-Kovac M, Barsoum WK, Higuera CA. α-Defensin accuracy to diagnose periprosthetic joint infection—best available test? J Arthroplasty. 2016;31:456-60. https://doi.org/10.1016/j.arth.2015.09.035.

[97] Deirmengian C, Kardos K, Kilmartin P, Cameron A, Schiller K, Parvizi J. Combined measurement of synovial fluid α-defensin and C-reactive protein levels: highly accurate for diagnosing periprosthetic joint infection. J Bone Joint Surg. 2014;96:1439-45. https://doi.org/10.2106/JBJS.M.01316.

[98] Bingham J, Clarke H, Spangehl M, Schwartz A, Beauchamp C, Goldberg B. The alpha defensin-1 biomarker assay can be used to evaluate the potentially infected total joint arthroplasty. Clin Orthop Relat Res. 2014;472:4006-9. https://doi. org/10.1007/s11999-014-3900-7.

[99] Ahmad SS, Hirschmann MT, Becker R, Shaker A, Ateschrang A, Keel MJB, et al. A meta-analysis of synovial biomarkers in periprosthetic joint infection: SynovasureTM is less effective than the ELISA-based alpha-defensin test. Knee Surg Sports Traumatol Arthrosc. 2018;26:3039-47. https://doi.org/10.1007/s00167-018-4904-8.

[100] Eriksson HK, Nordström J, Gabrysch K, Hailer NP, Lazarinis S. Does the alpha-defensin immunoassay or the lateral flow test have better diagnostic value for periprosthetic joint infection? A systematic review. Clin Orthop Relat Res. 2018;476:1065-72. https://doi.org/10.1007/s11999.0000000000000244.

[101] Marson BA, Deshmukh SR, Grindlay DJC, Scammell BE. Alpha-defensin and the Synovasure lateral flow device for the diagnosis of prosthetic joint infection: a systematic review and meta-analysis. Bone Joint J. 2018;100-B:703-11. https://doi.org/10.1302/0301-620X. 100B6. BJJ-2017-1563.R1.

[102] Suen K, Keeka M, Ailabouni R, Tran P. Synovasure 'quick test' is not as accurate as the laboratory-based α-defensin immunoassay: a systematic review and meta-analysis. Bone Joint. 2018;100-B:66-72. https://doi.org/10.1302/0301-620X.100B1.BJJ-2017-0630. R1.

[103] Kuiper JWP, Verberne SJ, Vos SJ, van Egmond PW. Does the alpha defensin ELISA test perform better than the alpha defensin lateral flow test for PJI diagnosis? A systematic review and meta-analysis of prospective studies. Clin Orthop Relat Res. 2020;478:1333-44. https://doi.org/10.1097/CORR.0000000000001225.

[104] Plate A, Stadler L, Sutter R, Anagnostopoulos A, Frustaci D, Zbinden R, et al. Inflammatory disorders mimicking periprosthetic joint infections may result in false-positive α-defensin. Clin Microbiol Infect. 2018;24:1212.e1-6. https://doi.org/10.1016/j. cmi.2018.02.019.

[105] Okroj KT, Calkins TE, Kayupov E, Kheir MM, Bingham JS, Beauchamp CP, et al. The alpha-defensin test for diagnosing periprosthetic joint infection in the setting of an adverse local tissue reaction secondary to a failed metal-on-metal bearing or corrosion at the head-neck junction. J Arthroplasty. 2018;33:1896-8. https://doi. org/10.1016/j.arth.2018.01.007.

[106] Shahi A, Parvizi J, Kazarian GS, Higuera C, Frangiamore S, Bingham J, et al. The alpha-defensin test for periprosthetic joint infections is not affected by prior antibiotic

administration. Clin Orthop Relat Res. 2016;474:1610-5. https://doi.org/10.1007/s11999-016-4726-2.

[107] Johnson AJ, Zywiel MG, Stroh A, Marker DR, Mont MA. Serological markers can lead to false negative diagnoses of periprosthetic infections following total knee arthroplasty. Int Orthop. 2011;35:1621-6.

[108] Parvizi J, Jacovides C, Adeli B, Jung KA, Hozack WJ, Mark B. Coventry Award: synovial C-reactive protein: a prospective evaluation of a molecular marker for periprosthetic knee joint infection. Clin Orthop Relat Res. 2012;470:54-60. https://doi. org/10.1007/s11999-011-1991-y.

[109] Zamani B, Jamali R, Ehteram H. Synovial fluid adenosine deaminase and high-sensitivity C-reactive protein activity in differentiating monoarthritis. Rheumatol Int. 2012;32:183-8.

[110] Parvizi J, McKenzie JC, Cashman JP. Diagnosis of periprosthetic joint infection using synovial C-reactive protein. J Arthroplasty. 2012;27:12-6. https://doi. org/10.1016/j.arth.2012.03.018.

[111] Plate A, Anagnostopoulos A, Glanzmann J, Stadler L, Weigelt L, Sutter R, et al. Synovial C-reactive protein features high negative predictive value but is not useful as a single diagnostic parameter in suspected periprosthetic joint infection (PJI). J Infect. 2019;78:439-44. https://doi. org/10.1016/j. jinf.2019.04.003.

[112] Tetreault MW, Wetters NG, Moric M, Gross CE, Della Valle CJ. Is synovial c-reactive protein a useful marker for periprosthetic joint infection? Clin Orthop Relat Res. 2014;472:3997-4003. https://doi. org/10.1007/s11999-014-3828-y.

[113] Wang C, Wang Q, Li R, Duan J-Y, Wang C-B. Synovial fluid C-reactive protein as a diagnostic marker for periprosthetic joint infection: a systematic review and meta-analysis. Chin Med J (Engl). 2016;129:1987-93. https://doi. org/10.4103/0366-6999.187857.

[114] Sousa R, Serrano P, Gomes Dias J, Oliveira JC, Oliveira A. Improving the accuracy of synovial fluid analysis in the diagnosis of prosthetic joint infection with simple and inexpensive biomarkers: C-reactive protein and adenosine deaminase. Bone Joint J. 2017;99-B:351-7. https://doi. org/10.1302/0301-620X. 99B3.BJJ-2016-0684. R1.

[115] Stone WZ, Gray CF, Parvataneni HK, Al-Rashid M, Vlasak RG, Horodyski M, et al. Clinical evaluation of synovial alpha defensin and synovial C-reactive protein in the diagnosis of periprosthetic joint infection. J Bone Joint Surg. 2018;100:1184-90. https://doi.org/10.2106/JBJS.17.00556.

[116] Gallo J, Svoboda M, Zapletalova J, Proskova J, Juranova J. Serum IL-6 in combination with synovial IL-6/CRP shows excellent diagnostic power to detect hip and knee prosthetic joint infection. PLoS One. 2018;13:e0199226. https://doi.org/10.1371/journal.pone.0199226.

[117] Deirmengian CA, Citrano PA, Gulati S, Kazarian ER, Stave JW, Kardos KW. The C-reactive protein may not detect infections caused by less-virulent organisms. J Arthroplasty. 2016;31:152-5. https://doi.org/10.1016/j.arth.2016.01.060.

[118] Deirmengian C, Kardos K, Kilmartin P, Cameron A, Schiller K, Parvizi J. Diagnosing periprosthetic joint infection: has the era of the biomarker arrived? Clin Orthop Relat Res. 2014;472:3254-62. https://doi. org/10.1007/s11999-014-3543-8.

[119] Wouthuyzen-Bakker M, Ploegmakers JJW, ampinga GA, Wagenmakers-Huizenga L, Jutte PC, Muller Kobold AC. Synovial calprotectin: a potential biomarker to exclude a prosthetic joint infection. Bone Joint J. 2017;99-B:660-5. https://doi. org/10.1302/0301-620X. 99B5.BJJ-2016-0913. R2.

[120] Karbysheva S, Yermak K, Grigoricheva L, Renz N, Perka C, Trampuz A. Synovial fluid d-lactate—a novel pathogen-specific biomarker for the diagnosis of periprosthetic joint infection. J Arthroplasty. 2020;35:2223-2229.e2. https://doi.org/10.1016/j. arth.2020.03.016.

[121] Qin L, Hu N, Li X, Chen Y, Wang J, Huang W. Evaluation of synovial fluid neutrophil CD64 ndex as a screening biomarker of prosthetic joint infection. Bone Joint J. 2020;102-B:463-9. https://doi.org/10.1302/0301-620X. 102B4.BJJ-2019-1271.R1.

[122] Nakashige TG, Zhang B, Krebs C, Nolan EM. Human calprotectin is an iron-sequestering host-defense protein. Nat Chem Biol. 2015;11:765-71.

[123] Abildtrup M, Kingsley GH, Scott DL. Calprotectin as a biomarker for rheumatoid arthritis: a systematic review. J Rheumatol. 2015;42:760-70.

[124] Yermak K, Karbysheva S, Perka C, Trampuz A, Renz N. Performance of synovial fluid D-lactate for the diagnosis of periprosthetic joint infection: a prospective observational study. J Infect. 2019;79:123-9. https://doi.org/10.1016/j.jinf.2019.05.015.

[125] Ewaschuk JB, Naylor JM, Zello GA. D-lactate in human and ruminant metabolism. J Nutr. 2005;135:1619-25.

[126] Gratacos J, Vila J, Moya F, Marcos MA, Collado A, Sanmartí R, et al. D-lactic acid in synovial fluid. A rapid diagnostic test for bacterial synovitis. J Rheumatol. 1995;22:1504-8.

[127] Bori G, Soriano A, García S, Gallart X, Mallofre C, Mensa J. Neutrophils in frozen section and type of microorganism isolated at the time of resection arthroplasty for the treatment of infection. Arch Orthop Trauma Surg. 2009;129:591.

[128] Tsaras G, Maduka-Ezeh A, Inwards CY, Mabry T, Erwin PJ, Murad MH, et al. Utility of intraoperative frozen section histopathology in the diagnosis of periprosthetic joint infection: a systematic review and meta-analysis. J Bone Joint Surg Am. 2012;94:1700-11. https://doi.org/10.2106/JBJS.J.00756.

[129] Kwiecien G, George J, Klika AK, Zhang Y, Bauer TW, Rueda CAH. Intraoperative frozen section histology: matched for musculoskeletal infection society criteria. J Arthroplasty. 2017;32:223-7. https:// doi.org/10.1016/j.arth.2016.06.019.

[130] Ascione T, Barrack R, Benito N, Blevins K, Brause B, Cornu O, et al. General assembly, diagnosis, pathogen isolation - culture matters: proceedings of International Consensus on Orthopedic Infections. J Arthroplasty. 2019;34:S197-206. https://doi.

org/10.1016/j.arth.2018.09.071.

[131] Berbari EF, Marculescu C, Sia I, Lahr BD, Hanssen AD, Steckelberg JM, et al. Culture-negative prosthetic joint infection. Clin Infect Dis. 2007;45:1113-9. https://doi.org/10.1086/522184.

[132] Parvizi J, Ghanem E, Menashe S, Barrack RL, Bauer TW. Periprosthetic infection: what are the diagnostic challenges? J Bone Joint Surg. 2006;88:138-47.

[133] Parvizi J, Erkocak OF, Della Valle CJ. Culture-negative eriprosthetic joint infection. J Bone Joint Surg Am. 2014;96:430-6. https://doi.org/10.2106/JBJS.L.01793.

[134] Kalbian I, Park JW, Goswami K, Lee Y-K, Parvizi J, Koo K-H. Culture-negative periprosthetic joint infection: prevalence, aetiology, evaluation, recommendations, and treatment. Int Orthop. 2020;44:1255-61. https://doi.org/10.1007/s00264-020-04627-5.

[135] Hughes JG, Vetter EA, Patel R, Schleck CD, Harmsen S, Turgeant LT, et al. Culture with BACTEC Peds Plus/F bottle compared with conventional methods for detection of bacteria in synovial fluid. J Clin Microbiol. 2001;39:4468-71.

[136] Qu X, Zhai Z, Wu C, Jin F, Li H, Wang L, et al. Preoperative aspiration culture for preoperative diagnosis of infection in total hip or knee arthroplasty. J Clin Microbiol. 2013;51:3830-4. https://doi. org/10.1128/JCM.01467-13.

[137] Tande AJ, Patel R. Prosthetic joint infection. Clin Microbiol Rev. 2014;27:302-45. https://doi. org/10.1128/CMR.00111-13.

[138] Abdel MP, Akgün D, Akin G, Akinola B, Alencar P, Amanatullah DF, et al. Hip and knee section, diagnosis, pathogen isolation, culture: proceedings of International Consensus on Orthopedic Infections. J Arthroplasty. 2019;34:S361-7. https://doi.org/10.1016/j.arth.2018.09.020.

[139] Jacobs AME, Bénard M, Meis JF, van Hellemondt G, Goosen JHM. The unsuspected prosthetic joint infection: incidence and consequences of positive intra-operative cultures in presumed aseptic knee and hip revisions. Bone Joint J. 2017;99-B:1482-9. https://doi.org/10.1302/0301-620X. 99B11.BJJ-2016-0655. R2.

[140] Aggarwal VK, Higuera C, Deirmengian G, Parvizi J, Austin MS. Swab cultures are not as effective as tissue cultures for diagnosis of periprosthetic joint infection. Clin Orthop Relat Res. 2013;471:3196-203. https://doi.org/10.1007/s11999-013-2974-y.

[141] Nguyen LL, Nelson CL, Saccente M, Smeltzer MS, Wassell DL, McLaren SG. Detecting bacterial colonization of implanted orthopaedic devices by ultrasonication. Clin Orthop Relat Res. 2002;403:29-37. https://doi.org/10.1097/00003086-200210000-00006.

[142] Trampuz A, Piper KE, Jacobson MJ, Hanssen AD, Unni KK, Osmon DR, et al. Sonication of removed hip and knee prostheses for diagnosis of infection. N Engl J Med. 2007;357:654-63. https://doi. org/10.1056/NEJMoa061588.

[143] Shen H, Tang J, Wang Q, Jiang Y, Zhang X. Sonication of explanted prosthesis combined with incubation in BD Bactec bottles for pathogen-based diagnosis of prosthetic joint infection. J Clin Microbiol. 2014;53:777-81. https://doi.org/10.1128/jcm.02863-14.

[144] Hischebeth GTR, Randau TM, Molitor E, Wimmer MD, Hoerauf A, Bekeredjian-Ding I, et al. Comparison of bacterial growth in sonication fluid cultures with periprosthetic membranes and with cultures of biopsies for diagnosing periprosthetic joint infection. Diagn Microbiol Infect Dis. 2016;84:112-5. https://doi.org/10.1016/j.diagmicrobio.2015.09.007.

[145] Holinka J, Bauer L, Hirschl AM, Graninger W, Windhager R, Presterl E. Sonication cultures of explanted components as an add-on test to routinely conducted microbiological diagnostics improve pathogen detection. J Orthop Res. 2010;29:617-22. https://doi.org/10.1002/jor.21286.

[146] Scorzolini L, Lichtner M, Iannetta M, Mengoni F, Russo G, Panni AS, et al. Sonication technique improves microbiological diagnosis in patients treated with antibiotics before surgery for prosthetic joint infections. New Microbiol. 2014;37:321-8.

[147] Puig-Verdié L, Alentorn-Geli E, González-Cuevas A, Sorlí L, Salvadó M, Alier A, et al. Implant sonication increases the diagnostic accuracy of infection in patients with delayed, but not early, orthopaedic implant failure. Bone Joint J. 2013;95-B:244-9. https://doi.org/10.1302/0301-620x. 95b2.30486.

[148] Janz V, Wassilew GI, Hasart O, Matziolis G, Tohtz S, Perka C. Evaluation of sonicate fluid cultures in comparison to histological analysis of the periprosthetic membrane for the detection of periprosthetic joint infection. Int Orthop. 2013;37:931-6. https://doi.org/10.1007/s00264-013-1853-1.

[149] Rothenberg AC, Wilson AE, Hayes JP, O'Malley MJ, Klatt BA. Sonication of arthroplasty implants improves accuracy of periprosthetic joint infection cultures. Clin Orthop Relat Res. 2017;475:1827-36. https://doi.org/10.1007/s11999-017-5315-8.

[150] Janz V, Wassilew GI, Hasart O, Tohtz S, Perka C. Improvement in the detection rate of PJI in total hip arthroplasty through multiple sonicate fluid cultures: multiple sonicate cultures for PJI. J Orthop Res. 2013;31:2021-4. https://doi.org/10.1002/jor.22451.

[151] Zhai Z, Li H, Qin A, Liu G, Liu X, Wu C, et al. Meta-analysis of sonication fluid samples from prosthetic components for diagnosis of infection after total joint arthroplasty. J Clin Microbiol. 2014;52:1730-6. https://doi.org/10.1128/JCM.03138-13.

[152] Van Diek FM, Albers CGM, Van Hooff ML, Meis JF, Goosen JHM. Low sensitivity of implant sonication when screening for infection in revision surgery. Acta Orthop. 2017;88:294-9. https://doi.org/10.1080/17453674.2017.1300021.

[153] Prieto-Borja L, Auñón Á, Blanco A, Fernández-Roblas R, Gadea I, García-Cañete J, et al. Evaluation of the use of sonication of retrieved implants for the diagnosis of prosthetic joint infection in a routine setting. Eur J Clin Microbiol Infect Dis. 2018;37:715-22. https://doi.org/10.1007/s10096-017- 3164-8.

[154] Tan TL, Kheir MM, Shohat N, Tan DD, Kheir M, Chen

C, et al. Culture-negative periprosthetic joint infection: an update on what to expect. J Bone Joint Surg Open Access. 2018;3:e0060. https://doi. org/10.2106/JBJS.OA.17.00060.

[155] Trampuz A, Piper KE, Hanssen AD, Osmon DR, Cockerill FR, Steckelberg JM, et al. Sonication of explanted prosthetic components in bags for diagnosis of prosthetic joint infection is associated with risk of contamination. J Clin Microbiol. 2006;44:628-31. https://doi.org/10.1128/JCM.44.2.628-631.2006.

[156] Malekzadeh D, Osmon DR, Lahr BD, Hanssen AD, Berbari EF. Prior use of antimicrobial therapy is a risk factor for culture-negative prosthetic joint infection. Clin Orthop Relat Res. 2010;468:2039-45. https://doi. org/10.1007/s11999-010-338-0.

[157] Pasquaroli S, Zandri G, Vignaroli C, Vuotto C, Donelli G, Biavasco F. Antibiotic pressure can induce the viable but non-culturable state in Staphylococcus aureus growing in biofilms. J Antimicrob Chemother. 2013;68:1812-7. https:// doi.org/10.1093/jac/dkt086.

[158] Pasquaroli S, Citterio B, Cesare A, Amiri M, Manti A, Vuotto C, et al. Role of daptomycin in the induction and persistence of the viable but non-culturable state of Staphylococcus aureus biofilms. Pathogens. 2014;3:759-68. https://doi.org/10.3390/pathogens3030759.

[159] Zhao X, Zhong J, Wei C, Lin C-W, Ding T. Current perspectives on viable but non-culturable state in foodborne pathogens. Front Microbiol. 2017;8 https://doi. org/10.3389/fmicb.2017.00580.

[160] Li L, Mendis N, Trigui H, Oliver JD, Faucher SP. The importance of the viable but non-culturable state in human bacterial pathogens. Front Microbiol. 2014;5 https://doi. org/10.3389/fmicb.2014.00258.

[161] Oliver JD. Recent findings on the viable but nonculturable state in pathogenic bacteria. FEMS Microbiol Rev. 2010;34:415-25. https://doi. org/10.1111/j.1574-6976.2009.00200. x.

[162] Sun F, Chen J, Zhong L, Zhang X, Wang R, Guo Q, et al. Characterization and virulence retention of viable but nonculturable Vibrio harveyi. FEMS Microbiol Ecol. 2008;64:37-44.

[163] Della Valle C, Parvizi J, Bauer TW, DiCesare PE, Evans RP, Segreti J, et al. American Academy of Orthopaedic Surgeons clinical practice guideline on: the diagnosis of periprosthetic joint infections of the hip and knee. J Bone Joint Surg. 2011;93:1355-7.

[164] Barrack RL, Jennings RW, Wolfe MW, Bertot AJ. The value of preoperative aspiration before total knee revision. Clin Orthop Relat Res. 1997;345:8-16. https:// doi. org/10.1097/00003086-199712000-00003.

[165] Mont MA, Waldman BJ, Hungerford DS. Evaluation of preoperative cultures before second-stage reimplantation of a total knee prosthesis complicated by infection. J Bone Joint Surg Am. 2000;82:1552-7. https://doi. org/10.2106/00004623-200011000-00006.

[166] Burnett RSJ, Kelly MA, Hanssen AD, Barrack RL. Technique and timing of two-stage exchange for infection in TKA. Clin Orthop Relat Res. 2007;464:164-78. https:// doi.org/10.1097/ blo.0b013e318157eb1e.

[167] Tan TL, Shohat N, Rondon AJ, Foltz C, Goswami K, Ryan SP, et al. Perioperative antibiotic prophylaxis in total joint arthroplasty: a single dose is as effective as multiple doses. J Bone Joint Surg. 2019;101:429-37. https://doi. org/10.2106/JBJS.18.00336.

[168] Ghanem E, Parvizi J, Clohisy J, Burnett S, Sharkey PF, Barrack R. Perioperative antibiotics should not be withheld in proven cases of periprosthetic infection. Clin Orthop Relat Res. 2007;461:44-7. https://doi.org/10.1097/BLO.0b013e318065b780.

[169] Pérez-Prieto D, Portillo ME, Puig-Verdié L, Alier A, Gamba C, Guirro P, et al. Preoperative antibiotic rophylaxis in prosthetic joint infections: not a concern for intraoperative cultures. Diagn Microbiol Infect Dis. 2016;86:442-5. https:// doi.org/10.1016/j. diagmicrobio.2016.09.014.

[170] Tetreault MW, Wetters NG, Aggarwal V, Mont M, Parvizi J, Della Valle CJ. The Chitranjan Ranawat Award: should prophylactic antibiotics be withheld before revision surgery to obtain appropriate cultures? Clin Orthop Relat Res. 2014;472:52-6. https://doi.org/10.1007/s11999-013-3016-5.

[171] Bedenčič K, Kavčič M, Faganeli N, Mihalič R, Mavčič B, Dolenc J, et al. Does preoperative antimicrobial prophylaxis influence the diagnostic potential of periprosthetic tissues in hip or knee infections? Clin Orthop Relat Res. 2016;474:258-64. https://doi.org/10.1007/s11999-0154486-4.

[172] Burnett RSJ, Aggarwal A, Givens SA, McClure JT, Morgan PM, Barrack RL. Prophylactic antibiotics do not affect cultures in the treatment of an infected TKA: a prospective trial. Clin Orthop Relat Res. 2010;468:127-34. https://doi.org/10.1007/s11999-009-1014-4.

[173] Wouthuyzen-Bakker M, Benito N, Soriano A. The effect of preoperative antimicrobial prophylaxis on intraoperative culture results in patients with a suspected or confirmed prosthetic joint infection: a systematic review. J Clin Microbiol. 2017;55:2765-74. https://doi.org/10.1128/JCM.00640-17.

[174] Wouthuyzen-Bakker M, Tornero E, Claret G, Bosch J, Martinez-Pastor JC, Combalia A, et al. Withholding preoperative antibiotic prophylaxis in knee prosthesis revision: a retrospective analysis on culture results and risk of infection. J Arthroplasty. 017;32:2829-33. https://doi. org/10.1016/j. arth.2017.03.064.

[175] Spangehl MJ, Masri BA, O'Connell JX, Duncan CP. Prospective analysis of preoperative and intraoperative investigations for the diagnosis of infection at the sites of two hundred and two revision total hip arthroplasties\ ast. J Bone Joint Surg. 1999;81:672-83. https://doi. org/10.2106/00004623-199905000-00008.

[176] Toms AD, Davidson D, Masri BA, Duncan CP. The management of peri-prosthetic infection in total joint rthroplasty. J Bone Joint Surg. 2006;88-B:149-55. https:// doi.org/10.1302/0301-620x. 88b2.17058.

[177] Achermann Y, Vogt M, Leunig M, Wust J, Trampuz A. Improved diagnosis of periprosthetic joint infection by multiplex PCR of sonication fluid from removed implants. J Clin Microbiol. 2010;48:1208-14. https://doi.

org/10.1128/jcm.00006-10.

[178] Janz V, Schoon J, Morgenstern C, Preininger B, Reinke S, Duda G, et al. Rapid detection of periprosthetic joint infection using a combination of 16s rDNA polymerase chain reaction and lateral flow immunoassay. Bone Joint Res. 2018;7:12-9. https://doi.org/10.1302/2046-3758.71. bjr-2017-0103. r2.

[179] Sigmund IK, Holinka J, Sevelda F, Staats K, Heisinger S, Kubista B, et al. Performance of automated multiplex polymerase chain reaction (mPCR) using synovial fluid in the diagnosis of native joint septic arthritis in adults. Bone Joint J. 2019;101-B:288-96. https://doi.org/10.1302/0301-620x. 01b3.bjj-2018- 0868. r1.

[180] Fenollar F, Roux V, Stein A, Drancourt M, Raoult D. Analysis of 525 samples to determine the usefulness of PCR amplification and sequencing of the 16S rRNA gene for diagnosis of bone and joint infections. J Clin Microbiol. 2006;44:1018-28. https:// doi.org/10.1128/jcm.44.3.1018-1028.2006.

[181] Cazanave C, Greenwood-Quaintance KE, Hanssen AD, Karau MJ, Schmidt SM, Gomez Urena EO, et al. Rapid molecular microbiologic diagnosis of prosthetic joint infection. J Clin Microbiol. 2013;51:2280-7. https://doi.org/10.1128/JCM.00335-13.

[182] Tsang STJ, McHugh MP, Guerendiain D, Gwynne PJ, Boyd J, Simpson AHRW, et al. Underestimation of Staphylococcus aureus (MRSA and MSSA) carriage associated with standard culturing techniques. Bone Joint Res. 2018;7:79-84. https://doi. org/10.1302/2046-3758.71. bjr-2017-0175. r1.

[183] Chen M-F, Chang C-H, Chiang-Ni C, Hsieh P-H, Shih H-N, Ueng SWN, et al. Rapid analysis of bacterial composition in prosthetic joint infection by 16S rRNA metagenomic sequencing. Bone Joint Res. 2019;8:367-77. https://doi.org/10.1302/2046-3758.88. bjr-2019-0003. r2.

[184] Janda JM, Abbott SL. 16S rRNA gene sequencing for bacterial identification in the diagnostic laboratory: pluses, perils, and pitfalls. J Clin Microbiol. 2007;45:2761-4. https://doi.org/10.1128/JCM.01228-07.

[185] Tarabichi M, Alvand A, Shohat N, Goswami K, Parvizi J. Diagnosis of Streptococcus canis periprosthetic joint infection: the utility of next-generation sequencing. Arthroplast Today. 2018;4:20-3. https://doi.org/10.1016/j.artd.2017.08.005.

[186] Street TL, Sanderson ND, Atkins BL, Brent AJ, Cole K, Foster D, et al. Molecular diagnosis of orthopaedic device infection direct from sonication fluid by metagenomic sequencing. J Clin Microbiol. 2017; https://doi.org/10.1101/118026.

[187] Ruppé E, Lazarevic V, Girard M, Mouton W, Ferry T, Laurent F, et al. Clinical metagenomics of bone and joint infections: a proof of concept study. Sci Rep. 2017;7 https://doi.org/10.1038/s41598-017-07546-5.

[188] Thoendel MJ, Jeraldo PR, Greenwood-Quaintance KE, Yao JZ, Chia N, Hanssen AD, et al. Identification of prosthetic joint infection pathogens using a shotgun metagenomics approach. Clin Infect Dis. 2018;67:1333-8. https://doi.org/10.1093/cid/ciy303.

[189] Huang Z, Zhang C, Li W, Fang X, Wang Q, Xing L, et al. Metagenomic next-generation sequencing contribution in identifying prosthetic joint infection due to Parvimonas micra: a case report. J Bone Joint Infect. 2019;4:50-5. https://doi.org/10.7150/jbji.30615.

[190] Fang X, Li W, Zhang C, Huang Z, Zeng H, Dong Z, et al. Detecting the presence of bacterial DNA nd RNA by polymerase chain reaction to diagnose suspected periprosthetic joint infection after antibiotic therapy: diagnose of PJI by DNA and RNA-based PCR. Orthop Surg. 2018;10:40-6. https://doi. org/10.1111/os.12359.

[191] Shukla SK, Ward JP, Jacofsky MC, Sporer SM, Paprosky WG, Valle CJD. Perioperative testing for persistent sepsis following resection arthroplasty of the hip for periprosthetic infection. J Arthroplasty. 2010;25:87-91. https://doi.org/10.1016/j. arth.2010.05.006.

[192] Melendez DP, Greenwood-Quaintance KE, Berbari EF, Osmon DR, Mandrekar JN, Hanssen AD, et al. Evaluation of a genus- and group-specific rapid PCR assay panel on synovial fluid for diagnosis of prosthetic knee infection. J Clin Microbiol. 2016;54:120-6. https://doi.org/10.1128/JCM.02302-15.

[193] Tan TL, Gomez MM, Manrique J, Parvizi J, Chen AF. Positive culture during reimplantation increases the risk of subsequent failure in two-stage exchange arthroplasty. J Bone Joint Surg. 2016;98:1313-9. https://doi.org/10.2106/jbjs.15.01469.

[194] Canvin JM, Goutcher SC, Hagig M, Gemmell CG, Sturrock RD. Persistence of Staphylococcus aureus as detected by polymerase chain reaction in the synovial fluid of a patient with septic arthritis. Rheumatology. 1997;36:203-6. https://doi. org/10.1093/rheumatology/36.2.203.

[195] Van Der Heijden IM, Wilbrink B, Vije AE, Schouls LM, Breedveld FC, Tak PP. Detection of bacterial DNA in serial synovial samples obtained during antibiotic treatment from patients with septic arthritis. Arthritis Rheumat. 1999;42:2198-203.

[196] Chen T, Rimpiläinen M, Luukkainen R, Möttönen T, Yli-Jama T, Jalava J, et al. Bacterial components in the synovial tissue of patients with advanced rheumatoid arthritis or osteoarthritis: analysis with gas chromatography-mass spectrometry and pan-bacterial polymerase chain reaction. Arthritis Care Res. 2003;49:328-34. https://doi.org/10.1002/ art.11119.

[197] Wilbrink B, Hazes JMW, Breedveld FC, Tak PP. Detection of bacterial DNA in joint samples from patients with undifferentiated arthritis and reactive arthritis, using polymerase chain reaction with universal 16S ribosomal RNA primers. Arthritis Rheum. 1998;41:535-43.

第 7 章 微生物诊断
Microbiological Diagnosis of Knee Prosthesis Infections

Camille Kolenda　Céline Dupieux　Sébastien Lustig　Tristan Ferry　Frédéric Laurent　著

微生物分析是膝关节人工关节感染（knee prosthesis infection，KPI）管理的关键因素之一，因为病原体的培养和分离是其诊断的主要标准 [1, 2]。需要进行细菌鉴定和抗微生物敏感性测试，以适应和（或）优化抗菌治疗。

由于引起急性和慢性感染的细菌可能是不同的，因此必须进行微生物分析，结合适应于生长缓慢的细菌培养试剂、分枝杆菌和真菌、分子方法，以确定广泛的病原体。事实上，虽然引起急性感染的细菌通常是毒性强且易于生长的病原体（金黄色葡萄球菌和乙型溶血性链球菌、肠杆菌科），但慢性感染的细菌学诊断可能更具挑战性。涉及慢性感染的细菌更为多样，包括与共生皮肤孔细菌（如凝固酶阴性葡萄球菌、棒状杆菌、痤疮丙酸杆菌）相应的低级病原体 [3]。这种细菌的识别可能会引发污染和真正感染之间的区分困难。生物膜的形成、代谢变异（称为小菌落变异）的存在、慢性感染中的低微生物接种量也会影响微生物诊断的敏感性 [4, 5]。最后，一些细菌可能很难生长，或者只能通过分子生物学技术进行鉴定（支原体、热带藻）。

一、样品类型

必须遵循一般原则来提高 KPI 的微生物诊断率。

• 为防止假阴性样品，建议在样品前至少 15 天不进行任何抗生素治疗（败血症除外），如果是利福平、氟喹诺酮或细胞周期素，则至少 1 个月。

• 为了防止假阳性样本，建议遵守严格的无菌手术。

二、术前样品

当关节或软组织中出现脓肿或积液时，可进行抽吸，必要时可在超声引导下进行抽吸。用于需氧和厌氧血液培养的小瓶应立即接种抽吸到的液体，以提高灵敏度，但必须始终保留等分试样，用于显微镜检查、常规培养和分子分析 [6]。术前抽液培养具有中度灵敏度，但特异度非常高 [7]。当抽液不可行时，也可以采用超声引导的经皮活检。必须避免使用拭子从伤口或脓疱中提取表面样本，因为它们最常被皮肤孔污染，其结果与深部样本的结果相关性很差，只有金黄色葡萄球菌例外 [8]。

三、围术期样本

必须从不同的解剖部位采集多个样本，如果可以，还必须从宏观病理部位采集，因为感染部位内病原菌分布不均匀，可能存在共生细菌。这些样品可以是液体（如脓液、关节液）、固体样品（如肉芽肿组织、骨组织、间质组织和任何可疑组织）或骨合成材料（如螺钉、水泥、棒）。

国际指南建议，理想情况下应获得 5 个或 6 个假体周围样本，但最近的研究表明，这一数量可减少到 4 个样本[2, 9, 10]。培养阳性率可根据样品类型而变化，关节液和组织样品比骨样品更多地呈阳性[10]。样本数量少（<3 个）可能导致培养物缺乏敏感性或对单一阳性培养物的错误解释，而样本数量多可能导致污染概率增加，但没有证据表明其检测的敏感性提高。建议为每个组织样本使用新的无菌仪器，以避免交叉污染。必须避免用拭子取样，因为与组织样品相比，培养物的敏感性较低[11]。在发生与植入物相关的感染时，也可以将保护材料和其他设备与周围组织样品的培养结合送往实验室，以增加在没有微观生物学记录或事先使用抗生素的情况下严重怀疑 KPI 的病例的敏感性，但必须进行特殊处理，使用机械方法（如声波处理）从材料上形成的生物膜中去除细菌[1, 12, 13]。

在收集假体/生物材料组件时必须特别注意，为避免污染，应将其转移到适当大小的不可穿孔、无菌、防漏容器中。超声液体的结果必须谨慎解释，这仍然是一个有争议的主题。此外，对于与 KPI 相关的发热或败血症、关节炎和存在继发感染部位的情况，必须支持并不要忘记定期进行配对血培养。如果血培养阳性，假体周围样本的培养仍为阴性或证实这些样本中分离出的细菌的病原性，这些血液培养可用于指导诊断。

四、细菌学的分析

转运是这类样品的一个重要的分析前步骤，应由外科、实验室和后勤部门组织。

不同的样品必须在室温下尽快转移，理想情况下在 2h 内。如果不能在这一期限内完成，就必须使用运输介质来维持脆弱细菌和厌氧菌的存活。对临床实验室来说，必须提及采样的日期和时间、解剖部位和临床信息（如抗生素治疗、假体的使用）。

必须特别注意实验室中这些样品的污染风险，因为 KPI 中可能存在共生细菌。在 BSC-2 中，必须由技术人员穿着一次性工作服和手套（定期更换）并使用无菌设备处理。

固体样本（骨碎片或组织）在检查前必须粉碎，如使用无菌玻璃微珠，以便使样本均质并释放细菌[14]。分子级水应该优先作为培养肉汤稀释液，以便进一步的分子分析（特别是宽范围 PCR）不会受到影响。假体经超声处理后可以使得细菌从生物膜中脱离[15]。已提出使用二硫苏糖醇溶液作为珠磨处理样品的替代方法。未接种的样本部分必须冷冻（–20℃）保存，直到明确诊断，以防需要进行其他的检测（如分枝杆菌、真菌、分子生物学检测）。

（一）显微镜检查

显微镜检查包括以下方面。

直接显微镜检查滑膜积液（如 Malassez 细胞）以寻找微晶体（用于软骨钙质病和急性关节痛风的鉴别诊断）和定量白细胞，然后用 May-Grunwald-Giemsa 染色定量 PMN。PMN＞65% 或＞$1.7 \times 10^3/\mu l$ 的白细胞计数是 KPI 的指标[16]。

革兰染色来检测细菌，它有很高的特异度，但非常低的灵敏度[17]。它主要用于急性感染。

（二）培养

培养方法包括在不同环境的约 $35 \pm 2℃$ 条件下，使用固体琼脂板和肉汤培养基进行富集培养。

考虑到 KPI 的细菌流行病学，样本至少被常规地接种到。

• 血琼脂有氧培养，第 1～2 天早期读数，第 5 天晚期读数。

• 添加的巧克力琼脂在 5% CO_2 的环境中培养，第 1～2 天的早期读数和第 5 天的晚期读数。

• 血琼脂或 Schaedler 琼脂在厌氧条件下培养，第 3～5 天的早期读数，第 14 天的晚期读数。

• 丰富的厌氧液体培养基，如 Schaedler 或 Rosenow 的肉汤，如有必要，定期读数到第 14 天，以提高培养敏感性，特别是培养生长缓慢的厌氧细菌，如痤疮丙酸杆菌[18]。

有报道称，将被碾碎后的假体周围组织样本

直接接种到血液培养瓶中，可提高培养的敏感性，缩短培养阳性的时间，并可降低用于多个样本的多个平板和肉汤的使用成本 [9, 10]。

读片时必须注意菌落的不同外观，特别是可能标志着代谢变异存在的微菌落。在固体培养基中早期阳性培养不排除继续读数和完全孵育以寻找额外增长较慢的细菌，多微生物感染占感染总数的 10%～15%。为了限制假阳性的风险与污染有关的盒子在迭代打开的早期读数，一些作者建议接种厌氧琼脂板和巧克力琼脂板。在这种情况下，第一个板用于早期读取，第二个板仅为后期读取打开。BSC-2 中应系统地进行所有读取过程、步骤、再接种和介质处理。

必须对同一种细菌的所有分离株和不同菌落形态型（如 SCV）进行鉴定和药敏试验（根据 EUCAST/CLSI 推荐数据），因为它们可能显示不同的药敏原。

真菌和分枝杆菌的额外培养应根据具体要求根据临床情况进行。

五、分子生物学

如果培养仍然是当前诊断 KPI 的金标准，则高达 40% 的病例中无法识别病原体 [19]。为了面对这种情况并克服这些困难，分子分析法在过去的几十年里得到了发展。与培养相比，PCR 理论上更灵敏、更快，而且不受抗生素治疗的影响。广泛范围的 16S rRNA PCR 或针对常见 KPI 病原体的特异性 PCR 都可以使用。前者的优点是可以检测到所有细菌，但需要对 PCR 产物进行测序以进行细菌鉴定，可能是非特异性的（由于样品/试剂中的细菌 DNA 背景），测序可能会遗漏多微生物感染。这些 PCR 的敏感性和特异性的报道取决于研究和样本类型（滑膜标本、组织标本、超声标本）[20-24]。已发表的研究主要报道宽范围 PCR 检测的评价，但最近，多重特异性 PCR 已被开发出来，但其中一些不包括常见 PJI 靶点的引物（如凝固酶阴性葡萄球菌和痤疮丙酸杆菌）。总的来说，除了在手术时使用抗生素治疗或被挑剔的细菌感染的情况外，报道的数据并不支持这些分子检测方法比传统培养方法的优越性 [20-24]。分子生物学方法是对传统培养方法的补充，而不是替代，在强烈怀疑阴性培养物感染的情况下应使用分子生物学方法，但由于其成本高，不能常规使用。

最近，二代测序在 KPI 诊断中的应用已被评估为 PCR 检测的替代方法，但不适用于在大范围 PCR 或特异性 PCR 检测组中未包含的罕见病原菌的情况下检测多微生物感染 [25-28]。宏基因组测序提供了直接检测临床样本中所有核酸的可能性，在理论上提供了更多的信息，而不仅仅是通过对细菌全基因组测序进行耐药性预测所必需的细菌鉴定。然而，在 KPI 周围获得的样品是具有挑战性的样品类型，因为它们将低细菌负荷与高水平的污染人类细胞耦合在一起，影响敏感性 [25]。需要更多的研究来探索允许细菌 DNA 富集的协议，以评估这些技术在细菌鉴定和抗微生物药物耐药性预测方面的性能，以证明与传统培养或 PCR 分析相比，其昂贵的成本是合理的 [29, 30]。

六、解释

根据不同的国际指南，假体感染由一个主要诊断标准定义，包括两个阳性的假体周围培养物与表型相同的生物体，或者由三个次要标准的组合和一个阳性培养物 [1, 2, 31]。

然而，临床上，PKI 可能在不满足这些标准的情况下存在。因此，在 KPI 的背景下对细菌学结果的解释往往比较复杂。它必须考虑到临床环境，因为细菌接种量在慢性感染比急性感染低，在之前抗菌治疗的情况下，影响微生物诊断的能力。鉴定出的细菌种类也应根据阳性样品的数量和阳性培养基的数量来解释。在单个标本中生长的有毒微生物（如金黄色葡萄球菌、溶血性链球菌、肠杆菌科等）也可能代表 PKI，而在正常皮肤孔中产生细菌部分的培养可能表明有污染（如凝血酶阴性葡萄球菌、痤疮丙酸杆菌），应在其他可用证据的背景下进行评估 [2]。

参考文献

[1] Gehrke T, Parvizi J. Proceedings on the international consensus meeting on periprosthetic joint infection; 2018.

[2] Osmon DR, Berbari EF, Berendt AR, Lew D, Zimmerli W, Steckelberg JM, et al. Diagnosis and management of prosthetic joint infection: clinical practice guidelines by the Infectious Diseases Society of America. Clin Infect Dis. 2013;56(1):e1-25.

[3] Triffault-Fillit C, Ferry T, Laurent F, Pradat P, Dupieux C, Conrad A, et al. Microbiologic epidemiology depending on time to occurrence of prosthetic joint infection: a prospective cohort study. Clin Microbiol Infect. 2018;25(5):353-8.

[4] McConoughey SJ, Howlin R, Granger JF, Manring MM, Calhoun JH, Shirtliff M, et al. Biofilms in periprosthetic orthopedic infections. Future Microbiol. 2014;9(8):987-1007.

[5] von Eiff C, Peters G, Becker K. The small colony variant (SCV) concept - the role of staphylococcal SCVs in persistent infections. Injury. 2006;37(Suppl 2):S26-33.

[6] Hughes JG, Vetter EA, Patel R, Schleck CD, Harmsen S, Turgeant LT, et al. Culture with BACTEC Peds plus/F bottle compared with conventional methods for detection of bacteria in synovial fluid. J Clin Microbiol. 2001;39(12):4468-71.

[7] Qu X, Zhai Z, Wu C, Jin F, Li H, Wang L, et al. Preoperative aspiration culture for preoperative diagnosis of infection in total hip or knee arthroplasty. J Clin Microbiol. 2013; 51(11): 3830-4.

[8] Cuñé J, Soriano A, Martínez JC, García S, Mensa J. A superficial swab culture is useful for microbiologic diagnosis in acute prosthetic joint infections. Clin Orthop Relat Res. 2009;467(2):531-5.

[9] Peel TN, Spelman T, Dylla BL, Hughes JG, Greenwood-Quaintance KE, Cheng AC, et al. Optimal periprosthetic tissue specimen number for diagnosis of prosthetic joint infection. J Clin Microbiol. 2017;55(1):234-43.

[10] Bémer P, Léger J, Tandé D, Plouzeau C, Valentin AS, Jolivet-Gougeon A, et al. How many samples and how many culture media to diagnose a prosthetic joint infection: a clinical and microbiological prospective multicenter study. J Clin Microbiol. 2016;54(2):385-91.

[11] Aggarwal VK, Higuera C, Deirmengian G, Parvizi J, Austin MS. Swab cultures are not as effective as tissue cultures for diagnosis of periprosthetic joint infection. Clin Orthop Relat Res. 2013;471(10):3196-203.

[12] Dudareva M, Barrett L, Figtree M, Scarborough M, Watanabe M, Newnham R, et al. Sonication versus tissue sampling for diagnosis of prosthetic joint and other orthopedic device-related infections. J Clin Microbiol. 2018;56(12):e00688-18.

[13] Trampuz A, Piper KE, Jacobson MJ, Hanssen AD, Unni KK, Osmon DR, et al. Sonication of removed hip and knee prostheses for diagnosis of infection. N Engl J Med. 2007;357(7):654-63.

[14] Roux A-L, Sivadon-Tardy V, Bauer T, Lortat-Jacob A, Herrmann J-L, Gaillard J-L, et al. Diagnosis of prosthetic joint infection by beadmill processing of a periprosthetic specimen. Clin Microbiol Infect. 2011;17(3):447-50.

[15] Drago L, Signori V, De Vecchi E, Vassena C, Palazzi E, Cappelletti L, et al. Use of dithiothreitol to improve the diagnosis of prosthetic joint infections. J Orthop Res. 2013;31(11):1694-9.

[16] Trampuz A, Hanssen AD, Osmon DR, Mandrekar J, Steckelberg JM, Patel R. Synovial fluid leukocyte count and differential for the diagnosis of prosthetic knee infection. Am J Med. 2004;117(8):556-62.

[17] Zimmerli W, Trampuz A, Ochsner PE. Prosthetic-joint infections. N Engl J Med. 2004;351(16):1645-54.

[18] Butler-Wu SM, Burns EM, Pottinger PS, Magaret AS, Rakeman JL, Matsen FA, et al. Optimization of periprosthetic culture for diagnosis of Propionibacterium acnes prosthetic joint infection. J Clin Microbiol. 2011;49(7):2490-5.

[19] Yoon H-K, Cho S-H, Lee D-Y, Kang B-H, Lee S-H, Moon D-G, et al. A review of the literature on culture-negative periprosthetic joint infection: epidemiology, diagnosis and treatment. Knee Surg Relat Res. 2017;29(3):155-64.

[20] Ryu SY, Greenwood-Quaintance KE, Hanssen AD, Mandrekar JN, Patel R. Low sensitivity of periprosthetic tissue PCR for prosthetic knee infection diagnosis. Diagn Microbiol Infect Dis. 2014;79(4):448-53.

[21] Malandain D, Bémer P, Leroy AG, Léger J, Plouzeau C, Valentin AS, et al. Assessment of the automated multiplex-PCR Unyvero i60 ITI® cartridge system to diagnose prosthetic joint infection: a multicentre study. Clin Microbiol Infect. 2018;24(1):83.e1-6.

[22] Achermann Y, Vogt M, Leunig M, Wust J, Trampuz A. Improved diagnosis of periprosthetic joint infection by multiplex PCR of sonication fluid from removed implants. J Clin Microbiol. 2010;48(4):1208-14.

[23] Bemer P, Plouzeau C, Tande D, Leger J, Giraudeau B,

Valentin AS, et al. Evaluation of 16S rRNA gene PCR sensitivity and specificity for diagnosis of prosthetic joint infection: a prospective multicenter cross-sectional study. J Clin Microbiol. 2014;52(10):3583-9.

[24] Melendez DP, Greenwood-Quaintance KE, Berbari EF, Osmon DR, Mandrekar JN, Hanssen AD, et al. Evaluation of a genus- and group-specific rapid PCR assay panel on synovial fluid for diagnosis of prosthetic knee infection. Carroll KC, editor. J Clin Microbiol. 2016;54(1):120-6.

[25] Street TL, Sanderson ND, Atkins BL, Brent AJ, Cole K, Foster D, et al. Molecular diagnosis of orthopedic-device-related infection directly from sonication fluid by metagenomic sequencing. J Clin Microbiol. 2017;55(8):2334-47.

[26] Sanderson ND, Street TL, Foster D, Swann J, Atkins BL, Brent AJ, et al. Real-time analysis of nanopore-based metagenomic sequencing from infected orthopaedic devices. BMC Genomics. 2018;19(1):714.

[27] Thoendel MJ, Jeraldo PR, Greenwood-Quaintance KE, Yao JZ, Chia N, Hanssen AD, et al. Identification of prosthetic joint infection pathogens using a shotgun metagenomics approach. Clin Inf Dis. 2018;67(9):1333-8.

[28] Ivy MI, Thoendel MJ, Jeraldo PR, Greenwood-Quaintance KE, Hanssen AD, Abdel MP, et al. Direct detection and identification of prosthetic joint infection pathogens in synovial fluid by metagenomic shotgun sequencing. J Clin Microbiol. 2018;56(9):e00402-18.

[29] Wang C, Huang Z, Fang W, Zhang Z, Fang X, Li W, et al. Preliminary assessment of nanopore-based metagenomic sequencing for the diagnosis of prosthetic joint infection. Int J Infect Dis. 2020;97:54-9.

[30] Thoendel M, Jeraldo PR, Greenwood-Quaintance KE, Yao JZ, Chia N, Hanssen AD, et al. Comparison of microbial DNA enrichment tools for metagenomic whole genome sequencing. J Microbiol Methods. 2016;127:141-5.

[31] Parvizi J, Tan TL, Goswami K, Higuera C, Della Valle C, Chen AF, et al. The 2018 Definition of periprosthetic hip and knee infection: an evidence-based and validated criteria. J Arthroplasty. 2018;33(5):1309-1314.e2.

第 8 章　分子学和组织学
Molecular Analysis and Histological Evaluation

Vishal Hegde　Douglas A. Dennis　Charlie C.Yang　著

人工关节感染（PJI）是全关节置换术后患者最严重、最令人衰弱的并发症之一。据报道，全膝关节置换术(TKA)的 PJI 发生率在 0.8%～1.9%，全髋关节置换术在 0.3%～1.7%[1]。当面临 PJI 时，早期准确的诊断是为患者提供有针对性的成功治疗的关键。目前，临床怀疑为 PJI 时，将结合放射学、血清学、滑膜、微生物学和组织学检查多种手段以帮助诊断和辨别有害病原体[2]。尽管临床医生可以使用的诊断设备已经取得了相当大的进步，但微生物培养仍然是鉴定病原体及其药物敏感性的金标准。

虽然在相当多的 PJI 病例中很有价值，但在 PJI 中通过培养以分离致病微生物仍然存在问题。尽管有优化的方法，如增加的样品数量、延长培养周期并对植入物进行超声处理，但培养的灵敏度仅为 39%～70%[3-6]。此外，培养物在 7%～50% 的 PJI 病例中产生阴性结果[3, 7, 8]。这些培养阴性的 PJI 病例无法为患者选择敏感的药物进行抗菌治疗，最终会导致治疗效果较差。研究表明，培养阴性的 PJI 患者的再手术率比培养阳性的患者高 4.5 倍[9]。

某些 PJI 患者的培养产出下降与几个因素密切相关。既往的经验已经证明了与浮游状态相比，很难分离出固着在生物膜上的微生物。此外，培养前应用过抗生素治疗也会降低培养的效果，在一些研究中，53% 培养阴性的 PJI 患者曾接受过抗生素治疗[10]。生物膜中的细菌和暴露于抗生素的细菌均已进入存活但不可培养（VBNC）状态，其特征是在常规琼脂培养基上失去培养能力[11]。某些挑剔的微生物，包括痤疮丙酸杆菌、布鲁氏菌和贝纳柯克斯体，即使不是 VBNC 状态，也很难用标准的培养方法分离，并且需要专门的微生物技术来检测[12]。最后，多微生物感染也对传统培养方法的应用提出了独特的挑战，检出率低至 13%～17%[13]。在对这些感染应用培养时，由于首要菌种快速过度地增殖，次级细菌可能因而被隐藏。

考虑到这些传统微生物培养的局限性，人们对分离 PJI 中病理微生物的替代分子诊断技术越来越感兴趣，如 PCR、二代测序技术（NGS）和宏基因组测序。随着这些技术在 PJI 的诊断中逐渐发挥越来越大的作用，我们更需要关注了解每种技术的优势和局限性，并考虑它们能在将来的 PJI 的诊断框架中发挥什么作用。

一、分子分析

（一）PCR

近年来，分子分析技术迅速发展，在遗传病、癌症和感染的诊断中发挥着越来越重要的作用。这些技术中最简单的是病原体特异性 PCR，它使用引物检测一种特定的有机体（如金黄色葡萄球菌）或一类相关的物种（如所有葡萄球菌物种）

（图 8-1）。这个引物与一个已知的 DNA 序列结合并扩增这个片段，这个片段可以来自细菌 DNA 的特定基因或非编码区。最初，像凝胶电泳这样的技术被用于 PCR 产物或 "扩增子" 的终点检测（阳性或阴性）。近年来实时 PCR 技术已经发展起来，即 PCR 机使用荧光染料实时检测扩增子。这种技术比基于凝胶的 PCR 更敏感，并给用户提供定量结果 [14]。引物可以被设计成对应任何微生物，并且具有极其敏感的优势，甚至可以检测到目标微生物 DNA 的一个拷贝。遗憾的是，病原体特异性 PCR 在 PJI 诊断中的适用性有限，因为它只检测单个微生物。为了解决这一问题，已经有了多重 PCR 试验，使用一组特异性引物来检测 PJI 中常见的细菌和真菌。但是这些测试的工作量很大，而且可能依然会忽略少见微生物。研究表明，多重 PCR 的灵敏度为 81%，假阳性率为 88%，并不优于培养，因而限制了多重 PCR 的应用 [15, 16]。

广谱 PCR 具有从任何细菌中寻找 DNA 的能力。因为大多数广谱 PCR 技术都是基于细菌核糖体小亚基（16S rDNA）[14] 的基因编码。该基因包含高度保守的泛细菌区域，以及不同细菌物种之间不同的更多可变区域。这些高度保守的区域使得广谱 PCR 能够扩增来自任何细菌物种的 DNA，之后分析包含扩增子内的至少一个可变区来确定细菌物种的身份。同时，使用传统的 Sanger 测序技术，只有当单个序列占总扩增子的 70% 以上时，才能解释扩增子的直接分析 [14]。这种方法在多微生物感染的情况下可解释性差，因为会导致混合序列数据。

除了无法检测多微生物感染之外，广谱 PCR 的主要限制还与污染和敏感性问题有关。由于 PCR 是一种极其敏感的检测方法，在样品收集

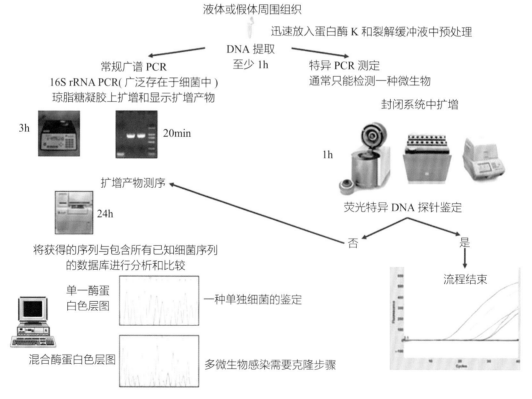

▲ 图 8-1 常规广谱 PCR 和特异 PCR 检测方法

PCR. 聚合酶链反应

经 Elsevier 许可转载，引自 Lévy PY, Fenollar F.The role of molecular diagnostics in implant associated bone and joint infection. Clin Microbiol Infect.2012 Sept; 18: 1168-1175

和处理过程中引入的细菌 DNA 污染，以及 PCR 试剂中存在的 DNA 都可能导致假阳性结果。但随着去除外源 DNA 技术的发展，如紫外线照射或 DNA 酶处理，已经在解决这个问题上取得了一部分成功，但这些方法会降低 Taq 聚合酶的活性，从而大大降低 PCR 分析的灵敏度[17-19]。减少 PCR 循环次数也可以避免低水平试剂污染的影响，但灵敏度比病原体特异性 PCR 检测低 100～1000 倍[14]。更新的方法，如基于 PCR、质谱鉴定病原体的系统（Ibis Biosciences T5000 生物传感器系统）也被开发出来以尝试提高灵敏度。与传统培养相比，该技术似乎较少受到先前抗菌治疗的影响，在手术后 14～28 天内接受抗菌治疗的受试者中，灵敏度为 85.7%[20]。最近对所有 PCR 研究的 Meta 分析发现，总的特异度为 94%，总的灵敏度为 76%[21]。

（二）二代测序

与传统 Sanger 测序相比，二代测序（NGS）将测序过程并行化，因此数千个测序能在同一个反应体系中发生[22]。这既减少了时间，也减少了成本；NGS 只需 12h 就能完成一个全基因组测序工作，用 NGS 进行多基因测序的成本与单基因 Sanger 测序相当[23, 24]，并且只需要更少的 DNA 或 RNA 样本就能完成[23]。在最近的 Meta 分析中，NGS 合成测序与 Sanger 测序的特异度相似，分别为 96.3% 和 96.7%[25]。

研究结果显示，NGS 有希望对 PJI 的诊疗起到很大的帮助。在 Parvizi 等的前瞻性研究中。对 65 例关节翻修术后和 17 例关置换术后患者进行检查，NGS 灵敏度为 90%，而培养的灵敏度为 60.7%[26]。NGS 与培养的一致性为 88.2%，并且在培养阴性的 PJI 中有 81.8% 能通过 NGS 检出潜在的病原菌。在 11 例培养表现阴性的 PJI 中，有 9 例 NGS 检测到了多微生物感染。值得注意的是，NGS 在 35% 的关节置换病例和 25% 的无菌翻修病例中呈阳性，假阳性率很高。在多数病例中，痤疮丙酸杆菌是检测到的主要微生物。其他的大多是微生物群，鉴于我们对联合微生物群

的认知有限，其意义尚不清楚。进一步使用 NGS 的新数据还表明，更多的 PJI 病例可能是 DNA 水平上的多微生物，而不是以前的经验认知的那样。2019 年 AAOS 会议上提供的数据表明，88.7% 的通过培养检查到新病原体感染的纵向随访不合格的 PJI 患者，在最初的手术治疗中使用 NGS 可以分离出该感染有机体[27]。

NGS 技术的进一步发展涉及鸟枪法宏基因组测序。不针对特定的高度保守区域，如细菌的 16S rDNA 或真菌的内部转录间隔区，鸟枪法宏基因组测序提取并检测样本中来自宿主和任何微生物的所有核酸序列[28]。将这些数据与包含所有已知病原体的全面策划的图书馆数据库进行比较[29, 30]。使用这种"开放读取"技术，鸟枪法宏基因组学只受到数据库中缺少或不完整分类学表示的限制，这可能会产生假阴性结果。这项技术甚至可以检测转录活性的生物体，从而揭示潜在的抗微生物耐药性[31]。Thoendel 等使用鸟枪法宏基因组测序的研究。在 94.8% 的 PJI 阳性培养物中鉴定出已知病原体，43.9% 的 PJI 阴性培养物中鉴定出新病原体。本研究对未感染的无菌失败病例的假阳性检出率为 3.6%，作者指出，在使用该技术时，人类和污染微生物 DNA 的存在仍然是一个挑战[28]。

虽然未来 NGS 技术似乎很有希望在诊断 PJI 中发挥越来越大的作用，但其临床应用仍有重要问题有待确定。目前，NGS 还是一项昂贵的技术，需要高度专业化的设备、训练有素的技术人员和生物信息学专业知识，而这些条件目前仅有少数机构能满足[27]。最近的一项成本分析将传统培养与 NGS 进行了比较，发现当 PJI 的预试概率＞45.5% 时，NGS 更为划算[32]。这强化了一个概念，即 NGS 不能确诊患者是否患有 PJI，但可以提供必须与临床图像和其他实验室检查结合的数据，这些数据有助于确定 PJI 的验前概率。还需要进一步的研究来确定 NGS 识别的 DNA 信号的意义。由于其高灵敏度，目前尚不清楚 NGS 检测到的多微生物信号是否代表病理实体、污染物或是关

节自然微生物群的一部分。展望未来，了解这些多微生物宏基因组信号的临床相关性是非常重要的，特别是因为抗菌药物管理的影响，如果这些信号被认定是病理性的，那么广谱抗菌治疗还是有必要的。

（三）组织学评价

在术前检测不明确的情况下，假体周围组织的组织学研究一直是确诊或排除 PJI 的重要工具。多形核中性粒细胞（polymorphonuclear neutrophil，PMN）浸润惯例上被认为是感染性植入失败的标志。这反映了将阳性组织学作为术中发现纳入 2018 年 MSIS 诊断 PJI 的循证定义中[33]。其中，MSIS 认为阳性的组织学结果为"在 400 倍镜下对假体周围组织进行观察，5 个高倍视野中每个视野都有 5 个以上的中性粒细胞"。在 PJI 诊断中的术中冰冻切片组织病理学的 Meta 分析中，该标准被证明是培养阳性 PJI 的准确预测指标，似然比为 10.25[34]。

MSIS 标准建立在 Feldman 等的工作基础上，Feldman 等认识到使用标准 HE 染色识别中性粒细胞浸润的困难，于是就建立了五个标准来确保对标本的充分分析[35]。第一，组织必须是红褐色的，而不是单纯的白色瘢痕，以避免分析致密的纤维组织或纤维蛋白。第二，至少使用两个特定的组织样本，以便最大限度地减少采样误差的风险。第三，选择组织样本中细胞最多的 5 个区域进行评价。第四，所有 PMN 必须有明确的细胞质边界才能包括在内。看来核碎裂的碎片被排除在外，因为它不能被明确归类为 PMN。第五，在高倍镜下对 5 个独立的视野进行评估。

在获取样本时，良好的手术技术是确保准确结果的保障。为了限制假阳性结果，组织应该使用尖锐的解剖刀而不是烧灼来获得[36, 37]。此外，最佳的样本是假体周围膜。Bori 等的一项研究表明，PJI 中界面膜阳性者的比例明显高于假包膜阳性者（83% vs. 42%，P=0.04）[38]。这可能是由于假囊内的纤维化阻碍了中性粒细胞的浸润，或者是在种植体-骨界面发现了最大的细菌生物膜。

在一些特殊情况下传统公认的组织学检查可能导致不准确的结论，即选 5 个高倍镜视野并且每高倍镜视野下至少 5 个 PMN，因为会增加假阴性或假阳性结果。其中一个患者群体是那些曾经植入了水泥间隔物，并带着假体回来再置换的人。检查这些患者的研究发现，他们的组织学灵敏度低。一项研究表明，在再置换时培养阳性的 7 例患者中，只有 2 例患者组织学阳性。另一项研究显示灵敏度为 25%（4 例患者中有 1 例）[39, 40]。还有两组患者的组织学会产生假阳性率高的结果：有潜在炎症疾病的患者和在假体周围骨折的情况下接受假体置换的患者。Kataoka 等的一项研究检查了 60 例类风湿关节炎患者在全关节置换术时的滑膜组织，发现 16.6%（60 例中有 10 例）的人存在每高倍镜下超过 5 个中性粒细胞的情况[41]。作者认为，由于潜在的活动性疾病，类风湿滑膜中存在持续的中性粒细胞浸润，这一常见的显微镜发现不一定表示感染。Muñoz-Mahamud 等的一项研究检查了 11 例因假体周围骨折而接受关节置换术的患者，发现组织学检查假阳性率为 66.6%（6 例中有 4 例）[42]。在这些患者中，中性粒细胞浸润可能发生在假体周围膜继发于骨折和周围血管损伤引起的炎症，而不仅仅是由感染所致。

虽然大部分工作都是通过冰冻切片完成的，但术中组织学对指导手术决策最有用，因此需要注意的是，在冰冻切片里识别中性粒细胞及区分它们与假体周围组织中其他炎症成分可能比在永久石蜡切片中更困难[43]。一些作者，如 Stroh 等，报道冰冻切片和石蜡切片在结果上几乎没有差异，一致性为 97.7%（304 个切片中的 297 个），并且差异不影响任何患者的最终结局[44]。这与 Tohtz 等的一项研究形成鲜明对比，该研究发现冰冻切片和石蜡切片之间存在 21.8% 的差异（64 例中的 14 例）[37, 43, 44]。18.8%（12 例）冰冻切片无法确诊而永久切片能确诊（无菌性松动 8 例，脓毒症松动 4 例）。3.2%（2 例）的病例，冰冻切片诊断为无菌性松动而永久切片诊断为脓毒症松动。

即使在检查石蜡切片时，假体周围膜中常见的假体磨损颗粒和骨碎片也会使组织的处理变得困难，并导致伪影或厚切片，使识别 PMN 变得困难[45]。因此，有必要开发更精确的方法来检测 PMN，即利用分子标记。在 Morawietz 等的一项研究中，使用 CD15 免疫组织化学鉴别 PMN，结果在培养阳性的 PJI 中灵敏度为 73%，特异度为 95%[46]。作者认为，用他们的方法，10 个高倍镜下只有 23 个 PMN 就可诊断 PJI。Kashima 等的一项研究采用氯乙酸酯酶（chloroacetate esterase，CAE）组化，灵敏度为 83%，特异度为 96%[43, 45, 46]（图 8-2）。作者指出，如果将 PJI 的组织学诊断标准降低到每个高倍镜下 2 个 PMN，灵敏度和特异度分别提高到 94% 和 96%。在培养阳性的 PJI 病例中，17%（29 例中有 5 例）的组织学检查显示每个 HPF 有 2～5 个 PMN，而在所有培养阴性的病例中，每个 HPF 中的 PMN 少于 2 个。例外的是 2 个培养阴性的病例，但仍然符合 MSIS 的 PJI 标准，这 2 个病例每个 HPF 都有 2～5 个 PMN。两项研究都得出结论，选 5 个高倍镜视野且每个视野 5 个 PMN 的 MSIS 标准过高，可能会遗漏一些感染，特别是由低毒力微生物（如痤疮丙酸杆菌）引起的感染[47]。

目前正在进行大量的工作，以帮助识别在受感染的假体周围组织中唯一存在的分子生物标志物。将来，如 CD15 和某些 TLR 一类的组织生物标志物可能有助于我们实现对 PJI 更可靠的组织学诊断[43]。

二、结论

尽管 PJI 的研究在过去 40 年中取得了进展，但在全髋或全膝关节置换术后的 PJL 诊断仍然

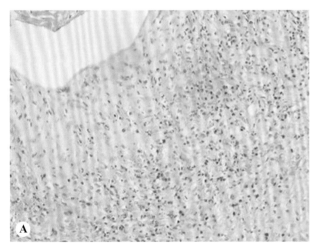
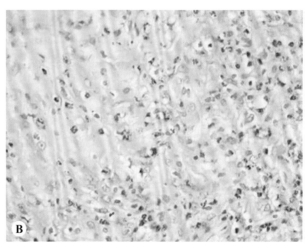
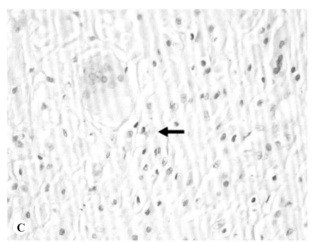

◀ 图 8-2 A 和 B. 植入物周围组织石蜡切片的 CAE 染色显示一例脓毒症种植失败病例的低倍（A）和高倍（B）视图。大量多形性中性粒细胞呈鲜红色胞质染色，而背景异物巨噬细胞未染色。C. 无菌植入失败病例中无 CAE 染色。巨噬细胞和巨噬细胞多核细胞未染色。炎性浸润包括 CAE 阳性肥大细胞（箭）

经 Springer 许可转载，引自 Kashima TG, Inagaki Y, Grammatopoulos G, Athanasou NA.Use of chloroacetate esterase staining for the histological diagnosis of prosthetic joint infection.Virchows Arch.6 ed.2015 Feb 17; 466(5): 595-601.

是一个难题。目前 MSIS 对 PJI 的组织学标准与 Mirra 等于 1976 年提出的标准相同[43]。提高细菌和 PMN 鉴定的准确性可以帮助临床医生通过降低目前建立的 PJI 阈值来使诊断更精确。下一步的工作可能不仅在细胞水平上，还会在分子水平上进行检查。

参考文献

[1] Del Pozo JL, Patel R. Clinical practice. Infection associated with prosthetic joints. N Engl J Med. 2009;361(8):787-94.

[2] Karim MA, Andrawis J, Bengoa F, Bracho C, Compagnoni R, Cross M, et al. Hip and knee section, diagnosis, algorithm: proceedings of International Consensus on Orthopedic Infections. J Arthroplasty. 2019;34(Suppl):S339-50.

[3] Parvizi J, Erkocak OF, Valle Della CJ. Culture-negative periprosthetic joint infection. J Bone Joint Surg. 2014; 96(5):430-6.

[4] Tan TL, Kheir MM, Shohat N, Tan DD, Kheir M, Chen C, et al. Culture-negative periprosthetic joint infection: an update on what to expect. JBJS Open Access. 2018;3(3):e0060.

[5] Larsen LH, Lange J, Xu Y, Schønheyder HC. Optimizing culture methods for diagnosis of prosthetic joint infections: a summary of modifications and improvements reported since 1995. J Med Microbiol. 2012;61(3):309-16.

[6] Peel TN, Spelman T, Dylla BL, Hughes JG, Greenwood-Quaintance KE, Cheng AC, et al. Optimal periprosthetic tissue specimen number for diagnosis of prosthetic joint infection. J Clin Microbiol. 2017;55(1):234-43.

[7] Tarabichi M, Shohat N, Goswami K, Alvand A, Silibovsky R, Belden K, et al. Diagnosis of Periprosthetic joint infection. J Bone Joint Surg. 2018;100(2):147-54.

[8] Font-Vizcarra L, García S, Martínez-Pastor JC, Sierra JM, Soriano A. Blood culture flasks for culturing synovial fluid in prosthetic joint infections. Clin Orthop Relat Res. 2010;468(8):2238-43.

[9] Mortazavi SMJ, Vegari D, Ho A, Zmistowski B, Parvizi J. Two-stage exchange arthroplasty for infected Total knee arthroplasty: predictors of failure. Clin Orthop Relat Res. 2011;469(11):3049-54.

[10] Berbari EF, Marculescu C, Sia I, Lahr BD, Hanssen AD, Steckelberg JM, Gullerud R, Osmon DR. Culture-negative prosthetic joint infection. Clin Infect Dis. 2007;45(9):1113-9.

[11] Li L, Mendis N, Trigui H, Oliver JD, Faucher SP. The importance of the viable but non-culturable state in human bacterial pathogens. Front Microbiol. 2014;5(70):130.

[12] Parikh MS, Antony S. A comprehensive review of the diagnosis and management of prosthetic joint infections in the absence of positive cultures. J Infect Public Health. 2016;9(5):545-56.

[13] Lévy PY, Fenollar F. The role of molecular diagnostics in implant-associated bone and joint infection. Clin Microbiol Infect. 2012;18(12):1168-75.

[14] Hartley JC, Harris KA. Molecular techniques for diagnosing prosthetic joint infections. J Antimicrob Chemother. 2014;69(Suppl 1):i21-4.

[15] Jacovides CL, Kreft R, Adeli B, Hozack B, Ehrlich GD, Parvizi J. Successful identification of pathogens by polymerase chain reaction (PCR)-based Electron spray ionization time-of-flight mass spectrometry (ESI-TOF-MS) in culture-negative Periprosthetic joint infection. J Bone Joint Surg. 2012;94(24):2247-54.

[16] Melendez DP, Uhl JR, Greenwood-Quaintance KE, Hanssen AD, Sampath R, Patel R. Detection of prosthetic joint infection by use of PCR-electrospray ionization mass spectrometry applied to synovial fluid. J Clin Microbiol. 2014;52(6):2202-5.

[17] Harris KA, Hartley JC. Development of broad-range 16S rDNA PCR for use in the routine diagnostic clinical microbiology service. J Med Microbiol Society. 2003;52(Pt 8):685-91.

[18] Levine MJ, Mariani BA. Molecular genetic diagnosis of infected total joint arthroplasty. 1995. europepmc. org.

[19] Mariani BD, Martin DS, Levine MJ, Booth RE, Tuan RS. The Coventry Award. Polymerase chain reaction detection of bacterial infection in total knee arthroplasty. Clin Orthop Relat Res. 1996;331(331):11-22.

[20] Greenwood-Quaintance KE, Uhl JR, Hanssen AD, Sampath R, Mandrekar JN, Patel R. Diagnosis of prosthetic joint infection by use of PCR-electrospray ionization mass spectrometry. J Clin Microbiol. 2014;52(2):642-9.

[21] Jun Y, Jianghua L. Diagnosis of periprosthetic joint infection using polymerase chain reaction: an updated systematic review and Meta-analysis. Surg Infect. 2018;19(6):555-65.

[22] Grada A, Weinbrecht K. Next-generation sequencing: methodology and application. J Invest Dermatol.

2013;133(8):e11-4.

[23] Verma M, Kulshrestha S, Puri A. Genome sequencing. Methods Mol Biol. 2017;1525(2):3-33.

[24] Lohmann K, Klein C. Next generation sequencing and the future of genetic diagnosis. Neurotherapeutics. 2014;11(4):699-707.

[25] Li M, Zeng Y, Wu Y, Si H, Bao X, Bin Shen B. Performance of sequencing assays in diagnosis of prosthetic joint infection: a systematic review and meta-analysis. J Arthroplasty. 2019;34(7):1514.

[26] Tarabichi M, Shohat N, Goswami K, Alvand A, Silibovsky R, Belden K, et al. Diagnosis of Periprosthetic joint infection: the potential of next-generation sequencing. J Bone Joint Surg. 2018;100(2):147-54.

[27] Goswami K, Parvizi J. Culture-negative periprosthetic joint infection: is there a diagnostic role for next-generation sequencing? Exp Rev Mol Diagn. 2020;20(3):269-72.

[28] Thoendel MJ, Jeraldo PR, Greenwood-Quaintance KE, Yao JZ, Chia N, Hanssen AD, et al. Identification of prosthetic joint infection pathogens using a shotgun metagenomics approach. Clin Infect Dis. 2018;67(9):1333-8.

[29] Fulkerson E, Valle CJD, Wise B, Walsh M, Preston C, Di Cesare PE. Antibiotic susceptibility of bacteria infecting total joint arthroplasty sites. J Bone Joint Surg. 2006;88(6):1231-7.

[30] Dunne WM, Westblade LF, Ford B. Next-generation and whole-genome sequencing in the diagnostic clinical microbiology laboratory. Eur J Clin Microbiol Infet Dis. 2012;31(8):1719-26.

[31] Aguiar-Pulido V, Huang W, Suarez-Ulloa V, Cickovski T, Mathee K, Narasimhan G. Metagenomics, metatranscriptomics, and metabolomics approaches for microbiome analysis. Evol Bioinformatics Online. 2016;12(Suppl 1):5-16.

[32] Torchia MT, Austin DC, Kunkel ST, Dwyer KW, Moschetti WE. Next-generation sequencing vs culture-based methods for diagnosing periprosthetic joint infection after total knee arthroplasty: a cost-effectiveness analysis. J Arthroplasty. 2019;34(7):1333-41.

[33] Parvizi J, Tan TL, Goswami K, Higuera C, Valle Della C, Chen AF, et al. The 2018 definition of periprosthetic hip and knee infection: an evidence-based and validated criteria. J Arthroplasty. 2018;33(5):1309-1314.e2.

[34] Tsaras G, Maduka-Ezeh A, Inwards CY, Mabry T, Erwin PJ, Murad MH, et al. Utility of intraoperative frozen section histopathology in the diagnosis of periprosthetic joint infection. J Bone Joint Surg. 2012;94(18):1700-11.

[35] Feldman DS, Lonner JH, Desai P, Zuckerman JD. The role of intraoperative frozen sections in revision total joint arthroplasty. J Bone Joint Surg. 1995;77(12):1807-13.

[36] Zmistowski B, Valle Della C, Bauer TW, Malizos KN, Alavi A, Bedair H, et al. Diagnosis of periprosthetic joint infection. 2014. p. 77-83.

[37] Enayatollahi MA, Parvizi J. Diagnosis of infected total hip arthroplasty. Hip Int. 2015;25(4):294-300.

[38] Bori G, Muñoz-Mahamud E, Garcia S, Mallofre C, Gallart X, Bosch J, Garcia E, Riba J, Mensa J, Soriano A. Interface membrane is the best sample for histological study to diagnose prosthetic joint infection. Mod Pathol. 2011;24(4):579-84.

[39] Valle Della CJ, Bogner E, Desai P, Lonner JH, Adler E, Zuckerman JD, et al. Analysis of frozen sections of intraoperative specimens obtained at the time of reoperation after hip or knee resection arthroplasty for the treatment of infection. J Bone Joint Surg. 1999;81(5):684-9.

[40] Bori G, Soriano A, García S, Mallofre C, Riba J, Mensa J. Usefulness of histological analysis for predicting the presence of microorganisms at the time of reimplantation after hip resection arthroplasty for the treatment of infection. J Bone Joint Surg. 2007;89(6):1232-7.

[41] Kataoka M, Torisu T, Tsumura H, Yoshida S, Takashita M. An assessment of histopathological criteria for infection in joint arthroplasty in rheumatoid synovium. Clin Rheumatol. 2014;21(2):159-63.

[42] Muñoz-Mahamud E, Bori G, García S, Ramírez J, Riba J, Soriano A. Usefulness of histology for predicting infection at the time of hip revision for the treatment of Vancouver B2 periprosthetic fractures. J Arthroplasty. 2013;28(8):1247-50.

[43] Bori G, McNally MA, Athanasou N. Histopathology in periprosthetic joint infection: when will the Morphomolecular diagnosis be a reality? Biomed Res Int. 2018;2018(304):1-10.

[44] Stroh DA, Johnson AJ, Naziri Q, Mont MA. Discrepancies between frozen and paraffin tissue sections have little effect on outcome of staged total knee arthroplasty revision for infection. J Bone Joint Surg. 2012;94(18):1662-7.

[45] Morawietz L, Tiddens O, Mueller M, Tohtz S, Gansukh T, Schroeder JH, et al. Twenty-three neutrophil granulocytes in 10 high-power fields is the best histopathological threshold to differentiate between aseptic and septic endoprosthesis loosening. Histopathology. 2009;54(7):847-53.

[46] Kashima TG, Inagaki Y, Grammatopoulos G, Athanasou NA. Use of chloroacetate esterase staining for the histological diagnosis of prosthetic joint infection. Virchows Arch. 2015;466(5):595-601.

[47] Mirra JM, Amstutz HC, Matos M, Gold R. The pathology of the joint tissues and its clinical relevance in prosthesis failure. Clin Orthop Relat Res. 1976;(117):221. europepmcorg.

第 9 章 影 像
Imaging

Vincenzo Candela   Sergio De Salvatore   Calogero Di Naro   Giovanna Stelitano   Carlo Casciaro

Laura Risi Ambrogioni   Umile Giuseppe Longo   Vincenzo Denaro   著

感染是膝关节置换术后最严重的并发症之一。及时诊断人工关节感染（PJI）对维持关节功能、避免系统性脓毒症、节约医疗资源至关重要。区分 PJI 和无菌性炎症具有挑战性，但有助于正确治疗患者。影像学可以帮助实现这一目的。

影像学，包括 X 线、MRI、CT、超声（ultrasound, US）和核医学。除了影像学检查，AAOS 研究组建议进行 ESR 和 CRP 检测。X 线可显示假体周围放射和关节内气体的存在。使用金属人工制品还原技术的 MRI 可以发现膝关节成形术周围的骨溶解。CT 可帮助区分脓毒性松–动和无菌性松动。核技术用于诊断不确定的患者。它们包括用骨或骨髓扫描的标记白细胞显像、^{18}F– 氟代脱氧葡萄糖 – 正电子发射体层成像（^{18}F-fluorodeoxyglucose-positron emission tomography，^{18}F-FDG-PET）、Ga 或标记白细胞成像。目前，核医学在关节成形术评估中具有重要价值。

一、超声

超声是诊断关节积液、滑膜肥大、腘窝囊肿和滑膜炎的有效影像学方法。它通常用于引导关节穿刺、关节周围抽吸液体、滑膜和软组织活检、脓肿引流[1, 2]。它也可用于膝关节的动态检查。感染的关节积液常表现为非均匀回声，伴有不规则的高回声滑膜增厚和低回声或无回声滑膜积液。活动性滑膜炎症和感染可以在彩色多普勒超声上显示其强度或充血。超声检查的优点包括可获得性、无电离辐射、无成像禁忌证、低成本和对患者普遍较高的耐受性。然而，超声依赖于操作者，在评估骨结构和外科硬件方面有一定的局限性。

二、放射摄影

在评估疼痛的膝关节置换术时，放射摄影通常是首选的成像方式。它被用于在术后和随访期间评估全膝关节置换术（TKA）。TKA 的对齐、所使用的种植体类型、固定界面、韧带松弛度和聚乙烯磨损通常通过负重 X 线进行分析。然而，影像学在评估 PJI 时缺乏灵敏度和特异度。TKA 感染的放射学征象特异度低，表现为软组织肿胀、周围通透（图 9–1）、反射侵蚀（通常在假体边缘）（图 9–2）、关节内气体的存在和元件松动。

在胫骨 AP 视图、股骨侧位视图和髌骨天线视图上评估透光等异常。零件位置的变化非常可靠地预测松动。很难区分脓毒性松动和无菌性松动。脓毒性松动通常产生广泛的透光区和骨膜反应。

然而，X 线不能显示异常或非特异性发现，可以出现骨膜炎、宽的透光线、局灶性骨溶解[3]。Li 等表明，术后软组织造影显示气体可预测早期 PJI，并与更广泛的微生物[1] 相关。

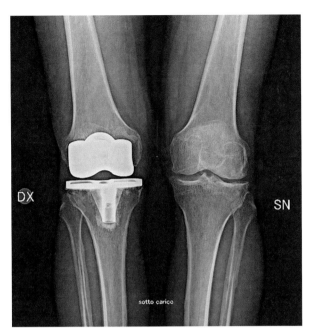

▲ 图 9-1 假体影像

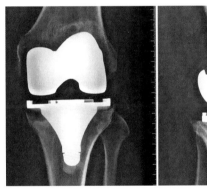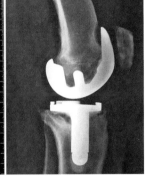

▲ 图 9-2 假体影像

三、MRI

术后膝关节 MRI 具有挑战性。膝关节置换术使用明显的易感性人工制品，这扭曲了邻近骨和软组织结构的外观。与钛或锆相比，钴、铬和钼通常与更广泛的金属制品相似。使用金属伪影减少技术的 MRI，如"金属伪影校正切片编码"（section encoding for metal artefact correction，SEMAC）和"多采集可变共振成像组合"（multiacquisition variable-resonance image combination，MAVRIC），可以检测膝关节成形术周围的骨溶解[4]。

几位作者报道了在膝关节置换术感染患者的 MRI 检查中出现层状和金丝蛋白，即致密性滑膜炎[5]。MRI 可以为怀疑 PJI 的患者提供有用的信息。在急性感染中，MRI 可以证实伤口并发症的存在，如血肿或脓肿。窦道 MRI 可诊断关节感染。

四、CT

CT 可帮助区分脓毒性和无菌性松动[6]。束状硬化假体限制了对邻近骨和软组织结构的评价，因此双能 CT 可实现金属抑制假体，常用于检查影像学隐藏的骨膜溶骨症。CT 在分离骨内异物和气体病灶方面优于 MRI。增强对比 CT 有助于显示关节周围的软组织脓肿、滑膜炎、解剖位置、软组织和骨感染的程度[7]。MRI、CT 加静脉造影可检出软组织、骨内脓肿或活动性增强滑膜炎。

五、SPECT/CT

SPECT 是一种使用 γ 射线的核医学断层成像技术。它可能整合并改善 CT 的缺陷。SPECT/CT 可以提供感染部位的信息[8]。目前 SPECT/CT 已经应用了几种放射性药物，包括 ^{99m}Tc 标记的二膦酸盐、含有 ^{111}In 的放射性标记白细胞、^{99m}Tc-六甲基丙烯胺肟、^{67}Ga 柠檬酸盐和其他新的示踪剂。Kim 等[8]报道，SPECT/CT 对 ^{99m}Tc- 六甲基丙烯标记的白细胞的灵敏度和特异度均为 93.3%。Graute 等[9]强调，在平面闪烁成像（^{99m}Tc® 标记抗粒细胞抗体）的基础上，SPECT/CT 诊断和定位低级别关节感染的灵敏度和特异度分别为 89%和 73%。此外，SPECT/CT 提供了所有阳性区域的精确解剖定位，可以正确诊断假体和软组织受损伤。

六、骨成像 / 三时相骨成像

骨成像是一种使用少量放射性物质来诊断各种骨骼疾病及评估其严重程度的核医学检查，可以应用的疾病包括骨折、异位骨化、癌症、关节炎、无菌性松动和感染。它是核医学中的第一种方法，通常用于疑似 PJI 的病例，通常使用 ^{99m}Tc-MDP 进行，这种物质可以积累在矿物骨基质的表面。

骨扫描的所有三个阶段摄取都增加，表示有膝关节置换术术后感染。

骨成像可能一直呈现阳性结果，直到 TKA 术后 2 年[10]。此外，由聚乙烯碎片引起的滑膜炎或骨溶解可能被误诊为 PJI。

骨成像诊断 PJI 的灵敏度高（95%），但特异度低。然而，三时相骨成像扫描结果阴性通常可以排除感染[11-13]。

七、^{67}Ga 标记枸橼酸扫描

^{67}Ga 是一种放射性核素，最初用于诊断癌症[14]。^{67}Ga 在脓毒症和无菌性炎症部位均有积累。^{67}Ga 在感染部位蓄积的确切原因尚不清楚，可能与炎症区域细菌产生的乳铁蛋白、白细胞和铁离子团的迁移有关[12]。^{67}Ga 与血浆中的乳铁蛋白和白细胞结合，高浓度时在炎症灶内迁移。然而，^{67}Ga 标记枸橼酸扫描对 PJI 的诊断特异性较低，因此几乎已被其他放射性药物完全取代[10]。

八、^{111}In 标记白细胞扫描

^{111}In 白细胞扫描是疑似 PJI 时最常用的核素检查。白细胞标记通常用 ^{111}In 或 ^{99m}Tc- 六甲基丙烯胺肟进行。在体外对患者白细胞进行放射性标记，然后再注入患者体内[10, 12]。^{111}In 标记的白细胞积聚在炎症或感染的区域或术后愈合的伤口。扫描评估 ^{111}In 阴性是排除膝关节置换术后感染的强有力的预测指标，但阳性结果的价值则非常有限[12]。

九、^{111}In 标记白细胞和 ^{99m}Tc 标记硫胶体骨髓扫描双同位素成像

结合 ^{111}In 标记白细胞和 ^{99m}Tc 标记硫胶体骨髓扫描试验的双同位素成像被认为是检查 PJI 的最有力的技术。但是，它也有局限性。将患者的白细胞用 ^{111}In 标记并重新注射。同时行 ^{99m}Tc- 硫胶体

骨髓扫描（^{99m}Tc hexamethylpropyleneamineoxime，^{99m}Tc-HMPAO），取 24h 后的延迟成像。体外标记过程具有挑战性，需要直接处理血液制品，因而可能导致最终产物污染[15]。硫胶体在整个网状内皮系统、骨髓、肝和脾中积累。在急性感染中，趋化因子分泌，因此白细胞得以从外周血迁移到假体周围[12]。但是在长期慢性感染中，中性粒细胞的募集不太明显。在 PJI 中，同一解剖部位可以发现三相骨扫描和白细胞扫描的放射性示踪剂摄取增加[11, 12]。单独的阳性标记白细胞试验灵敏度高，但特异度低。结合 ^{111}In 标记白细胞和 ^{99m}Tc– 硫胶体骨髓扫描试验的双同位素成像提高了特异性和准确性。Palestro 等发现，结合 ^{111}In 和 ^{99m}Tc– 硫胶体骨髓扫描的双同位素成像对 PJI 的诊断的准确率为 95%。

十、抗粒细胞抗体标记白细胞成像

^{99m}Tc 标记人粒细胞单抗成像（antigranulocyte scintigraphy，AGS）是自体白细胞成像检查 PJI 的一种替代方法。用单克隆抗体和针对粒细胞上特异性表面受体的抗体片段标记白细胞[11]。Besilesomab 和 Sulesomab 是最常用的单克隆抗体。Besilesomab 对 PJI 的灵敏度为 67%～91%，特异度为 57%～75%[16]。AGS 是一种很有前途的诊断工具，但由于所用的抗体是鼠源性的，它们可能引发人抗鼠抗体（human anti-murine antibody，HAMA）反应。

十一、^{18}F-FDG-PET

PET 是一种利用放射性物质可视化并测量体内代谢过程的成像技术。使用 ^{18}F-FDG-PET 检测感染部位葡萄糖摄取增加的炎性细胞[17]。这项技术提供了高质量的成像，具有高空间分辨率，足以确定解剖位置，并且不需要在体外处理血液制品[18]。^{18}F-FDG 通过葡萄糖转运体进入细胞，在细胞中被己糖激酶磷酸化为 ^{18}F-2-^{18}F-FDG-6-P。^{18}F-FDG 的摄取依赖于细胞的代谢速率、亲和力和葡萄糖转运蛋白的数量，这两种转运蛋白在炎

症细胞中都很普遍。最后，扫描成像在放射示踪剂注射后 30～60min 进行。

^{18}F-FDG-PET 也可用于检查潜在感染可能的出现疼痛的膝关节置换术。假体 - 骨界面的高摄取表示有感染，而中间摄取表明无菌松动。FDG 摄取量通常用 SUV 评分来估计[19]。

Zhuang 等报道 ^{18}F-FDG-PET 评估全膝关节置换感染的灵敏度为 91%，特异度为 72%，准确率为 78%[19]。

Love 等报道 ^{18}F-FDG-PET 特异度低，如果检测阴性可用于排除感染[11]。^{18}F-FDG-PET 可量化疾病活动性。它可以用来评估各个感染阶段的患者[20]。

许多作者从他们的研究中得出结论，^{18}F-FDG-PET 是一种有希望区分脓毒症和无菌性松动的工具，其灵敏度为 80%～100%，特异度为 90%～100%[19]。更多的研究比较了 FDG-PET 与 ^{111}In 标记白细胞 /^{99m}Tc- 硫胶体骨髓扫描联合诊断膝关节人工关节感染的价值。与 ^{111}In 标记的白细胞 /^{99m}Tc- 硫胶体骨髓扫描相比，^{18}F-FDG-PET 有许多优点，包括效果好、只需注射一次放射示踪剂、执行时间短（< 2h）[15]。此外，与 ^{111}In 标记的白细胞 /^{99m}Tc- 硫胶体骨髓扫描相比，^{18}F-FDG-PET 还能提供更好的空间分辨率[21]。

十二、结论

结合临床检查和实验室检查，放射影像学是诊断 PJI 的重要辅助手段。放射学成像包括 X 线、MRI、CT、US 和核医学。MRI 和 CT 的图像经常用于评估疾病的范围，排除其他或额外的病理和创伤性发现。由于手术植入假体的存在，MRI 和 CT 的图像质量都可能因金属伪影的存在而降低，而金属伪影造成的影响可能会随着金属抑制技术的使用而降低。SPECT/CT、骨成像、^{67}Ga 标记枸橼酸成像、^{111}In 标记白细胞成像、^{111}In 标记白细胞和 ^{99m}Tc 标记硫胶体骨髓扫描双同位素成像、抗粒细胞抗体标记白细胞成像、^{18}F-FDG-PET 成像对 PJI 的诊断有一定的帮助。

参考文献

[1] Li N, Kagan R, Hanrahan CJ, Hansford BG. Radiographic evidence of soft-tissue gas 14 days after total knee arthroplasty is predictive of early prosthetic joint infection. AJR Am J Roentgenol. 2020;214(1):171-6. PubMed PMID: 31573855. Epub 2019/10/01.

[2] Heyse TJ, Chong Le R, Davis J, Boettner F, Haas SB, Potter HG. MRI analysis for rotation of total knee components. Knee. 2012;19(5):571-5. PubMed PMID: 22364925.

[3] Duff GP, Lachiewicz PF, Kelley SS. Aspiration of the knee joint before revision arthroplasty. Clin Orthop Relat Res. 1996;(331):132-9. PubMed PMID: 8895629.

[4] Fritz J, Lurie B, Potter HG. MR imaging of knee arthroplasty implants. Radiographics. 2015;35(5):1483-501. PubMed PMID: 26295591. Pubmed Central PMCID: PMC4613886. Epub 2015/08/21.

[5] Plodkowski AJ, Hayter CL, Miller TT, Nguyen JT, Potter HG. Lamellated hyperintense synovitis: potential MR imaging sign of an infected knee arthroplasty. Radiology.

2013;266(1):256-60. PubMed PMID: 23091176.

[6] Cyteval C, Hamm V, Sarrabère MP, Lopez FM, Maury P, Taourel P. Painful infection at the site of hip prosthesis: CT imaging. Radiology. 2002;224(2):477-83. PubMed PMID: 12147845.

[7] Fayad LM, Patra A, Fishman EK. Value of 3D CT in defining skeletal complications of orthopedic hardware in the postoperative patient. AJR Am J Roentgenol. 2009;193(4):1155-63. PubMed PMID: 19770342.

[8] Kim HO, Na SJ, Oh SJ, Jung BS, Lee SH, Chang JS, et al. Usefulness of adding SPECT/CT to 99mTchexamethylpropylene amine oxime (HMPAO)-labeled leukocyte imaging for diagnosing prosthetic joint infections. J Comput Assist Tomogr. 2014;38(2):313-. PubMed PMID: 24625603.

[9] Graute V, Feist M, Lehner S, Haug A, Müller PE, Bartenstein P, et al. Detection of low-grade prosthetic joint infections using 99mTc-antigranulocyte SPECT/CT: initial clinical results. Eur J Nucl Med Mol Imaging.

2010;37(9):1751-9. PubMed PMID: 20309680. Epub 2010/03/23.

[10] Glaudemans AW, Galli F, Pacilio M, Signore A. Leukocyte and bacteria imaging in prosthetic joint infection. Eur Cell Mater. 2013;25:61-77. PubMed PMID: 23325539. Epub 2013/01/16.

[11] Love C, Marwin SE, Palestro CJ. Nuclear medicine and the infected joint replacement. Semin Nucl Med. 2009;39(1):66-78. PubMed PMID: 19038601.

[12] Palestro CJ, Love C. Role of nuclear medicine for diagnosing infection of recently implanted lower extremity arthroplasties. Semin Nucl Med. 2017;47(6):630-8. PubMed PMID: 28969761.

[13] Palestro CJ. Nuclear medicine and the failed joint replacement: past, present, and future. World J Radiol. 2014;6(7):446-58. PubMed PMID: 25071885. Pubmed Central PMCID: 4109096.

[14] Cyteval C, Bourdon A. Imaging orthopedic implant infections. Diagn Interv Imaging. 2012;93(6):547-57. PubMed PMID: 22521777. Epub 2012/04/20.

[15] Basu S, Kwee TC, Saboury B, Garino JP, Nelson CL, Zhuang H, et al. FDG PET for diagnosing infection in hip and knee prostheses: prospective study in 221 prostheses and subgroup comparison with combined (111)In-labeled leukocyte/(99m)Tc-sulfur colloid bone marrow imaging in 88 prostheses. Clin Nucl Med. 2014;39(7):609-15. PubMed PMID: 24873788. Pubmed Central PMCID: PMC4113396.

[16] Boubaker A, Delaloye AB, Blanc CH, Dutoit M, Leyvraz PF, Delaloye B. Immunoscintigraphy with antigranulocyte monoclonal antibodies for the diagnosis of septic loosening of hip prostheses. Eur J Nucl Med. 1995;22(2):139-47. PubMed PMID: 7758501.

[17] Parvizi J, Ghanem E, Menashe S, Barrack RL, Bauer TW. Periprosthetic infection: what are the diagnostic challenges? J Bone Joint Surg Am. 2006;88(Suppl 4):138-47. PubMed PMID: 17142443.

[18] Gemmel F, Van den Wyngaert H, Love C, Welling MM, Gemmel P, Palestro CJ. Prosthetic joint infections: radionuclide state-of-the-art imaging. Eur J Nucl Med Mol Imaging. 2012;39(5):892-909. PubMed PMID: 22361912. Epub 2012/02/24.

[19] Zhuang H, Duarte PS, Pourdehnad M, Maes A, Van Acker F, Shnier D, et al. The promising role of 18FFDG PET in detecting infected lower limb prosthesis implants. J Nucl Med. 2001;42(1):44-8. PubMed PMID: 11197979.

[20] Houshmand S, Salavati A, Hess S, Werner TJ, Alavi A, Zaidi H. An update on novel quantitative techniques in the context of evolving whole-body PET imaging. PET Clin. 2015;10(1):45-58. PubMed PMID: 25455879. Epub 2014/11/22.

[21] Basu S, Zhuang H, Torigian DA, Rosenbaum J, Chen W, Alavi A. Functional imaging of inflammatory diseases using nuclear medicine techniques. Semin Nucl Med. 2009;39(2):124-45. PubMed PMID: 19187805.

第 10 章 定 义
Definition of Periprosthetic Joint Infection

Elie Kozaily   Noam Shohat   Javad Parvizi   著

因为人工关节感染（PJI）已成为膝关节置换术术后的一种严重并发症，所以科学界积极地寻找有效的标准来定义 PJI。

第一个定义是 2011 年由 MSIS 召集的一个专家小组提出的。此后，许多工作组概述了 PJI 的定义标准。实际上，北美传染病学会（Infection Disease Society of North America，IDSA）在 2013 年发布了定义，然后国际专家在 2013 年和 2018 年在费城举行了国际共识会议。

因此，我们将引导读者了解 PJI 定义从 MSIS 2011 的最早版本到 ICM 的最新 2018 版本的演变。

临床医生和研究人员一直使用 MSIS 2011 标准。工作小组描述了两组患者，患者满足两个主要标准中的一个（或两者都满足）来安全地诊断为 PJI：出现与假体相通的窦道的患者，以及从受影响的人工关节获得的两个不同的组织或液体样本通过培养证明为同一病原体的患者。否则，MSIS 小组建议 6 个次要标准中有 4 个可诊断 PJI。次要标准包括：血清 ESR 和血清 CRP 升高，滑膜白细胞计数升高，滑膜中性粒细胞百分比升高，受影响的关节化脓，在假体周围组织或液体培养中分离出一种微生物，在假体周围组织的组织学分析中，5 个高倍镜视野中每个高倍视野中的中性粒细胞超过 5 个[1]。

值得注意的是，专家组承认，即使满足的这些次要标准少于 4 个，也可能存在 PJI。例如，

其中一些标准在低度感染中可能是阴性的。

在解释 MSIS 标准时需要考虑以下几点。

• ESR 和 CRP 的血清生物标志物阈值分别为 30mm/h 和 10mg/dl。

• 然而，ESR 和 CRP 的解释可能具有挑战性，因为它们的血清水平取决于无数与患者相关的因素（炎性关节炎、肥胖）和距离指数关节置换的时间等。

• 据报道，膝关节慢性 PJI 的滑液标志物白细胞和中性粒细胞百分比分别为 1100～4000/μl 和 64%～69%。术后 3 个月及之前发生的急性膝关节 PJI 中，白细胞和中性粒细胞百分比分别为 20 000/μl 和 89%。

• 用于微生物学的组织样本应从有代表性的假体周围组织或（滑膜）液中获取。至少应送 3 个且不超过 5 个样本进行培养，革兰染色和其他测试对诊断 PJI 可能不完全准确。根据其表型和体外抗微生物敏感性，应确认两个样品中分离的病原体相同（因为 PCR 或 NGS 等基因测试不是常规的）。

• 组织学研究应考虑临床情况，因为病理学家在外科组织检查中寻找每个高倍镜视野（high-power field，HPF）至少 5 个 PMN。

• 例如，假体周围骨折或炎性关节炎中可能存在中性粒细胞计数升高。其他挑战包括异物巨噬细胞的存在，这些异物模拟中性粒细胞和包裹在

浅层纤维蛋白中的中性粒细胞或黏附在内皮或小静脉上的中性粒细胞应不予考虑。

2013年8月，数百名国际专家聚集在美国费城参加第一次共识会议。这次国际共识会议认可了MSIS的定义。ICM增加了白细胞酯酶试验作为次要标准，相当于滑液中白细胞计数升高，并将假体周围的化脓排除在次要标准之外。因此，在剩下的5个次要标准中，有3个标准可以用来诊断PJI[2]。

此外，ICM根据指数关节置换术，急性（90天内）与慢性感染的时间确定了次要标准的可接受阈值。急性感染的阈值往往比慢性感染高，分别是血清CRP（100mg/L vs. 10mg/L）、滑液WBC（10 000/μl vs. 3000/μl）和PMN计数（90% vs. 80%）。急性和慢性环境下白细胞酯酶和组织学分析的标准相似。然而，急性感染时ESR阈值没有确定，而慢性感染时ESR阈值为30mm/h[2]。

同样在2013年，IDSA小组成员遵循了制订指导方针的经典程序，从而根据证据质量对每一项标准进行了控制，改变了主要标准和次要标准的概念。该小组的定义包括单一培养物的存在作为PJI诊断的标准[3]。

随着新生物标志物的出现和传统生物标志物解释的改变，国际专家于2018年在美国费城举行了ICM第2版会议完善和更新PJI定义标准，以改善结果[4]（表10-1）。

ICM承认，髋关节和膝关节置换后的PJI之间可能存在微小的差异，但拟议的定义适用于两个关节。

虽然该定义没有达成强烈的共识，68%的专家同意，28%的专家不同意，4%的专家弃权，但这些最近的ICM标准显示出一致的有效性。例如，与MSIS和先前的ICM相比，灵敏度和特异度较高，分别为97.7%和99.5%。同样，生物标志物的阈值对于早期PJI敏感性和晚期PJI特异性被优化。

值得注意的是，在此定义中考虑了感染的长期性，以及诊断测试的侵入性，以便为基于算法的方法奠定基础。根据AAOS指南，每个发现和生物标志物的相对权重已经到位，建立了评分系统。

这些新标准的主要好处是有可能建立术前诊断。事实上，在许多情况下，PJI的诊断直到外科医生进行翻修手术和依赖于围术期的发现（如术中化脓或冰冻切片结果）才能确定。关节穿刺术在术前的作用已经变得至关重要，可使80%以上的病例在进行翻修诊断和治疗手术前得到诊断。

新的生物标志物（如血清D-二聚体和滑液α-防御素）已经被引入。

事实上，在慢性PJI中，血清D-二聚体升高可能与CRP升高一样相关；然而，需要更多的研究来验证血清D-二聚体在诊断急性PJI和PJI中的作用。

尽管滑液α-防御素因其昂贵且非常规测试而受到批评，但专家们仍然声称，如果可能，引入α-防御素旨在帮助专家诊断具有挑战性的病例和（或）解释和整合该测试一下的结果。

值得注意的是，诊断慢性膝关节PJI的滑液生物标志物的最佳阈值定义为WBC高于3000/μl，PMN高于80%[5]。

当诊断困难时，如当强烈怀疑PJI但血清和（或）滑膜标志物正常或传统培养未分离病原体时，二代测序可能有价值。

然而，新标准背后的工作人员报道了几个限制和争议。例如，这些标准主要在慢性PJI（从关节置换开始至少6周）上得到验证，此外，在许多情况下，如局部组织不良反应、炎性关节炎等，这些标准可能不适用。

与以前的建议一样，专家们重申患者可以患有PJI但不符合标准，反之亦然。应以专家的临床判断为准，以指导管理。

诊断算法

AAOS在2010年提供了使用血清和滑膜标志物诊断膝关节和髋关节PJI的指南。基于专家

表 10-1 人工关节感染（PJI）定义标准

主要准则（至少下列其中一项）	诊 断
同一微生物的两种阳性培养物	感染
窦道有与关节沟通的证据或假体的可视化	

	次要标准		分 数	诊 断
术前诊断	血清	C 反应蛋白（CRP）或 D- 二聚体升高	2 分	≥6 分：感染
		红细胞沉降率升高	1 分	
	滑液	滑膜白细胞升高或白细胞酯酶（++）	3 分	2~5 分：可能感染 [a]
		阳性 α- 防御素	3 分	
		滑膜中性粒细胞百分比升高	2 分	0~1 分：未感染
		滑膜 CRP 升高	1 分	

	未确定术前评分或干抽	分 数	诊 断
术前诊断	术前评分	—	≥6 分：感染
	组织学阳性	3 分	4~5 分：不确定 [b]
	化脓阳性	3 分	
	单一微生物阳性	2 分	≤3 分：未感染

a. 对于没有确定的次要标准的患者，手术标准也可以用来满足 PJI 的定义

b. 考虑进一步的分子诊断，如二代测序

意见和对文献的系统回顾，该算法简化了一个非常混乱和具有挑战性的过程。这些指南由 ICM 对 PJI 在 2013 年进行了一些修改，并且这两种算法都在日常临床实践中服务于全球医生 [6]。PJI 诊断的发展，包括新的滑膜和血清标志物 [7-12]，增加了许多外科医生的困惑，他们不确定如何将这些测试纳入他们的实践和先前建立的指南。

鉴于这些发展，以及 2018 年的评分系统，Shohat 等提出了一种算法，它将结合该领域的最新发展 [13]。这项研究依赖于以前的 AAOS 和 ICM 指南来开发一种基于证据的、经过验证的诊断算法。利用三个中心的数据和机器学习分析，提出了一种逐步诊断 PJI 的方法。第 1 步包括血清测试和临床发现，这在第一次遇到患者时很明

显。第 2 步包括滑膜标志物。第 3 步包括术中发现。该算法依赖于 2018 年 PJI 定义，并在外部队列中正式验证，显示出较高的灵敏度（96.9%）和特异度（99.5%）。鉴于该算法的显著优势，它已经在 2018 年 ICM 关于 PJI 的会议上被引入，并获得了 73% 的同意（超级多数，强烈共识）（图 10-1）。

评估 PJI 的第一步应包括血清 CRP、D- 二聚体和 ESR。如果三个中的一个升高，医生应该进行关节抽吸。然而，作者也指出，在 2.8% 的 PJI 病例中，三种标志物为阴性，这强调了临床发现和高度临床怀疑的重要性。接受翻修手术不到 2 年的患者，过去在同一关节上进行过 1 次以上手术的患者，有红斑、心动过速、关节活动度

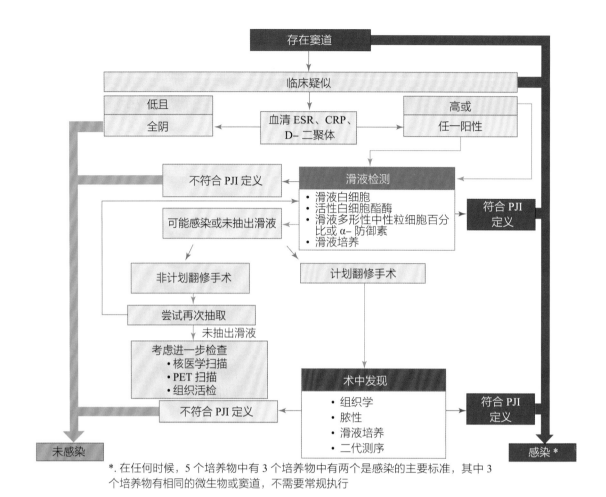

*. 在任何时候，5 个培养物中有 3 个培养物中有两个是感染的主要标准，其中 3 个培养物有相同的微生物或窦道，不需要常规执行

▲ 图 10-1　诊断人工关节感染（PJI）的算法

ESR. 红细胞沉降率；CRP. C 反应蛋白

经 Elsevier 许可转载，引自 Shohat N, Tan TL, Della Valle CJ, Calkins TE, George J, Higuera C, et al.Development and Validation of an Evidence-Based Algorithm for Diagnosing Periprosthetic Joint Infection.J Arthroplasty 2019 Nov; 34(11):2730-2736.e1, ©2019

（range of motion，ROM）降低、血清中性粒细胞百分比 > 70% 的患者，应怀疑 PJI，在这种情况下即使血清标志物阴性，也应行关节抽吸术。

应常规检查滑液的白细胞计数，并进行分类和白细胞酯酶试验。α- 防御素受到了特别关注，因为它是一种昂贵的检测，而且不是常规的。作者发现 α- 防御素不会增加算法的性能，这意味着不对其进行常规检测。这一步骤将排除 PJI 或排除大多数患者的 PJI，对于无法诊断的患者，需要考虑术中发现。术中发现包括化脓、组织学和二代测序或单一阳性培养可帮助诊断尚未确定

的病例。

重要的是要注意，PJI 的诊断即使在达到第三阶段后也可能无法做出，或者在获得滑膜测试后可能没有结论。这些患者在临床实践中经常遇到，代表着一个真正的诊断挑战。此外，重要的是要注意，拟议的算法和 PJI 的定义可能是不准确的，并需要修改用于以下情况的测试：不良的局部组织反应，晶体沉积性关节病，炎性关节成形术发作，以及感染生长缓慢的生物体，如痤疮。

总体而言，与以前发表的指南相比，所提出的算法有几个优点。该算法使我们能够解释单独

或联合诊断测试结果之间的相互作用，以及它们在整个感染检查的不同阶段 / 时间对感染概率的影响。这种相互作用对总体诊断性能有显著影响 [14-16]。它还允许临床医生在继续进行更具侵入性和成本更高的测试之前得出有根据的结论。此外，它最大限度地减少了在每个步骤中执行的测试数量，并有可能降低当前经常执行的不必要的昂贵测试的成本。

参考文献

[1] Parvizi J, Zmistowski B, Berbari EF, Bauer TW, Springer BD, Della Valle CJ, et al. New definition for periprosthetic joint infection: from the Workgroup of the Musculoskeletal Infection Society. Clin Orthop. 2011;469(11):2992-4.

[2] Parvizi J, Gehrke T. Definition of periprosthetic joint infection. J Arthroplast. 2014;29(7):1331.

[3] Osmon DR, Berbari EF, Berendt AR, Lew D, Zimmerli W, Steckelberg JM, et al. Diagnosis and management of prosthetic joint infection: clinical practice guidelines by the Infectious Diseases Society of America. Clin Infect Dis. 2013;56(1):e1-25.

[4] Parvizi J, Tan TL, Goswami K, Higuera C, Della Valle C, Chen AF, et al. The 2018 definition of periprosthetic hip and knee infection: an evidence-based and validated criteria. J Arthroplasty. 2018;33(5):1309-1314.e2.

[5] Balato G, Franceschini V, Ascione T, Lamberti A, Balboni F, Baldini A. Diagnostic accuracy of synovial fluid, blood markers, and microbiological testing in chronic knee prosthetic infections. Arch Orthop Trauma Surg. 2018;138(2):165-71.

[6] Zmistowski B, Della Valle C, Bauer TW, Malizos KN, Alavi A, Bedair H, et al. Diagnosis of periprosthetic joint infection. J Arthroplast. 2014;29(2 Suppl):77-83.

[7] Tarabichi M, Shohat N, Goswami K, Alvand A, Silibovsky R, Belden K, et al. Diagnosis of periprosthetic joint infection: the potential of next-generation sequencing. J Bone Joint Surg Am. 2018;100(2):147-54.

[8] Saleh A, George J, Faour M, Klika AK, Higuera CA. Serum biomarkers in periprosthetic joint infections. Bone Joint Res. 2018;7(1):85-93.

[9] Shahi A, Kheir MM, Tarabichi M, Hosseinzadeh HRS, Tan TL, Parvizi J. Serum D-dimer test is promising for the diagnosis of periprosthetic joint infection and timing of reimplantation. J Bone Joint Surg Am. 2017;99(17):1419-27.

[10] Ahmad SS, Hirschmann MT, Becker R, Shaker A, Ateschrang A, Keel MJB, et al. A meta-analysis of synovial biomarkers in periprosthetic joint infection: Synovasure™ is less effective than the ELISA-based alpha-defensin test. Knee Surg Sports Traumatol Arthrosc. 2018;26:3039-47.

[11] Wyatt MC, Beswick AD, Kunutsor SK, Wilson MJ, hitehouse MR, Blom AW. The alpha-defensin immunoassay and leukocyte esterase colorimetric strip test for the diagnosis of periprosthetic infection: a systematic review and Meta-analysis. J Bone Joint Surg Am. 2016;98(12):992-1000.

[12] Lee YS, Koo K-H, Kim HJ, Tian S, Kim T-Y, Maltenfort MG, et al. Synovial fluid biomarkers for the diagnosis of periprosthetic joint infection: a systematic review and Meta-analysis. J Bone Joint Surg Am. 2017;99(24):2077-84.

[13] Development and validation of an evidence-based algorithm for diagnosing periprosthetic joint infection [cited 2020 Feb 2]. https://www.ncbi.nlm.nih.gov/pubmed/31279603.

[14] Sousa R, Serrano P, Gomes Dias J, Oliveira JC, Oliveira A. Improving the accuracy of synovial fluid analysis in the diagnosis of prosthetic joint infection with simple and inexpensive biomarkers: C-reactive protein and adenosine deaminasc. Bonc Joint J. 017;99-B(3):351-7.

[15] Tarabichi M, Fleischman AN, Shahi A, Tian S, Parvizi J. Interpretation of leukocyte esterase for the detection of periprosthetic joint infection based on serologic markers. J Arthroplasty. 2017;32(9S):S97-S100.e1.

[16] Deirmengian C, Kardos K, Kilmartin P, Cameron A, Schiller K, Parvizi J. Combined measurement of synovial fluid α-defensin and C-reactive protein levels: highly accurate for diagnosing periprosthetic joint infection. J Bone Joint Surg Am. 2014;96(17):1439-45.

第11章 鉴别诊断
Differential Diagnosis of Periprosthetic Joint Infection

Ilan Small Nicolaas C. Budhiparama Noam Shohat 著

疼痛是人工关节感染（PJI）中最常见的症状，在大多数病例中均存在[1, 2]。在最近一项评价因PJI和无菌性原因导致全膝关节置换术（TKA）失败而接受翻修手术的患者的研究中[3]，两组中超过 90% 的患者主诉疼痛，使疼痛成为一种非常非特异性的主诉。因此，TKA 术后疼痛的任何潜在原因都应纳入 PJI 的鉴别诊断中。TKA 术后疼痛的原因可分为术后即刻出现的疼痛和手术成功一段时间后出现的疼痛（表 11-1）。

术后即刻持续性疼痛或新发疼痛的常见原因应首先归类为外源性或内源性。疼痛的外在原因可能是适应证不佳或人工关节外来源的双重病理，包括髋关节、脊髓神经根病、血管性跛行、局部滑囊炎或肌腱病及全身性疾病（如自身免疫性疾病）。术后疼痛的内在原因由人工关节本身引起，包括不稳定、对线不良、组件定位不良和撞击、复发性关节积血、关节纤维化和伸肌机制问题。

关节出现疼痛时，应考虑磨损、骨溶解和无菌性松动[4, 5]。无菌性松动是疼痛和翻修手术的常见原因[6]。它可以由各种原因引起，最终结果是在没有感染的情况下，种植体和骨之间的结合失败[7]。通常发生在 TKA 10～20 年后，但由于患者特征、部件材料和位置的原因，它可能发生得更早[8, 9]。无菌导致失败的症状包括疼痛、关节积液、红斑和活动受限等。这些症状可能与

表 11-1 全膝关节置换术术后疼痛原因	
关节外	**关节内**
放射	**早发**
· 髋部	· 追踪不良
· 脊柱	· 对齐不良
局部	· 不稳定
· 滑囊炎	· 撞击
· 肌腱炎	· 卡顿
血管性	**晚发**
· 跛行	· 磨损
· 深静脉血栓	· 骨溶解
· 出血	· 松动
系统性	
· 炎症性	
· 神经性	

PJI 相似，因此很难区分这两种不同的病理[10-13]。虽然有时，这些失败的无菌原因中的一些是公开的，使得诊断无菌失败很有诱惑力，但在进行任何翻修手术之前，必须始终排除 PJI，因为 12%的所谓无菌病例有潜在的 PJI[14, 15]。

一、血清阴性感染

血清筛查（CRP 和 ESR）通常是痛苦的 TKA检查的第一步，因为它们即容易获得又是微创的。虽然非常有用，但许多研究表明灵敏度和特异度较低[16, 17]。Berbari 等在 23 篇文献的 Meta 分析中，

ESR 和 CRP 的联合灵敏度分别为 75%（95%CI 72%～77%）和 88%（95%CI 86%～90%）。相同标记的联合特异度为 70%（95%CI 68%～72%）和 74%（95%CI）[18]。Kheir 等计算出 ESR 和 CRP 的假阴性率分别为 14.5% 和 8.6%[17]。Parvizi 等使用机器学习发现，2.5% 的 PJI 患者血清筛查结果为阴性，强调了单纯依靠血清检测进行筛查的问题[19]。在由低毒力微生物引起的感染中尤其如此[20-22]。

因此，在每项研究中纳入临床敏锐性是确保 PJI 诊断不被遗漏的根本。在最近一篇研究 PJI 检查中临床结果有效性的论文中，发现发热和红斑是诊断 PJI 的最特异性体征，阳性似然比（likelihood ratio，LR）分别为 10.78 和 8.08。作者得出结论，临床表现可以且应该用于指导未来应安排哪些诊断性检测及解释其结果[12]。Parvizi 等使用随机森林分析发现，发热、红斑、活动度减小、心动过速、首次关节置换术后 2 年内发生失败及关节内 1 次以上手术史均为重要参数，即使血清标志物为感染阴性，也应怀疑 PJI 并立即进行关节抽吸[19]。

二、培养阴性和生长缓慢的细菌感染

细菌感染可能是培养阴性微生物或生长缓慢的微生物，这会引起相对轻微的免疫应答，这使得建立诊断更具挑战性[17]。在一些报道中，培养阴性 PJI 占病例的 40%[23]。Kheir 等对超过 1000 例翻修关节置换术病例（PJI 549 例，无菌性原因 653 例）进行了回顾性研究，并比较了常用的血清和滑膜标志物临界值，根据引起感染的潜在微生物进行分层[17]。有趣的是，他们报道了培养阴性和生长缓慢的微生物，如凝固酶阴性葡萄球菌，其 ESR、CRP、滑膜 WBC 和 PMN% 水平较低，因此如果不给予特别关注，很容易被误诊为无菌性失败。

考虑到这些发现，应尽一切努力使培养物生长的效用最大化。如果怀疑 PJI，应避免在液体抽吸前使用经验性抗菌药物，以防止培养前灭菌，从而防止假阴性结果[7, 24]。AAOS 建议，在感染得到证实之前，不要为疑似 PJI 的患者开具 2 周的抗菌药物处方[25]。应重复抽吸液体，并将抽吸物在需氧菌、厌氧菌、真菌和抗酸杆菌培养物上培养 2～3 周。建议痤疮丙酸杆菌和一些凝固酶阴性葡萄球菌生长 1～2 周[8, 15]。手术期间，应从间期和假包膜中取出 3～5 个样本，并将组织送去进行组织病理学分析。

既往诊断标准具有特异性，但缺乏诊断不明显感染的敏感性。最近，已经开发了新的诊断标准，以更好地诊断这些培养阴性和低度感染[8, 26]。Parvizi 等在其 PJI 循证定义中将诊断灵敏度增加至 97.7%（95%CI 94.7%～99.3%），而之前的标准显示灵敏度为 79.3%～86.9%。尽管他们能够捕获大量 PJI 患者，但在 2.3% 的队列中，诊断不确定，他们定义为"灰色区域"患者，即不清楚是否感染。这些患者在临床实践中经常遇到，代表了真实的诊断挑战。有趣的是，所有诊断不确定的患者培养结果均为阴性，作者认为他们可能受益于分子诊断试验。

在 PJI 诊断仍未得到证实的情况下，越来越多的证据支持使用基因组测序[9-11, 26]。Thoendel 等利用宏基因组学测序技术检测到了广泛的 PJI 病原菌，并认为该方法可能有助于鉴定培养阴性 PJI 中的感染菌[27]。43.9%（98 例中有 43 例）的培养阴性 PJI 中发现了新的潜在病原体。虽然在 PJI 环境下将测序数据转化为临床有用的工具仍然非常有限，但基因组测序在未来感染诊断中可能会占据越来越大的作用。

表 11-2 展示了红色标志患者。

在某些人群中，常规检查和诊断标准可能不准确。由于这些患者的相对罕见性和可能的异常值，许多研究将其从分析中排除。此外，制订了指南，并主要依赖于对无这些基础疾病的患者进行 PJI 研究[28]。

（一）炎性关节炎

自身免疫性疾病和慢性疾病的临床症状与 PJI 相似，获得完整的患者病史，包括既往病史，对确定关节衰竭的原因至关重要。类风湿关节炎

表 11–2 红色标志患者

红色标志患者	表 现	有用的标志物	意 见
生长缓慢的微生物	疼痛、积液、红斑、ROM 减少	应用 2018 年 PJI 定义分子检测的血清和滑膜标志物	如果怀疑诊断，并且不能用常规方法做出诊断，则应进行分子检测
炎性关节炎	疼痛、积液、红斑、ROM 减少、发热	CRP、ESR、滑膜 WBC、滑膜 PMN、α– 防御素	应遵守常规阈值，除非怀疑有突发
结晶沉积病	疼痛、积液、红斑、ROM 减少、发热	尿酸、焦磷酸钙、CRP、ESR、滑液	结晶沉积物可能少量存在，可能被错误分类或遗漏
关节积血	疼痛、积液、红斑、ROM 减少	血清凝血酶原时间、部分凝血活酶时间、国际标准化比值、关节穿刺	关节穿刺将显示含红细胞的血性液体
金属过敏	疼痛、过敏性皮炎、假体松动	嗜酸性粒细胞	皮肤斑贴试验，白细胞迁移抑制试验，淋巴细胞转化试验都可能有用

ROM. 关节活动度；PJI. 人工关节感染；CRP. C 反应蛋白；ESR. 红细胞沉降率；WBC. 白细胞；PMN. 多形性中性粒细胞

（rheumatoid arthritis，RA）最受关注，因为其并发症是关节置换术的常见原因[29]。血清 CRP 和 ESR 水平升高是 PJI 的诊断标准，也常用于辅助诊断 RA。因此，在 RA 患者中应用与普通人群相同的阈值会引起对识别和假阳性结果的关注。Yeganeh 和 Shohat 等研究了了是否应在炎性关节炎患者（大多数为类风湿关节炎）中使用常用血清和滑膜标志物的不同阈值[29, 30]。两项研究均得出结论，血清和滑膜诊断标志物的常规 PJI 阈值足以鉴别诊断 RA。应特别关注出现急性发作的患者，因为这些研究是在疾病活动的不同阶段进行的。

（二）结晶沉积病

有疑似 PJI 和结晶沉积病（如痛风和假痛风）病史的患者，应在抗生素给药前进行滑液分析，以避免假阴性培养，因为感染可能导致结晶沉积病，因为结晶沉积可能成为感染的病灶[31, 32]。George 等报道了 22 例患者，受累关节内有晶体沉积，加剧炎症，表现为关节内水肿、红斑、发热和疼痛，症状类似于 PJI[31]。由于这两种病理情况需要不同的治疗，因此医生必须了解适当的诊断检查，以便相应地进行。吸出液的诊断研究应包括显微镜检查尿酸晶体，以检测痛风和疑似

假性痛风的焦磷酸钙。结晶沉积病和 PJI 的重叠表现包括白细胞计数、ESR 和 CRP 升高。应检查抽取的滑液中是否有晶体，应进行培养，并测量尿酸水平。这些晶体沉积病由于晶体量少而难以诊断，临床经验有限的医生可能会错误分类或完全遗漏。

（三）血肿

血肿是由于关节出血而发生的，可能与 PJI 类似，包括活动范围减少、水肿、红斑和疼痛[33]。应根据患者既往病史怀疑血肿，并可能发生于创伤或非创伤性原因，如凝血病和抗凝药物治疗。血肿可以通过影像学或关节抽吸来诊断。关节抽吸会显示出含有红细胞的血液。另外的诊断研究应包括细胞分化、革兰染色和培养以确认诊断。

（四）金属过敏

虽然罕见，但金属过敏也是 TKA 后疼痛的潜在原因，可能类似于 PJI[34, 35]。最常见的致敏金属是镍（19.7%～24.4%）、钴（2%～8.8%）、铬（2.4%～5.9%）。金属过敏的临床症状包括局部或全身过敏性皮炎、疼痛，以及慢性无菌性炎症引起的假体松动[36]。在标准实验室检查中，皮肤斑贴试验、白细胞迁移抑制试验（leukocyte migration inhibition test，LMIT）和淋巴细胞转化试验（lymphocyte transformation test，LTT）是最常用的金属过敏诊断试验。然而，没有一项测试得到普遍接受和应用。

三、结论

随着每年膝关节置换术的数量持续增加，医生将遇到越来越多的不满意的患者和患有慢性疼痛的患者，需要识别疼痛的原因并相应地治疗患者。PJI 是膝关节置换术后的严重并发症，外科医生应注意几种鉴别诊断。疑似 PJI 的工作诊断将能够通过适当的治疗提高患者的护理质量。未来的研究应该集中在 PJI 和无菌病例之间差异微妙的病例上，以努力提高诊断和后续治疗。

参考文献

[1] Aggarwal VK, Rasouli MR, Parvizi J. Periprosthetic joint infection: current concept. Indian J Orthop. 2013;47(1):10.

[2] Kurtz SM, Lau E, Watson H, Schmier JK, Parvizi J. Economic burden of periprosthetic joint infection in the United States. J Arthroplast. 2012;27(8):61-5.

[3] Suarez J, Griffin W, Springer B, Fehring T, Mason JB, Odum S. Why do revision knee arthroplasties fail? J Arthroplast. 2008;23(6):99-103.

[4] Beam E, Osmon D. Prosthetic joint infection update. Infect Dis Clin. 2018;32(4):843-59.

[5] Runner RP, Mener A, Roberson JR, Bradbury TL, Guild GN, Boden SD, Erens GA. Prosthetic joint infection trends at a dedicated orthopaedics specialty hospital. Adv Orthop. 2019;2019:4629503.

[6] Sundfeldt M, Carlsson LV, Johansson CB, Thomsen P, Gretzer C. Aseptic loosening, not only a question of wear: a review of different theories. Acta Orthop. 2006;77(2):177-97.

[7] Kutzner I, Hallan G, Høl PJ, Furnes O, Gøthesen Ø, Figved W, Ellison P. Early aseptic loosening of a mobile-bearing total knee replacement: a case-control study with retrieval analyses. Acta Orthop. 2018;89(1):77-83.

[8] Lee BS, Cho HI, Bin SI, Kim JM, Jo BK. Femoral component varus malposition is associated with tibial aseptic loosening after TKA. Clin Orthop Relat Res. 2018;476(2):400.

[9] Peel TN, Cheng AC, Buising KL, Choong PF. Microbiological aetiology, epidemiology, and clinical profile of prosthetic joint infections: are current antibiotic prophylaxis guidelines effective? Antimicrob Agents Chemother. 2012;56(5):2386-91.

[10] Duff GP, Lachiewicz PF, Kelley SS. Aspiration of the knee joint before revision arthroplasty. Clin Orthop Relat Res. 1996;331:132-9.

[11] Sendi P, Banderet F, Graber P, Zimmerli W. Clinical comparison between exogenous and haematogenous periprosthetic joint infections caused by Staphylococcus aureus. Clin Microbiol Infect. 2011;17(7):1098-100.

[12] Shohat N, Goswami K, Tan TL, Henstenburg B, Makar G, Rondon AJ, Parvizi J. Fever and erythema are specific findings in detecting infection following total knee arthroplasty. J Bone Joint Infect. 2019;4(2):92.

[13] Parvizi J, Gehrke T, Chen AF. Proceedings of the international consensus on periprosthetic joint infection. Bone Joint J. 2013;95(11):1450-2.

[14] Sloan M, Premkumar A, Sheth NP. Projected volume of primary total joint arthroplasty in the US, 2014 to 2030. J Bone Joint Surg. 2018;100(17):1455-60.

[15] Parvizi J, Zmistowski B, Berbari EF, Bauer TW, Springer BD, Della Valle CJ, et al. New definition for periprosthetic joint infection: from the Workgroup of the Musculoskeletal Infection Society. Clin Orthop Relat Res. 2011;469(11):2992.

[16] Saleh A, George J, Faour M, Klika AK, Higuera CA. Serum biomarkers in periprosthetic joint infections. Bone Joint Res. 2018;7(1):85-93.

[17] Kheir MM, Tan TL, Shohat N, Foltz C, Parvizi J. Routine diagnostic tests for periprosthetic joint infection demonstrate a high false-negative rate and are influenced by the infecting organism. J Bone Joint Surg. 2018;100(23):2057-65.

[18] Berbari E, Mabry T, Tsaras G, Spangehl M, Erwin PJ, Murad MH, et al. Inflammatory blood laboratory levels as markers of prosthetic joint infection: a systematic review and meta-analysis. J Bone Joint Surg. 2010;92(11):2102-9.

[19] Shohat N, Tan TL, Della Valle CJ, Calkins TE, George J, Higuera C, Parvizi J. Development and validation of an evidence-based algorithm for diagnosing periprosthetic joint infection. J Arthroplast. 2019;34(11):2730-6.

[20] Parvizi J, McKenzie JC, Cashman JP. Diagnosis of periprosthetic joint infection using synovial C-reactive protein. J Arthroplast. 2012;27(8):12-6.

[21] Ecker NU, Suero EM, Gehrke T, Haasper C, Zahar A, Lausmann C, et al. Serum C-reactive protein relationship in high-versus low-virulence pathogens in the diagnosis of periprosthetic joint infection. J Med Microbiol. 2019;68(6):910-7.

[22] Palan J, Nolan C, Sarantos K, Westerman R, King R, Foguet P. Culture-negative periprosthetic joint infections. EFORT Open Rev. 2019;4(10):585-94.

[23] Yoon JR, Han SB, Jee MK, Shin YS. Comparison of kinematic and mechanical alignment techniques in primary total knee arthroplasty: a meta-analysis. Medicine. 2017;96(39):e8157.

[24] Tan TL, Kheir MM, Shohat N, Tan DD, Kheir M, Chen C, Parvizi J. Culture-negative periprosthetic joint infection: an update on what to expect. J Bone Joint Surg. 2018;3(3):e0060.

[25] Parvizi J, Tan TL, Goswami K, Higuera C, Della Valle C, Chen AF, Shohat N. The 2018 definition of periprosthetic hip and knee infection: an evidence-based and validated criteria. J Arthroplast. 2018;33(5):1309-14.

[26] Patel R, Alijanipour P, Parvizi J. Suppl-2, M8: advancements in diagnosing periprosthetic joint infections after total hip and knee arthroplasty. Open Orthop J. 2016;10:654.

[27] Thoendel MJ, Jeraldo PR, Greenwood-Quaintance KE, Yao JZ, Chia N, Hanssen AD, et al. Identification of prosthetic joint infection pathogens using a shotgun metagenomics approach. Clin Infect Dis. 2018;67(9):1333-8.

[28] Premkumar A, Morse K, Levack AE, Bostrom MP, Carli AV. Periprosthetic joint infection in patients with inflammatory joint disease: prevention and diagnosis. Curr Rheumatol Rep. 2018;20(11):68.

[29] Shohat N, Goswami K, Fillingham Y, Tan TL, Calkins T, Della Valle CJ, et al. Diagnosing periprosthetic joint infection in inflammatory arthritis: assumption is the enemy of true understanding. J Arthroplast. 2018;33(11):3561-6.

[30] Yeganeh MH, Kheir MM, Shahi A, Parvizi J. Rheumatoid arthritis, disease modifying agents, and periprosthetic joint infection: what does a joint surgeon need to know? J Arthroplast. 2018;33(4):1258-64.

[31] George MP, Ernste FC, Tande A, Osmon D, Mabry T, Berbari EF. Clinical presentation, management, and prognosis of pseudogout in joint arthroplasty: a retrospective cohort study. J Bone Joint Infect. 2019;4(1):20.

[32] Plate A, Stadler L, Sutter R, Anagnostopoulos A, Frustaci D, Zbinden R, et al. Inflammatory disorders mimicking periprosthetic joint infections may result in false-positive α-defensin. Clin Microbiol Infect. 2018;24(11):1212-1.

[33] Tande AJ, Patel R. Prosthetic joint infection. Clin Microbiol Rev. 2014;27(2):302-45.

[34] Bao W, He Y, Fan Y, Liao Y. Metal allergy in total-joint arthroplasty: case report and literature review. Medicine. 2018;97(38):e12475.

[35] Hallab N, Merritt K, Jacobs JJ. Metal sensitivity in patients with orthopaedic implants. J Bone Joint Surg. 2001;83(3):428.

[36] Basko-Plluska JL, Thyssen JP, Schalock PC. Cutaneous and systemic hypersensitivity reactions to metallic implants. Dermatitis. 2011;22(2):65-79.

第五篇　关节置换感染的治疗

Treatment of Knee Replacement Infections

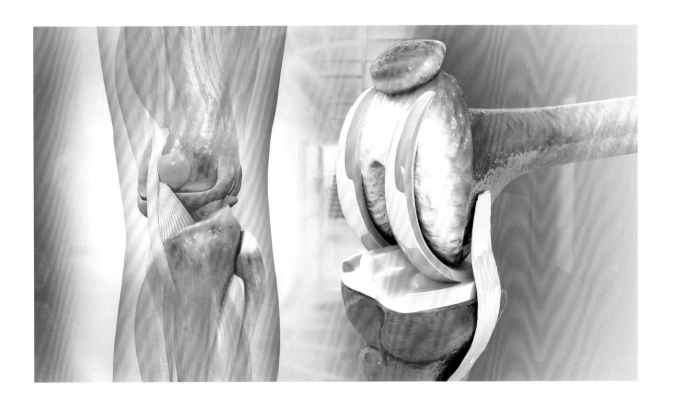

第 12 章　全身性抗生素治疗
Systemic Antibiotic Therapy

Philip P. Roessler　Gunnar T. R. Hischebeth　Sascha Gravius　著

对于膝关节人工关节感染（PJI）的管理，全身性抗生素应用和手术是至关重要的两个治疗手段 [1]。有时，全身性抗生素治疗对无法手术的患者作为独立抑制治疗来应用。

全身性抗生素制剂的递送可以通过口服或静脉注射实现。相比于静脉注射抗生素，门诊的患者使用口服剂型的抗生素更方便且易于管理。静脉注射抗生素生物利用度更高，但它的弊端在于常常需要患者住院治疗并进行监测 [2, 3]。

一切全身性抗生素的治疗都是为了清除造成感染的原发病灶而服务，而在进行诱导治疗前应先确定好原发病灶 [4]。若导致感染的细菌未知，则应采取先应用广谱抗生素的治疗措施 [5]。首先应进行关节穿刺与活检，这是后续优化任何抗生素治疗的基础。全身性抗生素治疗的次要目标是破坏并防止由于细菌定植（如葡萄球菌属或链球菌属）所形成的生物膜，尤其是在新植入假体表面形成生物膜 [6]。

即使高效的全身性抗生素治疗对于 PJI 的管理至关重要，但绝大多数的全身性抗生素用药依然不能达到一个有效的局部浓度，这时就需要局部应用抗生素来协同作用 [7]。稍后我们将会讲解局部应用抗生素（如骨水泥间置器）的重要性（见第 13 章）。群体感应淬灭是指一种阻断特定物种的细菌群体 [8] 感应的现象，以及在狭义上不被认为是全身性抗生素治疗的化疗 [9]，这些我们都将

在稍后详述（见第 13 章）。

一、原则与时机

全身性抗生素治疗的一个基本准则是在培养标本结果出来前应推迟任何的抗生素治疗。只有这样才能尽量增加在特定时间开始聚焦治疗的可能性 [10]。与此相反的是，最近有些出版物提倡在分泌物样本产生后就尽早地开始使用抗生素，即使最后的收益大致相同，但之后的 PJI 的复发率却要大大降低 [11]。无论如何，应当提前计划好全身性抗生素治疗，将各种可能的诊断和临床信息都考虑进来。在理想的状态下，全身性抗生素治疗是一门跨学科的共识，这个共识应当包括骨外科医生、临床微生物学家及其他所有相关的专家学者 [12]。

在推动全膝关节置换术（TKA）翻修的病例中，最初的经验治疗都必须与临床症状相互契合。特别是在伴有急性脓毒症或阳性全身炎症反应综合征（systemic inflammatory response syndrome，SIRS）标准的 PJI 病例中，不应延迟早期全身抗生素治疗以改善临床结果 [13]。识别医院或科室中最常见的感染源也可能有助于实现个体化的经验反应，甚至区分急性和慢性感染。如若可能，应根据治疗过程中的培养结果，将经验性抗生素治疗转化为聚焦治疗。全身治疗延迟适用于那些感染性植入物移除但没有既往培养的病例，对于一期翻修或部件更换的手术，在止血带

充气或皮肤切开前 15~60min 应开始系统性抗生素治疗[14, 15]。推荐抗生素治疗的剂量和持续时间如表 12-1 所示。

在保留植入硬件的情况下，理想的全身抗生素治疗的主要要求是针对生物膜活性。另外，没有硬件植入的病例主要需要的抗生素治疗应具有较好的组织渗透性（如治疗骨炎）。

二、保留假体清创术

这种治疗策略可能涉及使用广谱抗生素的经验性治疗（如果病原体仍然未知），也可能涉及聚焦治疗（如果已经确定病原体）。持续时间和剂量如表 12-1 所示。在保留假体清创术（DAIR）的情况下，如果需要的话（如对抗葡萄球菌或皮肤杆菌属），在抗生素治疗方案中也要添加生物膜活性物质（如利福平），这一点至关重要。而属于难治性（difficult-to-treat, DTT）组的病原体，即那些没有相应生物膜活性抗生素的病原体，只能通过延长全身抗生素治疗来抑制[16]。在这些情况下，稍后的抑制治疗可能是一个有效的选择。革兰阴性菌应静脉注射氟喹诺酮类药物，如环丙沙星，甚至在以后连续使用。而对于革兰阴性感染的病例中应避免使用利福平[17]。一般来说，对于多重耐药菌株的情况，建议采用跨学科的方法与临床微生物学家一起选择最佳的生物膜活化剂[18]。所有其他致病因子的处理同表 12-1。总之，DAIR 成功的关键是确定的病原体对生物膜活性物质的易感性，并与手术清创完全结合。

三、一期翻修

一期翻修的原则与 DAIR 相同，主要目标也是生物膜活性疗法。各种物质的持续时间和剂量也记录在表 12-1 中。然而，对于静脉和序贯治疗的理想持续时间尚无明确证据[16]。

四、二期翻修

所有二期翻修过程都可以分为两个不同的步骤：①假体取出；②假体重新植入。第一步是在没有植入物或间置器（如骨水泥）的情况下，关节保持不变。这一阶段的主要目标是采用具有良好组织渗透性的抗生素，以治疗骨炎或骨髓炎及软组织感染。即使骨水泥间置器仍在原位，生物膜活性物质也不是必要的[19]。手术入路及后续策略在文中其他部分有详细说明。第一步和第二步之间的持续时间通常间隔 2~6 周，这取决于所选择的方案。不再推荐药物假日（中间没有系统抗生素治疗的阶段），因为它们的效果没有文献支持[16]。完成第二步之后，原位又有一个新的假体，因此主要目标是在生物活性抗生素的保护下免受细菌定植。在 DTT 的情况下，可能需要延长全身抗生素或终身抑制治疗。

五、经验性治疗

经验性全身抗生素治疗的主要范式，特别是在细菌性败血症中，是"趁早打击，从重打击"。这就需要涵盖包括葡萄球菌在内的广谱细菌的物质（包括耐甲氧西林菌株）和部分革兰阴性菌（肠杆菌目，肠杆菌科），对于所在科室或地区的病原菌特异性谱也应有足够的信息[16, 20]。在急性脓毒症或 SIRS 的情况下，为了最终获得可疑致病病原体的培养，关节抽吸和培养（在特殊的小体积样本培养基中，如儿童血培养瓶中）、滑膜液细胞计数（总白细胞、总粒细胞和白细胞/粒细胞比值）、两份血培养在治疗开始前是必要的[21]。可能的经验性治疗方案包括万古霉素和第三代或第四代头孢菌素或哌拉西林/他唑巴坦（表 12-1）。由于头孢菌素在膝关节中的治疗浓度已经可以达到标准剂量，因此初始不需要特殊的适应治疗[22]。PJI 培养物阴性的主要原因之一是早期开始经验性治疗[23]。因此，在进一步治疗过程中，必须计算患者的个体风险，并与可能的不明原因的病原体进行权衡。经验性治疗一般应选择静脉注射[16, 24]。

六、聚焦治疗

在收集了所有可用的诊断信息后，可以讨论

微生物	抑菌物质	给药剂量（途径）
	表 12-1　全身抗生素治疗：建议的药物、顺序、持续时间和剂量		
	葡萄球菌属		
甲氧西林／苯唑西林敏感（DAIR）	氟氯西林，或	$3 \times 4g$ 或 $4 \times 3g$（IV）
	头孢唑啉，或	$3 \times 2g$（IV）
	达托霉素	$1 \times (8 \sim 10)$ mg/kg（IV）
	+利福平 [a]（各）	$2 \times 0.45g$（PO）
	其次（取决于敏感性测试）	
	左氧氟沙星，或	$2 \times 0.5g$（PO）
	多西环素，或	$2 \times 0.1g$（PO）
	复方磺胺甲噁唑（复方新诺明）	$3 \times 0.96mg$（PO）
	+利福平 [a]（各）	$2 \times 0.4mg$（PO）
	达托霉素，或	$1 \times 12mg/kg$（IV）
耐甲氧西林／苯唑西林（DAIR）	万古霉素 [b]	$2 \times 15mg/kg$（IV）
	+利福平 [a]（各）	$2 \times 0.45g$（PO）
	其次（取决于敏感性测试）	
	左氧氟沙星，或	$2 \times 0.5g$（PO）
	多西环素，或	$2 \times 0.1g$（PO）
	复方磺胺甲噁唑（复方新诺明）	$3 \times 0.96mg$（PO）
	+利福平 [a]（各）	$2 \times 0.45mg$（PO）
	达托霉素，或	$1 \times 10mg/kg$（IV）
利福平耐药	万古霉素 [b]	$2 \times 15mg/kg$（IV）
	IV，2～4 周，在特定情况下终身抑制治疗（复方新诺明、多西环素）	
	链球菌属		
	青霉素，或	$4 \times (5 \sim 10)$ MU（IV）
	头孢曲松钠	$2 \times (1 \sim 2)$ g（IV）
青霉素敏感	IV，2 周，随后	
	阿莫西林，或	$3 \times 1g$（PO）
	左氧氟沙星	$2 \times 0.5g$（PO）
	万古霉素 [b]，或	$2 \times 15mg/kg$（IV）
	达托霉素	$1 \times 10mg/kg$（IV）
青霉素耐药	IV，2 周，随后	
	左氧氟沙星，或	$2 \times 0.5g$（PO）
	克林霉素	$3 \times (0.6 \sim 0.9)$ g（PO）

（续表）

微生物	抑菌物质	给药剂量（途径）
肠球菌属		
	氨苄西林	3×5g（IV）
	+庆大霉素	1×（6～7）mg/kg（IV）
青霉素/氨苄西林敏感	IV，2～3周，随后	
	阿莫西林，或	3×1g（PO）
	利奈唑胺（若已知过敏，最多4周）	2×0.6g（PO）
	达托霉素，或	1×（10～12）mg/kg（IV）
	万古霉素[b]	2×15mg/kg（IV）
青霉素/氨苄西林耐药	+庆大霉素	1×（6～7）mg/kg（IV）
	IV，2～4周，随后	
	利奈唑胺（最多4周）	2×0.6g（PO）
	达托霉素，或	1×（10～12）mg/kg（IV）
万古霉素耐药（VRE）	利奈唑胺（最多4周）	2×600mg（IV）
	在特定情况下终身抑制治疗	
肠杆菌目		
	环丙沙星	2×750mg（PO）
	+氨苄西林/舒巴坦，或	4×3g（IV）
喹诺酮类敏感	哌拉西林钠/他唑巴坦钠	4×4.5g（IV）
	IV，2周	
	美罗培南，或	3×2g（IV）
	哌拉西林钠/他唑巴坦钠，或	4×4.5g（IV）
喹诺酮类耐药	黏菌素	负荷剂量1×9MU，或3×3MU（IV）或2×4.5MU（IV）
	+磷霉素	3×（4～5）g（IV）
	IV，2周，然后与微生物学家协商一致进行序贯治疗	
非发酵菌		
	美罗培南，或	3×2g（IV）
	哌拉西林钠/他唑巴坦钠，或	4×4.5g（IV）
如铜绿假单胞菌、鲍曼不动杆菌	头孢他啶	3×2g（IV）
	+妥布霉素	1×（6～7）mg/kg（IV）
	IV，2周，后（根据药敏试验）	
	环丙沙星	2×0.75g（PO）
如铜绿假单胞菌、鲍曼不动杆菌，多重耐药菌	与微生物学家达成共识的适应性治疗	

（续表）

微生物	抑菌物质	给药剂量（途径）
	厌氧菌	
	青霉素，或	$4\times(5\sim10)$MU（IV）
	克林霉素（在已知过敏的情况下）	3×600mg（IV）
	＋利福平[a]	2×0.45g（PO）
痤疮丙酸杆菌	IV，2周，随后	
	阿莫西林，或	3×1g（PO）
	左氧氟沙星	2×0.5g（PO）
	＋利福平[a]	2×0.45g（PO）
	革兰阳性厌氧菌	
	氨苄西林/舒巴坦，或	4×3g（IV）
非痤疮丙酸杆菌	哌拉西林钠/他唑巴坦钠，或	4×4.5g（IV）
	莫西沙星	1×400mg（PO）
	IV，2周	
	革兰阴性厌氧菌	
	氨苄西林/舒巴坦，或	4×3g（IV）
	哌拉西林钠/他唑巴坦钠，或	4×4.5g（IV）
	IV，2周，随后	
	甲硝唑	3×400mg（PO）
	念珠菌属	
	卡泊芬净[c]，或	负荷剂量1×70mg，然后1×50mg（IV）
氟康唑敏感	阿尼芬净，或	负荷剂量1×200mg，然后1×100mg（IV）
	氟康唑	1×400mg（PO）
	在特定情况下终身抑制治疗	
	卡泊芬净[c]，或	负荷剂量1×70mg，然后1×50mg（IV）
氟康唑耐药	阿尼芬净，或	负荷剂量1×200mg，然后1×100mg（IV）
	伏立康唑	2×200mg（PO）
	培养物阴性的 PJI	
	氨苄西林/舒巴坦，或	4×3g（IV）
	± 利福平[a]	2×0.45g（PO）

DAIR. 保留假体清创术；IV. 静脉注射；PO. 口服；VRE. 耐万古霉素肠球菌；PJI. 人工关节感染

a. 具有生物膜活性的抗生素（如利福平）不应在暂时性骨水泥间置器治疗期间或手术引流仍在原位的情况下使用。75 岁及以上患者应减量使用利福平 2×0.30g（PO）

b. 下一剂量给药前每 $2\sim3$ 天密切监测万古霉素血药浓度（血浆浓度低，理想范围 $15\sim20$mg/L）

c. 若体重超过 80kg，卡泊芬净维持剂量应为 1×70mg

注：一般来说，建议根据定期监测的肾和肝功能及体重调整剂量

和计划聚焦治疗的开始。理想情况下，组织病理学、微生物学数据及最重要的培养结果是使用单一或组合药物进行充分抗生素治疗的基础。聚焦治疗应确定适当的剂量和治疗的持续时间。一些抗生素可能需要定期进行血液学测试，以检测不良反应。在这个阶段，所有已经开始的经验性治疗都应该重新考虑并进行调整。抗生素敏感性概况通常伴随着广谱的微生物培养，可以根据病原体特性来确定最佳治疗方法[25, 26]。除了 PCR 等进一步的诊断外，该工具在多种细菌混合感染的病例中变得更加重要。

理想的全身抗生素制剂将满足以下标准[27]。

• 细菌的状态和活性。

• 良好的组织穿透骨及其他肌肉骨骼组织。

• 可达到的局部组织浓度和最小抑菌浓度的比率高。

• 自发耐药形成率低。

• 即使对浮游及嵌入生物膜的细菌也有活性（特别是在保留植入物的情况下）。

• 良好的耐受性和患者的长期耐受性。

• 适合序贯治疗（口服生物利用度高）。

此外，全身抗生素治疗的选择也取决于手术方法[16, 28]。DAIR 的原理可能比一期或二期 TKA 翻修更需要其他物质和治疗时间[29, 30]。聚焦或靶向治疗通常是作为先前经验治疗的延续而开始的，并且在考虑转为口服给药之前，应在术后至少 2 周内通过静脉注射给药（在经验治疗期间计算）。通常，从指标手术和第一次经验性抗生素治疗的时间点开始，建议全身抗生素治疗 12 周。围术期首先静脉注射抗生素，随后进行口服治疗，通常持续 5～10 周[16]。静脉注射和口服抗生素治疗之间的时间间隔将取决于细菌类型，以及用于口服的足量抗生素[31]。

（一）金黄色葡萄球菌属

MSSA 有效的全身性抗生素，是一种 β- 内酰胺类抗生素，如苯唑西林、头孢唑啉和头孢曲松等（表 12-1）。若已知对 β- 内酰胺类抗生素有超敏反应（如既往过敏史）的情况下，可以选

择万古霉素或是达托霉素[18]。然而，由于其不良反应和后期再感染[32, 33]的风险，必须进行剂量监测。MRSA 引起的感染可以用万古霉素、达托霉素，甚至替考拉宁[16, 31]治疗。这包括几乎所有的凝固酶阴性菌株，除了路邓葡萄球菌，它通常是甲氧西林敏感的，因此可以用 β- 内酰胺治疗（表 12-1）。

由于大多数种属的葡萄球菌被认为是生物膜形成的，因此系统的抗生素治疗应辅以一种辅助的、具有生物膜活性的抗生素，如利福平[20]。利福平通过抑制细菌细胞壁的合成来破坏生物膜，从而在某些情况下增加联合治疗药物的抗感染效果（特别是表现在 DAIR 中保留植入物或进行一期翻修的患者中）[9]。美罗培南是利福平的替代品，它可以抑制转肽酶，以达到类似的生物膜破坏效果[34]。应避免利福平单药治疗，因为它与点突变导致的早期耐药性诱导有很高的风险相关[35]。在联合治疗中，利福平应以一定程度上延迟给药，直至手术清创提供无渗出、干燥的伤口，并使用另一种抗菌物质来开始全身抗生素治疗[35]。此外，利福平可能具有诱导作用细胞色素 P450（CYP3A），进而改变其他药物的血清水平。一般来说，在暂时性骨水泥间置器治疗过程中或手术引流仍在原位的情况下，不应给予具有生物膜活性的辅助抗生素[16]。

对利福平等生物膜活性物质不敏感的葡萄球（葡萄球菌属）属于致病因子的 DTT 组。

（二）链球菌属

链球菌属应使用青霉素或氨苄西林等 β- 内酰胺类抗生素静脉治疗（表 12-1）。在门诊环境中，一般选择头孢曲松来治疗，因头孢曲松易于静脉给药[36]。再次，在已知对若已知对 β- 内酰胺类抗生素有超敏反应（如既往过敏史）的情况下可以选择万古霉素[33]。

（三）肠球菌属

肠球菌在药敏试验中表现出广泛的多样性，因此为了找到正确的药物组合必须进行药敏试验。若通过植入物或骨水泥间置器的涂层确保了

第二种抗生素（如庆大霉素）的局部应用，则静脉单用β-内酰胺类抗生素（如氨苄西林）就足够了[37]。但同时人们应当意识到，抗生素的局部释放是有限。对氨苄西林耐药的肠球菌应使用万古霉素或达托霉素来治疗（表12-1）。

（四）革兰阴性菌

对革兰阴性菌［如肠杆菌目（大肠埃希菌、克雷伯杆菌属、肠杆菌属）］有活性的全身性抗生素包括β-内酰胺类抗生素、碳青霉烯类和氟喹诺酮类（表12-1）。在疑似革兰阴性菌感染的病例中，强烈建议进行药敏试验以确认所需治疗药物的疗效[9, 16]。由于氟喹诺酮类药物表现出非常高的组织渗透性（尤其是对骨骼），因此应主要考虑用于口服治疗[16, 38]。

非发酵菌（如铜绿假单胞菌或不动杆菌属）是难治性（DTT）致病菌，即使是根治性手术治疗有时也无法根除感染。推荐用于全身抗生素治疗的药物包括环丙沙星、左氧氟沙星、头孢他啶、哌拉西林/他唑巴坦、美罗培南（表12-1）。耐环丙沙星的革兰阴性菌属于DTT类致病菌[16]。

（五）厌氧菌

革兰阳性厌氧菌如痤疮杆菌（以前称为痤疮丙酸杆菌）或消化链球菌由于靠近腋窝，所以在肩部感染中更常见，但也有报道导致TKA感染[21, 39]。建议全身使用的药物为青霉素或头孢曲松（表12-1）。革兰阴性厌氧菌，如拟杆菌或梭形杆菌属，通常选用氨苄西林和甲硝唑治疗[16]。

（六）真菌

真菌一般属于致病真菌的DTT类群[16]，其中假丝酵母属占该类群的80%以上[40]。虽然各种真菌的感染相对罕见，但由于关节翻修手术率的增加而呈现上升趋势[41]。它们往往与疾病或全身疾病的慢性治疗所导致的免疫抑制有关[40]。

全身治疗方案包括卡泊芬净、阿尼芬净和氟康唑（表12-1）。氟康唑的抑制性治疗建议持续1年以上，甚至需要更激进的手术方法，如全植入体移除，甚至因复发感染而选择截肢。

七、抑制性治疗

如果PJI无法进行手术干预（如由于多发性疾病），或者尽管进行了多次手术干预，但发生了DTT和复发性感染，这时就可能需要进行慢性抑制性口服抗生素治疗[26, 42]。这种方法通常不被认为是治疗性的，而是针对症状以抑制感染。一旦停止抑制治疗，超过80%的病例显示再次感染[43]。

对于这种治疗方案的剂量和持续时间没有明确的指导原则，因此所有决定都必须基于临床（考虑潜在的致病因素及患者的个人情况）。除了对感染的持续抑制，抑制性治疗的一个主要问题是慢性抗生素摄入的不良反应（如肝损伤、肾损伤、全身免疫抑制、抵抗力形成），以及进一步的软组织损伤或骨丢失[16]。抑制治疗的适宜药物包括多西环素和甲氧苄啶/磺胺甲噁唑（复方新诺明），具体要根据药敏试验。

八、结论

PJI的多模式管理通常包括作为主要组成部分的全身性抗生素治疗。虽然经验性的静脉注射治疗通常在第一次手术干预前后开始，但在整个治疗过程中必须根据培养结果进行调整。在考虑转为口服治疗前，最后一次手术干预后应视患者的个体情况来考虑是否进行至少2周的聚焦治疗。一般来说，全身抗生素治疗方案必须根据所选的手术方法进行密切调整。出于这个原因，对于这种治疗的时间和持续时间没有明确的指导方针，因为它必须根据临床干预来进行调整。全身抗生素的剂量也可能会因培养结果和药敏试验而有所不同。对于DTT的致病因素，如多重耐药细菌菌株或真菌，治疗可能会需要使用额外的干预措施，如更激进的手术方法。特别是在DAIR、一期翻修或再次植入的情况下，应考虑使用具有生物膜活性的抗生素通过防止生物膜的形成来保护种植体表面。对于老年或多病共存患者，可选择慢性抑制性口服抗生素治疗。

参考文献

[1] Karczewski D, et al. A standardized interdisciplinary algorithm for the treatment of prosthetic joint infections. Bone Joint J. 2019;101-B(2):132-9.

[2] Li HK, et al. Oral versus intravenous antibiotics for bone and joint infection. N Engl J Med. 2019;380(5):425-36.

[3] Li HK, et al. Oral versus intravenous antibiotic treatment for bone and joint infections (OVIVA): study protocol for a randomised controlled trial. Trials. 2015;16(1):583.

[4] Li C, Renz N, Trampuz A. Management of periprosthetic joint infection. Hip Pelvis. 2018;30(3):138-46.

[5] Trampuz A, Zimmerli W. New strategies for the treatment of infections associated with prosthetic joints. Curr Opin Investig Drugs. 2005;6(2):185-90.

[6] Kunutsor SK, et al. Debridement, antibiotics and implant retention for periprosthetic joint infections: a systematic review and meta-analysis of treatment outcomes. J Infect. 2018;77(6):479-88.

[7] Moreno MG, Trampuz A, Di Luca M. Synergistic antibiotic activity against planktonic and biofilm-embedded Streptococcus agalactiae, Streptococcus pyogenes and Streptococcus oralis. J Antimicrob Chemother. 2017;72:3085-92.

[8] Paluch E, et al. Prevention of biofilm formation by quorum quenching. Appl Microbiol Biotechnol. 2020;104(5):1871-81.

[9] McConoughey SJ, et al. Biofilms in periprosthetic orthopedic infections. Future Microbiol. 2014;9(8):987-1007.

[10] Parvizi J, Ghazavi M, M.O.P.-O.A. Committee of the Consensus Meeting. Optimal timing and antibiotic prophylaxis in periprosthetic joint infection (PJI): literature review and world consensus (part three). Shafa Ortho J. 2014;2(3).

[11] Wouthuyzen-Bakker M, et al. Withholding preoperative antibiotic prophylaxis in knee prosthesis revision: a retrospective analysis on culture results and risk of infection. J Arthroplasty. 2017;32(9):2829-33.

[12] Wimmer MD, et al. Evaluation of an interdisciplinary therapy algorithm in patients with prosthetic joint infections. Int Orthop. 2013;37(11):2271-8.

[13] Liang SY, Kumar A. Empiric antimicrobial therapy in severe sepsis and septic shock: optimizing pathogen clearance. Curr Infect Dis Rep. 2015;17(7):493.

[14] W-Dahl A, et al. Timing of preoperative antibiotics for knee arthroplasties: improving the routines in Sweden. Patient Saf Surg. 2011;5:22.

[15] Dellinger EP. Prophylactic antibiotics: administration and timing before operation are more important than administration after operation. Clin Infect Dis. 2007;44(7): 928-30.

[16] Izakovicova P, Borens O, Trampuz A. Periprosthetic joint infection: current concepts and outlook. EFORT Open Rev. 2019;4(7):482-94.

[17] Widmer AF, et al. Killing of nongrowing and adherent Escherichia Coli determines drug efficacy in device-related infections. Antimicrob Agents Chemother. 1991;35(4):741-6.

[18] Osmon DR, Berbari EF, Berendt AR. Diagnosis and management of prosthetic joint infection: clinical practice guidelines by the Infectious Diseases Society of America. Clin Infect Dis. 2013;56(1):e1-e25.

[19] Tande AJ, et al. Prosthetic joint infection. Clin Microbiol Rev. 2014;27(2):302-45.

[20] Anemuller R, et al. Hip and knee section, treatment, antimicrobials: proceedings of international consensus on orthopedic infections. J Arthroplasty. 2019;34(2S): S463-75.

[21] Rakow A, et al. Origin and characteristics of haematogenous periprosthetic joint infection. Clin Microbiol Infect. 2019;25(7):845-50.

[22] Ueng SW, et al. Antibacterial activity of joint fluid in cemented total-knee arthroplasty: an in vivo comparative study of polymethylmethacrylate with and without antibiotic loading. Antimicrob Agents Chemother. 2012;56(11):5541-6.

[23] Parikh MS, Antony S. A comprehensive review of the diagnosis and management of prosthetic joint infections in the absence of positive cultures. J Infect Public Health. 2016;9(5):545-56.

[24] Sousa R, et al. Empirical antibiotic therapy in prosthetic joint infections. Acta Orthop Belg. 2010;76(2):254-9.

[25] Molina-Manso D, et al. In vitro susceptibility to antibiotics of staphylococci in biofilms isolated from orthopaedic infections. Int J Antimicrob Agents. 2013;41(6):521-3.

[26] Gehrke T, Alijanipour P, Parvizi J. The management of an infected total knee arthroplasty. Bone Joint J. 2015;97-B(10 Suppl A):20-9.

[27] Geipel U, Herrmann M. Das infizierte Implantat. Orthopade. 2004;33(12):1411-28.

[28] Tande AJ, et al. Management of prosthetic joint infection. Infect Dis Clin North Am. 2017;31(2):237-52.

[29] Byren I, et al. One hundred and twelve infected arthroplasties treated with 'DAIR' (debridement,

antibiotics and implant retention): antibiotic duration and outcome. J Antimicrob Chemother. 2009;63(6):1264-71.

[30] Thakrar RR, et al. Indications for a single-stage exchange arthroplasty for chronic prosthetic joint infection: a systematic review. Bone Joint J. 2019;101-B(1_Supple_A):19-24.

[31] Voigt J, Mosier M, Darouiche R. Antibiotics and antiseptics for preventing infection in people receiving revision total hip and knee prostheses: a systematic review of randomized controlled trials. BMC Infect Dis. 2016;16(1):749.

[32] Tan TL, et al. Is vancomycin-only prophylaxis for patients with penicillin allergy associated with increased risk of infection after arthroplasty? Clin Orthop Relat Res. 2016;474(7):1601-6.

[33] Kheir MM, et al. Vancomycin prophylaxis for total joint arthroplasty: incorrectly dosed and has a higher rate of periprosthetic infection than Cefazolin. Clin Orthop Relat Res. 2017;475(7):1767-74.

[34] Haagensen J, et al. Spatiotemporal pharmacodynamics of Meropenem- and tobramycin-treated Pseudomonas Aeruginosa biofilms. J Antimicrob Chemother. 2017; 72(12): 3357-65.

[35] Achermann Y, et al. Factors associated with rifampin resistance in staphylococcal periprosthetic joint infections (PJI): a matched case-control study. Infection. 2013; 41(2): 431-7.

[36] Tice AD, Hoaglund PA, Shoultz DA. Outcomes of osteomyelitis among patients treated with outpatient parenteral antimicrobial therapy. Am J Med. 2003; 114(9): 723-8.

[37] Roy R, et al. Strategies for combating bacterial biofilms: a focus on anti-biofilm agents and their mechanisms of action. Virulence. 2018;9(1):522-54.

[38] Yan CH, et al. Team approach: the management of infection after total knee replacement. JBJS Rev. 2018;6(4):e9.

[39] Dodson CC, et al. Propionibacterium acnes infection after shoulder arthroplasty: a diagnostic challenge. J Shoulder Elbow Surg. 2010;19(2):303-7.

[40] Jakobs O, et al. Fungal periprosthetic joint infection in total knee arthroplasty: a systematic review. Orthop Rev (Pavia). 2015;7(1):5623.

[41] Keuning MC, Al Moujahid A, Zijlstra WP. Prosthetic joint infection of a revision knee arthroplasty with *Candida parapsilosis*. Case Rep Orthop. 2019;2019:3634519.

[42] Prendki V, et al. Prolonged suppressive antibiotic therapy for prosthetic joint infection in the elderly: a national multicentre cohort study. Eur J Clin icrobiol Infect Dis. 2017;36(9):1577-85.

[43] Della Valle C, et al. American Academy of Orthopaedic surgeons clinical practice guideline on: the diagnosis of periprosthetic joint infections of the hip and knee. J Bone Joint Surg Am. 2011;93(14):1355-7.

第13章 抗生素和消毒剂的局部应用
Local Delivery of Antibiotic and Antiseptic

Ivan De Martino　Fabio Mancino　Giorgio Cacciola　Vincenzo Di Matteo　Giulio Maccauro　著

全膝关节置换术（TKA）是最具成本效益的骨科手术之一，每年施行该手术超过 100 万例[1]。人工关节感染（PJI）是一种少见但是具有毁灭性的并发症，会导致巨大经济、身体和心理负担。在过去的几十年中，由于人口老龄化，每年进行的全髋关节置换术（total hip arthroplasty，THA）和 TKA 手术的数量不断增加[1]。然而，在全关节置换术（TJA）中，PJI 发生率平均在 0.5%~2%[2]。据估计，2020 年仅在美国将花费 16 亿美元用于 PJI 的 TJA 翻修术[3]。PJI 是初次手术后 2 年内再次手术的最常见原因，也是 TKA 后再次手术的第二大原因[4, 5]。早期 PJI 与患者术前细菌感染或手术团队、手术工具和器械导致的术中细菌污染有关[6]。目前，在 TJA 围术期全身应用抗生素是国际权威机构唯一达成的共识推荐[4, 5]。在术前、术中和术后阶段，逐步引入了多种预防策略以降低 PJI 的发生率[7, 8]，包括手术室通风和温度、身体排气服、术前患者优化、围术期皮肤准备和切口管理。然而，以上措施的效果还有待证实[4, 5]。

尽管在预防术后感染方面受到关注越来越多，未来 TJA 数量的增加会导致该并发症更频繁地发生[1]。在本章中，我们将讨论术中在切口闭合前使用消毒剂灌洗，通过粉末或链珠局部应用抗生素，以及为预防和治疗初次及翻修 TKA 感染而研制的植入物涂层。

一、术中消毒剂灌洗

TJA 术中切口灌洗是骨科医生预防 PJI 的常规做法。多种可能的选择包括 0.9% 生理盐水、橄榄皂、抗生素溶液和消毒剂（如聚维酮碘、葡萄糖酸氯己定或过氧化氢）。然而，由于缺乏证据和目前文献中缺乏相关研究，尚未达成共识。通过防止细菌生物膜的形成，术中使用抗菌溶液灌洗可以作为降低 TKA 后早期 PJI 风险的潜在措施[9]。2014 年一个专题工作组讨论了手术切口灌洗方案标准化的证据，由于缺乏关于该主题的循证科学证据，无法就应该推荐哪种溶液、给药方法或剂量得出结论[10]。然而，美国疾病控制与预防中心（Centers for Disease Control and Prevention，CDC）预防手术部位感染（surgical site infection，SSI）[4] 和世界卫生组织（World Health Organization，WHO）建议使用抗菌溶液进行术中灌洗，因为其可以有效降低 SSI 和深部感染的风险[5]。目前文献中的大部分可用数据来源于体外研究，只有发表了少数临床报道[11]。迄今为止，未就使用最佳抗菌溶液来预防和（或）根除生物膜形成的问题达成共识[11]。我们将回顾 TKA 术中使用聚维酮碘和葡萄糖酸氯己定溶液灌洗的临床证据。

（一）术中聚维酮碘灌洗

术中在切口闭合前用不同浓度的稀释聚维酮碘溶液灌洗，与骨科（最高 1% 稀释液）、泌尿科

（1% 稀释液）、心血管（0.5% 稀释液）和普通外科手术（1% 稀释液）的术后感染率降低有关[12, 13]。聚维酮碘是聚乙烯吡咯烷酮（polyvinylpyrrolidone，PVP）和元素碘（I）的稳定化学复合物，可逐步释放对微生物有毒的游离碘[14, 15]。Hoekstra 等[16] 在一项体外研究中报道，稀释的 PVP-I 在超过 24h 根除细菌生物膜方面与对照组相当，并且在许多情况下优于对照组，并且在 4h 和 24h 对铜绿假单胞菌、白念珠菌和 MRSA 更有效。这突出了其作为治疗大量渗出的慢性生物膜感染切口的潜力。同样，Kanno 等[17] 报道使用稀释至 1% 的 PVP-I 溶液灌洗可减少受污染切口表面的细菌数量，特别是当被铜绿假单胞菌高度污染时。尽管它对广谱的潜在感染微生物有效，需要澄清的是 PVP-I 溶液可能会在人体组织中引起不良反应。一项体外研究报道，稀释的 PVP-I 灌洗液对牛关节软骨细胞具有细胞毒性。然而，VonKeudell 等[18] 发现这种效应在 0.35% 的稀释溶液中 1～3min 内不明显。此外，Kaysinger 等[19] 报道，5% 或更高浓度的稀释 PVP-I 溶液对鸡胚胎的胫骨和成骨细胞具有细胞毒性。

然而，只有少数研究报道了 TKA 切口闭合前使用稀释的 PVP-I 进行术中灌洗的结局[20-22]。Brown 等[20] 回顾性分析了 2250 例初次 TJA，并比较了 414 例 TKA 和 274 例 THA 的结局，其术中使用 0.35% 聚维酮碘稀释溶液灌洗 3min，在切口闭合前用 10% 聚维酮碘溶液对皮肤进行消毒。并与 1862 例（1232 例 TKA，630 例 THA）未使用稀释的聚维酮碘溶液的 TJA 结局进行比较。研究者报道了未进行稀释 PVP-I 灌洗的病例中有 18 例术后早期感染，PVP-I 灌洗组中有 1 例（分别为 0.97% 和 0.15%，P=0.04）。研究者认为在手术切口闭合前使用稀释的 PVP-I 灌洗 3min 结合 10% 聚维酮碘溶液对皮肤进行消毒可以显著降低初次 TKA 和 THA 的感染率。Hernandez 等[21] 在一项基于登记系统的研究中回顾性分析了 6204 例初次 TKA。报道了 2410 例在切口闭合前进行使用稀释至 0.25% 的 PVP-I 灌洗的 TKA

的结果，并与使用普通生理盐水灌洗的 3794 例 TKA 进行比较。研究者报道，在 3 个月的随访中，两组的再手术率没有显著差异（0.8% vs. 0.3%，P=0.06），并且在 1 年的随访中观察到 PVP-I 组的再手术率更高（1.2% vs. 0.6%，P=0.03）。然而，在应用倾向评分后由感染导致的再手术率没有差异。Calkins 等分析了 478 例接受无菌翻修 TKA 和 THA 患者的结局，这些患者在手术切口闭合前随机接受 3min 的稀释 PVP-I 灌洗（0.35%）或生理盐水灌洗。其中，234 例（153 例 TKA、81 例 THA）接受生理盐水灌洗，223 例（144 例 TKA、79 例 THA）接受稀释 PVP-I 灌洗。术后 90 天内，研究者报道了盐水组 8 例感染和 PVP-I 组 1 例感染（3.4% vs. 0.4%，P=0.038），两组间切口并发症无差异（1.3% vs. 0%，P=0.248）。

此外，PVP-I 安全、便宜、使用简单，并具有包括 MRSA 在内的广谱杀菌活性[15, 23]。

最后，根据目前的文献，在初次和翻修 TJA 手术切口闭合前使用稀释 PVP-I 灌洗似乎是降低术后急性 PJI 风险的简单、安全和有效的选择（表 13-1）。

（二）葡萄糖酸氯己定术中灌洗

葡萄糖酸氯己定（chlorhexidine gluconate，CHG）是一种使用广泛的消毒剂，存在于多种预防感染的方案中，包括术前皮肤清洁、手术部位准备、术中冲洗、含 CHG 术后敷料和手部消毒[24]。CHG 对革兰阳性菌和革兰阴性菌具有广谱杀菌抑菌作用，起效比 PVP-I 快[25]。它是一种杀菌剂，主要作用是破坏细胞膜[26, 27]。此外，CHG 对皮肤和黏膜的结合具有特别强的亲和性，理论上可以增强 SSI 的预防效果[28]。此前几项动物研究表明，CHG 可以安全地用于切口，并且其在切口灌洗中的潜在用途已通过预防人类感染的研究得到证实[29]。此外，当其用于擦拭 MRSA 覆盖的钛质圆盘时，可有效清除生物膜[30]。然而，在一项体外研究报道，无论暴露时间长短，临床使用 2% 浓度的氯己定会永久阻止细胞迁移并显著降低成纤维细胞、成肌细胞和成骨细胞的活性[31]。然而迄今

表 13-1 使用含有聚维酮碘和（或）葡萄糖酸氯己定的灌洗液预防 SSI 的骨科文献摘要

作　者	关　节	例　数	比　较	溶　液	结局 /%		P 值
Brown 等（2012）	髋和膝	274 例 THA 414 例 TKA	630 例 THA 1232 例 TKA	0.35% 稀释 PVP-I	急性深部感染	0.15% vs. 0.97	0.04
Frish 等（2017）	膝和髋	386 例 TJA	664 例 TJA	0.05%CHG 溶液	手术部位感染 / 深部感染	0.8% vs. 0.7%/ 1.2% vs. 0.8%	0.913/ 0.534
Hernandez 等（2019）	膝	2410 例 TKA	3794 例 TKA	0.25% 稀释 PVP-I	感染二次手术	0.8% vs. 0.5%	0.525
Calkins 等（2019）	膝和髋	81 例 THA 153 例 TKA	79 例 THA 144 例 TKA	0.35% 稀释 PVP-I	急性深部感染	0.4% vs. 3.4%	0.038

THA. 全髋关节置换术；TKA. 全膝关节置换术；PVP-I. 聚乙烯吡咯烷酮碘；SSI. 手术部位感染；CHG. 葡萄糖酸氯己定

为止，关于 CHG 作为切口内冲洗和切口周围局部消毒剂的安全性的相关文献很少。

尽管许多研究报道了 CHG 在 TKA 前皮肤准备中的功效 [24, 32]，目前只有一项研究报道了 TJA 术中 CHG 灌洗的结局。Frisch 等 [24] 评估了术中 CHG 冲洗对 THA 和 TKA 术后感染率的影响。术中使用 0.9% 生理盐水和 0.05%CHG 溶液进行冲洗，最后在 CHG 中浸泡 1min 后立即关闭切口。研究者报道，411 例 TKA 术中在切口闭合前使用生理盐水冲洗与 248 例 TKA 术中使用 CHG 溶液进行冲洗相比，两者 1 年随访时的 SSI（P=0.913）和深部感染（P=0.534）没有显著差异。作者认为 TJA 术中使用 CHG 与在 THA 术中使用 PVP-I、在 TKA 中使用 0.9% 盐水的不同方案相似的感染率。

术中在切口闭合前使用稀释的消毒液（如 PVP-I 或 CHG）冲洗可能有助于预防生物膜形成并降低 TKA 早期 PJI 的发生率。然而，尽管在体外的证据有希望，但需要进一步的体内研究来检查和优化在伤口闭合前术中应用时的安全性和有效性（表 13-1）。

二、抗生素局部用药

抗菌药物在肌肉骨骼感染部位的应用已经广泛记载，从 TKA 后直接关节内注射抗生素 [33] 到在脊柱手术中切口内放置抗生素粉末预防感染 [34-40]。由于缺乏局部使用抗生素长期疗效的阐述，逐步开展抗生素与可植入材料组合的研究，以提供可预测的释放曲线 [41]。

（一）抗生素粉剂

因为能够提供局部高浓度的抗生素，最大限度地提高局部杀菌效果，同时最大限度地减少不良全身反应，在骨科切口内应用万古霉素粉剂（vancomycin powder，VP）以减少 SSI 和随后的深部感染。既往报道表明，切口内应用 VP 不会增加不良反应的发生率 [34-38]，并且在局部给药后血清万古霉素浓度仍低于中毒浓度 [35-37]。

数篇文献报道提示脊柱手术中万古霉素粉剂的应用可降低 SSI 的发生率 [34-37, 39, 40]。然而，Ghobrial 等 [34] 报道包括皮下积液在内的脊柱手术后切口并发症与切口内应用 VP 相关。尽管 VP 在脊柱手术中取得了满意的效果，但关于其在 TJA 中的应用效果并不明确。在缺乏临床数据的情况下，Cavanaugh 等 [42] 和 Edelstein 等 [43] 基础实验结果提示，在活体大鼠实验中伤口内应用 VP 对清除金黄色葡萄球菌污染的股骨植入物有效。然而，包括皮下积液形成、界面磨损、肾毒性和耳毒性在内的一系列 TJA 相关问题并未得到解答。在 TJA 中第三体磨损仍然是值得关注的问题。虽然万古霉素是一种可溶性分子，但是缺乏其在血浆以外的应用和在其他体液中的溶解性及沉淀可能性的资料。在膝关节或髋关节等有假体植入物的封闭空间，未溶解的抗生素微粒可能会到达假体植入物部位并导致异常磨损和潜在的早期失败。Quadir 等在一项生物力学研究中证明，在模拟一千万次循环中[44]，结晶的抗生素不会改变 UHMWPE 与钴铬合金（Co-Cr）继发于第三体磨损的磨损率。然而，对聚乙烯磨损的长期影响仍不明确。

Otte 等[45]回顾性比较了切口内使用和不使用 VP 的初次或翻修 THA 和 TKA 患者的 2 年内早期 PJI 发生率。研究者报道，与不使用 VP 相比（180 例中有 7 例，3.89%，P=0.0217），使用 VP 时（134 例中有 0 例，0%）在（THA 和 TKA）翻修中的早期 PJI 发生率显著降低。同样，Patel 等[46]回顾性分析了 460 例初次 THA 和 TKA，并比较了 VP 组（n=348）与对照组（n=112）的早期 PJI 发生率。研究者报道与对照组相比，VP 组的总体感染率（0.57% vs. 2.7%，P=0.031）和 PJI 率（0.29% vs. 2.7%，P=0.009）更低，感染导致的再入院率更低（0.57% vs. 2.7%，P=0.031）。此外，研究者确定的需要治疗量（number needed to treat，NNT）为 47.5，这表明与估计的平均住院费用相比，1 次切口内万古霉素预防感染的费用为 816 美元（基于其机构的费用），美国每例 THA 感染为 30 329 美元，TKA 感染为 25 155 美元[47]。Matziolis 等[48]回顾性分析了 8945 例初次 TJA，并报道在术中切口内 VP 组治疗的 TKA 中有 2 例感染（650 例 TKA，0.4%）与对照组中有 44 例感染（3471 例 TKA，1.3%，P=0.033）。两组接受 THA 的患者之间的差异没有统计学意义。然而，对照组的感染率是 VP 组的 2 倍，并且未观察到因局部使用万古霉素而导致的切口并发症。相反，Dial 等[38]回顾性分析了连续的 265 例 THA，尽管与对照组（5.5%，P=0.031）相比，切口内使用 VP 时的深部感染率（0.7%）有所降低，但作者报道 VP 组无菌切口并发症的发生率有所增加。同样，Hanada 等[6]前瞻性分析了连续 166 例接受初次 TKA 或单髁膝关节置换

术（unicompartmental knee arthroplasty，UKA）的患者，并评估了局部切口内应用 VP 的疗效和不良反应。尽管两组的 PJI 率都非常高（对照组 7.6%，VP 组 4.5%），但他们之间无显著差异（not significant，NS）。然而，与对照组（4.3%）相比，VP 组（11.8%）的手术切口并发症发生率明显更高，因此作者不建议将其用于初次 TKA 和 UKA。

总之，虽然当前文献中缺乏可用的数据和作者的不同意见，但切口内应用 VP 在减少早期 PJI 方面显示出满意的效果，特别是外科手术过程或高危人群而导致 PJI 发生率增加。此外，VP 是一种有效 NNT 的低成本手段（表 13-2）。

（二）不可吸收的 PMMA 链珠

几十年来，抗生素一直与 PMMA 联合使用[49]，已广泛应用于感染风险高的初次 TKA 患者或 PJI 的 TKA 翻修术黏合植入物部件，作为负载抗生素的旷置体或链珠的基本手段[50, 51]。据报道，在初次或翻修 THA[52]和 TKA[53]使用抗生素骨水泥可显著降低感染率。然而，其他的研究显示，与全身性应用抗生素相比，抗生素骨水泥治疗 PJI 的临床益处有限，临床数据不足以支持推荐剂量[54, 55]。我们将讨论抗生素链珠在 TJA 中的作用。

庆大霉素、万古霉素和妥布霉素负载的 PMMA 链珠是一种有效的药物递送系统，抗生素浓度可高于感染生物的最小抑菌浓度，用于骨和软组织感染的局部抗生素治疗[56]。与所有抗生素骨水泥中相同，链珠中抗生素的释放是一个弥散过程[57]。然而，与固体骨水泥填塞物相比，由于许多相对较小的链珠的表面积增加，可以释放更多的抗生素。通常载有庆大霉素的链珠植入约 14 天后，庆大霉素总量的 20%～70% 已释放到体内，因此在植入后抗生素立即发挥作用[58]。虽然有多种优势，但是抗生素从不可吸收的水泥中洗脱出来，其表面就会成为异物，可能会导致细菌定植和生物膜形成[59, 60]。Neut 等[61]在实验室中分析了从 20 例接受 PJI 治疗患者获取的庆大霉素链珠，并报道了 20 例患者中有 18 例链珠上存在细菌，并且分离的 28 株细菌中有 19 株对庆大霉

表 13-2　切口内使用万古霉素粉和（或）硫酸钙珠预防 SSI 的骨科文献摘要

作　者	关　节	例　数	对照组	局部应用抗生素		结果 /%	P 值
Otte 等（2017）	膝和髋	816 例 TJA	824 例 TJA	切口内 VP	早期 PJI	0% vs. 3.89%	0.0217
Flierl 等（2017）	髋和膝	32 例 TJA	无对照组	硫酸钙链珠	PJI	48%	/
Dial 等（2018）	髋	137 例 THA	128 例 THA	切口内 VP	PJI	0.7% vs. 5.5%	0.031
Patel 等（2018）	膝和髋	348 例 TJA	1122 例 TJA	切口内 VP	总体感染率 /PJI 率	0.57%vs.2.7%/0.29%vs.2.7%	0.031/0.009
Lum 等（2018）	髋和膝	56 例 TJA	无对照组	硫酸钙链珠	PJI	0%	/
Calanna 等（2019）	膝	10 例 TKA	无对照组	硫酸钙链珠	PJI	20%	/
Gramlich 等（2019）	膝	42 例 TKA	无对照组	硫酸钙链珠	PJI	26.2%	/
Hanada 等（2019）	膝	92 例 TKA	90 例 TKA	切口内 VP	PJI	4.5% vs. 7.6%	NS
Matziolis 等（2020）	膝	650 例 TKA	3471 例 TKA	切口内 VP	PJI	0.4% vs. 1.3%	0.033

TKA. 全膝关节置换术；THA. 全髋关节置换术；TJA. 全关节置换术；VP. 万古霉素粉剂；PJI. 人工关节感染；SSI. 手术部位感染；NS. 无显著差异

素耐药或高度耐药的亚群。作者认为尽管 PMMA 链珠释放了抗生素，但作为生物材料其表面可能会有细菌优先黏附、生长并可能产生抗生素耐药性。对放置 5 年的载有庆大霉素的链珠进行的分析，庆大霉素释放试验显示有剩余的抗生素释放，导致链珠表面广泛的微生物采样出抗庆大霉素的葡萄球菌株[62]。这个例子表明，即使在 5 年后，PMMA 链珠释放在抑菌浓度以下的抗生素刺激了抗庆大霉素菌株的出现，每个链珠释放大约 0.4mg 庆大霉素。最后，考虑到存留在人体内的每一种生物材料都存在潜在的感染风险[60]，可生物降解链珠作为抗生素载体的首选，因为这是一种不会长期释放亚抑菌浓度的抗生素，不需要取出且不留存任何潜在感染风险的生物材料。此外，体外结果显示由聚己内酯（一种生物可吸收聚合物）制成的妥布霉素浸润链珠，与 PMMA 链珠相比具有更优异的抗生素洗脱特性，是更有效的抗生素载体[63]。

（三）可吸收硫酸钙链珠

硫酸钙（calcium sulfate，CS），即（CaSO$_4$·1/2H$_2$O），也称为巴黎石膏，于 1892 年由 Dreesman 等在骨科手术中作为骨腔隙的填充物而引入[64]。目前，抗生素骨替代材料 / 骨腔隙填充物基于聚乳酸、壳聚糖等可生物降解或可吸收材料，或者基于硫酸钙的新组合[65]。尽管与丙烯酸水泥相比，可吸收矿物骨水泥的机械特性较差，但在作为抗生素载体和感染控制方面具有多种优势。与 PMMA 链珠不同，这些材料不必取出，因为在凝固过程中温度升高很少，具有容纳更广泛种类抗生素的能力，并且抗生素随着材料降解的同时缓慢释放[59]。CS 链珠适用于存在感染、不愈合或骨缺损的情况，并且随着链珠吸收 CS 释放出100% 的抗生素负载，从而在数周内表现出更好的洗脱特性和持续更高的抗生素浓度[41]。

CS 是一种自 19 世纪以来应用于骨科的经过充分研究的非免疫原性、生物相容性骨腔隙填充物，目前在骨科手术的多种情况下用作骨水泥的替代品[66-72]。迄今为止，多项研究报道了负载抗生素的 CS 链珠治疗长骨慢性骨髓炎的结果[73, 74]。McKee 等[75] 报道在治疗慢性骨髓炎和感染性骨不连方面，负载妥布霉素的 CS 微珠与 PMMA 微珠一样有效。虽然取得了良好的结果，但是在植入可吸收链珠后，偶尔观察到非感染性炎症反应，可能是由移植物快速吸收过程中产生的富含钙的液体导致的 [76, 77]。目前只有少数研究评估了 TKA 中 CS 链珠的结果。三项研究报道了使用载有抗生素的 CS 微珠应用于 DAIR 的结果，还有两项研究报道了使用微珠对 PJI 进行二期翻修 [78-80]。DAIR 通常用于急性感染，不会出现严重的并发症或植入物松动等复杂因素。三种商业产品提供载有抗生素的 CS 微珠，即 Stimulan® （Biocomposite Ltd.，Staffordshire，England），OSTEOSET®-T（Wright Medical Technology Inc.，Arlington，TN，USA），Herafill®beadsG（Heraeus Medical GmbH，Wehrheim，Germany）。

Calanna 等 [81] 描述了一种清创、抗生素链珠和保留植入物（debridement，antibiotic pearls，and retention of the implant，DAPRI）的改良手术技术。为了降低反复感染的风险，他们进行了亚甲蓝引导的清创术，"肿瘤样"滑膜切除术，随后对金属表面进行氩束电刺激，并使用稀释 4%CHG 冲洗。在髌上囊、胫骨近端和股骨远端周围放置了负载有万古霉素、妥布霉素和第三种抗生素的 CS 链珠。研究者最终报道，在平均 24 个月的随访中，10 例患者中有 2 例（20%）的手术失败。同样，Flierl 等 [78] 在平均 13 个月的随访中对 32 例患有急性血源性或术后急性 PJI 的患者（27 例 TKA，6 例 THA）进行了回顾性分析，这些患者接受了灌洗、保留植入物的清创术和置入抗生素浸润的 CS 链珠。研究者报道总失败率为 48%。此外，急性血源性和急性术后 PJI 的失败率相似，分别为 47% 和 50%（P=0.88），表明在急性血源性或急性术后 PJI 的情况下，使用抗生素浸润的 CS 链珠并没有改善 DAIR 的结果。Kallala 等 [79] 在平均 35 个月的随访中前瞻性分析了 755 例患者的结果，这些患者共进行 456 例 TKA 翻修和 299 例 THA 翻修。手术方案包括一期翻修、二期翻修的第一或第二阶段，以及植入 Stimulan 链珠的 DAIR。二期翻修的第一阶段包括冲洗、清创、取出组件、置入 PMMA 旷置体和抗生素浸渍的 CS 链珠。第二阶段包括移除旷置体和置入翻修组件，然后是置入抗生素浸渍的 CS 链珠。研究者发现患者引流组之间的链珠体积没有显著差异（P＞0.05）。另外，不同大小的珠粒体积与不同类型并发症相关，与没有并发症的患者相比，高钙血症组的珠粒体积更大（P=0.0014）。文献报道切口渗出往往发生在使用链珠较多、皮下放置较多的患者、宿主分级较差的患者中，如 McPherson C 级 [82]。Gramlich 等 [80] 评估了 42 例进行一期算法治疗的患者并进行平均 23 个月的随访，其由 DAIR、随后植入根据抗菌谱（OSTEOSET-T® 和 Herafill– 庆大霉素®）选择的载有抗生素的链珠组成。研究者报道 73.8% 的病例实现了长期缓解，而 11.9% 的人在种植体保留下表现出慢性 PJI，这表明在复发性 PJI 患者中使用 DAIR 和含有抗生素的 CS 链珠治疗效果良好，而通常认为这种情况下单独使用 DAIR 不合适。Marczak 等 [83] 评估了由连续 28 例组成的两组患者平均 52 个月随访的结果，这些患者因 PJI 接受 TKA 二期翻修，其中一组使用 Herafill 链珠而对照组没有使用。研究者报道研究组没有再感染病例，而对照组有 5 例。两组之间没有观察到其他差异，也没有发现与使用 Herafill 相关的不良反应。Lum 等 [84] 评估了 56 例接受复杂初次或翻修髋关节置换术或膝关节置换术（26 例膝和 30 例髋）的患者使用抗生素 CS 链珠的术后并发症。研究者报道 1 例患者（1.7%）在翻修 TKA 术后出现持续切口渗出，需要进行手术冲洗和聚乙烯垫片更换。没有观察到术后感染，这表明 CS 链珠可能有助于减少术后切口并发症，并且可能是局部抗生素给药的安全辅助工具。

目前报道使用载有抗生素的链珠治疗 TKA 术后 PJI 的文献研究数量有限。由于缺乏证据，第二次 PJI 国际共识会议不推荐使用硫酸钙 / 磷酸钙或 PMMA 链珠作为局部抗生素载体来预防手术部位感染和 PJI[85]。此外，尽管在降低 PJI 发生率方面取得了令人鼓舞的临床结果，但 CS 链珠与包括高钙血症、持续性伤口渗出和异位骨化的多种并发症相关[79, 86]。然而，基于硫酸钙的可降解的局部抗生素应用具有优势，可以作为已建立的 PJI 治疗系统的合理补充（表 13-2）。

三、带涂层的植入物

目前已经研制出不同的植入物涂层替代品以降低早期 PJI 的风险。其目标是创造一个对宿主有利且对微生物不利的局部环境，以减少细菌对植入物的黏附和随后生物膜的形成。根据 Romanò 等报道[87]，抗菌涂层已根据其在钝化表面、活性表面精加工 / 修饰和围术期抗菌局部载体或涂层中的作用机制进行分类。第一种是基于通过表面化学和（或）结构修饰来防止或减少细菌对植入物的黏附，而不使用任何药理活性物质。这种方法的例子包括变性二氧化钛表面或聚合物涂层。第二种是基于具有药理活性的预混杀菌剂，如抗生素、杀菌剂、金属离子或其他植入物中主动释放的有机和无机物质，以减少细菌黏附。这种方法的例子包括带有银或碘涂层的关节植入物的"接触杀伤"活性表面。第三种是基于局部抗菌载体或涂层，它们没有内置在器械中，而是在放置植入物前的手术期间应用。这些载体或涂层具有直接或协同的抗菌 / 抗黏附活性，或者可以负载局部高浓度的抗生素或杀菌剂。

（一）银涂层植入物

银是一种很有前途的涂层，因为其对浮游和固着的包括多重耐药细菌在内的革兰阳性菌和革兰阴性菌具有广谱的抗菌活性[88, 89]。银的杀菌能力取决于溶解的阳离子干扰细菌细胞膜和细菌代谢的能力。此外，水性介质中的银阳离子有助于形成可能损害原核细胞的活性氧[87]。

与不含银的表面相比，含银的磷酸钙（如羟基磷灰石）可减少细菌对表皮葡萄球菌、铜绿假单胞菌和金黄色葡萄球菌的黏附[90, 91]。此外，在钛和不锈钢等表面上的特定剂量的银对细菌病原体的毒性作用[92-95]。目前只有少数研究报道了接受银涂层植入物手术患者的结果[95-97]。Hardes 等[95]在 5 年内前瞻性研究了 51 例接受银涂层假体的股骨近端或胫骨近端肉瘤患者与 74 例接受无涂层钛假体植入患者的感染率。研究者报道感染率从钛组的 17.6% 大幅降低至镀银组的 5.9%（P=0.062）。在随后的研究中，同一研究者[96]评估了 98 例胫骨近端肉瘤或巨细胞瘤患者的感染率，这些患者使用钛未涂层（n=42）或银涂层（n=56）假体，钛组的感染率为 16.7%，而镀银组为 8.9%（P=0.247），镀银组和未镀银组种植体的 5 年存活率分别为 90% 和 84%。Zajonz 等[97]回顾性分析了 34 例采用组配假体治疗的患者在下肢（股骨或胫骨）骨感染治愈后的再感染率。研究者报道在中位数为 72 个月的随访中，镀银组（20 例中有 8 例）的再感染率为 40%，非镀银组（14 例中有 8 例）的再感染率为 57%。然而，由于病例数量较少，这些统计结果差异不显著。Wafa 等[98]回顾性分析了 85 例患者与 85 例匹配对照患者的银涂层肿瘤假体治疗的结果，分别为初次重建（30%）、一期翻修（47%）和感染二期翻修（23%）。在最短 12 个月的随访中，镀银假体组术后总感染率显著下降，从 22.4% 下降至 11.8%（P=0.03）。

尽管在临床应用广泛，但人们对镀银合金的稳定性、它们在生物膜形成方面的作用、释放动力学知之甚少。关于银涂层植入物的使用，主要担心是银离子的毒性。对原核细胞的作用同样适用于真核细胞，导致骨细胞中毒，释放的银离子可通过在体内的其他区域积累而产生不良反应[99]。此外，银包括呼吸链在内的广泛的细菌靶点[100, 101]，并已证实可诱导革兰阴性菌的耐药性和真核细胞的毒性[102, 103]。此外，人们对植入物的不能提供完全的保护表示担忧，因为涂层不能覆盖植入物的一些组配式组件[87]。因为在肿瘤以外使用该技术时，成本相对较高，只有少数假体设计具有银涂层[104]。

（二）碘涂层植入物

Shirai 等[105]在一项体外研究中报道，使用

PVP-I 作为电解质可形成具有碘抗菌性能的黏性多孔阳极氧化物，表明碘涂层植入物具有抗菌附着效应和细胞相容性。同样，Inoue 等[106] 表明碘涂层植入物在体内具有良好的抗菌附着效果，通过阻止金属表面的细菌附着，抑制生物膜的形成和生长。Tsuchiya 等[107] 对 222 例术后感染或免疫缺陷状态的患者进行了平均 18 个月的前瞻性随访，这些患者均使用了各种碘涂层的钛植入物（脊柱内固定、接骨板、针和钢丝）进行治疗。158 例患者使用碘涂层植入物预防感染，64 例患者使用碘涂层植入物治疗活动性感染。作者报道在 158 例接受预防的患者中，有 3 例发生了急性感染，64 例患者感染被根除，这表明碘涂层含钛植入物在预防和治疗骨科手术后感染方面是非常有效的。同样，Shirai 等[108] 对 47 例接受碘涂层钛巨型假体治疗的恶性骨肿瘤或化脓性关节炎患者进行了平均 30 个月的随访。研究者报道 21 例患者中只有 1 例感染，在 26 例接受一期或二期翻修手术的患者中，在没有进行其他手术的情况下根治了感染。此外，Kabata 等[109] 在 33 个月的平均随访中回顾性分析了连续 30 例髋关节患者的结果，其中包括 13 例免疫系统受损或化脓性关节炎的初次 THA，14 例 PJI 术后翻修 THA，3 例由于免疫抑制由半髋关节置换术转为 THA。研究者报道在最近的随访中，没有任何患者存在感染迹象。

最后基于这些发现，碘涂层假体在预防和治疗术后感染方面非常有效，而迄今为止尚未报道任何不良事件。然而，局部应用碘涂层的长期影响，以及对钛以外材料的影响尚未明确，目前正在进行临床试验以确认这些初步结果。

（三）DAC® 水凝胶涂层植入物

防御性抗菌涂层（defensive antibacterial coating，DAC®）是一种可快速吸收的水凝胶涂层，由共价连接的透明质酸和聚 –D，L– 丙交酯（poly-D，L-lactide，PLLA）（Novagenit Srl，Mezzolombardo，Italy）组成，专门用于保护植入的生物材料[110]。该装置的基本原理是透明质酸能够减少暴露于细菌污染的材料表面的生物膜形成并影响不同的微生物种属，有时还会影响属于同一种属的不同菌株[108, 109]。已发现 DAC® 与各种抗菌药具有协同抗菌膜活性，并且可以有效地人工涂抹在骨科、创伤和牙科手术中常用的各种生物材料的表面[111]。DAC® 预处理的钛盘上金黄色葡萄球菌的黏附密度显著低于未处理对照组的黏附密度。特别是在孵育 15min、30min、60min 和 120min 后，分别观察到与未处理的圆盘相比，黏附细菌减少了 86.8%、80.4%、74.6% 和 66.7%，而对照和预处理的圆盘粘连密度随着时间的推移均有所增加[112]。此外，与庆大霉素和万古霉素相比，DAC® 水凝胶具有类似或更好的体外活性，并且在与抗生素联合使用时具有协同活性，可更大程度地减少生物膜形成（与未处理的对照组相比为 75%～80%）[113]。据报道，DAC® 具有吸收浓度在 2%～10% 的不同抗菌药物的能力，然后以远远高于最小抑菌浓度的水平在局部缓慢释放长达 72h[114]。Romanò 等[115] 在一项多中心随机前瞻性研究中评估了 380 例接受非骨水泥或混合固定的初次（$n=270$）或翻修（$n=110$）THA（$n=298$）和 TKA（$n=82$）治疗的患者，这些患者在使用和不使用抗生素 DAC® 涂层，平均随访 15 个月。研究者报道了 11 例无涂层组的早期手术部位感染（6%）和 1 例涂层组的早期手术部位感染（0.6%，$P=0.003$）。没有观察到与 DAC® 水凝胶涂层相关的局部或全身不良反应，也没有检测到对植入物固定效果的影响。同样，Malizos 等[116] 在一项多中心随机对照前瞻性研究中，对 256 例因闭合性骨折接受骨折内固定术治疗的患者进行了平均 18 个月的随访评估，这些患者被随机分配接受含有抗生素的 DAC® 涂层或不含涂层的植入物。作者报道涂层组有 6 例手术部位感染（4.6%），而非涂层组无感染（$P<0.03$）。没有观察到与 DAC® 水凝胶涂层相关的局部或全身不良反应，也没有检测到对骨愈合的影响。最近，Capuano 等[117] 在平均 29 个月的随访中回顾性分析了 22 例接受 PJI 一期翻修治疗的患者，使用涂有抗生素的

DAC® 水凝胶的植入物，并将他们与使用无涂层植入物的二期翻修的 22 例匹配对照组进行比较。研究者报道，在相对有限的患者中，与无涂层的二期翻修相比 DAC 涂层植入物一期置换后的感染复发率（9%）相似，并且总住院时间和抗生素治疗时间缩短。Zagra 等 [118] 对平均随访 2.8 年的 27 例 PJI 患者进行了回顾性评估，这些患者使用了含有抗生素的 DAC® 水凝胶涂层的非骨水泥植入物进行了二期翻修 THA，并与使用无涂层植入物的二期非骨水泥翻修 THA 的 27 例匹配的对照组进行比较。研究者报道 DAC 涂层组无感染、植入物松动或不良事件的证据，而无涂层组有 4 例感染复发（P=0.11）。

总之，虽然有令人鼓舞的结果，但是为了评估延迟或迟发性 PJI 的发生率，还需要更长期的数据。事实上，水凝胶的快速吸收可以防止长期的不良反应，但可能限制了对植入体远期、血源性感染的保护。

四、结论

总之，植入物相关感染具有显著的社会和经济影响，增加 THA 和 TKA 术后的发病率和死亡率 [119, 120]。根据目前的文献，除非采取新的有效措施来降低 PJI[1] 的发病率，这些并发症将在未来几十年成为医疗保健系统日益增长的负担。尽管新技术的结果带来希望，但目前在骨科手术中应用的只有少数。由于细胞毒性、免疫反应性或对骨愈合和骨整合的干扰，一些潜在有效的溶液可能排除在日常实践之外。相反，由于生物技术、经济和监管问题，在体外和体内安全测试的其他技术可能无法大规模使用。最后，应努力提高医疗提供者和患者对新技术及其对减轻脓毒症并发症的可能贡献的认识。

参考文献

[1] Kurtz S, Ong K, Lau E, Mowat F, Halpern M. Projections of primary and revision hip and knee arthroplasty in the United States from 2005 to 2030. J Bone Joint Surg Am. 2007;89(4):780-5.

[2] Kurtz SM, Lau E, Schmier J, Ong KL, Zhao K, Parvizi J. Infection burden for hip and knee arthroplasty in the United States. J Arthoplasty. 2008;23(7):984-91.

[3] Haddad FS, Ngu A, Negus JJ. Prosthetic joint infections and cost analysis? Adv Exp Med Biol. 2017;971:93-100.

[4] Berríos-Torres SI, Umscheid CA, Bratzler DW, et al. Centers for Disease Control and Prevention guideline for the prevention of surgical site infection. JAMA Surg. 2017; 152(8): 784-91.

[5] Allegranzi B, Zayed B, Bischoff P, et al. New WHO recommendations on intraoperative and postoperative measures for surgical site infection prevention: an evidence-based global perspective. Lancet Infect Dis. 2016;16(12):e288-303.

[6] Hanada M, Nishikino S, Hotta K, Furuhashi H, Hoshino H, Matsuyama Y. Intrawound vancomycin powder increases post-operative wound complications and does not decrease periprosthetic joint infection in primary total and unicompartmental knee arthroplasty. Knee Surg Sports Traumatol Arthrosc. 2019;27:2322-7.

[7] Bosco JA, Bookman J, Slover J, Edusei E, Levine B. Principles of antibiotic prophylaxis in total joint arthroplasty: current concepts. J Am Acad Orthop Surg. 2015;23(8):e27-35.

[8] Cacciola G, Mancino F, Malahias MA, Sculco PK, Maccauro G, De Martino I. Diluted povidone-iodine irrigation prior to wound closure in primary and revision total joint arthroplasty of hip and knee: a review of the evidence. J Biol Regul Homeost Agents. 2020;34(3 Suppl 2):57-62.

[9] Kokavec M, Fristáková M. Efficacy of antiseptics in the prevention of post-operative infections of the proximal femur, hip and pelvis regions in orthopedic pediatric patients. Analysis of the first results. Acta Chir Orthop Traumatol Cech. 2008;75(2):106-9.

[10] Barnes S, Spencer M, Graham D, Johnson HB. Surgical wound irrigation: a call for evidence-based standardization of practice. Am J Infect Control. 2014;42:525-9.

[11] Blom A, Cho J, Fleischman A, et al. General assembly, prevention, antiseptic irrigation solution: proceedings of international consensus on orthopedic. J Arthroplasty. 2019;34(2S):S131-8.

[12] Chundamala J, Wright JG. The efficacy and risks of

using povidone-iodine irrigation to prevent surgical site infection: an evidence-based review. Can J Surg. 2007;50:473-81.

[13] Cheng MT, Chang MC, Wang ST, et al. Efficacy of dilute Betadine solution irrigation in the prevention of postoperative infection of spinal surgery. Spine (Phila Pa 1976). 2005;30:1689-93.

[14] Oduwole KO, Glynn AA, Molony DC, et al. Anti-biofilm activity of sub-inhibitory povidone-iodine concentrations against *Staphylococcus epidermidis* and *Staphylococcus aureus*. J Orthop Res. 2010;28:1252-6.

[15] Goldenheim PD. In vitro efficacy of povidone-iodine s1olution and cream against methicillin-resistant *Staphylococcus aureus*. Postgrad Med J. 1993;69(Suppl 3):S62.

[16] Hoekstra MJ, Westgate SJ, Mueller S. Povidone-iodine ointment demonstrates in vitro efficacy against biofilm formation. Int Wound J. 2017;14(1):172-9.

[17] Kanno E, Tanno H, Suzuki A, Kamimatsuno R, Tachi M. Reconsideration of iodine in wound irrigation: the effects on *Pseudomonas aeruginosa* biofilm formation. J Wound Care. 2016;25(6):335-9.

[18] Von Keudell A, Canseco JA, Gomoll AH. Deleterious effects of diluted povidoneeiodine on articular cartilage. J Arthroplasty. 2013;28:918-21.

[19] Kaysinger KK, Nicholson NC, Ramp WK, Kellam JF. Toxic effects of wound irrigation solutions on cultured tibiae and osteoblasts. J Orthop Trauma. 1995;9:303-11.

[20] Brown NM, Cipriano CA, Moric M, Sporer SM, Della Valle CJ. Dilute betadine lavage before closure for the prevention of acute postoperative deep periprosthetic joint infection. J Arthroplasty. 2012;27(1):27-30.

[21] Hernandez NM, Hart A, Taunton MJ, et al. Use of povidone-iodine irrigation prior to wound closure in primary Total hip and knee arthroplasty: an nalysis of 11,738 cases. J Bone Joint Surg Am. 2019;101(13):1144-50.

[22] Calkins TE, Culvern C, Nam D, et al. Dilute betadine lavage reduces the risk of acute postoperative periprosthetic joint infection in aseptic revision total knee and hip arthroplasty: a randomized controlled trial. J Arthroplasty. 2020;35(2):538-543.e1.

[23] Haley CE, Marling-Cason M, Smith JW, et al. Bactericidal activity of antiseptics against methicillin-resistant *Staphylococcus aureus*. J Clin Microbiol. 1985;21:991-2.

[24] George J, Klika AK, Higuera CA. Use of chlorhexidine preparations in total joint arthroplasty. J Bone Jt nfect. 2017;2(1):15-22.

[25] Lim KS, Kam PC. Chlorhexidine-pharmacology and clinical applications. Anesth Intensive Care. 2008;36(4):502-12.

[26] Sobel AD, Hohman D, Jones J, Bisson LJ. Chlorhexidine gluconate cleansing has no effect on the structural properties of human patellar tendon allografts. Arthroscopy. 2012;28(12):1862-6.

[27] Kuyyakanond T, Quesnel LB. The mechanism of action of chlorhexidine. FEMS Microbiol Lett. 1992;100(1-3):211-5.

[28] Mathur S, Mathur T, Shrivastava R, Khatri R. Chlorhexidine: the gold standard in chemical plaque control. Natl J Physiol Pharm Pharmacol. 2011;1(2):45.

[29] Frisch NB, Kadri OM, Tenbrunsel T, Abdul-Hak A, Qatu M, Davis JJ. Intraoperative chlorhexidine irrigation to prevent infection in total hip and knee arthroplasty. Arthroplast Today. 2017;3(4):294-7.

[30] Smith DC, Maiman R, Schwechter EM, Kim SJ, Hirsh DM. Optimal irrigation and debridement of infected total joint implants with chlorhexidine gluconate. J Arthroplasty. 2015;30:1820-2.

[31] Liu JX, Werner J, Kirsch T, Zuckerman JD, Virk MS. Cytotoxicity evaluation of chlorhexidine gluconate on human fibroblasts, myoblasts, and osteoblasts. J Bone Jt Infect. 2018;3(4):165-72.

[32] Wang Z, Zheng J, Zhao Y, et al. Preoperative bathing with chlorhexidine reduces the incidence of surgical site infections after total knee arthroplasty: a meta-analysis. Medicine (Baltimore). 2017;96(47):e8321.

[33] Whiteside LA, Peppers M, Nayfeh TA, Roy ME. Methicillin-resistant *Staphylococcus aureus* in TKA treated with revision and direct intra-articular antibiotic infusion. Clin Orthop Relat Res. 2011;469(1):26-33.

[34] Ghobrial GM, Cadotte DW, Williams K Jr, Fehlings MG, Harrop JS. Complications from the use of intrawound vancomycin in lumbar spinal surgery: a systematic review. Neurosurg Focus. 2015;39:E11.

[35] O'Neill KR, Smith JG, Abtahi AM, Archer KR, Spengler DM, McGirt MJ, Devin CJ. Reduced surgical site infections in patients undergoing posterior spinal stabilization of traumatic injuries using vancomycin powder. Spine J. 2011;11:641-6.

[36] Strom RG, Pacione D, Kalhorn SP, Frempong-Boadu AK. Decreased risk of wound infection after posterior cervical fusion with routine local application of vancomycin powder. Spine (Phila Pa 1976). 2013;38:991-4.

[37] Sweet FA, Roh M, Sliva C. Intrawound application of vancomycin for prophylaxis in instrumented thoracolumbar fusions: efficacy, drug levels, and patient outcomes. Spine (Phila Pa 1976). 2011;36:2084-8.

[38] Dial BL, Lampley AJ, Green CL, Hallows R. Intrawound vancomycin powder in primary total hip arthroplasty increases rate of sterile wound complications. Hip Pelvis. 2018;30:37-44.

[39] Bakhsheshian J, Dahdaleh NS, Lam SK, Savage JW, Smith ZA. The use of vancomycin powder in modern spine surgery: systematic review and meta-analysis of the clinical evidence. World Neurosurg. 2015;83:816-23.

[40] Kang DG, Holekamp TF, Wagner SC, Lehman RA Jr. Intrasite vancomycin powder for the prevention of surgical site infection in spine surgery: a systematic literature review. Spine J. 2015;15:762-70.

[41] Cooper JJ, Florance H, McKinnon JL, Laycock PA, Aiken SS. Elution profiles of tobramycin and vancomycin from high-purity calcium sulphate beads incubated in a range of simulated body fluids. J Biomater Appl. 2016;31(3):357-65.

[42] Cavanaugh DL, Berry J, Yarboro SR, Dahners LE. Better prophylaxis against surgical site infection with local as well as systemic antibiotics. An in vivo study. J Bone Joint Surg Am. 2009;91(8):1907.

[43] Edelstein AI, Weiner JA, Cook RW. Intra-articular vancomycin powder eliminates methicillin-resistant *S. aureus* in a rat model of a contaminated intraarticular implant. J Bone Joint Surg Am. 2017;99(3):232-8.

[44] Qadir R, Ochsner JL, Chimento GF, Meyer MS, Waddell B, Zavatsky JM. Establishing a role for vancomycin powder application for prosthetic joint infection prevention-results of a wear simulation study. J Arthroplasty. 2014;29:1449-56.

[45] Otte JE, Politi JR, Chambers B, Smith CA. Intrawound vancomycin powder reduces early prosthetic joint infections in revision hip and knee arthroplasty. Surg Technol Int. 2017;30:284-9.

[46] Patel NN, Guild GN, Kumar AR. Intrawound vancomycin in primary hip and knee arthroplasty: a safe and cost-effective means to decrease early periprosthetic joint infection. Arthroplast Today. 2018;4:479-83.

[47] Kurtz SM, Lau E, Watson H, Schmier JK, Parvizi J. Economic burden of periprosthetic joint infection in the United States. J Arthroplasty. 2012;27(8 Suppl):61.

[48] Matziolis G, Brodt S, Böhle S, Kirschberg J, Jacob B, Röhner E. Intraarticular vancomycin powder is effective in preventing infections following total hip and knee arthroplasty. Sci Rep. 2020;10:13053.

[49] Buchholz HW, Engelbrecht H. Depot effects of various antibiotics mixed with Palacos resins. Chirurg. 1970; 41(11): 511-5.

[50] Anagnostakos K, Fürst O, Kelm J. Antibiotic-impregnated PMMA hip spacers: current status. Acta Orthop. 2006; 77(4):628-37.

[51] Cui Q, Mihalko WM, Shields JS, Ries M, Saleh KJ. Antibiotic-impregnated cement spacers for the treatment of infection associated with total hip or knee arthroplasty. J Bone Joint Surg Am. 2007;89(4):871-82.

[52] Parvizi J, Saleh KJ, Ragland PS, Pour AE, Mont MA. Efficacy of antibiotic-impregnated cement in total hip replacement. Acta Orthop. 2008;79(3):335-41.

[53] Jämsen E, Huhtala H, Puolakka T, Moilanen T. Risk factors for infection after knee arthroplasty. A register-based analysis of 43,149 cases. J Bone Joint Surg Am. 2009;91(1):38-47.

[54] Iarikov D, Demian H, Rubin D, Alexander J, Nambiar S. Choice and doses of antibacterial agents for cement spacers in treatment of prosthetic joint infections: review of published studies. Clin Infect is. 2012;55(11):1474-80.

[55] Hinarejos P, Guirro P, Leal J, et al. The use of erythromycin and colistin-loaded cement in total knee arthroplasty does not reduce the incidence of infection: a prospective randomized study in 3000 knees. J Bone Joint Surg Am. 2013;95(9):769-74.

[56] Wahlig H, Dingeldein E, Bergmann R, Reuss K. The release of gentamicin from polymethylmethacrylate beads. An experimental and pharmacokinetic study. J Bone Joint Surg Br. 1978;60-B(2):270-5.

[57] Wahlig H, Dingeldein E, Bergmann R, Reuss K. Experimentelle und pharmakokinetische Untersuchungen mit gentamycin-PMMA-Kugeln [experimental and pharmacokinetic studies with gentamicin PMMA beads (author's transl)]. Zentralbl Chir. 1979;104(14):923-33.

[58] Walenkamp GH, Vree TB, van Rens TJ. Gentamicin-PMMA beads. Pharmacokinetic and nephrotoxicological study. Clin Orthop Relat Res. 1986;(205):171-83.

[59] Howlin RP, Brayford MJ, Webb JS, Cooper JJ, Aiken SS, Stoodley P. Antibiotic-loaded synthetic calcium sulfate beads for prevention of bacterial colonization and biofilm formation in periprosthetic infections. Antimicrob Agents Chemother. 2015;59(1):111-20.

[60] Gristina AG. Biomaterial-centered infection: microbial adhesion versus tissue integration. Science. 1987; 237(4822): 1588-95.

[61] Neut D, van de Belt H, Stokroos I, van Horn JR, van der Mei HC, Busscher HJ. Biomaterial-associated infection of gentamicin-loaded PMMA beads in orthopaedic revision surgery. J Antimicrob Chemother. 2001;47(6):885-91.

[62] Neut D, van de Belt H, van Horn JR, van der Mei HC, Busscher HJ. Residual gentamicin-release from antibiotic-loaded polymethylmethacrylate beads after 5 years of implantation. Biomaterials. 2003;24(10):1829-31.

[63] Burd TA, Anglen JO, Lowry KJ, Hendricks KJ, Day D. In vitro elution of tobramycin from bioabsorbable polycaprolactone beads. J Orthop Trauma. 2001; 15(6): 424-8.

[64] Peters CL, Hines JL, Bachus KN, Craig MA, Bloebaum RD. Biological effects of calcium sulfate as a bone graft substitute in ovine metaphyseal defects. J Biomed Mater Res A. 2006;76A(3):456-62.

[65] Thomas MV, Puleo DA. Calcium sulfate: properties and clinical applications. J Biomed Mater Res B Appl Biomater. 2009;88(2):597-610.

[66] Turner TM, Urban RM, et al. Radiographic and histologic assessment of calcium sulfate in experimental animal models and clinical use as a resorbable bone-graft substitute, a bone-graft expander, and a method for local antibiotic delivery. One institution's experience. J Bone

Joint Surg Am. 2001;83-A Suppl 2(Pt 1):8-18.

[67] Kelly CM, et al. The use of surgical grade calcium sulphate as a bone graft substitute. Clin Ortho Relat Res. 2001;382:42-50.

[68] Gitelis S, et al. Use of calcium sulphate based bone graft substitute for benign bone lesions. Orthopaedics. 2001; 4:162-6.

[69] Mirzayan R, et al. The use of calcium sulphate in the treatment of benign bone lesions: a preliminary report. J Bone Joint Surg Am. 2001;83:355-8.

[70] Peltier L. The use of plaster of Paris to fill large defects in bone. Am J Surg. 1959;97:311-5.

[71] Borreli J, et al. Treatment of nonunions and osseous efects with bone graft and calcium sulphate. Clin Orthop Relat Res. 2003;411:245-54.

[72] Evaniew N, Tan V, Parasu N, Jurriaans E, Finlay K, Deheshi B, Ghert M. Use of a calcium sulfate-calcium phosphate synthetic bone graft composite in the surgical management of primary bone tumours. Orthopedics. 2013;36(2):e216-22.

[73] Lulu GA, Karunanidhi A, Mohamad Yusof L, et al. In vivo efficacy of tobramycin-loaded synthetic calcium phosphate beads in a rabbit model of staphylococcal osteomyelitis. Ann Clin Microbiol Antimicrob. 2018;17:46. https://doi.org/10.1186/s12941-018-0296-3.

[74] Ferrando A, Part J, Baeza J. Treatment of Cavitary bone defects in chronic osteomyelitis: bioactive glass S53P4 vs. calcium Sulphate antibiotic beads. J Bone Jt Infect. 2017;2(4):194-201.

[75] McKee MD, Li-Bland EA, Wild LM, Schemitsch EH. A prospective, randomized clinical trial comparing an antibiotic-impregnated bioabsorbable bone substitute with standard antibiotic-impregnated cement beads in the treatment of chronic osteomyelitis and infected nonunion. J Orthop Trauma. 2010;24(8):483-90.

[76] Lee GH, Khoury JG, Bell JE, Buckwalter JA. Adverse reactions to OsteoSet bone graft substitute, the incidence in a consecutive series. Iowa Orthop J. 2002;22:35-8.

[77] Robinson D, Alk D, Sandbank J, Farber R, Halperin N. Inflammatory reactions associated with a calcium sulfate bone substitute. Ann Transplant. 1999;4(3-4):91-7.

[78] Flierl MA, Culp BM, Okroj KT, Springer BD, Levine BR, Della Valle CJ. Poor outcomes of irrigation and debridement in acute Periprosthetic joint infection with antibiotic-impregnated calcium sulfate beads. J Arthroplasty. 2017;32(8):2505-7.

[79] Kallala R, Harris WE, Ibrahim M, Dipane M, McPherson E. Use of Stimulan absorbable calcium sulphate beads in revision lower limb arthroplasty: safety profile and complication rates. Bone Joint Res. 2018;7(10):570-9.

[80] Gramlich Y, Walter G, Klug A, Harbering J, Kemmerer M, Hoffmann R. Procedure for single-stage implant retention for chronic periprosthetic infection using topical degradable calcium-based antibiotics. Int Orthop.

2019;43(7):1559-66.

[81] Calanna F, Chen F, Risitano S, et al. Debridement, ntibiotic pearls, and retention of the implant (DAPRI): a modified technique for implant retention in total knee arthroplasty PJI treatment. J Orthop Surg (Hong Kong). 2019;27(3):2309499019874413.

[82] McPherson E, Dipane M, Sherif S. Dissolvable antibiotic beads in treatment of Periprosthetic joint infection and revision arthroplasty—the use of synthetic pure calcium sulfate (Stimulan? impregnated with Vancomycin & Tobramycin. Reconstr Rev. 2013;3:32-43.

[83] Marczak D, Synder M, Sibiński M, Okoń T, Kowalczewski J. The use of calcium carbonate beads containing gentamicin in the second stage septic revision of total knee arthroplasty reduces reinfection rate. Knee. 2016;23(2):322-6.

[84] Lum ZC, Pereira GC. Local bio-absorbable antibiotic delivery in calcium sulfate beads in hip and knee arthroplasty. J Orthop. 2018;15(2):676-8.

[85] Baeza J, Cury MB, Fleischman A, et al. General assembly, prevention, local antimicrobials: proceedings of international consensus on orthopedic infections. J Arthroplasty. 2019;34(2S):S75-84.

[86] Kallala R, Haddad FS. Hypercalcaemia following the use of antibiotic-eluting absorbable calcium sulphate beads in revision arthroplasty for infection. Bone Joint J. 2015;97-B(9):1237-41.

[87] Romanò Morelli I, Battaglia AG, Drago L. Antibacterial coating of implants: are we missing something? Bone Joint Res. 2019;8(5):199-206.

[88] Fromm KM. Silver coordination compounds with antimicrobial properties. Appl Organomet Chem. 2013;27:683-7.

[89] Chernousova S, Epple M. Silver as antibacterial agent: ion, nanoparticle, and metal. Angem Chem Int Ed Engl. 2013;52:1636-53.

[90] Roy M, Fielding GA, Beyenal H, Bandyopadhyay A, Bose S. Mechanical, in vitro antimicrobial, and biological properties of plasma-sprayed silver-doped hydroxyapatite coating. ACS Appl Mater Interfaces. 2012;4(3):1341-9.

[91] Fielding GA, Roy M, Bandyopadhyay A, Bose S. Antibacterial and biological characteristics of silver containing and strontium doped plasma sprayed hydroxyapatite coatings. Acta Biomater. 2012;8(8):3144-52.

[92] Bosetti M, Masse A, Tobin E, Cannas M. Silver coated materials for external fixation devices: in vitro biocompatibility and genotoxicity. Biomaterials. 2002;23(3):887-92.

[93] Zhao L, Chu PK, Zhang Y, Wu Z. Antibacterial coatings on titanium implants. J Biomed Mater Res B Appl Biomater. 2009;91(1):470-80.

[94] DeVasConCellos P, Bose S, Beyenal H, Bandyopadhyay A, Zirkle LG. Antimicrobial particulate silver coatings

on stainless steel implants for fracture management. Mater Sci Eng C. 2012;32(5):1112-20.

[95] Hardes J, Von Eiff C, Streitbuerger A, et al. Reduction of periprosthetic infection with silver-coated megaprostheses in patients with bone sarcoma. J Surg Oncol. 2010;101(5):389-95.

[96] Hardes J, Henrichs MP, Hauschild G, Nottrott M, Guder W, Streitbuerger A. Silver-coated megaprosthesis of the proximal tibia in patients with sarcoma. J Arthroplasty. 2017;32(7):2208-13.

[97] Zajonz D, Birke U, Ghanem M, et al. Silver-coated modular megaendoprostheses in salvage revision arthroplasty after periimplant infection with extensive bone loss—a pilot study of 34 patients. BMC Musculoskelet Disord. 2017;18(1):383.

[98] Wafa H, Grimer RJ, Reddy K, et al. Retrospective evaluation of the incidence of early periprosthetic infection with silver-treated endoprostheses in high-risk patients: case-control study. Bone Joint J. 2015;97-B(2):252-7.

[99] Mijnendonckx K, Leys N, Mahillon J, Silver S, Van Houdt R. Antimicrobial silver: uses, toxicity and potential for resistance. Biometals. 2013;26(4):609-21.

[100] Feng QL, Wu J, Chen GQ, Cui FZ, Kim TN, Kim JO. A mechanistic study of the antibacterial effect of silver ions on Escherichia coli and Staphylococcus aureus. J Biomed Mater Res. 2002;52:662-8.

[101] Gordon O, Vig Slenters T, Brunetto PS, Villarus AE, Sturdevant DE, Otto M, et al. Silver coordination polymers for prevention of implant infection: thiol interaction, impact on respiratory chain enzymes, and hydroxyl radical induction. Antimicrob Agents Chemother. 2010;54:4208-18.

[102] Maillard JY, Hartemann P. Silver as an antimicrobial: facts and gaps in knowledge. Crit Rev Microbiol. 2013;39:373-83.

[103] Randall CP, Gupta A, Jackson N, Busse D, O'Neil AJ. Silver resistance in gram-negative bacteria: a dissection of endogenous and exogenous mechanisms. J Antimicrob Chemother. 2015;70:1037-46.

[104] Trentinaglia MT, Van Der Straeten C, Morelli I, Logoluso N, Drago L, Romanò CL. Economic evaluation of antibacterial coatings on healthcare costs in first year following total joint arthroplasty. J Arthroplasty. 2018;33(6):1656-62.

[105] Shirai T, Shimizu T, Ohtani K, Zen Y, Takaya M, Tsuchiya H. Antibacterial iodine-supported titanium implants. Acta Biomater. 2011;7(4):1928-33.

[106] Inoue D, Kabata T, Ohtani K, Kajino Y, Shirai T, Tsuchiya H. Inhibition of biofilm formation on iodine-supported titanium implants. Int Orthop. 2017;41(6):1093-9.

[107] Tsuchiya H, Shirai T, Nishida H, et al. Innovative antimicrobial coating of titanium implants with iodine.

J Orthop Sci. 2012;17(5):595-604.

[108] Shirai T, Tsuchiya H, Nishida H, et al. Antimicrobial megaprostheses supported with iodine. J Biomater Appl. 2014;29(4):617-23.

[109] Kabata T, Maeda T, Kajino Y, et al. Iodine-supported hip implants: short term clinical results. Biomed Res Int. 2015;2015:368124.

[110] Pitarresi G, Palumbo FS, Calascibetta F, Fiorica C, Di Stefano M, Giammona G. Medicated hydrogels of hyaluronic acid derivatives for use in orthopedic field. Int J Pharm. 2013;449(1-2):84-94.

[111] Junter GA, Thébault P, Lebrun L. Polysaccharide-based antibiofilm surfaces. Acta Biomater. 2016;30:13-25.

[112] Ardizzoni A, Neglia RG, Baschieri MC, et al. Influence of hyaluronic acid on bacterial and fungal species, including clinically relevant opportunistic pathogens. J Mater Sci Mater Med. 2011;22(10):2329-38.

[113] Drago L, Boot W, Dimas K, et al. Does implant coating with antibacterial-loaded hydrogel reduce bacterial colonization and biofilm formation in vitro? Clin Orthop Relat Res. 2014;472(11):3311-23.

[114] Romanò CL, De Vecchi E, Bortolin M, Morelli I, Drago L. Hyaluronic acid and its composites as a local antimicrobial/antiadhesive barrier. J Bone Jt Infect. 2017;2(1):63-72.

[115] Romanò CL, Malizos K, Capuano N, et al. Does an antibiotic-loaded hydrogel coating reduce early post-surgical infection after joint arthroplasty? J Bone Jt Infect. 2016;1:34-41.

[116] Malizos K, Blauth M, Danita A, et al. Fast-resorbable antibiotic-loaded hydrogel coating to reduce post-surgical infection after internal osteosynthesis: a multicenter randomized controlled trial. J Orthop Traumatol. 2017; 18(2): 159-69.

[117] Capuano N, Logoluso N, Gallazzi E, Drago L, Romanò CL. One-stage exchange with antibacterial hydrogel coated implants provides similar results to two-stage revision, without the coating, for the treatment of peri-prosthetic infection. Knee Surg Sports Traumatol Arthrosc. 2018;26(11):3362-7.

[118] Zagra L, Gallazzi E, Romanò D, Scarponi S, Romanò C. Two-stage cementless hip revision for peri-prosthetic infection with an antibacterial hydrogel coating: results of a comparative series. Int Orthop. 2019;43(1):111-5.

[119] Parvizi J, Pawasarat IM, Azzam KA, Joshi A, Hansen EN, Bozic KJ. Periprosthetic joint infection: the economic impact of methicillin-resistant infections. J Arthroplasty. 2010;25(6 Suppl):103-7.

[120] Berend KR, Lombardi AV Jr, Morris MJ, Bergeson AG, Adams JB, Sneller MA. Two-stage treatment of hip periprosthetic joint infection is associated with a high rate of infection control but high mortality. Clin Orthop Relat Res. 2013;471(2):510-8.

第14章 手术入路
Surgical Approaches

Georgi P. Georgiev 著

目前，全膝关节置换术（TKA）应用于非手术治疗无效的膝关节骨性关节炎慢性疼痛和严重膝关节畸形病例，在缓解疼痛和患者满意度方面取得显著成功[1]。然而，在 TKA 之后文献报道了许多并发症，包括植入物无菌性松动并伴有明显的骨溶解、聚乙烯磨损、韧带松弛、假体周围骨折、关节纤维化、髌股关节并发症和感染。因此有必要进行翻修手术[2]。

在翻修 TKA（revision TKA，rTKA）中切口闭合可能很困难。精确的膝关节解剖学知识和适当的手术显露可以降低并发症的风险，并带来良好功能的结果。理想的入路可确保简单直接的关节显露，并帮助将翻修并发症发生率降到最低。因此，详细了解膝关节手术入路知识至关重要。即使在简单切除以前的瘢痕确保膝关节的良好外观的情况下，外科医生头脑中也应有不同的可选项[3]。

手术入路的术前计划对于 rTKA 至关重要。正确的入路取决于植入物的选择及其最佳位置、精确的韧带平衡。在既往 TKA，特别是在感染的膝关节，后续入路会受到组织深层瘢痕形成和感染组织弹性差的阻碍。存在的碎屑和由于不稳引起的周围组织的创伤进一步降低组织性能[4]。

在 rTKA 手术时，外科医生应牢记两个基本规则：在处理软组织皮瓣时的安全入路和精准的手术技术。在翻修手术中，已提出应用髌旁内侧入路（medial parapatellar approach，MPA）与滑膜切除术、股四头肌离断、胫骨结节截骨术（tibial tubercle osteotomy，TTO）、V-Y 股四头肌成形术、股骨剥离术（femoral peel，FP）和内上髁截骨术（medial epicondylar osteotomy，MEO）[5]。到目前为止，还没有前瞻性随机对照研究提出并比较不同膝关节翻修术手术入路结果[4]。

作者认为，详细了解本章所描述和讨论的不同手术入路，将有助于膝关节外科医生及在未来实践中进行该手术的其他同事的工作。目的是简要总结该部位的解剖学特征，讨论可能的并发症和如何避免它们，并详细介绍手术入路。这些资料对于防止解剖结构受损，特别是在感染组织中防止阻碍手术解剖非常重要。

一、皮肤切口

应考虑皮肤切口和手术入路，以充分显露关节的同时不会对皮肤边缘造成过度张力。然而，在切开前必须准确了解皮肤动脉血供及关节周围的解剖结构。详细的解剖知识将降低手术过程中可能出现的医源性损伤风险，并有助于避免未来可能出现的并发症。

膝关节皮肤和周围组织的血液供应来自髌骨周围动脉环。该环由膝上动脉、内侧/外侧膝上动脉、内侧/外侧膝下动脉和胫前返动脉形成[6]。皮肤血管供应主要由从关节内侧开始的筋膜下小动脉提供。因此，在进行手术入路时，不进行额外的解剖对其保护至关重要。需要注意的是，在既往手术后、类风湿或糖尿病患者、长期类固醇/非甾体抗炎药治疗、特别肥胖及老年吸烟者中，皮肤血液供应可能会受到影响[7]。首选正中纵向切口，因为其更好地保留了皮肤的动脉供应。应避免使用较大的外侧皮瓣以尽量减少切口愈合的并发症。这与 Johnson 等的报道一致[8]，他们建立了外侧皮瓣的远端皮肤供氧。Aso 等在 12cm 以内的正中皮肤切口中，发现皮肤氧合没有任何差异，并指出远端边缘缺氧明显，可能是由于手术过程中过度收缩[9]。

一个纵行直切口从髌骨边缘近端 6～12cm 处开始，越过其中点到达胫骨粗隆的内侧边缘[7]。作为替代方案，切口可以在髌骨上向内形成平缓曲线[10]。当然，切口的大小由手术的要求决定。皮肤由穿过筋膜的穿支动脉供血；因此，应在筋膜深处建立软组织皮瓣以避免皮肤坏死[7]。切口延伸穿过深层组织，以确保伸肌装置表面有足够的皮瓣。通过适当的皮肤切口，外科医生可以减少皮肤回缩和术后坏死的风险[11]。

如果既往的入路瘢痕在合适的位置，则应将其包含在新入路内。如果之前有多处切口，应首选最外侧的全层皮瓣[12]。Khan 等[13]建议 TKA 使用最近、纵行和外侧的皮肤切口。Daines[14]主张，如果在很久以前的手术部位存在多处瘢痕，则采用中线方法。在广泛的纤维化中，切口延伸到正常组织有助于深度剥离。既往的横行入路需要垂直穿过，不建议新切口与以前瘢痕的夹角＜60°[15]。Windsor 等[15]认为，为了降低皮瓣坏死的风险，皮桥的宽度需要超过 7cm。如果主刀医生需要另一种新入路，应确保切口之间的安全距离。Thienpont[4]指出至少需要 2.5～8cm 的皮桥。

总之，如有可能，除直接内侧、外侧或横向切口[7]，应使用既往皮肤切口。在感染的 rTKA 中，皮肤切口应当是安全的，解剖学上可辨认的。肢体悬垂术后，既往瘢痕应清晰可见[5, 16]。清创从切除之前的瘢痕开始，如果有瘘管，则瘘

管也应包括在切除的组织中。如果存在任何窦道，则应将它们与根治性滑膜切除至关节囊[17]。

二、髌旁内侧入路

髌旁内侧入路已成为 rTKA[18] 的主力。1878 年，von Langenbeck[19] 首次描述了这种方法。在超过 90% 的膝关节翻修置换术中，首选髌旁内侧关节切开术[4]。Della Valle 等[16] 指出，在 92% 的患者中 rTKA 术中 MPA 提供了充分的膝关节视野。

通常采用皮肤纵向正中切口。髌旁内侧入路的切口向近端延伸，刚好在股四头肌腱内缘外侧，在股内侧肌上保留 3～4mm 部分完整的肌腱，以便更好地闭合入路；在远端切口沿髌骨和髌腱内侧边缘延伸，在髌骨上留下足够的软组织，以便稍后缝合[7]（图 14-1）。有一种被称为迁徙者入路的技术可以作为替代方案。在该技术中，可以从股四头肌腱止点到髌骨的近斜侧方向远端分离[3]（图 14-2）。髌旁内侧关节

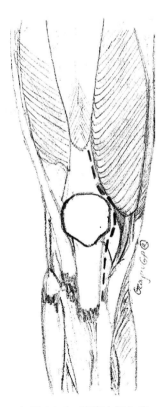

▲ 图 14-1 髌旁内侧入路

切开术可确保髌骨外翻，最大限度地保留淋巴和神经分支[12]。

MPA 的优点包括出色的视野和简单安全的性能。其缺点是造成股四头肌装置破坏和髌骨不稳[19]，膝上外侧动脉损伤和隐神经髌下支损伤并伴有疼痛性神经瘤[20]。

在 rTKA 中，通常会采取广泛滑膜切除和MPA。切除髌上囊和股四头肌腱深表面的所有粘连以确保更好地显露关节；其后，随着膝关节伸直，应当松解内外侧沟。将内侧韧带和内侧副韧带深部的骨膜下剥离至半膜肌附着点以允许胫骨外旋，从而便于显露膝关节[5]。松解和切除髌腱与胫骨前外侧之间的瘢痕组织以安全活动伸膝装置，同样松解髌骨外侧的粘连以允许髌骨半脱位。这降低了髌腱损伤的风险[5]。通过胫骨外旋和膝关节屈曲直到发生胫骨前向半脱位以确保髌骨外翻[13]。对于严重粘连和显露受限，应进行侧向松解以使得髌骨活动。如果有肌腱撕脱的风险，应在肌腱附着点处使用克氏针[13]。移除聚乙烯垫片[4]。移除聚乙烯衬垫可以更好地显露，随后移除假体组件。取出组件后，可进行后滑膜切除术和后路松解术。精确的后路松解可以防止关节线的抬高[5]。

三、Insall 对髌旁内侧入路的改进

由于破坏伸肌装置、不稳定性和髌骨关节面的损伤，Insall[21] 提出了修改 MPA。这种技术是一种更外侧的髌旁关节切开术，从而使髌骨更容易发生侧向半脱位或外翻[22]。

在这个入路中，在髌骨上方 8～10cm 处分离股四头肌腱；切口延伸至髌骨内侧 1/3 处，从而分离内侧髌骨支持带；锐性分离股四头肌至骨附着处内 1/3，直至清晰显露髌骨内侧；切口延伸至髌骨周围，经过髌腱内侧 1/3 向下至胫骨结节[7, 22]。在切口闭合时，将内侧韧带缝合到髌骨外缘的 2/3。Vaishya 等[7] 在缝合伸肌装置时，在90°屈曲膝的内侧支持带和髌骨之间缝合三针。

该入路缺点包括隐静脉神经髌下支损伤、髌

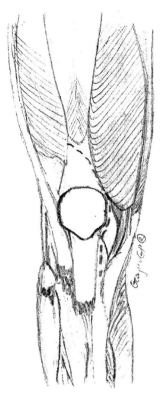

▲ 图 14-2 迁徙者入路

骨脱位、半脱位、应力骨折和继发于缺血性坏死的髌骨骨折[23, 24]。

四、外侧入路

1882 年，Cameron 和 Fedorkow 首次发表使用外侧入路[25]。随后在 1991 年，Keblish[26] 研发出用于外翻膝 TKA 的外侧入路，并认为技术需求高。在翻修手术，特别是在感染的情况下，如果已经进行了关节侧面切开术，那么也应该在随后使用外侧入路；内侧关节切开术可引起髌骨缺血性骨坏死[13]。

可以使用前正中皮肤切口、曲线中线皮肤切口或横向皮肤切口[13, 26]。通常，皮肤切口从髌骨基部近端约 5cm 处开始，一直延伸到胫骨结节。切口通过皮下组织和髌前滑囊，到达髌骨后外侧，髌旁入路始于股四头肌腱外侧，经过髌骨外侧至前隔筋膜至胫骨结节（图 14-3）。在伸膝状态下进行髌骨内侧外翻；此后，屈膝可确保关节显露[7, 13]。保留内侧软组织袖带可确保在术后更

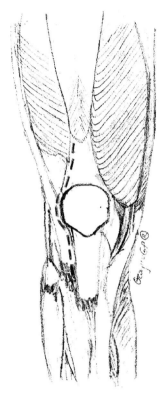

▲ 图 14-3 髌旁外侧入路

容易闭合外侧支持带切口。

五、复杂 TKA 显露技术

rTKA 术中通常使用 MPA。然而，翻修手术并非容易的事，有时会给外科医生带来真正的挑战。既往手术留下的瘢痕使显露关节变得困难。在外翻髌骨时，应特别注意髌腱的止点。在某些困难的情况下，需要更广泛地关节显露[3-5, 7, 13, 27]。为了更好地显露关节和更容易地移除假体组件，我们在下面总结和解释了不同的选择方案。作者希望这对进行翻修手术的外科医生有用，对他们及以后要做这种手术的外科医生的实践有帮助。

（一）股直肌离断

在行 MPA 后显露有限的情况下，"股四头肌离断"或"股直肌离断"是一种选择。股直肌离断指征包括内侧间隙清创和胫骨内侧及外侧沟松解清创后未获得充分显露[13]。1983 年，Insall 等[28] 描述了为了延长股四头肌的股直肌离断，从而释放股四头肌的近端张力。在这种技术中，

髌旁内侧关节切开术的近端部分以 45° 角倾斜和横向延伸，以将股直肌肌腱从远端内侧向近端外侧方向分离（图 14-4）。股肌下方的肌腱部分也应当切除。需要指出的是，不应进行股外侧肌分离[3-5, 7, 13, 27]。对于肌腱的解剖修复，Abdel 和 Della Valle[5] 建议在股四头肌离断角使用两根不可吸收的缝合线缝合[5]。

该技术的优点是简单有效，易于操作，无伸肌迟滞，术后无须修改康复方案，保护膝外侧动脉和股外侧肌腱[27, 29, 30]。Barrack 等[31] 和 Garvin 等[29] 在应用该技术后没有发现股四头肌肌力减弱。

综上所述，直肌离断可简单地描述为膝关节切开术通过髌腱的斜形延伸。该技术不应经过肌肉，因为它很难修复、阻碍术后早期康复[18]。

（二）V-Y 股四头肌成形术

如果在 rTKA 中需要更好地显露膝关节，髌旁内侧支持带切口可以通过外侧髌骨支持带延伸到 V-Y 股四头肌成形术中[32]。Abdel 和 Della

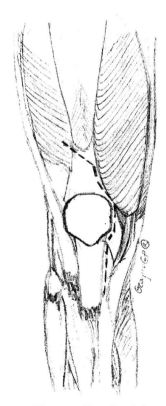

▲ 图 14-4 股四头肌离断

Valle[5] 指出，很少需要进行 V-Y 股四头肌成形术，通常在需要真正延长短缩或挛缩的伸肌装置的情况下进行，同时也便于关节显露。它也可用于胫骨近端局部皮肤状况不良或 TTO 术后骨量不足且愈合能力差的情况。然而，当伸肌远端部分的挛缩导致显露不充分时需进行 TTO[13]。

Coonse 和 Adams[32] 首次提出对股四头肌远端进行 V 形翻转以更好地显露膝关节。后来，Insall 在 MPA 期间应用；他将关节切开术从顶点向远端和横向方向以 45° 角延伸，通过股外侧肌肌腱，向下延伸至髂胫束前束。这样，形成的皮瓣可以通过简单的入路到达膝关节[33]（图 14-5）。如果切口向近端延伸到 V 形的顶点，则 V 形入路可以进一步变为 Y 形入路[7]。

应用这项技术时应注意避免损伤膝上外侧动脉。此外，髌骨周围脂肪垫过薄会导致髌骨供血不足。已经有文献报道股四头肌翻转后出现无症状的影像学髌骨坏死的病例[34]。

V-Y 股四头肌成形术应在膝关节屈曲 30° 时缝合[5]。术后 6 周内，必须进行支具保护、限制屈曲、限制活动范围和部分负重[5, 35]。V-Y 股四头肌成形术可能导致翻修后伸肌迟滞[5]。Scott 和 Siliski[36] 介绍了他们在 7 例患者中使用这种技术的经验，其中 4 例患者出现了短暂的伸肌迟滞；其他 3 例患者出现长期迟滞。相比之下，Trousdale 等[37] 介绍了他们在翻修和初次 TKA 中使用这种技术的经验。他们得出的结论是，在 V-Y 股四头肌成形术后，患者伸膝接近正常，而伸肌中度无力。这些结果来源于 9 例翻修和 5 例初次 TKA。

（三）胫骨结节截骨术

当其他技术不能保证膝关节充分显露时可进行 TTO。TTO 允许释放远端伸肌装置，适用于胫骨组件稳定或纤维化组织过多的二次再植入患者，取出长柄胫骨组件，以及胫骨前外侧区域过度瘢痕形成、有关节纤维化或低位髌骨的患者[4, 5, 27]。TTO 的一个相对禁忌证是胫骨结节的骨量差，这阻碍了截骨的充分固定[38]。

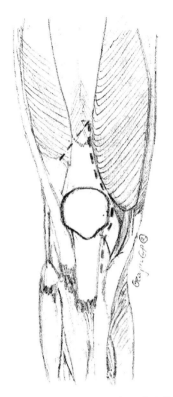

▲ 图 14-5　V-Y 股四头肌成形术

1983 年 Dolin 首次报道了 TTO[39]。Whiteside 和 Ohl 随后改进了这项技术[40]。TTO 在胫骨内侧的冠状面上进行。截骨片长 7～10cm，由近端厚度 1cm 逐渐变薄至远端 5mm[41]（图 14-6）。根据 Tanzer 和 Burnett[27] 报道，截骨片的厚度应为 10～20mm，因为较小的截骨片可能会断裂，并且固定后的愈合区域有限。通常，截骨片的长度为 8～10cm，但取决于手术显露的需要。如果不切除胫骨结节，最好在截骨前预先钻孔。TTO 是在膝关节伸直或稍弯曲的情况下进行[27]。截骨后，骨片需要在骨膜铰链上横向翻折。保持前隔室肌肉的附着对截骨片的活性至关重要[5]。

在手术结束时，需要在伸膝状态下复位截骨片，使截骨片恢复到其解剖位置。在低位髌骨的情况下，截骨片可以移位并重新附着在近端[7]。此外，自体骨可以放置在截骨片周围和游离骨区域[27]。截骨片可以通过钢丝 / 钢缆固定、螺钉或两者结合的方式重新固定。通常使用 2～4 根 16G 钢丝固定[27]。Della Valle 等[5] 倾向于使用三

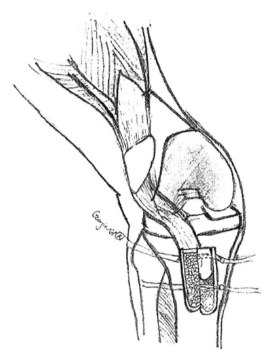

▲ 图 14-6　胫骨结节截骨术

根 16 号线固定截骨片[16]。

根据 Tanzer 和 Burnett[27] 的表述，在具有良好骨量的较大的截骨片中，可以用 2～4 枚螺钉垂直于截骨面固定，从而确保更好压配。在带柄胫骨组件中，螺钉需要倾斜插入以避开假体的柄部。最好使用钛质螺钉，避免不锈钢螺钉与钛或钴铬柄假体间的电化腐蚀。

固定截骨片后，通过轻柔的屈曲测试固定的稳定性。这决定了术后主动活动的范围。在最初的 12～16 周内不允许进行被动活动及尝试高屈曲活动。铰链式支具锁定在伸直位以确保承重[27]。根据 Abdel 和 Della Valle[5]，6 周内使用支具限制屈曲 < 90°。活动过程中支具锁定于伸直状态。允许主动屈曲，但避免主动伸展和直腿抬高。当然，增加锻炼强度的康复方案取决于固定的稳定性。支具在 12 周时可以去除[27]。

TTO 的优点是膝关节视野好，外翻髌骨容易，避开髌骨肌腱的附着点，截骨片的固定容易且安全，并保留了伸肌的血液供应[27]。

已经报道的 TTO 相关并发症有不愈合或延迟愈合、截骨片移位、医源性骨折、假体切

割、持续的膝前痛、感染、切口坏死、假体过度突出、假体周围骨折和受限的物理治疗方案[4, 13, 27, 31, 40, 41]。总之，当其他方式不成功时，可以执行 TTO。但是建立 TTO 后患者的满意度较低[31]。

总之，当其他技术失败时可以使用 TTO。但是使用 TTO 后患者满意度较低[31]。

（四）股骨剥离

顾名思义，在股骨剥离中进行股骨远端骨膜下的完全松解，即所谓的股骨骨架化。这种技术破坏了关节的稳定性，只有在由于瘢痕组织过多和其他技术失败而导致屈曲受限的情况下才需要使用。在没有过多瘢痕的 rTKA 中，膝关节周围结构的过度松解会导致其不稳定。在过度瘢痕形成的情况下，尽管剥离了韧带和关节囊，该技术仍可确保稳定性[3, 13, 27]。

1988 年，Windsor 和 Insall[42] 使用股骨剥离术（FP）治疗严重的膝关节强直。在手术过程中，所有的软组织都进行股骨远端骨膜下松解。这种技术松解内侧副韧带和关节囊，会导致膝关节不稳定，但可以切除阻碍屈曲的纤维组织。在松解不充分的情况下，随着外侧副韧带和关节囊剥离，从而实现股骨的真正骨架化；这可能会导致股骨远端血管断流。所有周围的组织都应该用手术刀或电刀分离，尽可能靠近骨骼。软组织松解应允许完全切除膝关节后方瘢痕组织，以获得更好地屈曲。这项技术可以扩展切除腓肠肌的起始部分。最终主刀医生不会重建韧带，而只会在伸膝状态下逐层闭合切口[3, 13, 27]。

使用这种技术，Lahav 和 Hofmann[43] 没有出现伸肌装置断裂或伸膝受损的情况。

根据报道，股骨剥离后的并发症包括医源性血管损伤、胫股关节脱位、感染、髌腱断裂和假体周围骨折[44]。

（五）内上髁截骨术

内上髁截骨术（MEO）适用于膝关节屈曲受限但周围结构没有过多瘢痕的情况。FP 和 MEO 之间的选择取决于手术过程中的瘢痕组织[3, 13, 27]。

1999 年，Engh[45] 首次描述这种技术以提供更好的视野和矫正膝内翻畸形。截骨是屈膝 90° 的情况下完成的。使用骨刀时从内侧副韧带起点的外侧开始截骨，并在大收肌腱止点上方完成截骨，因此截骨片段包括内上髁和内收肌结节（图 14-7）。形成约长 4cm 和宽 1cm 的骨块并向后形成铰链，包括内侧副韧带和大收肌肌腱的止点。在关节屈曲和髌骨外翻后，膝关节可以通过外旋和外翻弯曲显露。在手术结束时，植入假体后在屈膝 90° 用至少三针重建线或单颗螺钉重建骨块。在某些情况下，当需要显露外侧时，可在外侧上髁上使用该技术 [3, 13, 27]。

六、结论

膝关节的临床解剖学知识对于准备和执行不同的选择以更好且无创伤地显露膝关节至关重要。除了金标准外，rTKA 中滑膜切除的 MPA、其他入路的知识及更好的可视化选择也是必不可少。rTKA 手术入路的目的应该是在不损坏伸肌结构或其他周围结构的情况下，可以轻松取出组件和植入物并植入其他组件。在需要额外显露的情况下，可以进行股四头肌离断。极少数情况下，在困难的翻修术中，TTO 和 V-Y 股四头肌成形术是很好的选择。最后，作者想介绍 Barrack 等的结果和经验 [31]，对来自三个中心的 123 例

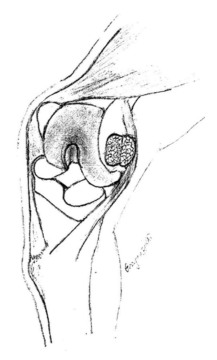

▲ 图 14-7　内上髁截骨

rTKA 进行了评估。他们得出的结论是标准 MPA 后无论是否进行股四头肌离断的结果都是一样的。股四头肌成形术和 TTO 术后的患者具有相同的预后，但比标准方法差。股四头肌成形术患者的活动范围明显优于 TTO 组；TTO 术后患者的伸膝迟滞程度较低，但下跪和弯腰困难，对手术的不满意率较高。

参考文献

[1] Postler A, Lützner C, Beyer F, Tille E, Lützner J. Analysis of total knee arthroplasty revision causes. BMC Musculoskelet Disord. 2018;19(1):55. https:// doi.org/10.1186/s12891-018-1977-y.

[2] Chun KC, Kweon SH, Nam DJ, Kang HT, Chun CH. Tibial tubercle osteotomy vs the extensile medial parapatellar approach in revision total knee arthroplasty: is tibial tubercle osteotomy a harmful approach? J Arthroplasty. 2019;34(12):2999-3003. https://doi.org/10.1016/j.arth.2019.07.015.

[3] Engh GA. Exposure options for revision total knee arthroplasty. In: Bono JV, Scott RD, editors. Revision total knee arthroplasty. 1st ed. New York: Springer; 2005. p. 63-75.

[4] Thienpont E. Revision knee surgery techniques. EFORT Open Rev. 2017;1(5):233-8. https://doi.org/10.1302/2058-5241.1.000024.

[5] Abdel MP, Della Valle CJ. The surgical approach for revision total knee arthroplasty. Bone Joint J. 2016;98-B(1 Suppl A):113-5. https://doi.org/10.1302/0301-620X.98B1.36315.

[6] Lazaro LE, Cross MB, Lorich DG. Vascular anatomy of the patella: implications for total knee arthroplasty surgical approaches. Knee. 2014;21(3):655-60. https://doi.org/10.1016/j.knee.2014.03.005.

[7] Vaishya R, Vijay V, Demesugh DM, Agarwal AK. Surgical approaches for total knee arthroplasty. J Clin Orthop Trauma. 2016;7(2):71-9. https://doi.org/10.1016/j.jcot.2015.11.003.

[8] Johnson DP, Houghton TA, Radford P. Anterior midline or medial parapatellar incision for arthroplasty of the knee. A comparative study. J Bone Joint Surg Br. 1986;68(5):812-4.

[9] Aso K, Ikeuchi M, Izumi M, Kato T, Tani T. Transcutaneous oxygen tension in the anterior skin of the knee after minimal incision total knee arthroplasty. Knee. 2012;19(5):576-9. https://doi. org/10.1016/j.knee.2011.10.002.

[10] Warren LF, Marshall JL. The supporting structures and layers on the medial side of the knee: an anatomical analysis. J Bone Joint Surg Am. 1979;61(1):56-62.

[11] Younger AS, Duncan CP, Masri BA. Surgical exposures in revision total knee arthroplasty. J Am Acad Orthop Surg. 1998;6(1):55-64.

[12] Colombel M, Mariz Y, Dahhan P, Kénési C. Arterial and lymphatic supply of the knee integuments. Surg Radiol Anat. 1998;20(1):35-40.

[13] Khan M, Green G, Gabr A, Haddad FS. Principles of revision total knee arthroplasty: incisions, approaches, implant removal and debridement. In: Rodríguez-Merchán E, Oussedik S, editors. Total knee arthroplasty. 1st ed. Cham, Heidelberg, New York, Dordrecht, London: Springer; 2015. p. 235-47.

[14] Daines BK. Avoiding wound complications in total knee replacement. In: Hirschmann M, Becker R, editors. The unhappy total knee replacement a comprehensive review and management guide. 1st ed. Berlin: Springer; 2015. p. 117-26.

[15] Windsor RE, Insall JN, Vince KG. Technical considerations of total knee arthroplasty after proximal tibial osteotomy. J Bone Joint Surg Am. 1988;70(4):547-55.

[16] Della Valle CJ, Berger RA, Rosenberg AG. Surgical exposures in revision total knee arthroplasty. Clin Orthop Relat Res. 2006;446:59-68.

[17] Gehrke T, Alijanipour P, Parvizi J. The management of an infected total knee arthroplasty. Bone Joint J. 2015;97-B(10 Suppl A):20-9. https://doi. org/10.1302/0301-620X. 97B10.36475.

[18] Della Valle CJ. Exposure options for the revision knee: getting there safely. Orthopaedic proceedings. Bone Joint J. 2014;96-B(Issue Supp 12):43.

[19] Von Langenbeck B. Zur resection des kniegellenks. Verhandlungen der Deutschen Gesellschaft fur Churg. 1878;7:23-30.

[20] Stern SH, Moeckel BH, Insall JN. Total knee arthroplasty in valgus knees. Clin Orthop Relat Res. 1991;273:5-8.

[21] Insall J. A midline approach to the knee. J Bone Joint Surg Am. 1971;53(8):1584-6.

[22] Sanna M, Sanna C, Caputo F, Piu G, Salvi M. Surgical approaches in total knee arthroplasty. Joints. 2013;1(2):34-44.

[23] Mochizuki RM, Schurman DJ. Patellar complications following total knee arthroplasty. J Bone Joint Surg Am. 1979;61(6A):879-83.

[24] Moreland JR. Mechanisms of failure in total knee arthroplasty. Clin Orthop Relat Res. 1988;226:49-64.

[25] Cameron HU, Fedorkow DM. The patella in total knee arthroplasty. Clin Orthop Relat Res. 1982;165:197-9.

[26] Keblish PA. The lateral approach to the valgus knee. Surgical technique and analysis of 53 cases with over two-year follow-up evaluation. Clin Orthop Relat Res. 1991;271:52-62.

[27] Tanzer M, Burnett S. Technique of revision: surgical approach. In: Bonnin M, Amendola A, Bellemans J, MacDonald S, Ménétrey J, editors. The knee joint. 1st ed. Paris: Springer; 2012. p. 989-1002.

[28] Insall JN, Thompson FM, Brause BD. Two-stage reimplantation for the salvage of infected total knee arthroplasty. J Bone Joint Surg Am. 1983;65(8):1087-98.

[29] Garvin KL, Scuderi G, Insall JN. Evolution of the quadriceps snip. Clin Orthop Relat Res. 1995;321:131-7.

[30] Gooding C, Garbuz D, Masri BA. Extensile surgical exposures for revision total knee replacement. In: Scott W, editor. Surgery of the knee. 5th ed. Philadelphia: Churchill Livingstone; 2011. p. 1320-6.

[31] Barrack RL, Smith P, Munn B, Engh G, Rorabeck C. The Ranawat award. Comparison of surgical approaches in total knee arthroplasty. Clin Orthop Relat Res. 1998;356:16-21.

[32] Coonse K, Adams JD. A new operative approach to the knee joint. Surg Gynecol Obstet. 1943;77:344-7.

[33] Insall JN. Surgical approaches. In: Insall JN, Windsor RE, Scott WN, Kelly MA, Aglietti P, editors. Surgery of the knee. 2nd ed. New York: Churchill Livingstone; 1993. p. 135-48.

[34] Smith PN, Parker DA, Gelinas J, Rorabeck CH, Bourne RB. Radiographic changes in the patella following quadriceps turndown for revision total knee arthroplasty. J Arthroplasty. 2004;19(6):714-9.

[35] Kelly MA, Clarke HD. Stiffness and ankylosis in primary total knee arthroplasty. Clin Orthop Relat Res. 2003;416:68-73.

[36] Scott RD, Siliski JM. The use of a modified V-Y quadricepsplasty during total knee replacement to gain exposure and improve flexion in the ankylosed knee. Orthopedics. 1985;8(1):45-8.

[37] Trousdale RT, Hanssen AD, Rand JA, Cahalan TD. V-Y quadricepsplasty in total knee arthroplasty. Clin Orthop Relat Res. 1993;286:48-55.

[38] Ries MD, Richman JA. Extended tibial tubercle osteotomy in total knee arthroplasty. J Arthroplasty. 1996;11(8):964-7.

[39] Dolin MG. Osteotomy of the tibial tubercle in total knee replacement. A technical note. J Bone Joint Surg Am. 1983 Jun;65(5):704-6.

[40] Whiteside LA, Ohl MD. Tibial tubercle osteotomy for exposure of the difficult total knee arthroplasty. Clin Orthop Relat Res. 1990;260:6-9.

[41] Young CF, Bourne RB, Rorabeck CH. Tibial tubercle osteotomy in total knee arthroplasty surgery. J Arthroplasty. 2008;23(3):371-5. https://doi. org/10.1016/j.arth. 2007. 02.019.

[42] Windsor RE, Insall JN. Exposure in revision total knee arthroplasty: the femoral peel. Tech Orthop. 1988;3:1-4.

[43] Lahav A, Hofmann AA. The "banana peel" exposure method in revision total knee arthroplasty. Am J Orthop (Belle Mead NJ). 2007;36(10):526-9.

[44] Lavernia C, Contreras JS, Alcerro JC. The peel in total knee revision: exposure in the difficult knee. Clin Orthop Relat Res. 2011;469(1):146-53. https:// doi.org/10.1007/s11999-010-1431-4.

[45] Engh GA. Medial epicondylar osteotomy: a technique used with primary and revision total knee arthroplasty to improve surgical exposure and correct varus deformity. Instr Course Lect. 1999;48:153-6.

第15章　DAIR 治疗感染
DAIR (Debridement, Antibiotics, and Implant Retention) for the Treatment of Periprosthetic Joint Infection of Knee

Nicolaas C. Budhiparama　Asep Santoso　Hendy Hidayat　Nadia N. Ifran　著

人工关节感染（PJI）是关节置换术后最具毁灭性的并发症之一。在所有关节置换术中发生率为 1%~2%[1]。随着每年关节置换术数量的增加，可以估算出 PJI 的数量也会随之增加。与无菌性翻修相比，感染性膝关节置换术的翻修复杂、昂贵、需要更多的手术时间、更长的住院时间，并且有更高的失败风险[1-3]。治疗的首要目标是根治感染。很重要的次要目标是维持无痛的有功能的关节[2, 4]。

手术选择包括冲洗、DAIR，更换或不更换聚乙烯垫片、一期或二期翻修、关节切除成形术、关节融合术和截肢[2, 5-8]。当患者有接受 DAIR 治疗的禁忌证时，一期或多期翻修手术是首选方案。关节切除成形术（不进行再植入手术）、关节融合术和截肢仍然是难以治疗和慢性 PJI 的有效选择，而这些治疗选择在急性 PJI 病例中很少应用。抗生素抑制治疗等非手术治疗应用于不适合手术或有手术禁忌证的患者[1, 3]。

DAIR 仍然是急性 PJI 的首选治疗方法。冲洗和清创手术并不是一个新的手术，自从膝关节置换感染的病例出现以来就一直在使用[9, 10]。"DAIR"本身的缩写词首先在 2009 年 Byren 等的文章中被使用[11]。从那时起，该术式应用越来越普遍，关于 DAIR 在急性情况下作用的研究和报道越来越多，相关主题最近也备受关注。

一、术前注意事项

（一）PJI 的定义和分类

在过去的一段时间里，多个组织和学会描述了 PJI 的各种定义标准。PJI 没有统一的定义。新的诊断标准不断制订和更新[12]。最新的诊断标准包括 2018 年髋关节和膝关节 PJI 的定义、2018 年欧洲骨与关节感染协会（European Bone and Joint Infection Society，EBJIS）和 2018 年国际共识会议[13-15]。2018 年对髋关节和膝关节 PJI 的评分系统，其中涉及新的实验室标志物，包括 D-二聚体、关节液 α- 防御素、关节液 CRP 和关节液白细胞酯酶（leukocyte esterase，LE）[13]。这些标志物未包含在既往的诊断标准中。已证明这些标准可以提高 PJI 的诊断效率[16]。图 15-1 中总结了各评分系统。

了解 PJI 的分类是决定适当治疗方案和确保最佳效果的重要因素之一。已经有几种分类来定义 PJI[1]。目前 ICM 关于 PJI 和假体植入的指南明确区分了急性和慢性 PJI[17, 18]。

- 急性感染发生在术后<4 周。
- 急性血源性感染为出现症状时间<3 周。
- 任何在初次手术后≥4 周发生的感染或急性血行性感染症状出现≥3 周为慢性 PJI。

主要标准（至少下列一项）	判 定
同一微生物的 2 次阳性培养	感染
窦道与关节相通或假体可见	

		次要标准	分 值	判 定
术前诊断	血清	C 反应蛋白或 D- 二聚体升高	2 分	≥ 6 分：感染
		红细胞沉降率增快	1 分	
	滑液	滑液白细胞计数或白细胞酯酶升高	3 分	2～5 分：可疑感染 [a]
		α- 防御素阳性	3 分	
		滑液多形性中性粒细胞升高	2 分	0～1 分：未感染
		滑液 C 反应蛋白升高	1 分	

	术前评分不确定或未抽出滑液 [a]	分 值	判 定
术中诊断	术前评分	—	≥ 6 分：感染
	组织学阳性	3 分	4～5 分：不确定 [b]
	脓性组织	3 分	
	单一阳性培养	2 分	≤ 3 分：未感染

▲ 图 15-1 **2018 年人工关节感染的定义**

经 Elsevier 许可转载，引自 Parvizi et al[13]

（二）治疗原则

早期感染可通过积极的清创、抗生素、更换模块部件和保留固定部件进行治疗，晚期感染需要通过一期或二期方式取出组件的方式治疗感染[7]。成功的 DAIR 与组织、假体的稳定性和微生物敏感性有关。PJI 的管理策略总结在图 15-2[17] 中。

（三）选择 DAIR 患者

治愈感染且保留植入物是膝关节置换术感染治疗的理想目标。如果满足条件和标准，则首选 DAIR 治疗，因为其侵入性较小、技术要求较低、复发率低、住院时间更短、更好保存骨量和经济负担更低[7, 19, 20]。然而，根据 Koyonos 等研究，DAIR 治疗仍然在骨科医生中存在争议。因为尽管无法持续控制感染，但该方法感染控制率较高，为 12%～80%[19]。

引起 PJI 的微生物主要是金黄色葡萄球菌和凝固酶阴性葡萄球菌，可占感染的一半以上。其他引起 PJI 的微生物包括链球菌属、肠球菌属和革兰阴性菌[3, 4, 7, 21, 22]。急性 PJI 多由金黄色葡萄球菌和链球菌引起[1, 3]。由于大量生物膜的产生，凝固酶阴性葡萄球菌常与晚期慢性或临床症状不明显的感染有关[3, 22]。长期感染与生物膜形成和潜在的深部骨髓炎有关[23]。早期和晚期 PJI 之间的区别是基于在假体表面是否 3 周内形成生物膜，以及是否需要将其去除[6]。在生物膜附着到植入物[23]之前，在短时间内清除生物膜至关重要。因此，与慢性感染相比，DAIR 治疗急性 PJI 的疗效更好[22, 23]。

虽然希望对所有 PJI 病例进行 DAIR，但该手术只适用于有选择性的病例，近年来强调的是对选择最佳的患者。成功率 10%～90% 的变化强调了该要求。决定保留植入假体应基于宿主（合并症）、内植物（稳定性）和感染微生物（毒性和产生生物膜的能力）相关的因素[3, 6, 7, 24, 25]。正确的适应证可提高成功率。基于 2018 年 ICM，推荐使用 KLIC 评分是预测早期急性 PJI 进行 DAIR 后治疗失败风险（表 15-1）[18, 26]。

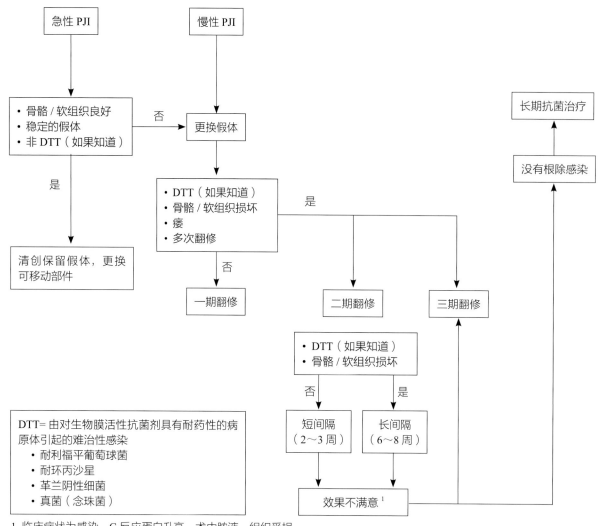

▲ 图 15-2　人工关节感染（PJI）的处理算法

经 PRO-IMPLANT Foundation 许可转载，引自 Trampuz et al [17]

与得分<7 分的患者相比，得分≥7 分的患者失败的可能性高出 2 倍[27]。晚期急性感染患者表现出不同的特征和失败的危险因素。最近，建议使用 CRIME80 评分作为晚期急性感染病例分层的有效工具（表 15-2）。CRIME80 评分≥3 分为晚期急性 PJI 中 DAIR 失败的独立预测因素[28]。CRIME80 评分≥3 分为晚期急性 PJI 中 DAIR 失败的独立预测因素[28]。

如果满足以下情况，最好进行 DAIR[1-4, 6, 8, 18, 22, 24]。

• 早期急性 PJI 或急性血源性感染<3 周的患者。

表 15-1　KLIC 分数		
分 类	描 述	得 分
K	慢性肾衰竭（肾脏）	2 分
L	肝衰竭	1.5 分
I	主要手术：翻修手术或治疗股骨颈骨折	1.5 分
C	骨水泥假体	2 分
C	C 反应蛋白（>115mg/L）	2.5 分
	合计	9.5 分

经 Elsevier 许可转载，引自 Tornero et al[26]

表 15-2 CRIME80 评分，用于预测晚期急性人工关节感染 DAIR 失败的术前风险评分

分 类	描 述	得 分
C	慢性阻塞性肺疾病	2 分
	C 反应蛋白>150mg/dl	1 分
R	类风湿关节炎	3 分
I	主要手术（假体用于治疗骨折）	3 分
M	男性	1 分
E	活动组件更换	–1 分
80	年龄>80 岁	2 分

经 Elsevier 许可转载，引自 Wouthuyzen-Bakker M et al[28]

- 皮肤覆盖条件足够。
- 假体稳定。
- 鉴定出明确的微生物，特别是革兰阳性菌感染。
- 可使用有效的抗菌药。
- 在更大的手术中具有高并发症风险的患者。

在以下情况时 DAIR 的失败率较高，为禁忌 [1, 3, 6, 8]。

- 有持续性或复发性感染危险因素的患者。
- 局部软组织条件差，特别是有窦道时。
- 免疫功能低下的患者。
- 微生物检测发现耐药或未知病原体。
- 多重微生物感染。
- 败血症。
- 既往手术或清创失败。
- 晚期慢性感染。
- 假体松动。

考虑到与 DAIR 失败相关的因素的复杂相互作用，由于机器学习具有从连续数据输入中学习的能力，最近已提出将其用于选择患者。通过这种方式，机器学习模型能够处理更复杂的数据并做出针对患者的预测。最近，创建并验证了一种基于这种技术的算法并取得了可喜的结果。尽管

此类模型仍需要在外部队列中进行验证，但在日常实践中有潜力通过在计算机软件或电话应用程序中输入患者数据，并且可能有助于临床决策和患者咨询 [29]。

二、术中注意事项

（一）手术技术

DAIR 包括关节切开、广泛的清创和滑膜切除术、冲洗、保留固定良好的植入物和模块化假体的更换。对关节周围组织和假体进行积极的清创旨在减少病原微生物数目，并提高患者免疫系统和抗生素对抗残留病原体的效率 [6]。清创必须彻底、细致，必须切除所有失活组织。各种附加治疗已用于控制局部感染和减少生物膜，包括使用局部抗生素（如抗生素链珠、海绵和粉末）、化学清创和使用各种消毒剂（如聚维酮碘、氯己定、过氧化物等），以及对植入物进行物理处理 [18, 28, 30, 31]。

基于国际共识工作组，我们就 DAIR 应如何执行提出以下建议。

- 对于没有败血症的患者，清创不是急诊手术。手术前应将患者的一般情况调整至最佳 [3, 18]。
- 在手术前采集多个组织样本以确定感染的病原微生物。在获取典型的样本之前不应该使用抗生素 [3]。
- 必须对感染区域进行充分的手术显露（优先通过既往切口），包括切除存在的皮肤窦道。
- 术中留取多处组织培养以进一步分离致病微生物。术中应获取不少于 5 份标本 [6]。
- 应切除所有无血供的软组织或骨组织，包括切除窦道和滑膜 [1, 3, 6]。
- 必须去除活动组件（PE 内衬 / 垫片），以达到关节的各个部分，强烈推荐更换模块化假体 [1-3, 6, 18, 32]。
- 应检查所有假体是否松动，并显露假体界面 [6]。
- 用大量的冲洗溶液冲洗关节腔。
- 推荐在闭合切口前重新清洁患者切口，以形成更加无菌和无污染的切口 [33]。

· 应保留引流管直至引流量最小。如果引流液持续或未能解决感染，则必须考虑进行进一步的清创手术。与采用一期缝合和原位引流的标准手术相比，连续封闭冲洗没有显示出任何益处[3]。

（二）冲洗方案

已经存在几种冲洗方案。2018 年国际共识会议强烈建议冲洗溶液最小必要体积为 6～9L[18]。生理盐水最常用于冲洗关节。几位作者认为，在冲洗溶液中添加一些化学试剂有助于减少病原体数量。建议使用洗涤剂、抗菌药甚至抗生素作为辅助剂。已证实与单独使用盐水相比，在冲洗液中添加抗生素（包括杆菌肽、新霉素、多黏菌素 / 新霉素和庆大霉素）没有有益效果[34, 35]。最近，对 0.05% 葡萄糖酸氯己定关注度越来越高。Smith 等和 Schwechter 等的研究表明，与生理盐水、聚维酮碘或橄榄皂相比，葡萄糖酸氯己定是减少细菌菌落计数的最有效选择[31, 36]。

关于使用低压（<15PSI）还是高压（> 45PSI）灌洗还没有定论。高压灌洗可以快速有效地去除坏死组织，但也可能会导致组织损伤或细菌渗透到更深的软组织层中[6, 37]。但低压灌洗和高压灌洗均可使用，在临床实践中[38] 无明显差异。

（三）模块化组件更换

在 DAIR 术中取出模块化组件（即聚乙烯内衬 / 垫片、股骨头）可以更好地显露关节囊，以进行广泛的清创和滑膜切除。Hirsiger 等最近的研究表明，更换模块化组件使长期缓解的可能性提高 1 倍[39]。在多变量 Cox 回归分析中，他们发现更换模块化组件具有保护作用，其 HR 为 1.9（95%CI 1.2～2.9）。这些结果得到了之前几项研究的支持。Lora-tamayo 等表明，在清创过程中更换可拆卸组件是良好结局的独立预测因素，HR 为 0.6[32]。此外，Choi 等报道，无论致病的病原体是什么，不更换模块化组件会导致膝关节 PJI 的 DAIR 治疗预后不佳[9]。Tsang 等的一篇报道回顾了 38 年间（1977—2015 年）发表

的关于 DAIR 治疗髋关节 PJI 结果的队列研究。DAIR 与模块化组件更换的成功率为 73.9%（637 例患者中有 471 例），而未进行模块化组件更换组的成功率为 60.7%（404 例患者中有 245 例）（P<0.0001）[40]。在一项多中心队列研究中，模块化组件更换也成为治疗成功的独立预测因子，该研究评估了 DAIR 在由耐甲氧西林和甲氧西林敏感的金黄色葡萄球菌引起的髋关节和膝关节 PJI 中的结果[32]。此外，Grammatopoulos 等报道，在髋关节急性 PJI 中，更换模块化组件的成功率为 93.3%，而保留模块化组件的成功率为 75.7%[41]。这些结果的根本原因可能与在聚乙烯组件上检测到的细菌数量比假体的金属组分更高有关[42]。因此，去除聚乙烯模块化组件将减少感染关节中的细菌量和生物膜。

（四）局部抗生素用法

局部抗生素释放的载体包括载有抗生素的骨水泥（PMMA）、链珠和可溶解海绵。使用局部抗生素治疗的基本原理是实现局部高浓度的抗生素，从而杀死致病微生物，而不会产生全身高浓度的不良反应[1]。链珠通常载有庆大霉素，但也使用万古霉素和妥布霉素[1, 4]。一些研究报道其在 DAIR 治疗中的应用，成功率相对较高（75%～83%）[43, 44]。

最近报道了硫酸钙链珠作为 PMMA 链珠的替代品。硫酸钙链珠的优点包括无须再次手术的生物可吸收材料。与 PMMA 链珠相比，其具有更高的局部抗生素持续浓度和更强的抗生物膜形成能力。相比之下，抗生素链珠的缺点包括在植入后 24h 内局部抗生素浓度降低，可能出现细菌定植，以及抗生素释放后（10～14 天）该异物上形成生物膜，并可能导致高钙血症[1, 22, 45, 46]。不幸的是，它的获益仍然不理想。Flierl 等在对 32 例患者的回顾性研究中报道，使用抗生素浸润硫酸钙链珠的成功率仅为 52%[45]。Calanna 等改进了手术技术以增强传统的冲洗和清创手术，从而提高使用硫酸钙链珠保留感染的全膝关节置换假体的可能性[47]。这项 DAPRI 技术旨在去除关

内生物膜，使硫酸钙珠实现更高和更长时间的局部抗生素浓度。三种不同的手术技术（亚甲蓝染色、氩气束电刺激和葡萄糖氯己定刷洗）的结合可以增强细菌生物膜的识别、破坏和最终去除，而细菌生物膜是产生抗生素和抗体耐药性的主要原因。DAPRI 技术可能是一种更安全、更保守的治疗急性和早期血源性 PJI 的方法。他们报道根治感染的成功率高达 80%[47]。最近，Gramlich 等研究表明，与单纯 DAIR 相比使用钙基抗菌链珠联合 DAIR 可提高 3 年无感染生存率，在膝关节慢性 PJI 的姑息手术中再感染率高达 81.8%[48]。

可吸收庆大霉素海绵作为全髋关节置换术后感染病例的局部抗生素，在 Kuiper 等报道的研究中成功率为 70%[49]。局部抗生素治疗的另外一种选择是万古霉素粉末。Riesgo 等发现万古霉素粉末和稀释聚维酮碘灌洗液联合使用 DAIR 可将成功率提高至 83%[50]。

三、术后方案

（一）术后抗生素方案

抗生素应具有杀菌作用，即使对生长缓慢或产生生物膜的微生物也是如此。因为耐药性水平不断提高，在开始任何治疗之前应测试微生物敏感性，并应讨论替代方案[4]。利福平与喹诺酮类药物的联合使用最为频繁，在体外、体内和临床试验中均有良好效果[4, 11, 51]。利福平可以穿透生物膜，推荐在所有进行 DAIR 治疗的葡萄球菌 PJI 病例中使用[1]。当利福平与另外一种抗生素方案合用时，成功率更高[32, 51]。可选方案包括利奈唑胺、磺胺甲噁唑 - 甲氧苄啶和米诺环素等，尽管迄今为止尚未发表验证其有效性的临床研究[5]。最好的选择是与医院感染控制委员会讨论每个病例的最佳抗菌治疗方案[3, 4]。

建议术后联合长疗程静脉内抗生素治疗 4~6 周，然后口服利福平 6 个月[3, 6]。Byren 等证实随访 2.3 年的 DAIR 治疗后无感染生存率为 82%。然而，停用抗生素后仍有复发的风险[11]。一些学者提出了一种联合治疗方案，包括＞1 年 DAIR 治疗 PJI[6]。根据 Byren 等研究，发生这种情况的风险增加了 4 倍，表明这种方式的治疗并没有杀灭病原体，但延缓了其反应[11]。然而，也有一些研究表明，短期使用抗生素可以与长期给药一样有效。Chaussade 等的一项研究显示静脉注射抗生素 6 周和 12 周之间没有差异，总体成功率为 69%[52]。Lora-Tamayo 等的多中心随机临床试验。表明 8 周的左氧氟沙星 + 利福平治疗与 DAIR 处理的急性 PJI 的长疗程标准治疗（3~6 个月）具有相似的结果[51]。Scheper 等在莱顿大学进行一项队列研究，显示使用 DAIR 和 5 天利福平治疗急性 PJI 的结果与 3 个月利福平联合治疗的结果相当[53]。最近，2018 年国际共识会议指出，在大多数由 DAIR 提供的手术治疗管理的 PJI 病例中，至少 6 周的抗生素治疗似乎已足够[18]。

（二）与 DAIR 结果相关的因素

不同研究关于 DAIR 的结局并不相同。由于许多混杂变量，研究之间的结果差异很大，如患者身体条件、微生物特征、植入物状态、手术史、手术类型、外科医生的能力、缺乏急性感染的一致性定义、研究中不同的失败标准，以及缺乏随机、对照、前瞻性比较研究[1, 3, 7, 20, 24]。Kunutsor 等最近的系统评价和 Meta 分析表明 DAIR 的感染控制率达到 11.1%~100%[54]。与成功率为 85%~100%[7] 的二期翻修手术相比并未获得更好的结果。

结果可能会受到初次手术和出现感染的时间间隔影响[43, 55]。当 TKA 手术后＞6 周出现感染时，DAIR 的成功率降至 40%[6]。据 Löwik 等报道，在 769 例急性 PJI 患者中，38%（769 例中有 294 例）的患者在 DAIR 治疗后治疗失败。从关节成形术到 DAIR 不同时间间隔的失败率相似：第 1~2 周失败率为 42%（226 例中有 95 例），第 3~4 周失败率 38%（378 例中有 143 例），第 5~6 周失败率 29%（100 例中有 29 例），第 7~12 周失败率 42%（65 例中有 27 例）。报道显示，对于在主要手术后 4 周以上出现的急性 PJI，只要在症状出现至少 1 周后进行 DAIR 和更换模块假体是可行的选择 [56]。Trebse 等对 24 例患者应用 DAIR 方案，3 年以上的成功率为 86%，并明确良好预后的因素是稳定的植入物、没有与假体相通的瘘管、症状持续时间不超过 3 周 [57]。Koyonos 等对 136 例患者进行 DAIR，与慢性晚期感染（28%）相比，术后急性（31%）和急性血源性感染（44%）的成功率更高 [19]。Tsukayama 等、Segawa 等、Mont 等、Cobo 等同样报道，在 PJI 早期（＜4 周）进行 DAIR 时，成功率为 57.3%～80%[43, 55, 58, 59]。

最近一些新的证据支持扩大 DAIR 适应证，适用于症状 3～4 周的 PJI。Zhang 等研究者在 24 例急性 PJI 患者的研究中，在 4～8 周出现症状的 5 例患者在 DAIR 治疗后的成功率为 100%[60]。Lesens 等报道，在 137 例早期 PJI 患者的回顾性系列研究中，DAIR 后的失败与从首次关节置换到清创的时间、症状持续时间（＞3 周）无关 [61]。尽管需要进一步的研究来证明这些发现，但最近的一项证据表明，与早期急性 PJI 相比晚期急性 PJI 的成功率仍然较低，尤其是当病原体是葡萄球菌时 [28, 62, 63]。

多项研究表明，金黄色葡萄球菌感染是未能根除感染的影响因素，因为它比其他微生物更具毒性（可能是由于它们产生生物膜）[3, 7, 19, 20, 64, 65]。

尤其是 MRSA，DAIR 的失败率很高 [1, 3]。几项研究报道当在 MRSA 感染进行 DAIR 时，成功率低至 0%～45%[66-68]。与革兰阳性菌相比，革兰阴性菌在失败率方面结果多变 [3, 65]。DAIR 在免疫功能正常且由低毒力微生物（如凝固酶阴性葡萄球菌）引起的 PJI 的患者中也显示出满意的结果 [3, 19]。

2018 年国际共识会议强烈赞同一些可能与 DAIR 治疗的急性 PJI 治疗成功相关的因素 [18]。

• 在清创过程中更换模块化假体。

• 在症状出现后至少 7 天内进行清创，但最好尽快进行。

• 在抗生素治疗方案中加入利福平，特别是与氟喹诺酮类药物联用时，用于易感葡萄球菌。

• 对敏感革兰阴性杆菌使用氟喹诺酮类药物治疗。

以下因素已证明与急性 PJI 中 DAIR 后的治疗失败有关 [18]。

• 患者相关因素：类风湿关节炎、老年、男性、慢性肾衰竭、肝硬化和慢性阻塞性肺疾病。

• 假体：因骨折进行关节置换、骨水泥假体和翻修假体。

• 代表感染严重程度的临床表现：高 CRP、高细菌数量和菌血症的存在。

• 致病微生物：金黄色葡萄球菌和肠球菌。

参考文献

[1] Kuiper JW, Willink RT, Moojen DJ, van den Bekerom MP, Colen S. Treatment of acute periprosthetic infections with prosthesis retention: review of current concepts. World J Orthop. 2014;5(5):667-76.

[2] Kalore NV, Gioe TJ, Singh JA. Diagnosis and management of infected total knee arthroplasty. Open Orthop J. 2011;5: 86-91.

[3] Qasim SN, Swann A, Ashford R. The DAIR (debridement, antibiotics and implant retention) procedure for infected total knee replacement—a literature review. SICOT J. 2017;3:2.

[4] de Carvalho Júnior LH, Temponi EF, Badet R. Infection after total knee replacement: diagnosis and treatment. Rev Bras Ortop (English Ed). 2013;48(5):389-96.

[5] Santoso A, Park KS, Shin YR, Yang HY, Choi IS, Yoon TR. Two-stage revision for periprosthetic joint infection of the hip: culture-negative versus culture-positive infection. J Orthop. 2018;15:391-5.

[6] Gehrke T, Alijanipour P, Parvizi J. The management of an infected total knee arthroplasty. Bone Joint J. 2015;97-B(10 Suppl A):20-9.

[7] Choi HR, von Knoch F, Zurakowski D, Nelson SB, Malchau H. Can implant retention be recommended for treatment of infected TKA? Clin Orthop Relat Res. 2011;469(4):961-9.

[8] Santoso A, Yoon TR, Yang HY, Park KS. Internal iliac artery injury due to intrapelvic migration of infected acetabular reconstruction cage with hook: a case report. J

Orthop Sci. 2020;25(1):201-4.

[9] Schoifet SD, Morrey BF. Treatment of infection after total knee arthroplasty by débridement with retention of the components. J Bone Joint Surg Am. 1990;72(9):1383-90.

[10] Burger RR, Basch T, Hopson CN. Implant salvage in infected total knee arthroplasty. Clin Orthop. 1991; 273: 105-12.

[11] Byren I, Bejon P, Atkins BL, Angus B, Masters S, McLardy-Smith P, Gundle R, Berendt A. One hundred and twelve infected arthroplasties treated with 'DAIR' (debridement, antibiotics and implant retention): antibiotic duration and outcome. J Antimicrob Chemother. 2009;63(6):1264-71.

[12] Villa JM, Pannu TS, Piuzzi N, Riesgo AM, Higuera CA. Evolution of diagnostic definitions for periprosthetic joint infection in total hip and knee arthroplasty. J Arthroplasty. 2020;35(3S):S9-S13.

[13] Parvizi J, Tan TL, Goswami K, Higuera C, Della Valle C, Chen AF, Shohat N. The 2018 definition of periprosthetic hip and knee infection: an Evidence-based and validated criteria. J Arthroplasty. 2018;33(5):1309-1314.e2.

[14] Izakovicova P, Borens O, Trampuz A. Periprosthetic joint infection: current concepts and outlook. EFORT Open Rev. 2019;4(7):482-94.

[15] Shohat N, Bauer T, Buttaro M, Budhiparama N,Cashman J, Della Valle CJ, Drago L, Gehrke T, Marcelino Gomes LS, Goswami K, Hailer NP, Han SB, Higuera CA, Inaba Y, Jenny JY, Kjaersgaard-Andersen P, Lee M, Llinás A, Malizos K, Mont MA, Jones RM, Parvizi J, Peel T, Rivero-Boschert S, Segreti J, Soriano A, Sousa R, Spangehl M, Tan TL, Tikhilov R, Tuncay I, Winkler H, Witso E, Wouthuyzen-Bakker M, Young S, Zhang X, Zhou Y, Zimmerli W. Hip and Knee Section, What is the definition of a periprosthetic joint infection (PJI) of the knee and the hip? Can the same criteria be used for both Joints?: Proceedings of International Consensus on Orthopedic Infections. J Arthroplasty. 2019;34(2S):S325-7.

[16] Guan H, Fu J, Li X, Chai W, Hao L, Li R, Zhao J, Chen J. The 2018 new definition of periprosthetic joint infection improves the diagnostic efficiency in the Chinese population. J Orthop Surg Res. 2019;14(1):151. https://doi.org/10.1186/s13018-019-1185-y.

[17] PRO-IMPLANT Foundation. Pocket guide to diagnosis & treatment of periprosthetic joint infection (PJI). Version 8. 2019.

[18] Argenson JN, Arndt M, Babis G, Battenberg A, Budhiparama N, Catani F, Chen F, de Beaubien B, Ebied A, Esposito S, Ferry C, Flores H, Giorgini A, Hansen E, Hernugrahanto KD, Hyonmin C, Kim TK, Koh IJ, Komnos G, Lausmann C, Loloi J, Lora-Tamayo J, Lumban-Gaol I, Mahyudin F, Mancheno-Losa M, Marculescu C, Marei S, Martin KE, Meshram P, Paprosky WG, Poultsides L, Saxena A, Schwechter E, Shah J, Shohat N, Sierra RJ, Soriano A, Stefánsdóttir A,

Suleiman LI, Taylor A, Triantafyllopoulos GK, Utomo DN, Warren D, Whiteside L, Wouthuyzen-Bakker M, Yombi J, Zmistowski B. Hip and knee section, treatment, debridement and retention of implant: Proceedings of International Consensus on Orthopedic Infections. J Arthroplasty. 2019;34(2S):S399-419.

[19] Koyonos L, Zmistowski B, Della Valle CJ, Parvizi J. Infection control rate of irrigation and debridement for periprosthetic joint infection. Clin Orthop Relat Res. 2011;469(11):3043-8.

[20] Gardner J, Gioe TJ, Tatman P. Can this prosthesis be saved?: implant salvage attempts in infected primary TKA. Clin Orthop Relat Res. 2011;469(4):970-6.

[21] Moran E, Byren I, Atkins BL. The diagnosis and management of prosthetic joint infections. J Antimicrob Chemother. 2010;65(Suppl 3):iii45-54.

[22] Kuiper JW, Vos SJ, Saouti R, Vergroesen DA, Graat HC, Debets-Ossenkopp YJ, et al. Prosthetic joint-associated infections treated with DAIR (debridement, antibiotics, irrigation, and retention): analysis of risk factors and local antibiotic carriers in 91 patients. Acta Orthop. 2013;84(4):380-6.

[23] de Vries L, van der Weegen W, Neve WC, Das H, Ridwan BU, Steens J. The effectiveness of debridement, antibiotics and irrigation for periprosthetic joint infections after primary hip and knee arthroplasty. A 15 years retrospective study in two community hospitals in the Netherlands. J Bone Jt Infect. 2016;1:20-4.

[24] Van Kleunen JP, Knox D, Garino JP, Lee GC. Irrigation and debridement and prosthesis retention for treating acute periprosthetic infections. Clin Orthop Relat Res. 2010;468(8):2024-8.

[25] Moran E, Masters S, Berendt AR, McLardy-Smith P, Byren I, Atkins BL. Guiding empirical antibiotic therapy in orthopaedics: the microbiology of prosthetic joint infection managed by debridement, irrigation and prosthesis retention. J Infect. 2007;55(1):1-7.

[26] Tornero E, Morata L, et al. KLIC-score for predicting early failure in prosthetic joint infections treated with debridement implant retention and antibiotics. Clin Microbiol Infect. 2015;21:786.e9-786.e17.

[27] Dx Duffy S, Ahearn N, Darley ES, Porteous AJ, Murray JR, Howells NR. Analysis of the KLIC-score; an outcome predictor tool for prosthetic joint infections treated with debridement, antibiotics and implant retention. J Bone Jt Infect. 2018;3(3):150-5.

[28] Wouthuyzen-Bakker M, Sebillotte M, Lomas J, Kendrick B, Palomares EB, Murillo O, Parvizi J, Shohat N, Reinoso JC, Sánchez RE, Fernandez-Sampedro M, Senneville E, Huotari K, JMB A, García AB, Lora-Tamayo J, Ferrari MC, Vaznaisiene D, Yusuf E, Aboltins C, Trebse R, Salles MJ, Benito N, Vila A, MDD T, Kramer TS, Petersdorf S, Diaz-Brito V, Tufan ZK, Sanchez M, Arvieux C, Soriano A, ESCMID Study Group for Implant-Associated Infections (ESGIAI). Timing of implant-removal in late acute

periprosthetic joint infection: a multicenter observational study. J Infect. 2019;79(3):199-205.

[29] Shohat N, Goswami K, Tan T, Yayac M, Soriano A, Sousa R, et al. Who will fail following irrigation and debridement for periprosthetic joint infection: a machine learning based validated tool. Bone Joint J. 2020; in press.

[30] Ferry T, Leboucher G, Fevre C, Herry Y, Conrad A, Josse J, Batailler C, Chidiac C, Medina M, Lustig S, Laurent F, Lyon BJI Study Group. Salvage debridement, antibiotics and implant retention ("DAIR") with local injection of a selected cocktail of bacteriophages: is it an option for an elderly patient with relapsing *Staphylococcus aureus* prosthetic-joint infection? Open Forum Infect Dis. 2018;5(11):ofy269.

[31] Schwechter EM, Folk D, Varshney AK, Fries BC, Kim SJ, Hirsh DM. Optimal irrigation and debridement of infected joint implants: an in vitro methicillin-resistant *Staphylococcus aureus* biofilm model. J Arthroplasty. 2011;26(6 Suppl):109-13.

[32] Lora-Tamayo J, Murillo O, Iribarren JA, Soriano A, Sanchez-Somolinos M, Baraia-Etxaburu JM, et al. A large multicenter study of methicillin-susceptible and methicillin-resistant *Staphylococcus aureus* prosthetic joint infections managed with implant retention. Clin Infect Dis. 2013;56(2):182-94.

[33] Choo KJ, Austin M, Parvizi J. Irrigation and debridement, modular exchange, and implant retention for acute periprosthetic infection after total knee arthroplasty. JBJS Essent Surg Tech. 2019;9(4):e38.1-2.

[34] Anglen JO, Apostoles S, Christensen G, Gainor B. The efficacy of various irrigation solutions in removing slime-producing Staphylococcus. J Orthop Trauma. 1994;8(5):390-6.

[35] Bartoszewicz M, Rygiel A, Krzeminski M, Przondo-Mordarska A. Penetration of a selected antibiotic and antiseptic into a biofilm formed on orthopedic steel implants. Ortop Traumatol Rehabil. 2007;9(3):310-8.

[36] Smith DC, Maiman R, Schwechter EM, Kim SJ, Hirsh DM. Optimal irrigation and debridement of infected Total joint implants with chlorhexidine gluconate. J Arthroplasty. 2015;30(10):1820-2.

[37] Kalteis T, Lehn N, Schroder H-J, Schubert T, Zysk S, Handel M, et al. Contaminant seeding in bone by different irrigation methods: an experimental study. J Orthop Trauma. 2005;19(9):591-6.

[38] Munoz-Mahamud E, Garcia S, Bori G, Martinez-Pastor JC, Zumbado JA, Riba J, et al. Comparison of a low-pressure and a high-pressure pulsatile lavage during debridement for orthopaedic implant infection. Arch Orthop Trauma Surg. 2011;131(9):1233-8.

[39] Hirsiger S, Betz M, Stafylakis D, Götschi T, Lew D, Uçkay I. The benefice of mobile parts' exchange in the management of infected total joint arthroplasties with prosthesis retention (DAIR Procedure). J Clin Med. 2019;8(2):E226.

[40] Tsang S-TJ, Ting J, Simpson AHRW, Gaston P. Outcomes following debridement, antibiotics and implant retention in the management of periprosthetic infections of the hip: a review of cohort studies. Bone Joint J. 2017;99-B:1458-66.

[41] Grammatopoulos G, Bolduc M-E, Atkins BL, Kendrick BJL, McLardy-Smith P, Murray DW, et al. Functional outcome of debridement, antibiotics and implant retention in periprosthetic joint infection involving the hip: a case-control study. Bone Joint J. 2017;99-B:614-22.

[42] Lass R, Giurea A, Kubista B, Hirschl AM, Graninger W, Presterl E, et al. Bacterial adherence to different components of total hip prosthesis in patients with prosthetic joint infection. Int Orthop. 2014;38:1597-602.

[43] Tsukayama DT, Estrada R, Gustilo RB. Infection after total hip arthroplasty. A study of the treatment of one hundred and six infections. J Bone Joint Surg Am. 1996;78(4):512-23.

[44] Geurts JA, Janssen DM, Kessels AG, Walenkamp GH. Good results in postoperative and hematogenous deep infections of 89 stable total hip and knee replacements with retention of prosthesis and local antibiotics. Acta Orthop. 2013;84(6):509-16.

[45] Flierl MA, Culp BM, Okroj KT, Springer BD, Levine BR, Della Valle CJ. Poor outcomes of irrigation and debridement in acute periprosthetic joint infection with antibiotic-impregnated calcium sulfate beads. J Arthroplasty. 2017;32(8):2505-7.

[46] Kallala R, Haddad FS. Hypercalcaemia following the use of antibiotic-eluting absorbable calcium sulphate beads in revision arthroplasty for infection. Bone Joint J. 2015;97-B(9):1237-41.

[47] Calanna F, Chen F, Risitano S, Vorhies JS, Franceschini M, Giori NJ, Indelli PF. Debridement, antibiotic pearls, and retention of the implant (DAPRI): A modified technique for implant retention in total knee arthroplasty PJI treatment. J Orthop Surg (Hong Kong). 2019;27(3):2309499019874413.

[48] Gramlich Y, Johnson T, Kemmerer M, Walter G, Hoffmann R, Klug A. Salvage procedure for chronic periprosthetic knee infection: the application of DAIR results in better remission rates and infection-free survivorship when used with topical degradable calcium-based antibiotics. Knee Surg Sports Traumatol Arthrosc. 2020;28:2823-34.

[49] Kuiper JW, Brohet RM, Wassink S, van den Bekerom MP, Nolte PA, Vergroesen DA. Implantation of resorbable gentamicin sponges in addition to irrigation and debridement in 34 patients with infection complicating total hip arthroplasty. Hip Int. 2013;23(2):173-80.

[50] Riesgo AM, Park BK, Herrero CP, Yu S, Schwarzkopf R, Iorio R. Vancomycin povidone-iodine protocol improves survivorship of periprosthetic joint infection treated with irrigation and debridement. J Arthroplasty. 2018;33(3): 847-50.

[51] Lora-Tamayo J, Euba G, Cobo J, Horcajada JP, Soriano A, Sandoval E, et al. Short-versus long-duration levofloxacin plus rifampicin for acute staphylococcal prosthetic joint infection managed with implant retention: a randomised clinical trial. Int J Antimicrob Agents. 2016;48(3):310-6.

[52] Chaussade H, Uçay I, Vuagnat A, Druon J, Gras G, Rosset P, et al. Antibiotic therapy duration for prosthetic joint infections treated by debridement and implant retention (DAIR): similar long-term remission for 6 weeks as compared to 12 weeks. Int J Infect Dis. 2017;63:37-42.

[53] Scheper H, Hooven DV, MVD S, Boer SD, Mahdad R, Beek MVD, et al. Treatment of prosthetic joint infection: debridement, antibiotics and implant retention with short duration of rifampicin. Open Forum Infect Dis. 2016;3(suppl_1):1141.

[54] Kunutsor SK, Beswick AD, Whitehouse MR, Wylde V, Blom AW. Debridement, antibiotics and implant retention for periprosthetic joint infections: a systematic review and meta-analysis of treatment outcomes. J Infect. 2018;77(6):479-88.

[55] Segawa H, Tsukayama DT, Kyle RF, Becker DA, Gustilo RB. Infection after total knee arthroplasty. A retrospective study of the treatment of eighty-one infections. J Bone Joint Surg Am. 1999;81(10):1434-45.

[56] Löwik CAM, Parvizi J, Jutte PC, Zijlstra WP, Knobben BAS, Xu C, Goswami K, Belden KA, Sousa R, Carvalho A, Martínez-Pastor JC, Soriano A, Wouthuyzen-Bakker M, Northern Infection Network Joint Arthroplasty (NINJA) and ESCMID Study Group for Implant-Associated Infections (ESGIAI). Debridement, antibiotics and implant retention is a viable treatment option for early periprosthetic joint infection presenting more than four weeks after index arthroplasty. Clin Infect Dis. 2020;71(3):630-6. pii: ciz867.

[57] Trebse R, Pisot V, Trampuz A. Treatment of infected retained implants. J Bone Joint Surg Br. 2005;87(2):249-56.

[58] Mont MA, Waldman B, Banerjee C, Pacheco IH, Hungerford DS. Multiple irrigation, debridement, and retention of components in infected total knee arthroplasty. J Arthroplasty. 1997;12(4):426-33.

[59] Cobo J, Miguel LG, Euba G, Rodriguez D, Garcia-Lechuz JM, Riera M, et al. Early prosthetic joint infection: outcomes with debridement and implant retention followed by antibiotic therapy. Clin Microbiol Infect. 2011;17(11):1632-7.

[60] Zhang CF, He L, Fang XY, Huang ZD, Bai GC, Li WB, Zhang WM. Debridement, antibiotics, and implant retention for acute periprosthetic joint infection. Orthop Surg. 2020;12:463-70.

[61] Lesens O, Ferry T, Forestier E, Botelho-Nevers E, Pavese P, Piet E, Pereira B, Montbarbon E, Boyer B, Lustig S, Descamps S, Auvergne-Rhône-Alpes Bone and Joint Infections Study Group. Should we expand the indications for the DAIR (debridement, antibiotic herapy, and implant retention) procedure for Staphylococcus aureus prosthetic joint infections? A multicenter retrospective study. Eur J Clin Microbiol Infect Dis. 2018;37(10):1949-56.

[62] Wouthuyzen-Bakker M, Sebillotte M, Huotari K, Escudero Sánchez R, Benavent E, Parvizi J, Fernandez-Sampedro M, Barbero-Allende JM, Garcia-Cañete J, Trebse R, Del Toro M, Diaz-Brito V, Sanchez M, Scarborough M, Soriano A, ESCMID Study Group for Implant-Associated Infections (ESGIAI). Lower success rate of débridement and implant retention in late acute versus early acute periprosthetic joint infection caused by Staphylococcus spp. Results from a matched cohort study. Clin Orthop Relat Res. 2020;478(6):1348-55.

[63] Wouthuyzen-Bakker M, Sebillotte M, Lomas J, Taylor A, Palomares EB, Murillo O, Parvizi J, Shohat N, Reinoso JC, Sánchez RE, Fernandez-Sampedro M, Senneville E, Huotari K, Barbero JM, Garcia-Cañete J, Lora-Tamayo J, Ferrari MC, Vaznaisiene D, Yusuf E, Aboltins C, Trebse R, Salles MJ, Benito N, Vila A, MDD T, Kramer TS, Petersdorf S, Diaz-Brito V, Tufan ZK, Sanchez M, Arvieux C, Soriano A, ESCMID Study Group for Implant-Associated Infections (ESGIAI). Clinical outcome and risk factors for failure in late acute prosthetic joint infections treated with debridement and implant retention. J Infect. 2019;78(1):40-7.

[64] Deirmengian C, Greenbaum J, Lotke PA, Booth RE Jr, Lonner JH. Limited success with open debridement and retention of components in the treatment of acute Staphylococcus aureus infections after total knee arthroplasty. J Arthroplasty. 2003;18(7 Suppl 1):22-6.

[65] Vilchez F, Martinez-Pastor JC, Garcia-Ramiro S, Bori G, Macule F, Sierra J, et al. Outcome and predictors of treatment failure in early post-surgical prosthetic joint infections due to Staphylococcus aureus treated with debridement. Clin Microbiol Infect. 2011;17(3):439-44.

[66] Bradbury T, Fehring TK, Taunton M, Hanssen A, Azzam K, Parvizi J, et al. The fate of acute methicillin-resistant Staphylococcus aureus periprosthetic knee infections treated by open debridement and retention of components. J Arthroplasty. 2009;24(6 Suppl):101-4.

[67] Zurcher-Pfund L, Uckay I, Legout L, Gamulin A, Vaudaux P, Peter R. Pathogen-driven decision for implant retention in the management of infected total knee prostheses. Int Orthop. 2013;37(8):1471-5.

[68] Triantafyllopoulos GK, Poultsides LA, Zhang W, Sculco PK, Ma Y, Sculco TP. Periprosthetic knee infections treated with irrigation and debridement: outcomes and preoperative predictive factors. J Arthroplasty. 2015;30(4):649-57.

第 16 章　膝关节感染一期置换
One-Stage Exchange Arthroplasty of the Infected Knee

Mustafa Citak　Sophia-Marlene Busch　Christian Lausmann　Philip Linke　Thorsten Gehrke　著

膝关节的慢性人工关节感染（PJI）需要进行关节置换术。在全球范围内，二期置换术已成为"金标准"。20世纪70年代，Buchholz教授首次将抗生素混合到骨水泥中，相比之下，Endo-Klinik在超过85%的PJI感染病例中采用了一期置换术。

从全球角度来看，由于对患者的潜在益处和减轻其国家医疗保健系统的负担，一期置换关节置换术的概念在数个研究中心越来越流行[1]。

一期置换具有某些优势，主要为仅需进行一次手术。为了实现一期置换术成功，需要认真遵守有强制性的术前、术中和术后要求。后文提供了关于感染膝关节一期置换术要点的循证概述。

一、一期关节置换术的适应证

基于微生物诊断的一期关节置换术，应了解其感染的细菌及多学科团队针对患者进行具体计划和系统抗生素治疗（表16-1）。表16-1显示了一期关节置换术的适应证和禁忌证。在Citak等最近的研究[2]揭示了PJI进行一期TKA后失败的风险因素。根据研究结果，分离出肠球菌和链球菌的失败风险明显较高。然而，二期手术过程也发现了类似的结果[3, 4]。因此，需要进一步的对比研究来确定这两种细菌是一期手术的适应证还是禁忌证。

二、Endo-Klinik 诊断方案

尽管PJI没有特定的症状，但建议每位符合以下标准的患者都应进一步测试以确诊或排除PJI。

- 患者病史（如长时间的切口分泌物、发热、切口愈合障碍）。
- 全关节置换术后疼痛。
- 全关节置换术后首年内松动。
- 非特异症状，如盗汗、疲劳、无原因的体重减轻。
- 炎症标志物升高（如血清CRP、ESR）。
- 既往选择性关节翻修术。

无论任何情况下进行一期置换，关节穿刺是最需要和最相关的术前诊断检验。因此，强烈建议将微生物培养时间延长到至少14天[5]。此外，在穿刺前应停止使用抗生素14天。关节穿刺应在手术室条件下进行无菌清洗和铺巾。为避免假阴性结果，不应使用局麻药或盐水冲洗。

同时发生PJI是一种罕见但严重的并发症，发病率为4%[6]。因此，为了排除关节置换术后PJI，必须进行关节腔穿刺。

为了鉴别脓毒症和无菌性松动，应进行几项试验诊断PJI。在我们机构，除血清CRP外，关节液按以下降序进行检测。

- 培养和药敏。

表 16-1　一期手术的适应证和禁忌证	
适应证	**禁忌证**
• 根据 2018 年 ICM 标准确诊感染的 TKA 术后的 PJI • 术后超 30 天的晚期或慢性感染 • 症状出现超 30 天的血源性感染 • 基于微生物诊断的已知敏感细菌 • 可一期闭合切口	• PJI 培养阴性 • 无法使用所需的抗生素 • 患者全身性败血症 • 既往一期手术失败 2 次或更多 • 严重的软组织感染累及神经血管束 • 广泛的软组织受累影响切口闭合

TKA. 全膝关节置换术；PJI. 人工关节感染

- 定量 α- 防御素试验。
- 白细胞酯酶试验。
- 细胞计数。
- 多形性中性粒细胞百分比。

根据 ICM 2018 标准 [7] 诊断 PJI。如果细菌检测呈阴性，推荐进行二次对照穿刺以消除对 PJI 的怀疑。如果第二次穿刺细菌鉴定的结果仍为阴性，则应进行切开活检（图 16-1）。

三、手术技术

（一）术前计划和手术入路

所有病例都要进行术前平片（膝关节的前后位和侧位片、髌骨的切线片）和前后位站立肢体全长 X 线。术前的细菌鉴定决定了需要使用负载哪种抗生素的骨水泥，并且是进行一期关节置换术的重要因素。

（二）彻底清创并取出所有假体材料

患者仰卧位，丙醇溶液皮肤消毒 4 遍，每遍至少 2min，消毒后使用一次性手术敷料铺巾。

首先，切除瘢痕组织（图 16-2），如果存在窦道，探查窦道内外口，切除窦道。其次，对关节囊和滑膜进行关节外清创。最后，显露关节腔给予彻底清创，清除滑膜组织直至显露正常肌肉（图 16-3 和图 16-4）。

因此，需要对所有非出血组织和相关骨组织进行根治性切除。此外，根治性软组织切除包括侧副韧带、髌骨周围及髌骨表明所有感染组织彻底清除。为确保给予感染组织或骨彻底清除至显露正常组织，作者不建议在清创过程使用止血带。

周围组织彻底清除后取出所有假体材料。合适的手术器械对假体取出至关重要。本例中，使用摆锯（图 16-5）或骨刀（图 16-6）使股骨和胫骨假体骨水泥表面松动。随后使用打孔器取出已经松动的胫骨和股骨假体。假体材料取出后必须完全清除骨水泥。之后给予膝关节彻底清创，去除所有无活性骨（图 16-7）。

为了进行微生物学和组织学的联合评估，在清创期间从手术部位的所有相关区域收集 5 个活检材料样本，并送往实验室进行进一步评估。在最后一个活检被取出并完成彻底清创后，用 0.02% 聚己酰胺溶液脉冲灌洗式冲洗（Lavasept, B. Braun, Melsungen, Germany）（图 16-8）。在新的手术准备好之前，将聚己烷浸泡的（纱布）放置在伤口区域至少 10min。新的手术包括手术区域的重新覆盖、更换光手柄、吸头、手术衣和手套。

每一个受感染的组织或骨头和所有外来的关节假体材料都必须清除。

（三）重新植入

在采集最后一个微生物样本后，根据微生物学家的建议开始系统性抗生素治疗。然后，在用适当的切除块准备好胫骨和股骨后，通过植入骨水泥旋转铰链 / 全铰链膝关节植入物（endoi-model, Waldemar Link, Hamburg, Germany）进行关节重

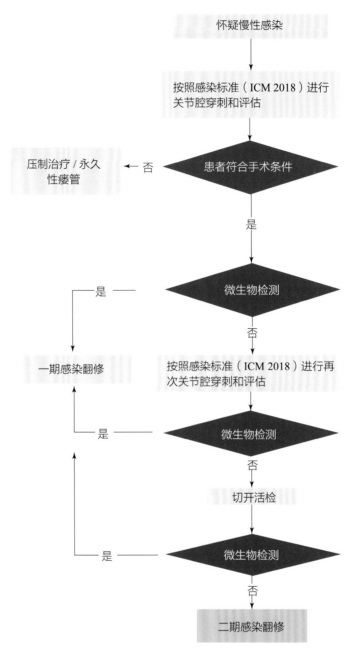

怀疑慢性感染

按照感染标准（ICM 2018）进行
关节腔穿刺和评估

患者符合手术条件 ← 否 — 压制治疗/永久
性瘘管

是

微生物检测

否

按照感染标准（ICM 2018）进行再
次关节腔穿刺和评估

是 —— 一期感染翻修

微生物检测

否

切开活检

是 —— 微生物检测

否

二期感染翻修

▲ 图 16-1　Endo-Klinik 慢性人工关节感染治疗方案流程

建。抗生素骨水泥用于新种植体的固定和骨缺损的重建。我们建议用 PMMA 骨水泥（Copal, Heraeus Medical, Wehrheim, Germany）或骨小梁金属锥填充缺损（图 16-9），而不是使用异体移植骨。

抗生素水泥的制备遵循严格的规程。一般来说，使用人造抗生素骨水泥，如 Copal G+C 或 Copal G+V（Heraeus Medical, Wehrheim,

Germany）。根据术前的微生物学检查结果，可能需要使用混合抗生素。最后，初步软组织闭合完成，然后是骨水泥和灌溉物的变硬过程（图 16-10）。

强烈推荐关节内抽吸引流。

（四）术后处理

术后应立即进行膝关节正位和侧位平片检查。尽管关于静脉抗生素治疗的最佳持续时间的

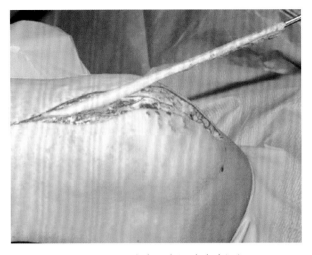

▲ 图 16-2 术中正在切除瘢痕组织

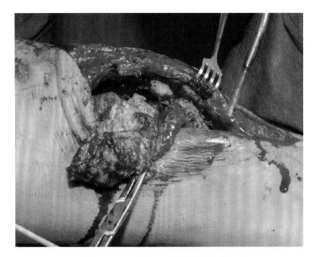

▲ 图 16-3 术中正在切除滑膜组织

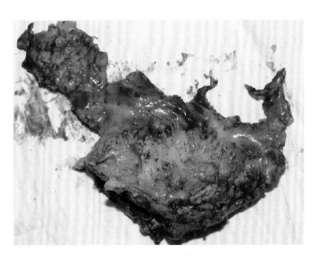

▲ 图 16-4 清除感染组织

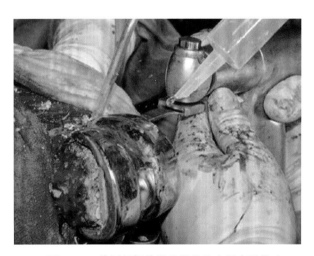

▲ 图 16-5 使用摆锯使股骨假体骨水泥表面松动

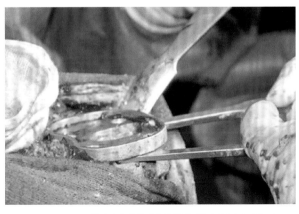

▲ 图 16-6 使用骨凿使胫骨假体骨水泥表面松动

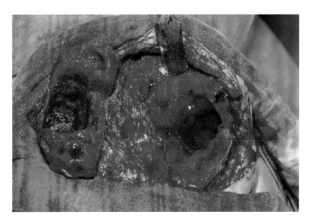

▲ 图 16-7 彻底清创后的正常骨和软组织

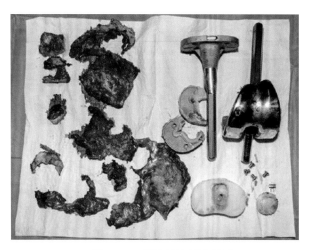

▲ 图 16-8　根治性清创的结果

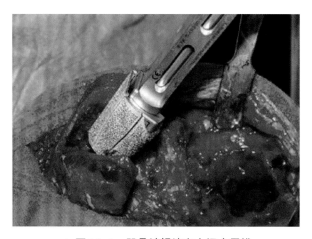

▲ 图 16-9　股骨缺损填充小梁金属锥

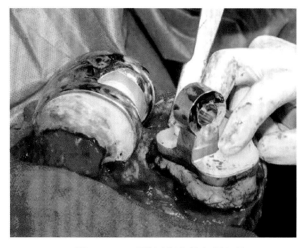

▲ 图 16-10　硬化过程中植入新假体

证据仍然匮乏，但我们建议根据微生物学家[8] 的建议，进行术后 14 天全身抗生素治疗。手术当天，患者在强化的物理治疗和充分的镇痛下，借助拐杖进行全负重活动和支撑。术后 48h 取下伤口引流设备。

四、临床结果

目前对一期翻修手术后的结果缺乏研究[2, 9-20]。

例如，根据随访时间的不同，报道的一期翻修的根除率在 73.1%～100%（表 16-2）。在我们的机构，10 年无感染生存率为 93%[20]。其他随访 10 年或 12 年的长期研究显示，一期翻修关节置换术的成功率超过 90%[18, 21]。Citak 等[2] 指出，在 PJI 管理中，一期全膝关节置换术后失败的风险因素已经被识别出来。一期膝关节置换失败的前三大原因中，第一是感染复发（51.6%），第二是无菌性松动（40.7%），第三是髌骨并发症（3.3%）。在本研究中，一期手术失败的平均时间为 25.2 个月。再次感染的前三个危险因素首先是肠球菌分离，其次是一期置换术失败和伤口持续引流。链球菌的分离也是再次感染的一个重要危险因素。链球菌和肠球菌感染，二期手术治疗效果也较差[3, 4]。在最近发表的一篇综述文章中，与二期手术相比，一期置换术在根除率和功能预后方面显示出类似的结果，并支持了一种独特的外科手术[22] 的优势。除了只执行一次操作外，一期置换术有五个主要优点：①更高的生活质量[23]；②降低发病率 / 死亡率[24]；③减少住院并发症[25]；④降低失血量和异体输血率[26]；⑤更高的成本效益[23]。

五、结论

根据作者的经验和文献，一次翻修手术的成功基于以下要求：好的院内基础设施；细致的术前抽吸方案；包括移除所有关节假体材料的彻底清创；多学科研究（微生物学家、外科医生等）；适合的局部抗生素骨水泥和术后合适的全身抗生素治疗。

表 16-2 一期脓毒性膝关节置换的文献综述			
	n	随访（年）	根除率（%）
Freeman 等[11]	8	2.2	100
von Foerster 等[19]	104	未报道	73.1
Goksan and Freeman[12]	18	5	89
Lu 等[27]	8	1.7	100
Silva 等[15]	37	4	89.2
Buechel 等[10]	21	10.2	90.9
Sofer 等[17]	15	1.5	93.3
Bauer 等[9]	30	4.3	未报道
Singer 等[16]	63	3	95
Jenny 等[14]	47	2.75	87
Haddad 等[13]	28	6.5	100
Tibrewal 等[18]	50	10.5	98
Zahar 等[20]	70	10	93

参考文献

[1] Kildow BJ, Della-Valle CJ, Springer BD. Single vs 2-stage revision for the treatment of periprosthetic joint infection. J Arthroplasty. 2020;35(3S):S24-30. Epub 2020/02/13.

[2] Citak M, Friedenstab J, Abdelaziz H, Suero EM, Zahar A, Salber J, et al. Risk factors for failure after 1-stage exchange total knee arthroplasty in the management of periprosthetic joint infection. J Bone Joint Surg Am. 2019;101(12):1061-9. Epub 2019/06/21.

[3] Akgun D, Trampuz A, Perka C, Renz N. High failure rates in treatment of streptococcal periprosthetic joint infection: results from a seven-year retrospective cohort study. Bone Joint J. 2017;99-B(5):653-9. Epub 2017/04/30.

[4] Ma CY, Lu YD, Bell KL, Wang JW, Ko JY, Wang CJ, et al. Predictors of treatment failure after 2-stage reimplantation for infected total knee arthroplasty: a 2- to 10-year follow-up. J Arthroplasty. 2018;33(7):2234-9. Epub 2018/03/25.

[5] Schafer P, Fink B, Sandow D, Margull A, Berger I, Frommelt L. Prolonged bacterial culture to identify late periprosthetic joint infection: a promising strategy. Clin Infect Dis. 2008;47(11):1403-9. Epub 2008/10/22.

[6] Thiesen DM, Mumin-Gunduz S, Gehrke T, Klaber I, Salber J, Suero E, et al. Synchronous periprosthetic joint infections: the need for all artificial joints to be aspirated routinely. J Bone Joint Surg Am. 2020;102(4):283-91. Epub 2019/12/20.

[7] Shohat N, Bauer T, Buttaro M, Budhiparama N, Cashman J, Della Valle CJ, et al. Hip and knee section, what is the definition of a periprosthetic joint infection (PJI) of the knee and the hip? Can the same criteria be used for both joints?: proceedings of international consensus on orthopedic infections. J Arthroplasty. 2019;34(2S):S325-S7. Epub 2018/10/23.

[8] Sandiford NA, McHale A, Citak M, Kendoff D. What is the optimal duration of intravenous antibiotics following single-stage revision total hip arthroplasty for prosthetic joint infection? A systematic review. Hip Int. 2020; 27: 1120700020922850. Epub 2020/05/28.

[9] Bauer T, Piriou P, Lhotellier L, Leclerc P, Mamoudy P, Lortat-Jacob A. Results of reimplantation for infected total

knee arthroplasty: 107 cases. Rev Chir Orthop Reparatrice Appar Mot. 2006;92(7):692-700. Epub 2006/11/25.

[10] Buechel FF, Femino FP, D'Alessio J. Primary exchange revision arthroplasty for infected total knee replacement: a long-term study. Am J Orthop (Belle Mead NJ). 2004;33(4):190-8; discussion 8. Epub 2004/05/11.

[11] Freeman MA, Sudlow RA, Casewell MW, Radcliff SS. The management of infected total knee replacements. J Bone Joint Surg Br. 1985;67(5):764-8. Epub 1985/11/01.

[12] Goksan SB, Freeman MA. One-stage reimplantation for infected total knee arthroplasty. J Bone Joint Surg Br. 1992;74(1):78-82. Epub 1992/01/01.

[13] Haddad FS, Sukeik M, Alazzawi S. Is single-stage revision according to a strict protocol effective in treatment of chronic knee arthroplasty infections? Clin Orthop Relat Res. 2015;473(1):8-14. Epub 2014/06/14.

[14] Jenny JY, Barbe B, Gaudias J, Boeri C, Argenson JN. High infection control rate and function after routine one-stage exchange for chronically infected TKA. Clin Orthop Relat Res. 2013;471(1):238-43. Epub 2012/07/17.

[15] Silva M, Tharani R, Schmalzried TP. Results of direct exchange or debridement of the infected total knee arthroplasty. Clin Orthop Relat Res. 2002;404:125-31. Epub 2002/11/20.

[16] Singer J, Merz A, Frommelt L, Fink B. High rate of infection control with one-stage revision of septic knee prostheses excluding MRSA and MRSE. Clin Orthop Relat Res. 2012;470(5):1461-71. Epub 2011/11/15.

[17] Sofer D, Regenbrecht B, Pfeil J. Early results of onestage septic revision arthroplasties with antibiotic-laden cement. A clinical and statistical analysis. Orthopade. 2005;34(6):592-602. Epub 2005/04/19.

[18] Tibrewal S, Malagelada F, Jeyaseelan L, Posch F, Scott G. Single-stage revision for the infected total knee replacement: results from a single centre. Bone Joint J. 2014;96-B(6):759-64. Epub 2014/06/04.

[19] von Foerster G, Kluber D, Kabler U. Mid- to long-term results after treatment of 118 cases of periprosthetic infections after knee joint replacement using one-stage exchange surgery. Orthopade. 1991;20(3):244-52. Epub 1991/06/01.

[20] Zahar A, Kendoff DO, Klatte TO, Gehrke TA. Can good infection control be obtained in one-stage exchange of the infected TKA to a rotating hinge design? 10-year results. Clin Orthop Relat Res. 2016;474(1):81-7. Epub 2015/06/24.

[21] Macheras GA, Kateros K, Galanakos SP, Koutsostathis SD, Kontou E, Papadakis SA. The long-term results of a two-stage protocol for revision of an infected total knee replacement. J Bone Joint Surg. 2011;93(11):1487-92.

[22] Pangaud C, Ollivier M, Argenson JN. Outcome of single-stage versus two-stage exchange for revision knee arthroplasty for chronic periprosthetic infection. EFORT Open Rev. 2019;4(8):495-4502. Epub 2019/09/21.

[23] Srivastava K, Bozic KJ, Silverton C, Nelson AJ, Makhni EC, Davis JJ. Reconsidering strategies for managing chronic periprosthetic joint infection in total knee arthroplasty: using decision analytics to find the optimal strategy between one-stage and two-stage total knee revision. J Bone Joint Surg Am. 2019;101(1):14-24. Epub 2019/01/03.

[24] Leta TH, Lygre SHL, Schrama JC, Hallan G, Gjertsen JE, Dale H, et al. Outcome of revision surgery for infection after total knee arthroplasty: results of 3 surgical strategies. JBJS Rev. 2019;7(6):e4. Epub 2019/06/13.

[25] Thiesen DM, Sobhani H, Gehrke T, Suero EM, Klatte TO, Citak M. A comparison of short term complication rate between 44 two- and 385 one-stage septic exchange arthroplasties in chronic periprosthetic joint infections. Orthop Traumatol Surg Res. 2021;107:102668. Epub 2020/08/17.

[26] Sharqzad AS, Cavalheiro C, Zahar A, Lausmann C, Gehrke T, Kendoff D, et al. Blood loss and allogeneic transfusion for surgical treatment of periprosthetic joint infection: a comparison of one- vs. two-stage exchange total hip arthroplasty. Int Orthop. 2019;43(9):2025-30. Epub 2018/09/07.

[27] Lu H, Kou B, Lin J. One-stage reimplantation for the salvage of total knee arthroplasty complicated by infection. Zhonghua Wai Ke Za Zhi. 1997;35(8):456-8. Epub 1997/08/01.

第 17 章 膝关节假体周围感染二期翻修

Two-Stage Revision Arthroplasty for Periprosthetic Knee Infection

Umile Giuseppe Longo　Sergio De Salvatore　Vincenzo Candela　Giovanna Stelitano

Calogero Di Naro　Carlo Casciaro　Laura Risi Ambrogioni　Vincenzo Denaro　著

人工关节感染（PJI）是关节置换术后最严重的并发症之一。PJI 治疗的复杂性导致了巨大的身体、情感和经济负担。尽管 PJI 在预防、诊断和治疗方面取得了进展，但它仍然是全膝关节置换术（TKA）中最常见的早期失败的原因。PJI 治疗的目标是根除感染，恢复关节的功能稳定[1]。

PJI 的治疗包括手术干预，如冲洗和清创、一期再植、二期再植、切除关节置换术或截肢。治疗方法的选择取决于感染类型和组织所负责的功能类型、患者的一般情况及其预期寿命。二期翻修术治疗 PJI 仍是广泛使用的治疗策略。一期关节置换术的潜在优势是多方面的，包括降低手术发病率和死亡率，较早的功能恢复和较低的成本。与二期翻修术相比，一期翻修术的死亡率和发病率风险较低，二期翻修术使患者面临额外手术的风险。然而，有几位作者证明，与一期翻修术相比，二期翻修术后复发感染率降低[2-5]。二期翻修后的再感染率在 9%～20%[6]。二期翻修是北美治疗 PJI 最常用的手段[7]。

一、历史

Insall 是第一个描述二阶段再植术处理感染

TKA 的医生[8, 9]。二期翻修关节成形术包括清除关节内所有异物，对关节周围组织进行广泛的清创，并插入静态或动态垫片。

使用浸润了抗生素的水泥垫片块保持关节间隙，防止副韧带收缩，并保证局部抗生素释放。

然而，静态垫片存在一些缺点，如限制膝关节运动，组织粘连形成和股四头肌缩短。为了克服垫片块的问题和便于再植手术，引进了动态垫片。植入骨水泥垫片后，进行长时间的全身抗生素治疗。当感染完全清除，伤口愈合后，可以考虑再植。在此期间，患者报告关节不稳定、疼痛和功能受限，主要是没有在使用动态垫片。再植包括去除垫片，重复清创和植入翻修关节置换术组件。在理想垫片的类型方面，缺乏高质量的证据。

在我们的临床实践中，二期翻修是大多数 PJI 患者的首选。

二、再植时机

关于再植[1]的最佳时机尚未达成共识。作者报道了几周到几个月的间隔[10-14]二期翻修后感染根除率在 70%～100%，其与再植时间无明显相关性[11-13, 15]。

有几个变量可能与二期膝关节翻修手术后感染未根除有关，包括切除和再植之间的时间延长[16, 17]。另外，Babis 等[18, 19]发现在多重耐药菌患者中，平均间隔 9 个月有较高的成功率。

在我们看来，在经过一段抗生素治疗和随后的抗生素洗脱期后，必须根据临床评估、伤口愈合情况和血清学测试来决定再植的时间。我们的考虑在当前的文献中找到了其原因。Tozun 等在 2020 年发表的关于二期翻修的最新综述解释说，两个阶段之间的间隔仍然不存在精确的时间。如果局部组织条件佳，并且第一阶段后恢复时间快，应考虑 2～4 周的较短间隔。相反，当一期培养发现难以治疗的微生物时，最好间隔 4～6 周。应避免超过 8 周的较长时间间隔，因为抗生素骨水泥垫片达不到相应的抗生素浓度。切除和再植之间的时间越长，再次感染[20]的风险越大。

三、无关节垫片 vs. 关节垫片

PJI 可通过使用无关节垫片（图 17-1）或关节垫片（图 17-2）进行二期翻修治疗。

关于理想垫片的类型还缺乏高质量的证据[21-23]。一些学者报道了与无关节垫片相比，关节垫片在功能预后、住院时间和[24]活动度方面的优势。然而，垫片会引起包括骨折和脱位等并发症。据报道，与预制垫片相比，外科制造的关节垫片有更多的骨折风险。

Hofmann 报道了使用抗生素骨水泥固定原始的、重新消毒的股骨假体和新的聚乙烯衬垫将膝关节于胫骨上，效果良好[25]（图 17-3）。

如果患者有严重的骨丢失、韧带或肌肉损伤，可能导致脱位或假体周围骨折或软组织缺损，则可以选择非关节垫片。在这些患者中，减少活动可以使伤口愈合。另外，关节垫片提供了更好的活动范围和较少的功能限制，但只适用于特定的患者。

Emerson 等[26]比较了静态垫片和关节垫片，报道了术后 ROM 的改善，但在再感染率上无显

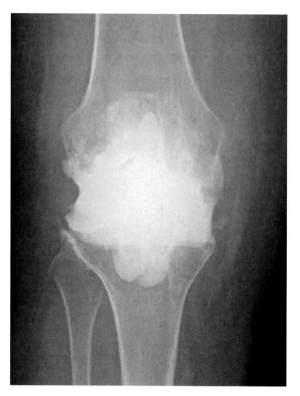

▲ 图 17-1　无膝关节垫片

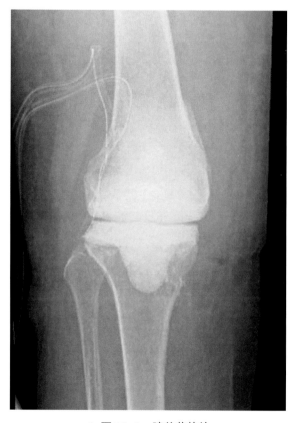

▲ 图 17-2　膝关节垫片

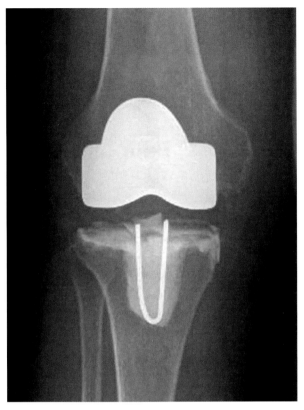

▲ 图 17-3 Hofmann 报道用抗生素骨水泥固定原始的、重新消毒的股骨假体和新的聚乙烯衬垫将膝关节于胫骨上

著差异。

然而，抗生素骨水泥垫片应在有限的时间使用：随着植入时间的增加，垫片可能发生细菌定植[27, 28]。

四、局部抗生素

与全身抗生素[29]相比，添加到骨水泥中的局部抗生素有更高的浓度和更长的持续时间。它们应根据术前培养和患者的医疗条件，特别是肾功能，去量身定制[27, 30]。如果未从术前培养中分离出感染菌，可使用广谱经验性抗生素联合治疗[31, 32]。理想的抗生素应该是安全、热稳定、低致敏性、水溶性、广谱和无菌的[33]。抗生素（如庆大霉素、万古霉素、氨苄西林、克林霉素和美罗培南）可根据生物敏感性作为联合用药。万古霉素通常用于 MRSA 或耐甲氧西林表皮葡萄球菌（methicillin-resistant Staphylococcus epidermidis,

MRSE）[34]，通常与氨基糖苷类药物联合使用，如庆大霉素或妥布霉素。第三代头孢菌素类、碳青霉烯类和单巴坦类抗生素已成功用于易感革兰阴性菌[35-38]。

局部抗生素的一个罕见的并发症是由抗生素从骨水泥垫片液中洗脱而引起的全身毒性。为了防止这种并发症，必须检查患者的肾脏清除率和骨水泥的黏度。每袋 40g 的骨水泥的最佳抗生素剂量尚未确定。报道的剂量是庆大霉素 2～5g，妥布霉素 2.4～9.6g，万古霉素 3～9g[39]。

五、系统性抗菌治疗

系统抗菌治疗应根据分离菌和患者特点量身定制，未根据分离菌进行治疗的患者再次感染的风险比通过培养确定的患者高出 4.5 倍[40, 41]。对于关节置换术后抗生素治疗的最佳时长，目前尚无共识。然而，抗生素治疗超过 6 周可能会增加抗生素相关并发症的发生率[42-44]。口服和静脉抗生素联合使用 6 周或更短时间可获得良好效果[31, 45, 46]。抗生素治疗通常从静脉注射抗生素开始，以在局部获得适当的浓度，然后改为口服抗生素。

六、外科手术建议和技巧

• 在翻修过程中，必须清除包括水泥等异物。这些材料可作为生物膜和持续感染的源头[29, 47]。

• 在手术治疗过程中，对关节进行彻底的清创和移除所有的假体材料是最理想的。

• 如果该手术不影响未来的重建，去除可及的异位骨是可取的。

• 在再植过程中异体骨移植处理骨缺损似乎不会增加再感染的风险[48, 49]。

• 单膝关节置换术的二期翻修需要切除所有间室和脂肪垫。

• 软组织缺损可在移植时或再植时用重建皮瓣处理。内侧腓肠肌旋转皮瓣常用于膝关节置换术中软组织缺损的修复。然而，腓肠肌外侧肌、背阔肌、股四头肌、缝匠肌和腹直肌也可以选择使用[50-52]。

· 再植过程中可交替使用骨水泥假体或非骨水泥假体。感染治疗成功率无差异。骨水泥或非骨水泥假体之间的选择必须基于经典因素，如骨质量或体重。如果使用骨水泥假体，应考虑添加对分离菌[53]有效的抗生素。

七、骨水泥垫片置换

当感染未得到控制时，骨水泥垫片置换（图17-4和图17-5）提供了新的局部抗生素负荷[54]。

然而，缺乏证据证明这种手术的好处。垫片置换的适应证包括持续性感染、伤口相关问题、引流窦或机械并发症，如垫片脱位或骨折[55, 56]。

八、骨水泥垫片冲洗和清创

骨水泥垫片冲洗和清创是骨水泥垫片置换之外的另外一种方法，可减少微生物负担。然而，对于这种手术，尚缺乏证据证明其实际效益。此外，重复的骨水泥垫片冲洗，没有抗生素垫片置换，似乎没有任何意义[57]。

九、感染的双膝关节置换术

对于感染的双侧膝关节置换术，建议采用一期或二期翻修手术的证据有限[58-60]。在进行二期翻修时要在再植前放置抗生素浸润的骨水泥垫片至少6~8周。作者报道称，患者可能会在每侧再植之间等待几天或同时进行双侧翻修手术[58-60]。同时进行双侧翻修手术的决定应考虑几个因素，如患者的并发症和功能状态。Wolff等[61]证实，与灌洗、清创和假体修复术相比，同时进行二期翻修术可改善预后。然而，人们担心二期翻修术的发病率和抗生素垫片期间下肢不动（表17-1）。

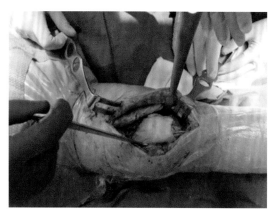

▲ 图 17-4 原位无膝关节垫片

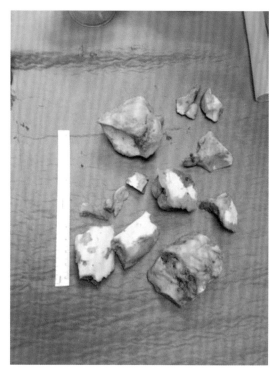

▲ 图 17-5 拆除膝关节垫片

十、结论

在成功消除感染或患者满意度方面，关于二期翻修优于一期翻修的证据有限。探索一期或二期翻修方法的优越性的研究在未来是必要的。

表 17-1 人工关节感染翻修手术一期与二期的优缺点

	一期翻修	二期翻修
优点	• 更低的发病率和更好的功能 • 更高的生活质量 • 更低的复发率 • 更低的成本 • 技术上更容易 • 更快的康复	• 目标微生物根除 • 较低的再感染率 • 清创彻底
缺点	• 无法将骨水泥中的抗生素直接用于特定的微生物 • 无法观察到抗生素治疗的反应 • 较高的再感染率 • 只有一次清创 • 仅能根除远处的感染	• 更高的发病率和死亡率 • 手术技术的高度复杂性 • 更高的恢复率 • 更低的生活质量 • 更高的手术风险 • 更高的成本 • 更慢的康复

参考文献

[1] Papalia R, Vespasiani-Gentilucci U, Longo UG, Esposito C, Zampogna B, Antonelli Incalzi R, et al. Advances in management of periprosthetic joint infections: an historical prospective study. Eur Rev Med Pharmacol Sci. 2019;23(2 Suppl):129-38.

[2] Haddad FS, Sukeik M, Alazzawi S. Is single-stage revision according to a strict protocol effective in treatment of chronic knee arthroplasty infections? Clin Orthop Relat Res. 2015;473(1):8-14.

[3] Wolf M, Clar H, Friesenbichler J, Schwantzer G, Bernhardt G, Gruber G, et al. Prosthetic joint infection following total hip replacement: results of one-stage versus two-stage exchange. Int Orthop. 2014;38(7):1363-8.

[4] Azzam K, McHale K, Austin M, Purtill JJ, Parvizi J. Outcome of a second two-stage reimplantation for periprosthetic knee infection. Clin Orthop Relat Res. 2009;467(7):1706-14.

[5] Longo UG, Candela V, Pirato F, Hirschmann MT, Becker R, Denaro V. Midflexion instability in total knee arthroplasty: a systematic review. Knee Surg Sports Traumatol Arthrosc. 2020;29(2):370-80.

[6] Zahar A, Gehrke TA. One-stage revision for infected total hip arthroplasty. Orthop Clin North Am. 2016;47(1):11-8.

[7] Engesaeter LB, Dale H, Schrama JC, Hallan G, Lie SA. Surgical procedures in the treatment of 784 infected THAs reported to the Norwegian arthroplasty register. Acta Orthop. 2011;82(5):530-7.

[8] Insall JN, Thompson FM, Brause BD. Two-stage reimplantation for the salvage of infected total knee arthroplasty. J Bone Joint Surg Am. 1983;65(8):1087-98.

[9] Longo UG, Ciuffreda M, Mannering N, D'Andrea V, Locher J, Salvatore G, et al. Outcomes of posterior-stabilized compared with cruciate-retaining total knee arthroplasty. J Knee Surg. 2018;31(4):321-40.

[10] Lange J, Troelsen A, Soballe K. Chronic periprosthetic hip joint infection. a retrospective, observational study on the treatment strategy and prognosis in 130 non-selected patients. PLoS One. 2016;11(9):e0163457.

[11] Sakellariou VI, Poultsides LA, Vasilakakos T, Sculco P, Ma Y, Sculco TP. Risk factors for recurrence of periprosthetic knee infection. J Arthroplasty. 2015;30(9):1618-22.

[12] Vielgut I, Sadoghi P, Wolf M, Holzer L, Leithner A, Schwantzer G, et al. Two-stage revision of prosthetic hip joint infections using antibiotic-loaded cement spacers: when is the best time to perform the second stage? Int Orthop. 2015;39(9):1731-6.

[13] Triantafyllopoulos GK, Memtsoudis SG, Zhang W, Ma Y, Sculco TP, Poultsides LA. Periprosthetic infection recurrence after 2-stage exchange arthroplasty: failure or

fate? J Arthroplasty. 2017;32(2):526-31.

[14] Longo UG, Ciuffreda M, D'Andrea V, Mannering N, Locher J, Denaro V. All-polyethylene versus metal-backed tibial component in total knee arthroplasty. Knee Surg Sports Traumatol Arthrosc. 2017;25(11):3620-36.

[15] Longo UG, Loppini M, Trovato U, Rizzello G, Maffulli N, Denaro V. No difference between unicompartmental versus total knee arthroplasty for the management of medial osteoarthtritis of the knee in the same patient: a systematic review and pooling data nalysis. Br Med Bull. 2015;114(1):65-73.

[16] Sabry FY, Buller L, Ahmed S, Klika AK, Barsoum WK. Preoperative prediction of failure following two-stage revision for knee prosthetic joint infections. J Arthroplasty. 2014;29(1):115-21.

[17] Kubista B, Hartzler RU, Wood CM, Osmon DR, Hanssen AD, Lewallen DG. Reinfection after two-stage revision for periprosthetic infection of total knee arthroplasty. Int Orthop. 2012;36(1):65-71.

[18] Babis GC, Sakellariou VI, Pantos PG, Sasalos GG, Stavropoulos NA. Two-stage revision protocol in multidrug resistant periprosthetic infection following total hip arthroplasty using a long interval between stages. J Arthroplasty. 2015;30(9):1602-6.

[19] Longo UG, Maffulli N, Denaro V. Minimally invasive total knee arthroplasty. N Engl J Med. 2009;361(6):633-4; author reply 4.

[20] Tözün IR, Ozden VE, Dikmen G, Karaytuğ K. Trends in the treatment of infected knee arthroplasty. EFORT Open Rev. 2020;5(10):672-83.

[21] Park SJ, Song EK, Seon JK, Yoon TR, Park GH. Comparison of static and mobile antibiotic-impregnated cement spacers for the treatment of infected total knee arthroplasty. Int Orthop. 2010;34(8):1181-6.

[22] Chiang ER, Su YP, Chen TH, Chiu FY, Chen WM. Comparison of articulating and static spacers regarding infection with resistant organisms in total knee arthroplasty. Acta Orthop. 2011;82(4):460-4.

[23] Van Thiel GS, Berend KR, Klein GR, Gordon AC, Lombardi AV, Della Valle CJ. Intraoperative molds to create an articulating spacer for the infected knee arthroplasty. Clin Orthop Relat Res. 2011;469(4):994-1001.

[24] Citak M, Masri BA, Springer B, Argenson JN, Kendoff DO. Are preformed articulating spacers superior to surgeon-made articulating spacers in the treatment of PJI in THA? A literature review. Open Orthop J. 2015;9:255-61.

[25] Hofmann AA, Kane KR, Tkach TK, Plaster RL, Camargo MP. Treatment of infected total knee arthroplasty using an articulating spacer. Clin Orthop Relat Res. 1995;321:45-54.

[26] Emerson RH Jr, Muncie M, Tarbox TR, Higgins LL. Comparison of a static with a mobile spacer in total knee infection. Clin Orthop Relat Res. 2002;404:132-8.

[27] Aeng ES, Shalansky KF, Lau TT, Zalunardo N, Li G, Bowie WR, et al. Acute kidney injury with tobramycin-impregnated bone cement spacers in prosthetic joint infections. Ann Pharmacother. 2015;49(11):1207-13.

[28] Cabo J, Euba G, Saborido A, Gonzalez-Panisello M, Dominguez MA, Agullo JL, et al. Clinical outcome and microbiological findings using antibiotic-loaded spacers in two-stage revision of prosthetic joint infections. J Infect. 2011;63(1):23-31.

[29] Kini SG, Gabr A, Das R, Sukeik M, Haddad FS. Two-stage revision for periprosthetic hip and knee joint infections. Open Orthop J. 2016;10:579-88.

[30] Luu A, Syed F, Raman G, Bhalla A, Muldoon E, Hadley S, et al. Two-stage arthroplasty for prosthetic joint infection: a systematic review of acute kidney injury, systemic toxicity and infection control. J Arthroplasty. 2013;28(9):1490-8e1.

[31] Hsieh PH, Huang KC, Lee PC, Lee MS. Two-stage revision of infected hip arthroplasty using an antibiotic-loaded spacer: retrospective comparison between short-term and prolonged antibiotic therapy. J Antimicrob Chemother. 2009;64(2):392-7.

[32] Fowler NO, McCall D, Chou TC, Holmes JC, Hanenson IB. Electrocardiographic changes and cardiac arrhythmias in patients receiving psychotropic drugs. Am J Cardiol. 1976;37(2):223-30.

[33] Sukeik M, Haddad FS. Two-stage procedure in the treatment of late chronic hip infections—spacer implantation. Int J Med Sci. 2009;6(5):253-7.

[34] Kuzyk PR, Dhotar HS, Sternheim A, Gross AE, Safir O, Backstein D. Two-stage revision arthroplasty for management of chronic periprosthetic hip and knee infection: techniques, controversies, and outcomes. J Am Acad Orthop Surg. 2014;22(3):153-64.

[35] Nordmann P, Mammeri H. Extended-spectrum cephalosporinases: structure, detection and epidemiology. Future Microbiol. 2007;2(3):297-307.

[36] Samuel S, Mathew BS, Veeraraghavan B, Fleming DH, Chittaranjan SB, Prakash JA. In vitro study of elution kinetics and bio-activity of meropenem-loaded acrylic bone cement. J Orthop Traumatol. 2012;13(3):131-6.

[37] Solomon AW, Stott PM, Duffy K, Kumar PG, Holliman RE, Bridle SH. Elution and antibacterial activity of meropenem from implanted acrylic bone cement. J Antimicrob Chemother. 2010;65(8):1834-5.

[38] Hsieh PH, Chang YH, Chen SH, Ueng SW, Shih CH.

High concentration and bioactivity of vancomycin and aztreonam eluted from simplex cement spacers in two-stage revision of infected hip implants: a study of 46 patients at an average follow-up of 107 days. J Orthop Res. 2006;24(8):1615-21.

[39] Joseph TN, Chen AL, Di Cesare PE. Use of antibiotic-impregnated cement in total joint arthroplasty. J Am Acad Orthop Surg. 2003;11(1):38-47.

[40] Mortazavi SM, Vegari D, Ho A, Zmistowski B, Parvizi J. Two-stage exchange arthroplasty for infected total knee arthroplasty: predictors of failure. Clin Orthop Relat Res. 2011;469(11):3049-54.

[41] Parvizi J, Erkocak OF, Della Valle CJ. Culture-negative periprosthetic joint infection. J Bone Joint Surg Am. 2014;96(5):430-6.

[42] Duggal A, Barsoum W, Schmitt SK. Patients with prosthetic joint infection on IV antibiotics are at igh risk for readmission. Clin Orthop Relat Res. 2009;467(7):1727-31.

[43] Bernard L, Legout L, Zurcher-Pfund L, Stern R, Rohner P, Peter R, et al. Six weeks of antibiotic treatment is sufficient following surgery for septic arthroplasty. J Infect. 2010;61(2):125-32.

[44] Esposito S, Esposito I, Leone S. Considerations of antibiotic therapy duration in community- and hospital-acquired bacterial infections. J Antimicrob Chemother. 2012;67(11):2570-5.

[45] Castelli CC, Gotti V, Ferrari R. Two-stage treatment of infected total knee arthroplasty: two to thirteen year experience using an articulating preformed spacer. Int Orthop. 2014;38(2):405-12.

[46] Hart WJ, Jones RS. Two-stage revision of infected total knee replacements using articulating cement spacers and short-term antibiotic therapy. J Bone Jt Surg. 2006;88(8):1011-5.

[47] Gehrke T, Zahar A, Kendoff D. One-stage exchange: it all began here. Bone Jt J. 2013;95-B(11 Suppl A):77-83.

[48] Berry DJ, Chandler HP, Reilly DT. The use of bone allografts in two-stage reconstruction after failure of hip replacements due to infection. J Bone Joint Surg Am. 1991;73(10):1460-8.

[49] Bauman RD, Lewallen DG, Hanssen AD. Limitations of structural allograft in revision total knee arthroplasty. Clin Orthop Relat Res. 2009;467(3):818-24.

[50] Tetreault MW, Della Valle CJ, Bohl DD, Lodha SJ, Biswas D, Wysocki RW. What factors influence the success of medial gastrocnemius flaps in the treatment of infected TKAs? Clin Orthop Relat Res. 2016;474(3):752-63.

[51] Corten K, Struelens B, Evans B, Graham E, Bourne RB, MacDonald SJ. Gastrocnemius flap reconstruction of soft-tissue defects following infected total knee replacement. Bone Jt J. 2013;95-B(9):1217-21.

[52] Young K, Chummun S, Wright T, Darley E, Chapman TW, Porteous AJ, et al. Management of the exposed total knee prosthesis, a six-year review. Knee. 2016;23(4):736-9.

[53] Fehring TK, Calton TF, Griffin WL. Cementless fixation in 2-stage reimplantation for periprosthetic sepsis. J Arthroplasty. 1999;14(2):175-81.

[54] Anagnostakos K, Meyer C. Antibiotic elution from hip and knee acrylic bone cement spacers: a systematic review. Biomed Res Int. 2017;2017:4657874.

[55] Zmistowski BM, Clyde CT, Ghanem ES, Gotoff JR, Deirmengian CA, Parvizi J. Utility of synovial white blood cell count and differential before reimplantation surgery. J Arthroplasty. 2017;32(9):2820-4.

[56] Kusuma SK, Ward J, Jacofsky M, Sporer SM, Della Valle CJ. What is the role of serological testing between stages of two-stage reconstruction of the infected prosthetic knee? Clin Orthop Relat Res. 2011;469(4):1002-8.

[57] Gomez MM, Tan TL, Manrique J, Deirmengian GK, Parvizi J. The fate of spacers in the treatment of periprosthetic joint infection. J Bone Joint Surg Am. 2015;97(18):1495-502.

[58] Dauty M, Dubois C, Coisy M. Bilateral knee arthroplasty infection due to *Brucella melitensis*: a rare pathology? Joint Bone Spine. 2009;76(2):215-6.

[59] David J, Nasser RM, Goldberg JW, Reed KD, Earll MD. Bilateral prosthetic knee infection by *Campylobacter fetus*. J Arthroplasty. 2005;20(3):401-5.

[60] Rajgopal A, Panda I, Gupta A. Unusual *Salmonella typhi* periprosthetic joint infection involving bilateral knees: management options and literature review. BMJ Case Rep. 2017;2017.

[61] Wolff LH 3rd, Parvizi J, Trousdale RT, Pagnano MW, Osmon DR, Hanssen AD, et al. Results of treatment of infection in both knees after bilateral total knee arthroplasty. J Bone Joint Surg Am. 2003;85(10):1952-5.

第 18 章 静态垫片的应用

The Use of Static Spacers in Periprosthetic Knee Infections

Thomas Barnavon Cécile Batailler John Swan Frédéric Laurent Tristan Ferry
Sébastien Lustig Lyon Bji Study Group 著

全膝关节置换术（TKA）数量的增加导致了 TKA 术后感染总数的相应增加。膝关节人工关节感染是一种严重且并不罕见的并发症，初级 TKA 的发生率为 0.4%～2.5%，翻修手术的发生率为 4%～8%。

感染的持续时间不同，手术治疗的方式也不同。目的是根除感染，并保持令人满意的膝关节功能（活动范围、稳定性、无疼痛）。对于急性感染，不需要取出假体，应该在进行简单的保留假体清创术（DAIR）的同时更换聚乙烯插入物。对于亚急性或慢性感染，需要置换假体，可讨论两种处理方法：一期或二期关节置换。

一期关节置换成形术包括清除植入物，然后在同一手术中重新植入新的假体。虽然在某些特定的情况下，一期置换膝关节是可能的，但目前认为二期置换人工关节是标准的治疗方法。一期置换的适应证是无系统性败血症、轻度骨质流失和软组织缺损、无皮肤相关困难、术前分离出对杀菌治疗敏感的致病菌。

在二期关节置换术中，第一步是清除所有假体材料并彻底清除假体周围组织。在一期清创时收集多个组织样本。抗生素浸润的骨水泥垫片放置在 TKA 植入物的位置。之后，一旦感染得到控制，在二期进行假体再植。第二次手术前的最佳延迟时间仍有争议。在 TKA 感染的治疗中，

水泥垫片的使用实际上是系统的，因为它在没有假体的中间阶段保留了足够的关节空间，这使第二阶段手术中新的假体再植入的空间得到维持。常用的垫片有两种：静态垫片和动态垫片。这两种类型的垫片各有优缺点。对垫片功能和适应证的充分了解对于二期人工膝关节置换术的恰当治疗至关重要。

在本章中，我们将讨论静态垫片的特点和用法、手术技术和使用静态垫片的效果。

一、一般垫片的属性

垫片是一层临时的有机水泥。移除受感染的假体和组织后，原则是创建一个基于水泥的替代假体，通过手工或使用模具塑形。

（一）机械性能

垫片的作用是在两个阶段手术之间的时间内稳定股骨 – 胫骨关节，防止膝关节脱位和避免疼痛。在此期间，充分的膝关节稳定性可以保护关节周围软组织，如伸肌结构，并避免额外的组织损伤。它也限制了纤维填充关节空间和韧带、肌腱的收缩，因此，在第二阶段使用垫片有利于再植手术。在不使用垫片的情况下，膝关节韧带明显收缩，可能需要进一步的骨切除，从而缩短腿，为新的假体再植创造空间，或者需要坐位韧带释放并植入高度压缩或铰链假体。

（二）抗菌性能

在患者接受适当的全身抗生素治疗的同时，垫片也会直接在膝关节内释放高剂量的抗生素。垫片中所含抗生素的局部扩散促进了微生物的根除，并限制了继发感染的发展。出现在骨水泥中的抗生素通常是氨基糖苷类，如庆大霉素、妥布霉素，或者糖肽类，如万古霉素。局部提供的剂量比抗生素活性的临界最小抑菌浓度（minimum inhibitory concentration，CMI）高 10 倍。此外，垫片填充股骨胫骨间隙，通过限制关节内死腔的体积，降低继发感染的风险。

（三）水泥垫片的两种类型

抗生素浸润的骨水泥垫片是静态或动态的。

静态垫片由插入股骨和胫骨之间的单一骨水泥块组成（图 18-1），它不关节化，构成暂时性膝关节融合，保持膝关节完全伸展。这种临时的固定会导致关节僵硬和再植时的显露困难。

因此，开发了动态垫片来解决这些问题。动态垫片由连接在胫骨平台上的股骨假体组成。它

实际上是一个由骨水泥制成的临时假体。铰接式的垫片具有平滑一致的界面，允许膝关节有一定的运动范围。因此，它允许膝盖在二期手术间期被动活动。动态垫片降低了肌肉萎缩和外周软组织收缩的风险。

二、TKA 感染中静态垫片的适应证

垫片适用于亚急性或慢性 TKA 感染，需要二期翻修。在无禁忌证的情况下，应首选动态垫片，因为它可以改善膝关节功能，以及术后的活动能力，便于再植时的显露。

静态垫片的适应证与动态垫片的禁忌证相对应，具体如下。

• 主要骨丢失，这与骨折的高风险及缺乏动态垫片固定相关（图 18-2 和图 18-3）。

• 侧副韧带或伸肌结构功能不全，使用动态垫片会导致股骨 – 胫骨脱位（图 18-3）。

• 有高并发症风险的皮肤状况，需要限制屈曲甚至固定膝关节以促进愈合。

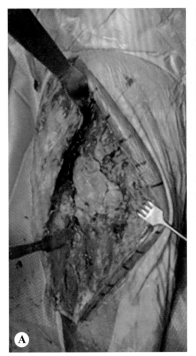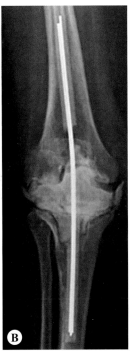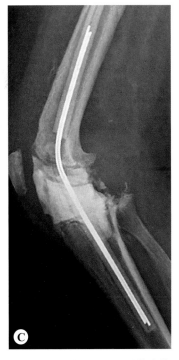

▲ 图 18-1　A. 使用亚甲蓝变性水泥的静态垫片围术期照片；B 和 C. 插入用克氏针加固的静态垫片后的术后 X 线片

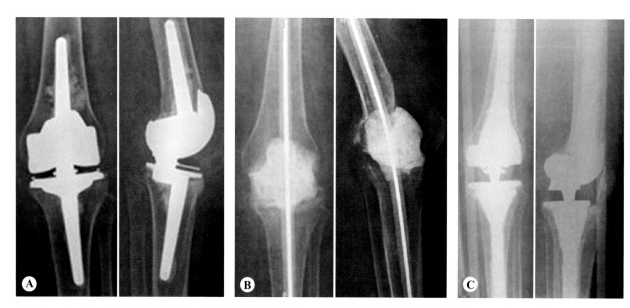

▲ 图 18-2　病例报道：57 岁男性，全膝关节置换术（**TKA**）翻修术后出现脓毒性松动，股四头肌腱慢性断裂。**TKA** 移除后，股骨和胫骨骨质大量丢失

A. 翻修前的 X 线片显示松动；B. 插入静态垫片后的 X 线片；C. 铰链式膝关节假体再植入后的 X 线片，其中使用了 Hanssen 技术重建伸肌装置

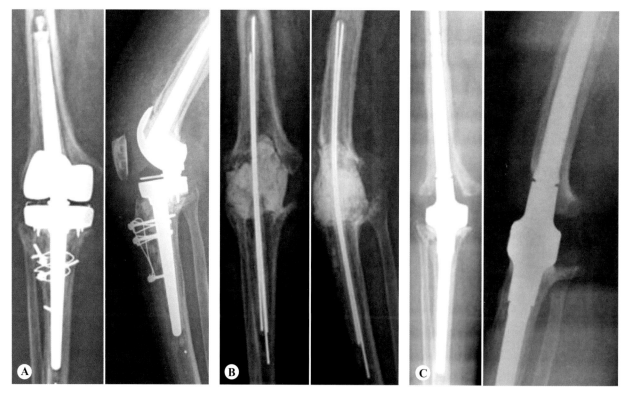

▲ 图 18-3　病例报道：69 岁男性患者在其全膝关节置换术翻修中发生慢性败血症，异体移植物伸肌结构破裂
　　A. 翻修前的 X 线片；B. 用拉力克氏针插入静态垫片后的 X 线片；C. 关节融合术假体植入后二期翻修的 X 线片

三、手术技术

可以通过已有的瘢痕或根据外科医生的偏好进行膝关节显露。在膝关节显露后，确定关节线水平，并对相对于股骨和胫骨上距关节水平安全距离的钻孔进行测量。小心地移植假体，切除周围受污染的组织。股骨和胫骨髓内管进行扩孔和清扫。在采集多个组织样本后，进行彻底的膝关节灌洗。

静态水泥垫片必须用钢丝加固。如果没有加固，垫片骨折的风险非常高。

第一步是在克氏针周围制造一根骨水泥棒，它将进入髓内管。外科医生应使用3根或4根直径约2mm的钢丝和高黏度抗生素骨水泥。外科医生手工制作一根里面有钢丝的骨水泥棒。长度必须足够长，加上关节空间的长度，每个股骨和胫骨管中至少有6cm的棒。一旦固定，这根在其中心有标记的棒就会被来回插入股骨和胫骨管，直到中心标记位于关节间隙的中点。在第二步中，添加亚甲蓝制备高黏度抗生素水泥。第二次骨水泥将填充关节空间，以保持腿的固有长度。在混合第二种水泥混合物2min后，在腿部伸展处用牵引打开关节，以填补骨缺损和关节间隙。所有的膝关节空间都被第二次的骨水泥填充。垫片的大小应适当，不要太大，以免在伤口闭合时引起过度的皮肤张力。

第二次骨水泥固定可以稳定结构，防止垫片迁移。亚甲蓝在第二阶段手术中用于促进骨水泥的清除，导致骨与骨水泥之间的固定不良，这也有助于骨水泥从骨上清除。关节囊、皮下组织和皮肤分层闭合。

术后，患者被固定在一个没有活动范围的支架中，并锁定伸展。禁止负重。

在第二阶段手术中，外科医生通过破坏垫片和移除垫片棒（内部有钢丝）来移除骨水泥垫片。

可以使用骨凿和木槌仔细敲开骨水泥垫片的碎片。在植入新的确定的假体之前，再进行一次彻底的清创。

四、静态垫片的效果和并发症（表18-1）

在慢性 TKA 感染的背景下，一些研究比较了使用铰接式的垫片和静态垫片的感染管理。2017年发表的一项 Meta 分析，包括10项研究，根据几个标准比较了静态和动态垫片的有效性，具体为感染根除率、活动范围和功能评分，以及假体再植入期间的软组织释放[1]。

（一）感染根除率

在一项对81个静态垫片和34个动态垫片的研究中，Johnson 等[2] 发现，静态垫片的感染根除率为88%，动态垫片的感染根除率为82%。这一概率在两组中是相当的。Choi 等发现[3]，静态垫片组感染根除率为67%，动态垫片组感染根除率为71%，静态垫片组感染根除率较低，但具有可比性。在 Brunnekreef 等[4] 的一项研究中，35 例患者因 TKA 慢性感染接受了二期翻修手术。静态垫片组和动态垫片组的感染根除率均为100%。

因此，使用静态间垫片根除感染的概率在67%[2]~100%[3]。静态垫片与动态垫片无显著差异。

（二）活动范围

关于活动范围，Park 等[5] 比较了36 例感染的 TKA 患者使用静态和动态骨水泥垫片治疗的临床效果。他们发现两组之间有显著差异，静态垫片组在最后一次随访时的平均屈曲度为92°，而动态垫片组为108°。在一项45 例患者的研究中，Chiang 等[6] 报道了类似的结果，静态垫片组的屈曲度为85°，而动态垫片组为113°。在 Hai Ding 等[1] 的文献综述中，末次随访时平均屈曲度在74°~98°。与使用动态垫片相比，使用静态垫片后屈曲明显较低。

（三）膝关节协会评分和专业膝关节外科医院评分

Park 等[5] 和 Freeman 等[8] 发现，静态垫片组的膝关节协会评分（Knee Society Score，KSS）平均得分为50~45 分，而动态垫片组为76~70 分。Chiang 等[6] 和 Park 等[5] 分别发现，静态

表 18–1　二期翻修中使用静态和动态垫片的文献综述

	年　份	文献类别	静态垫片数量	感染根除	活动度	平均 KSS 功能评分	平均 HSS 评分	股四头肌延长	胫骨结节截骨率
Brunnekreef 等[4]	2013	回顾性研究	9	100%	73.8°	—	—	—	55%
Chiang 等[6]	2011	前瞻性研究	21	90%	85°	—	82	33%	—
Choi 等[2]	2012	回顾性研究	33	67%	97°	—	—	18%	57%
Emerson 等[13]	2002	回顾性研究	26	92%	93.7°	—	—	—	—
Fehring 等[7]	2000	回顾性研究	25	88%	98°	—	83	8%	—
Freeman 等[8]	2007	回顾性研究	28	89%	—	45	—	—	—
Hsu 等[9]	2006	回顾性研究	7	85%	78°	57.8	—	28%	—
Johnson 等[3]	2012	回顾性研究	81	82%	95°	—	—	—	—
Jämsen 等[14]	2006	回顾性研究	8	75%	92°	53	—	—	—
Park 等[5]	2010	回顾性研究	20	85%	92°	50	80	35%	4%

KSS. 膝关节协会评分；HSS. 专业膝关节外科医院评分

垫片组的专业膝关节外科医院评分（Hospital for Special Surgery Knee Score，HSS）平均得分为 82～80 分，而动态垫片组的 HSS 平均得分为 90～87 分。

末次随访功能评分在不同研究间具有可比性。静态垫片组的这些分数明显低于动态垫片组。

（四）手术软组织松解率

一些学者试图评估假体再植过程中周围软组织的收缩情况，特别是需要进行股四头肌腱松解或胫骨结节截骨时。

在一项 28 例患者的研究中，Hsu 等[9] 在假体再植入过程中对股直肌进行了 2 次剪断和一次股四头肌腱 Y 字形成形术。他们发现，静态组中 29% 的患者需要更广泛的入路，而动态组中只有 5% 的患者需要。Choi 等[2] 发现，静态垫片组比动态垫片组更频繁地需要更广泛的入路（静态组股直肌剪 5 次，股四头肌腱 Y 字形成形术 1 次，19 次 TTO，而动态组股直肌剪 3 次，1 次 TTO）。

因此，关节垫片的使用方便了假体再植入阶段的手术显露。2 次手术间期膝关节的活动避免了伸肌结构和关节囊[10] 的收缩。

（五）并发症

Johnson 等[3] 描述了由于动态垫片需要手术翻修的并发症。34 例使用动态垫片的患者中有 4 例出现机械故障，81 例使用静态垫片的患者中无一例出现机械故障。2 例动态垫片失效的患者承认在股骨假体骨折的情况下恢复了完全负重。其他出现皮肤破裂的股骨假体脱位和胫骨假体半脱位的患者，需要皮瓣覆盖。在 Streulens 等[11] 的一项研究中，动态垫片脱位导致 7% 的患者出现明显的膝关节半脱位。Wilson 等[12] 报道了 3 例复杂的骨水泥前移位病例，在植入动态垫片后，髌骨肌腱发生部分甚至全部断裂。

因此，静态垫片比动态垫片的并发症风险更低（图 18-4 至图 18-6）。

五、结论

二期假体置换术的间期使用水泥垫片，目前被认为是治疗慢性假体膝关节感染的金标准。

在假体再植过程中，静态垫片与外周软组织

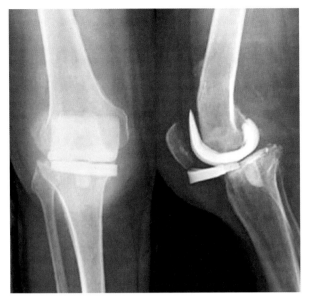

▲ 图 18-4　病例报道：**69 岁男性膝关节 X 线片显示胫骨骨水泥垫片前半脱位**

收缩有关，使手术显露难度更大。显露困难与膝关节在间期的制动有关，可能需要软组织松解。使用静态垫片会影响患者的膝关节功能预后。

动态垫片在两个手术的间期允许有限的膝关节活动，并可促进第二阶段假体再植入的便利性。然而，与静态垫片相比，动态垫片与更多的并发症有关，特别是在使用不当的情况下当有使用动态垫片的禁忌证时，首选静态骨水泥垫片，如当有严重的骨丢失、膝关节不稳伴副韧带或伸肌结构功能不全，或者当皮肤状况不稳定时。

为了尽量减少间期垫片的并发症风险，必须熟悉和了解每种类型垫片的手术技术和适应证。

致谢

Lyon 骨与关节研究组，附合作者名单如下。

协调员： Tristan Ferry。

传染病专家： Tristan Ferry，Florent Valour，Thomas Perpoint，Patrick Miailhes，Florence Ader，Sandrine Roux，Agathe Becker，Claire Triffault-Fillit，Anne Conrad，Cécile Pouderoux，Nicolas Benech，Pierre Chauvelot，Marielle Perry，

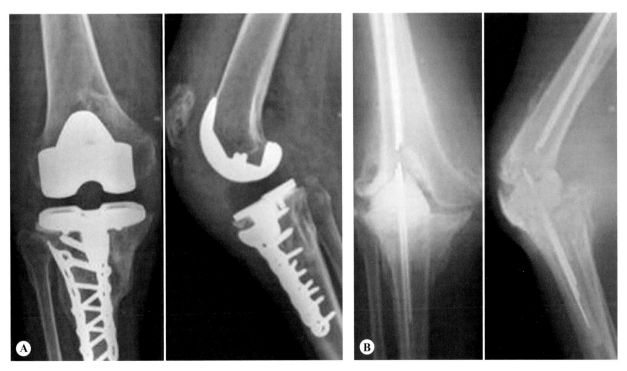

▲ 图 18-5　病例报道：**69 岁男性全膝关节置换术慢性败血症伴慢性髌腱断裂**
A. 翻修前的 X 线片；B. 第一期翻修后的 X 线片显示静态垫片破裂

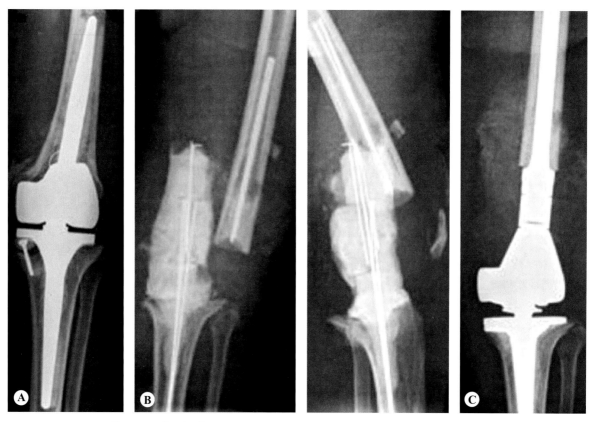

▲ 图 18-6　病例报道：75 岁男性全膝关节置换术慢性脓毒症伴股骨头严重丢失

A. 翻修前的 X 线片；B. X 线片显示大块静态水泥垫片破裂；C. 旋转铰链股骨远端置换假体在第二期翻修中再植入后的 X 线片

Fatiha Daoud，Johanna Lippman，Evelyne Braun，Christian Chidiac。

外科医生：Elvire Servien，Cécile Batailler，Stanislas Gunst，Axel Schmidt，Matthieu Malatray，Elliot Sappey-Marinier，Michel-Henry Fessy，Anthony Viste，Jean-Luc Besse，Philippe Chaudier，Lucie Louboutin，Quentin Ode，Adrien Van Haecke，Marcelle Mercier，Vincent Belgaid，Arnaud Walch，Sébastien Martres，Franck Trouillet，Cédric Barrey，Ali Mojallal，Sophie Brosset，Camille Hanriat，Hélène Person，Nicolas Sigaux，Philippe Céruse，Carine Fuchsmann。

麻醉医师：Frédéric Aubrun，Mikhail Dziadzko，Caroline Macabéo。

微生物学家：Frédéric Laurent，Laetitia Beraud，Tiphaine Roussel-Gaillard，Céline Dupieux，Camille Kolenda，Jérôme Josse。

病理：Marie Brevet，Alexis Trecourt。

影像学：Fabien Craighero，Loic Boussel，Jean-Baptiste Pialat，Isabelle Morelec。

PK/PD 专家：Michel Tod，Marie-Claude Gagnieu，Sylvain Goutelle。

临床研究助理和数据库经理：Eugénie Mabrut。

参考文献

[1] Ding H, et al. Comparison of the efficacy of static versus articular spacers in two-stage revision surgery for the treatment of infection following total knee arthroplasty: a meta-analysis. J Orthop Surg Res. 2017;12(1):151.

[2] Choi HR, Malchau H, Bedair H. Are prosthetic spacers safe to use in 2-stage treatment for infected total knee arthroplasty? J Arthroplasty. 2012;27(8):1474-9. e1.

[3] Johnson AJ, Sayeed SA, Naziri Q, Khanuja HS, Mont MA. Minimizing dynamic knee spacer complications in infected revision arthroplasty. Clin Orthop Relat Res. 2012;470(1):220-7.

[4] Brunnekreef J, Hannink G, Malefijt MW. Recovery of knee mobility after a static or mobile spacer in total knee infection. Acta Orthop Belg. 2013;79(1):83-9.

[5] Park SJ, Song EK, Seon JK, Yoon TR, Park GH. Comparison of static and mobile antibiotic-impregnated cement spacers for the treatment of infected total knee arthroplasty. Int Orthop. 2010;34(8):1181-6.

[6] Chiang ER, Su YP, Chen TH, Chiu FY, Chen WM. Comparison of articulating and static spacers regarding infection with resistant organisms in total knee arthroplasty. Acta Orthop. 2011;82(4):460.

[7] Fehring TK, Odum S, Calton TF, Mason JB. Articulating versus static spacers in revision total knee arthroplasty for sepsis. The Ranawat Award. Clin Orthop Relat Res. 2000;(380):9-16.

[8] Freeman MG, Fehring TK, Odum SM, Fehring K, Griffin WL, Mason JB. Functional advantage of articulating versus static spacers in 2-stage revision for total knee arthroplasty infection. J Arthroplasty. 2007;22(8):1116.

[9] Hsu YC, Cheng HC, Ng TP, Chiu KY. Antibiotic-loaded ement articulating spacer for 2-stage reimplantation in infected total knee arthroplasty: a simple and economic method. J Arthroplasty. 2007;22(7):1060-6.

[10] Thabe H, Schill S. Two-stage reimplantation with an application spacer and combined with delivery of antibiotics in the management of prosthetic joint infection. Oper Orthop Traumatol. 2007;19(1):78-100.

[11] Struelens B, Claes S, Bellemans J. Spacer-related problems in two-stage revision knee arthroplasty. Acta Orthop Belg. 2013;79(4):422.

[12] Wilson K, Kothwal R, Khan WS, Williams R, Morgan-Jones R. Patella tendon injuries secondary to cement spacers used at first-stage revision of infected total knee replacement. Front Surg. 2015;2:11.

[13] Emerson RH Jr, Muncie M, Tarbox TR, Higgins LL. Comparison of a static with a mobile spacer in total knee infection. Clin Orthop Relat Res. 2002;(404):132.

[14] Jämsen PSE, Halonen P, Lehto MUK, Moilanen T, Pajamäki J, Puolakka T, Konttinen YT. Spacer prostheses in two-stage revision of infected knee arthroplasty. Int Orthop. 2006;30(4):257-61.

第 19 章　动态垫片的应用

Dynamic (Mobile) Spacers in Infected Total Knee Arthroplasty

M. Enes Kayaalp　Roland Becker　著

感染的膝关节二期置换术是治疗人工关节感染最常见的方法[1]。在移除关节假体后的过渡期间，切除区域植入垫片支撑。有两种选择：动态垫片或静态垫片。

铰接式垫片称为动态或移动垫片，或者简称铰接垫片。在选定的患者中，认为动态垫片比静态垫片（即非关节间隔器）具有一些优势。本章将着重讨论动态垫片的历史和当前的科学证据。

1983 年，Insall[2] 首次报道了人工关节感染的二期治疗。在接下来的临床应用过程中，我们发现在去除关节假体后使用抗生素浸润的骨水泥，直到再植入，显著增加了因感染而翻修的成功率。随后，植入抗生素浸润的骨水泥，而不是让关节空着成为常规治疗。然而，随着经验的积累，揭示了由于静态垫片不稳定的迁移[3]，而导致了意外的骨丢失现象。这使动态垫片得以引入，理论上可以减少使用静态垫片时发生的并发症，如骨丢失、不动相关问题和手术部位周围的粘连。

目前，文献[4] 中没有支持这两种类型的可靠科学证据。这主要是由病例和研究之间的多因素背景导致。

一、动态垫片的类型和性质

动态水泥垫片[1] 与静态垫片[1] 具有相似的根除率。由于缺乏明显的缺点，以及通过更好的运动范围和临时灵活性来维持肌肉的活动性，导致了动态垫片的广泛使用，而且同时被不同类型的文献报道。

动态垫片可以由外科医生手工制作，也可以临时使用重新消毒的组件。第一个动态垫片是由一名外科医生手工或使用模具用抗生素浸润的骨水泥做成的。这个手工复制的膝关节被一个预成型和后侧稳定设计的模具假体接替[5]。可以从本质上区分三种类型的动态垫片：术中制备的水泥垫片（手工或使用模具）（图 19-1）、重新消毒的组件、市售预成型组件（含或不含金属或聚乙烯组件）[4, 6]。

根据铰接部件的接触面积的特性，也可以将动态垫片分为：①水泥加水泥；②水泥加聚乙烯；③金属加水泥。

尽管手工或模制垫片的制备技术存在差异，但使用抗生素浸润的水泥制备垫片似乎是共识[7]。

许多作者报道，使用动态水泥垫片比静态水泥垫片的感染根除率高，因此动态水泥垫片的使用变得广泛[8-10]。

相反，Hofmann 等临时使用了重新灭菌的组件[11]，许多作者也报道了该技术的成功结果[1]。

Chen 等报道了热处理过的金属 – 水泥垫片有良好效果，其在没有额外成本的情况下获得了令人满意的中期 ROM[12]。对使用过的部件进行热处理灭菌，其潜在的法律影响和缺乏标准是手

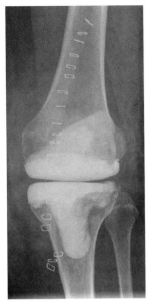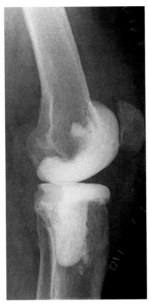

▲ 图 19-1 一期翻修术后植入手工动态水泥 vs. 水泥垫片的患者术后 X 线片

术医生的主要顾虑，因此手术医生对这种方法失去了兴趣。目前，该方法只适用于经济或物流方面的条件受限制，不允许使用骨水泥或商用垫片的情况[13]。

随着经验的积累，许多学者提出了改进的技术。Akhtar 等建议使用髓内支架。他们的论点包括获得更稳定的垫片，以防止动态垫片相关的并发症，如骨折、脱位和对齐不良。据报道，这些并发症的发生率高于预期[7, 14]。

Shen 等提出，通过假体试验在术中制造模塑骨水泥垫片，以克服使用商用垫片时缺乏适当的抗生素数量和类型等问题，以及人工模塑垫片植入时的形状和一致性相关问题，并报道了他们有前景的技术结果[15]。

功能需求和患者不断增加的期望，以及外科手术流程简化和标准化的趋势，商业化的垫片得到了更多的认可和使用领域。因此，商用预成型、可植入动态垫片的产品得到了更广泛的应用，其中包括有限的聚乙烯和金属组件。

手工水泥垫片的一个问题是这些垫片的机械疲劳强度。就机械强度[16]，将手工成型的垫片与市售垫片进行了比较。作者的结论是，手工成型

的垫片提供了足够的强度，并且在全膝关节置换术（TKA）的翻修中使用它们将是经济有效的。与昂贵的工业动态垫片相比，手工制作的垫片也有其类似的功能效果[17]。

在根除率方面，92.2%（84 次再感染）的手工垫片和 90.5%[7] 的工业制造垫片的使用之间没有报道差异。

然而，Citak 等观察到，外科医生制造的动态垫片比工业制造的垫片更容易骨折，尽管两者具有相同的功能结果和感染根除率[18]。同样，其他学者报道，当使用含有金属和聚乙烯成分的工业垫片时，感染率没有增加。

一项对 1525 例感染 TKA 病例的分析显示，在膝关节中使用工厂制造的动态垫片与外科医生制造的动态垫片在功能预后方面没有差异。在最近一次随访中，使用手工垫片的平均屈曲度趋于较高，平均为 102°，而使用工厂制造的垫片[7] 的平均为 90°。然而，在与临床相关的运动范围方面的差异仍然值得怀疑。

到今天为止，还没有确凿的证据支持这些方法中的任何一种。预制垫片有固定抗生素剂量和类型的缺点，而使用骨水泥和抗生素，外科医生可以在术中准备手工成型的垫片。该方法的缺点是由于掺有抗生素[4]，骨水泥接触不一致且易碎。

二、动态垫片的优点

据称，动态垫片的优点是多方面的。然而，在文献中也有相互矛盾的结果。由于研究和病例的异质性，无法在证据水平高的情况下明确地推断出优势。

专家意见和病例系列大都报道了动态垫片的几个优点，包括保持关节运动，便于再植时的手术显露，以及增强术后功能[1, 5, 7, 13]。相反，选择偏差及与病例相关的限制和选择可能阻碍对该问题的客观推断。

支持动态垫片的第一个也是最重要的论据是，与静态垫片相比，其感染根除率相当。

然而，作者并没有观察到新关节[19] 再植后

活动范围的长期改善。

其他学者也没有报道在至少 2 年随访中动态垫片和静态垫片 ROM 有任何显著差异。Citak 等研究表明，使用动态垫片平均随访 44.3 个月后，膝关节活动度为 96.4°，而使用静态垫片平均随访 52 个月后，膝关节活动度为 91.2°。然而，专家似乎更喜欢动态垫片，尽管没有显著的差异[7]。

相比之下，一些研究发现，不仅在过渡期间，而且在使用动态垫片后再植入翻修假体，运动范围更好。Park 等对连续 36 例患者进行比较，其中 20 例接受静态垫片，16 例接受动态垫片。研究者得出结论，动态垫片似乎为患者提供了更好的活动范围和较少的功能限制，因此应尽可能使用。在翻修手术后 36 个月的平均随访时间内，使用静态垫片的患者的膝关节 ROM 为 92°（65°~140°），而使用动态垫片[20]的患者的膝关节 ROM 为 108°（85°~140°）。

Villanueva-Martinez 等指出，活动和功能关节是二期再植手术成功的关键因素。

此外，它们还具有保存骨质、提供高浓度抗生素、促进患者舒适和尽早出院的优点。再植和康复的便利性是一些外科医生倾向于使用动态垫片[5]最重要的理由。

在比较静态和动态垫片的大多数研究中都存在选择偏差，因此对理想的垫片类型无法得出明确的结论。然而，作者建议尽可能使用动态垫片，因为动态垫片的临床证据表明可以改善功能，提高满意度，减少住院时间和更好的 ROM[13]。

一项系统综述还显示，静态和动态垫片在治疗感染的 TKA[21] 时，在感染控制方面没有差异。

三、动态垫片禁忌证

虽然应用动态垫片没有明确的禁忌证，但技术可行性问题、膝关节周围软组织或韧带缺乏或大面积骨质缺乏是导致外科医生转向使用静态垫片的主要原因。

Pivec 等注意到病例系列之间的差异，并质疑动态垫片相对于静态垫片的准优势，因为更简单的病例大多在过渡阶段植入动态垫片，而软组织或骨储存有问题的复杂病例则使用静态垫片。

作者还强调了以前和现在静态垫片之间的差异，表明在未来临床应用中需要更高水平的证据[9]。

研究表明，作为一种专家偏好，在软组织损伤的患者中，外科医生倾向于植入静态垫片以防止运动，为软组织获得更好的愈合环境[7, 13]。

四、动态垫片的抗菌性能

局部应用的抗生素远远超过全身抗生素的浓度和效果，因此是首选。这是通过将一种粉末状的抗生素与骨水泥混合而成的。市面上也有抗生素浸润的骨水泥。然而，随着时间的推移，抗生素从骨水泥中的洗脱减少，细菌可以在垫片上定植[22-25]。Nelson 等支持这一观点，指出在二期手术时对抗生素垫片进行超声处理可以预测由于另外一种感染[24]而导致的翻修关节置换术失败。因此，过渡期应限制在 6 周以内。过了这段时间，细菌的定植风险就会高于其抗生素作用本身。

要将抗生素混合到骨水泥中，首先也是最重要的要求是热稳定性。抗生素进一步被期望的性能是广谱、低浓度效率和低过敏风险[1]。建议在非真空的碗中手工混合抗生素。一些填充物（如木糖醇、糖醇或 Ancef）被提出可以改善活性抗生素[7]的洗脱。

最常用的抗生素是庆大霉素、妥布霉素和万古霉素。抗生素（如万古霉素、庆大霉素、氨苄西林、克林霉素和美罗培南）可根据病原菌及其敏感性作为联合使用[26, 27]。

高剂量抗生素与骨水泥混合是一个令人担忧的问题。然而，在临床实践中，当涉及二期翻修中的垫片[6]时，整个骨水泥块的抗生素使用量普遍超过了公认的 5%~10% 的限度。尽管较高的混合率会降低水泥的疲劳强度是一个众所周知的事实，但预期的抗生素效果远远超过这个缺陷。

尽管如此，必须记住，添加超过 4.5g 的粉末会大大削弱水泥强度[7]。

表 19-1 列出了各种临床研究中选定抗生素的报道剂量。虽然建议使用不同的抗生素，但最佳的治疗选择取决于翻修手术前从个别患者样本中获得的抗生素图谱结果。庆大霉素和（或）万古霉素是最常用的抗生素[28]。庆大霉素是针对革兰阴性菌的杀菌药，万古霉素是针对革兰阳性微生物的杀菌药。

由 MRSA 或 MRSE 引起的感染应在水泥中加入万古霉素进行治疗。耐万古霉素肠球菌（vancomycin-resistant enterococcus，VRE）或多药耐药有机体感染的治疗应与传染病专家[13]协商，进行个体化治疗。

Kuzyk 等表示，当感染生物未知时，他们每 40g 水泥使用 4g 万古霉素和 4g 头孢他啶。作者详细说明，他们使用 3 包 40g 的骨水泥袋来制作垫片[29]。

除了抗生素水泥外，适当的静脉抗生素管理是必需的。管理计划应与医院的微生物学家和传染病专家讨论。

抗真菌药物，如两性霉素 B 和伏立康唑，也有报道过与骨水泥[4]混合。

五、动态垫片的过渡期长度和活动度

（一）过渡期长度

关于过渡期的长短，有不同的办法。一种主流的方法是肠外抗生素的同时等待 6 周，直到再植[30]。

然而，不同的研究报道了不同的再植时间间隔。Villanueva-Martinez 等报道了平均 14 周（8～130 周）[17]。Pitt 等报道，使用移动垫片间隔时间比使用静态垫片短（3.3 个月 vs. 4.2 个月）[6]。Kuzyk 等表示，他们给患者静脉注射抗生素共 6～8 周，停用抗生素 2 周后再手术。对于免疫功能低下、软组织包膜差、有大引流窦或感染有机体毒性特别强（如 MRSA 或 MRSE）的患者，作者延长了这种治疗。在这些情况下，作

表 19-1 临床研究报道的选定抗生素剂量

抗生素类型	剂量（g/40g 骨水泥）
万古霉素	0.5～4
庆大霉素	0.25～4.8
妥布霉素	1～4.8
头孢唑啉（第一代头孢菌素）	1～2
头孢呋辛（第二代头孢菌素）	1.5～2
头孢他啶（第三代头孢菌素）	2
头孢噻肟（第四代头孢菌素）	2
环丙沙星	0.2～3
克林霉素	1～2
他唑巴坦	0.5
美罗培南	0.5～4

者指出，在再植前持续静脉注射抗生素的时间总共超过 3～4 个月，并考虑在[29]再植后 4～6 周使用口服抗生素。

其他学者报道称，使用商用动态垫片[5]，整个队列的平均阶段间隔时间为 15.5 周（3.6～96.7周）。一项研究报道间隔时间为 128.2±80.8 天[31]。相比之下，Fink 等报道了 6 周后再植。在此期间，给予抗生素静脉注射，随后 4 周口服治疗[32]。Winkler 等研究了中间时间长短对再感染率和功能预后的影响。作者得出结论，在控制感染方面，以 4 周为临界值，少于 4 周的中间时间与超过 4 周的中间时间具有相似的结果。此外，患者的不便和护理费用被发现在较短间期的患者中更少。研究中所有患者在前 7～10 天均接受了万古霉素或达托霉素联合氨苄西林 / 舒巴坦的抗菌治疗。患者在移植后静脉注射抗生素 2 周，再植后静脉注射抗生素 1～2 周。出院后给予口服抗生素[33]。

德国 Pro-Implant 基金会（https：//pro-implant.org/）针对因感染而接受翻修手术的患者提出了一种治疗算法课题组建议，接受二期翻修且过渡

时间较短的患者，应给予总共 3 周的静脉抗生素治疗，即在间隔 2 周，第 2 周进行改型手术，再植后静脉抗生素治疗 1 周。

研究小组建议在患者正在进行二期翻修，并且 [34] 过渡期较长时，移植后使用 2 周的静脉注射抗生素，然后 4 周口服抗生素，并在第 6 周进行再植手术，然后 1 周静脉注射抗生素，5 周口服抗生素。

尽管存在许多建议，但目前缺乏关于间隔期和抗生素治疗时间长短的高水平证据。

（二）过渡期间的活动

动态垫片的主要优点之一是能够在过渡期间保持运动。然而，由于混合抗生素引起的骨水泥垫片的机械敏感性和植入在被切除关节固有的不稳定性，导致在负重方面存在不同的问题。

一些专家允许在部分情况下使用拐杖进行部分负重，并让患者佩戴延伸或铰链式膝关节矫形器，直到软组织愈合。如果仍然存在轻微的松弛，则佩戴支架直到再植入。

其他人则使用预制水泥垫片（InterSpace；Exactech），等待一小段时间让伤口愈合，然后用 1~2 个支架负重，增加活动度 [4]。

强调了手工制作的垫片在机械强度方面的局限性。作者将这些垫片定义为潜在不稳定的垫片，并建议在下床活动时使用延伸支具或矫形器。

Fink 等使用动态骨水泥垫片，患者使用拐杖活动，手术治疗腿允许部分负重 20kg[32]。

六、动态垫片相关并发症

据报道，动态垫片的潜在缺点与伤口愈合、水泥骨折和垫片 [1] 脱位有关。

在 6 周内移动垫片已经显示水泥磨损导致关节组织纤维化。也报道了滑膜组织免疫调节的增加 [35]。由于这些发现，建议在手术的第二阶段进行全滑膜切除术和广泛灌洗，以减少颗粒和任何残留的细菌的数量。

Lanting 等研究了动态垫片相关并发症，更具体地说，是冠状位和矢状位半脱位，以及它们对二期翻修术后结局的影响。他们发现，半脱位膝关节矢状面上偏离平均值超过 1 个标准差的 KSS 较低（P=0.045）。作者建议，使用动态垫片作为分期翻修方案的一部分外科医生应该意识到，半脱位可能会影响第二期翻修 [31] 的结果。当股骨和胫骨假体都用柄成型以获得稳定性时，半脱位的风险可能会降低。

根据一项专家调查，人们普遍认为不应翻修或减少脱位的动态抗生素垫片的使用，除非出现以下情况：对皮肤的压迫导致即将发生坏死 / 溃疡，导致基本软组织或骨骼进行性丢失、神经血管损害或患者 [13] 明显疼痛和残疾。

Chen 等发现使用静态垫片效果不佳，导致髌骨下裂发生率升高，ROM[36] 降低。

七、结论

在感染的全膝关节置换术的二期翻修中，尽可能推荐动态垫片。据报道，尽管证据水平较低，但动态垫片有一些好处，如更好的 ROM、更短的住院时间和在第二阶段翻修后更好的最终预后。

手工水泥垫片是这些低成本手术的一个重要选择，它提供了所需剂量和所需类型定制抗生素水泥混合物的可能性，这应该是尽可能根据培养和抗生素谱特异性来制订。

考虑到水泥中添加的抗生素剂量，这会降低垫片的力学性能，应密切监测活动性和负重。

应仔细规划过渡期的长度，必须记住，随着时间的推移，抗生素洗脱减少，细菌定植在垫片上的风险增加。

仔细选择植入动态垫片的患者，这样可以减少垫片相关并发症，早期处理垫片半脱位可能有利于二期翻修后的更好预后。

参考文献

[1] Jacobs C, Christensen CP, Berend ME. Static and mobile antibiotic-impregnated cement spacers for the management of prosthetic joint infection. J Am Acad Orthop Surg. 2009;17(6):356-68. https://doi.org/10.5435/00124635-200906000-00004.

[2] Insall JN, Thompson FM, Brause BD. Two-stage reimplantation for the salvage of infected total knee arthroplasty. J Bone Joint Surg Am. 1983;65(8):1087-98.

[3] Calton TF, Fehring TK, Griffin WL. Bone loss associated with the use of spacer blocks in infected total knee arthroplasty. Clin Orthop Relat Res. 1997;345:148-54.

[4] Lachiewicz PF, Wellman SS, Peterson JR. Antibiotic cement spacers for infected total knee arthroplasties. J Am Acad Orthop Surg. 2020;28(5):180-8. https://doi.org/10.5435/JAAOS-D-19-00332.

[5] Haddad FS, Masri BA, Campbell D, McGraw RW, Beauchamp CP, Duncan CP. The PROSTALAC functional spacer in two-stage revision for infected knee replacements. Prosthesis of antibiotic-loaded acrylic cement. J Bone Joint Surg Br. 2000;82(6):807-12. https://doi.org/10.1302/0301-620x. 82b6.10486.

[6] Pitto RP, Spika IA. Antibiotic-loaded bone cement spacers in two-stage management of infected total knee arthroplasty. Int Orthop. 2004;28(3):129-33. https://doi.org/10.1007/s00264-004-0545-2.

[7] Citak M, Argenson JN, Masri B, Kendoff D, Springer B, Alt V, Baldini A, Cui Q, Deirmengian GK, del Sel H, Harrer MF, Israelite C, Jahoda D, Jutte PC, Levicoff E, Meani E, Motta F, Pena OR, Ranawat AS, Safir O, Squire MW, Taunton MJ, Vogely C, Wellman SS. Spacers. J Orthop Res. 2014;32(Suppl 1):S120-9. https://doi.org/10.1002/jor.22555.

[8] Voleti PB, Baldwin KD, Lee GC. Use of static or articulating spacers for infection following total knee arthroplasty: a systematic literature review. J Bone Joint Surg Am. 2013;95(17):1594-9. https://doi.org/10.2106/JBJS.L.01461.

[9] Pivec R, Naziri Q, Issa K, Banerjee S, Mont MA. Systematic review comparing static and articulating spacers used for revision of infected total knee arthroplasty. J Arthroplasty. 2014;29(3):553-557e551. https://doi.org/10.1016/j.arth. 2013. 07.041.

[10] Becker R, Clauss M, Rotigliano N, Hirschmann MT. Periprosthetic joint infection treatment in total hip and knee arthroplasty. Oper Tech Orthop. 2016;26(1):20-33. https://doi.org/10.1053/j. oto.2016.01.001.

[11] Hofmann AA, Kane KR, Tkach TK, Plaster RL, Camargo MP. Treatment of infected total knee arthroplasty using an articulating spacer. Clin Orthop Relat Res. 1995;(321):45-54.

[12] Chen YP, Wu CC, Ho WP. Autoclaved metal-on-cement spacer versus static spacer in two-stage revision in periprosthetic knee infection. Indian J Orthop. 2016;50(2):146-53. https://doi. org/10.4103/0019-5413.177587.

[13] Abdel MP, Barreira P, Battenberg A, Berry DJ, Blevins K, Font-Vizcarra L, Frommelt L, Goswami K, Greiner J, Janz V, Kendoff DO, Limberg AK, Manrique J, Moretti B, Murylev V, O'Byrne J, Petrie MJ, Porteous A, Saleri S, Sandiford NA, Sharma V, Shubnyakov I, Sporer S, Squire MW, Stockley I, Tibbo ME, Turgeon T, Varshneya A, Wellman S, Zahar A. Hip and knee section, treatment, two-stage exchange spacer-related: proceedings of international consensus on orthopedic infections. J Arthroplasty. 2019;34(2S):S427-38. https://doi.org/10.1016/j.arth.2018.09.027.

[14] Akhtar A, Mitchell C, Assis C, Iranpour F, Kropelnicki A, Strachan R. Cement pedestal spacer technique for infected two-stage revision knee arthroplasty: description and comparison of complications. Indian J Orthop. 2019;53(6):695-9. https://doi.org/10.4103/ortho.IJOrtho_90_19.

[15] Shen H, Zhang X, Jiang Y, Wang Q, Chen Y, Wang Q, Shao J. Intraoperatively-made cement-on-cement antibiotic-loaded articulating spacer for infected total knee arthroplasty. Knee. 2010;17(6):407-11. https:// doi.org/10.1016/j.knee. 2009. 11.007.

[16] Chong SY, Shen L, Frantz S. Loading capacity of dynamic knee spacers: a comparison between hand-moulded and COPAL spacers. BMC Musculoskelet Disord. 2019;20(1):613. https://doi.org/10.1186/s12891-019-2982-5.

[17] Villanueva-Martinez M, Rios-Luna A, Pereiro J, Fahandez-Saddi H, Villamor A. Hand-made articulating spacers in two-stage revision for infected total knee arthroplasty: good outcome in 30 patients. Acta Orthop. 2008;79(5):674-82. https://doi.org/10.1080/17453670810016704.

[18] Citak M, Masri BA, Springer B, Argenson JN, Kendoff DO. Are preformed articulating spacers superior to surgeon-made articulating spacers in the treatment of PJI in THA? A literature review. Open Orthop J. 2015;9:255-61. https://doi.org/10.2174/1874325001509010255.

[19] Skwara A, Tibesku C, Paletta RJ, Sommer C, Krodel A,

Lahner M, Daniilidis K. Articulating spacers compared to fixed spacers for the treatment of infected knee arthroplasty: a follow-up of 37 cases. Technol Health Care. 2016;24(4):571-7. https://doi. org/10.3233/THC-161152.

[20] Park SJ, Song EK, Seon JK, Yoon TR, Park GH. Comparison of static and mobile antibiotic-impregnated cement spacers for the treatment of infected total knee arthroplasty. Int Orthop. 2010;34(8):1181-6. https://doi. org/10.1007/s00264-009-0907-x.

[21] Citak M, Citak M, Kendoff D. Dynamic versus static cement spacer in periprosthetic knee infection: a meta-analysis. Orthopade. 2015;44(8):599-606. https://doi. org/10.1007/s00132-015-3091-2.

[22] Cabo J, Euba G, Saborido A, Gonzalez-Panisello M, Dominguez MA, Agullo JL, Murillo O, Verdaguer R, Ariza J. Clinical outcome and microbiological findings using antibiotic-loaded spacers in two-stage revision f prosthetic joint infections. J Infect. 2011;63(1):23-31. https://doi.org/10.1016/j.jinf.2011.04.014.

[23] Sorli L, Puig L, Torres-Claramunt R, Gonzalez A, Alier A, Knobel H, Salvado M, Horcajada JP. The relationship between microbiology results in the second of a two-stage exchange procedure using cement spacers and the outcome after revision total joint replacement for infection: the use of sonication to aid bacteriological analysis. J Bone Joint Surg Br. 2012;94(2):249-53. https://doi.org/10.1302/0301-620X. 94B2.27779.

[24] Nelson CL, Jones RB, Wingert NC, Foltzer M, Bowen TR. Sonication of antibiotic spacers predicts failure during two-stage revision for prosthetic knee and hip infections. Clin Orthop Relat Res. 2014;472(7):2208-14. https://doi.org/10.1007/s11999-014-3571-4.

[25] Aeng ES, Shalansky KF, Lau TT, Zalunardo N, Li G, Bowie WR, Duncan CP. Acute kidney injury with tobramycin-impregnated bone cement spacers in prosthetic joint infections. Ann Pharmacother. 2015;49(11):1207-13. https://doi. org/10.1177/1060028015600176.

[26] Koo KH, Yang JW, Cho SH, Song HR, Park HB, Ha YC, Chang JD, Kim SY, Kim YH. Impregnation of vancomycin, gentamicin, and cefotaxime in a cement spacer for two-stage cementless reconstruction in infected total hip arthroplasty. J Arthroplasty. 2001;16(7):882-92. https://doi.org/10.1054/arth.2001.24444.

[27] Fink B, Grossmann A, Fuerst M, Schafer P, Frommelt L. Two-stage cementless revision of infected hip

endoprostheses. Clin Orthop Relat Res. 2009;467(7):1848-58. https://doi.org/10.1007/s11999-008-0611-y.

[28] Emerson RH Jr, Muncie M, Tarbox TR, Higgins LL. Comparison of a static with a mobile spacer in total knee infection. Clin Orthop Relat Res. 2002;404:132-8. https://doi.org/10.1097/00003086-200211000-00023.

[29] Kuzyk PR, Dhotar HS, Sternheim A, Gross AE, Safir O, Backstein D. Two-stage revision arthroplasty for management of chronic periprosthetic hip and knee infection: techniques, controversies, and outcomes. J Am Acad Orthop Surg. 2014;22(3):153-64. https://doi. org/10.5435/JAAOS-22-03-153.

[30] Charette RS, Melnic CM. Two-stage revision arthroplasty for the treatment of prosthetic joint infection. Curr Rev Musculoskelet Med. 2018;11(3):332-40. https://doi. org/10.1007/s12178-018-9495-y.

[31] Lanting BA, Lau A, Teeter MG, Howard JL. Outcome following subluxation of mobile articulating spacers in two-stage revision total knee arthroplasty. Arch Orthop Trauma Surg. 2017;137(3):375-80. https://doi. org/10.1007/s00402-017-2630-1.

[32] Fink B, Rechtenbach A, Buchner H, Vogt S, Hahn M. Articulating spacers used in two-stage revision of infected hip and knee prostheses abrade with time. Clin Orthop Relat Res. 2011;469(4):1095-102. https://doi. org/10.1007/s11999-010-1479-1.

[33] Winkler T, Stuhlert MGW, Lieb E, Muller M, von Roth P, Preininger B, Trampuz A, Perka CF. Outcome of short versus long interval in two-stage exchange for periprosthetic joint infection: a prospective cohort study. Arch Orthop Trauma Surg. 2019;139(3):295-303. https:// doi.org/10.1007/s00402-018-3052-4.

[34] Pocket Guide to Diagnosis & Treatment of Periprosthetic Joint Infection (PJI). Pro-implant foundation. 2019. https://pro-implant. org/tools/pocket-guide. Accessed 1 Dec 2020.

[35] Singh G, Deutloff N, Maertens N, Meyer H, Awiszus F, Feuerstein B, Roessner A, Lohmann CH. Articulating polymethylmethacrylate (PMMA) spacers may have an immunomodulating effect on synovial tissue. Bone Joint J. 2016;98-B(8):1062-8. ttps://doi.org/10.1302/0301-620X. 98B8.36663.

[36] Chen AF, Tetreault MW, Levicoff EA, Fedorka CJ, Rothenberg AC, Klatt BA. Increased incidence of patella Baja after total knee arthroplasty revision for infection. Am J Orthop (Belle Mead, NJ). 2014;43(12):562-6.

第 20 章　膝关节融合术
Knee Arthrodesis

Claire Bolton　David Parker　著

在复杂的人工关节感染而不能考虑翻修性膝关节置换术的情况下，膝关节融合术是挽救肢体的一种选择。John Key 在 1932 年首次描述压迫性膝关节融合术用于治疗膝关节结核[1]。他在胫骨和股骨间的固定钉上使用了螺丝扣，可以拧紧以保持关节融合术部位的压力，并添加了圆形石膏。5 例患者中有 4 例愈合，第 5 例在愈合前死于败血症。Charnley[2] 进一步扩展了这一技术，使用特殊的螺丝夹和翼螺母来紧固整个结构，直到 Steinmann 针弯曲。结果显示，共 15 例膝关节融合术成功：6 例为陈旧性肺结核，9 例为骨关节炎。

虽然膝关节融合术通常能很好地缓解疼痛，但它与特定的功能限制有关，通常不被认为是患者有吸引力的选择。因此，它被视为一种挽救性手术，在人工关节感染失败的情况下，决定何时进行膝关节融合术是一个困难的决定。重复进行失败的二期翻修手术可能导致进一步的骨丢失，并可能损害软组织包膜，这两种情况都可能给未来的修复手术造成困难。Kheir 等 [3] 发现，38.4%的患者在反复进行二期翻修后，感染未能得到控制。Wu 等 [4] 在一项系统综述中研究了二期翻修全膝关节置换术（TKA）治疗人工关节感染失败后不同治疗方案的效用。治疗方案包括重复二期翻修、膝关节融合术、膝关节以上截肢或抑制性抗生素。膝关节融合术被发现是最有可能给予最

高生活质量的干预。因此，当其他重建方案不可用时，膝关节融合术在挽救失败的 TKA 方面确实有作用，尽管作用非常有限。

一、关节融合术的适应证和禁忌证

膝关节融合术最初用于治疗脓毒性关节炎、结核和脊髓灰质炎 [1, 2, 5, 6]。在 TKA 发展之前，膝关节融合术也被用于治疗骨关节炎和类风湿关节炎。目前，膝关节融合最常见的指征是全膝关节成形术失败，由于存在持续的人工关节感染、不可修复的伸肌结构缺陷或大量软组织或骨质丢失，无法进行翻修 [7, 8]。文献报道，植入抗生素垫片的膝关节假体周围关节持续感染的发生率为 9%～12%[9]。膝关节融合术也用于关节成形术之外的广泛骨或组织丢失、伸肌结构无力或丧失的治疗，或者肿瘤和创伤后关节炎的治疗。

传统的禁忌证是对侧膝关节融合术或同侧髋关节融合术 [10]。

由于关节融合术后转移到同侧髋关节和踝关节的负荷增加，所以要求同侧髋关节和踝关节是柔软的，没有明显的关节炎。

二、膝关节融合术的局限性

膝关节融合术给患者带来了一些生理和心理上的限制。无法弯曲膝盖会导致坐立、爬楼梯和乘坐公共交通的问题。

163

一项使用支架模拟膝关节融合术的健康受试者的研究评估了膝关节融合术[11]对步态运动学和动力学的影响。结果显示，膝关节固定化的补偿包括：①增加腰骶脊柱的脊柱运动；②增加患侧骨盆的垂直偏移（髋关节－徒步）和横向旋转；③增加对侧髋关节的伸展；④增加对侧膝关节在摆动阶段的峰值屈曲；⑤减少同侧踝关节在脚趾处的跖屈，以帮助足间隙。这项研究观察了适应时间的影响，它没有改变支撑步态的运动学，因此作者认为结果支持一个长期的膝关节刚性模型。Marshall 等[12]在对 2 例术后膝关节融合术患者的研究中发现了类似的结果。

其他研究表明，在膝关节融合术的实验模型中能量消耗比正常行走高出 30%[13, 14]。

相比之下，经股截肢的能量消耗增加高达50%～60%。

三、膝关节融合术的原理

为了提高膝关节融合术的成功率和清除感染的机会，必须在术前系统地优化宿主。感染需要尽可能地控制，而且膝关节融合的术前计划应优化可用的骨接触和所需的腿长。

（一）宿主优化

患者应由多学科组成的团队进行管理。吸烟、糖尿病控制、停止相关药物和患者的营养状况等感染的可变危险因素，可能导致伤口愈合的问题。人工关节感染应使用抗生素处理，同时也应确保任何对全身或更广泛感染的治疗。如果存在伤口问题或软组织缺陷，那么尽早咨询整形外科医生。

（二）膝关节融合体位

膝关节融合术的理想位置是外翻 5°～7° 和屈曲 10°，这样可以缩短肢体，以帮助下床活动时清除足间隙，并且比膝关节伸展[14]更实用。缩短的目标是 1cm；然而，当 TKA 因骨丢失而失败时，其值往往显著高于此。

（三）一期与二期关节融合术比较

TKA 因感染失败后，关节融合术可作为一期手术或二期手术进行。一期关节融合术包括取出全膝关节置换假体，彻底清创和灌洗，然后使用外科医生首选的技术完成膝关节融合术。多项研究表明，如果使用内种植体，一期手术会增加关节融合术后续深度感染的风险[7, 13, 15]。然而，这一点受到了其他研究的质疑。研究表明，在使用外固定架或髓内装置时，在低毒力生物体和没有多微生物感染的情况下，一期关节融合术有效[16-20]。

二期的关节融合术包括取出全膝关节假体，彻底清创和灌洗关节，然后应用抗生素浸润骨水泥垫片和一段时间的静脉抗生素治疗，以便在进行关节融合术之前清除感染。在第二阶段，将垫片拆除，然后通过外科医生首选的技术进行膝关节融合术。

四、关节融合技术

文献中已经描述了膝关节融合术的多种技术。两种比较常用的方法是外固定架和融合髓内钉。

（一）外固定架

外固定架包括单平面、双平面和圆形固定架。圆形框架对多平面畸形矫正是理想的，它的长度可以通过框架调整。与单平面和双平面框架相比，圆形框架也为融合结构提供了更好的稳定性。

关节融合术中使用外固定架有几个优点。由于只需要很小的切口，所以出血量最小。在大骨缺损的情况下，可以通过圆形框架逐步缩短肢体，直接缩短可能会损害软组织和神经血管结构。通过胫骨或股骨的单独位置，圆形框架也可在膝关节融合术的同时进行肢体延长手术。外固定也减少了内部假体的存在，在已经确定感染的情况下，这是一个潜在的优势。

外固定架的并发症包括高发生率的针点感染、通过针点的应力性骨折和神经血管损伤。该技术的缺点，特别是圆形框架，对于许多外科医生来说，它可能不是一个熟悉的手术，需要专业培训才能成功执行。

（二）融合钉

各种髓内钉（intramedullary nail，IMN）已被用于膝关节融合术。短钉通过膝关节插入，可以是模块化的，也可以是非模块化的。模块化钉有一个连接两个组件的连接装置，分别插入股骨和胫骨管。该连接装置还允许在关节融合术部位进行压缩。短的髓内钉在有同侧髋关节置换术时使用是理想的。

长的髓内钉通过梨状窝插入，并在近端和远端互锁，随后通过膝关节切口准备膝关节融合部位。该技术控制膝关节融合的位置更具挑战性，主要是由于固定涉及整个股骨长度。

髓内钉的缺点是增加手术时间和围术期失血量。融合的位置受限于钉的几何形状与患者解剖结构的关系。髓内钉的位置也在手术时固定，不像外固定可以进行调整。当胫骨或股骨有较大的畸形，或者显著的骨丢失会导致肢体不可接受的大幅度缩短时髓内钉也可能无法使用。然而，使用髓内钉的新技术可以在未来的外科手术中通过"在钉上延长"或通过将钉更换到可调节的髓内钉来促进肢体的延长。

图 20-1 报道了一个模块化短髓内钉的例子。

（三）联合手术技术

使用圆形框架直到融合部位开始巩固，然后移除框架并放置髓内装置是联合技术的一个例子。这样做的优点是在感染区域不放置任何假体，这在理论上有提高假体感染清除率的优势。完全融合前取出固定架可最大限度地减少长期使用固定架导致的针点感染风险，而髓内钉可保证融合点的稳定性，防止融合点骨折。当融合部位的骨质量较差时，这很有效。

（四）处理大量骨缺损

在感染的 TKA 中去除假体后，出现大量骨丢失是很常见的 [21, 22]。如果在残骨末端进行关节融合术，结果则会有很大的腿长差异。为了尽量减少对有多种合并症的患者进行进一步手术，同时保持腿长，文献中已经描述了几种技术。

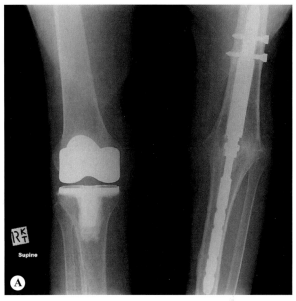

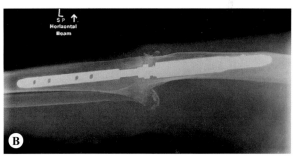

▲ 图 20-1　模块化短髓内钉（Witchita®Nail Stryker）用于人工关节感染融合成功后的正位片（**A**）和侧位片（**B**）

血管化腓骨移植物（vascularised fibular bone graft，VFBG）可用于修复骨缺损。对于发生感染的 TKA，该步骤必须分阶段进行，以免移植物因感染而失效。其缺点包括增加手术时间和供体部位的发病率，以及移植物本身的稳定性差。Rasmussen 等 [23] 对 13 例患者使用了该技术，其中有 4 例因感染而 TKA 失败的患者，所有患者均成功融合。

Voss [24] 描述了一种使用长髓内钉结合水泥垫片来填补膝关节部位骨缺损的技术。类似的技术（如使用短模块化髓内钉和抗生素浸润的水泥垫片）也被报道过 [7, 25, 26]。Alt 等 [27] 报道了 1 例 86 岁女性在感染的 TKA 失败时使用镀银的模块化髓内钉并连接同样镀银的中央垫片。关节融合术分为两个阶段，第一阶段放置骨水泥垫片和骨水泥涂层棒，第二阶段带中央垫片的模块化 IMN 全部镀银。随访 26 个月无感染复发。

Peterson 等 [28] 描述了在感染的 TKA 失败的膝关节融合术中，使用小梁金属锥（Zimmer，Biomet）与长髓内钉和自体移植物一起修复大量骨丢失。在他们的 6 例患者中，5 例患者实现了坚实的融合，但 1 例患者因脓毒性骨不连需要膝上截肢。

五、关节融合术的预后

膝关节融合术后的融合率取决于固定方式 [29-33]。外固定的融合率为 50%～99%[34]，髓内钉为 88%～100%[15]，模块化钉为 90%～95%[15]，采用联合外固定架时为 85%～100%。

TKA 转关节融合术后的融合率低于未进行关节置换术的膝关节。理论上，这是由持续的感染、较差的骨存量和较差的骨位导致的。Knutson 等表明，在 91 例 TKA 失败后采用关节融合术的患者中，82 例采用外固定，其余 9 例采用髓内钉或钢板固定，只有 50% 的患者实现了 [15] 融合。Robinson 等 [9] 在对 23 个膝关节融合术的研究中发现，使用髓内钉、外固定或加压钢板的融合率为 87%。持续感染在膝关节融合术后的发生率很高 [35-39]。在 Rohner 等 [39] 的一项研究中，持续感染的发生率为 50%，持续感染导致患者要么接受膝上截肢、更换髓内钉，要么在融合部位 [40] 上形成固定的窦道。

Carr II 等 [40] 比较了接受膝上截肢（above knee amputation，AKA）和接受膝关节融合术治疗人工关节感染的 TKA 失败患者的结果。关节融合术组的术后感染率和输血率显著高于对照组。AKA 组患者有较高的全身并发症发生率和住院死亡率（3.7% vs. 2.1%）。Rohner 等报道，TKA 转膝关节融合 [39] 后持续感染的发生率为 50%。感染的 TKA 失败后的 AKA 也有 20%[41] 的感染率。AKA 术后的下床活动依赖于假肢，在 Sierra 等的一项研究中，25 例患者中只有 9 例安装了假肢，其中 5 例患者 [41] 下床活动受限。

报道的患者从感染的 TKA 转为膝关节融合术的预后指标已被证明与接受 TKA 的 [22] 相当。本研究采用日本膝关节骨性关节炎测量（Japanese knee osteoarthritis measurement，JKOM）和 KSS 对 8 例患者进行评估，其中 7 例患者融合成功。TKA 患者，JKOM 的得分与规范数据相当，而具有评估活动范围的显著成分的 KSS，与 TKA 的规范数据相比，显而易见的差。Benson 等 [42] 将 9 例因 TKA 失败（8 例为人工关节感染）而行膝关节融合术的患者与 9 例 TKA 患者进行了比较。评估 SF-36 评分和关节炎影响测量评分（arthritis impact measurement score，AIMS），两组 SF-36 评分相近，TKA 组 AIMS 评分较好。De Vil 等也揭示了膝关节融合术和 TKA 组在身体功能和角色 – 情感评分方面的 SF-36 得分相当，其中膝关节融合术组在身体疼痛和总体健康方面得分更好；然而，膝关节融合术组在心理健康和社会功能 [35] 上得分较低。因此，尽管膝关节融合术的评分是合理的，尤其是在疼痛缓解良好的情况下，但它们的功能不如成功的 TKA。

六、关节融合术并发症

膝关节融合术后不相连是最常见的并发症 [7]。影响这一点的因素包括持续的感染，充足的骨储备，固定结构或骨定位的不足。通过断裂原理来完成不愈合的处理。在萎缩性骨不连中，应解决宿主生物学和营养缺乏，以及优化控制条件，如糖尿病。一旦患者病情好转，应取下骨不连，用髂骨或加血管化腓骨移植物进行骨移植。肥厚性骨不连可通过修正固定以增加刚性并提供足够的稳定性来实现骨愈合。感染性骨不连的治疗很困难。骨不连的清创和翻修固定，重复培养和针对感染组织的抗生素治疗可作为单阶段或两阶段程序进行。虽然可以使用髓内钉作为固定方法，但在这种情况下，外固定架有明显的优势，可以避免在感染部位出现硬件。如果外科医生认为愈合的概率低得不可接受，或者患者无法忍受进一步的多次手术，那么就应该提示 AKA。

有几项研究报道了腿长差异＞2cm的情况[37, 43, 44]。其他研究表明，平均腿长差异＞5cm[21, 22]。＜2cm的腿长差异对于在没有膝关节屈曲的情况下行走时获得离地间隙有一定的优势，通常不需要治疗。如果腿长差异在2～5cm，可以使用鞋垫。当腿长差异＞5cm时，鞋面会出现平衡问题，因此很难处理，因此需要进行牵张成骨的手术去干预。通过髓内钉上的延长和将钉换成延长钉来实现延长[45]。

其他并发症包括术中骨折、持续感染、附加重叠感染、深静脉血栓形成、伤口裂开和腓神经麻痹。据报道，术中骨折的发生率为6%～12%[43, 44]。如前所述，在将感染的TKA翻修为膝关节融合术时，持续感染是一个问题。文献报道的持续感染的发生率为6%～50%[16, 17, 19, 21, 44, 46-49]。文献中腓神经麻痹的发生率为6%～12%[17, 43, 44]。

七、结论

膝关节融合术是一种很少用于感染TKA失败的挽救性手术，对患者有显著的功能限制。其好处是，它可以允许患者在无痛、稳定的肢体上继续独立行走，这是与经股截肢相比的主要优点。无论是长且耦合的设备，还是圆形外固定架，以及联合使用技术，髓内钉的使用都取得了良好的效果。外科医生必须根据自己的专业知识和对每位患者特征的全面评估，选择是否进行单阶段或两阶段手术，并使用最好的手术技术。

参考文献

[1] Key JA. Positive pressure in arthrodesis for tuberculosis of the knee joint. 1932. South Med J. 1932;25:909. https://doi.org/10.1097/BLO.0b013e318123eb6e.

[2] Charnley JC. Positive pressure in arthrodesis of the knee joint. J Bone Jt Surg. 1948;30B(3):478-86.

[3] Kheir MM, Tan TL, Gomez MM, Chen AF, Parvizi J. Patients with failed prior two-stage exchange have poor outcomes after further surgical intervention. J Arthroplasty. 2017;32(4):1262-5. https://doi.org/10.1016/j.arth.2016.10.008.

[4] Wu CH, Gray CF, Lee GC. Arthrodesis should be strongly considered after failed two-stage Reimplantation TKA. Clin Orthop Relat Res. 2014;472(11):3295-304. https://doi.org/10.1007/s11999-014-3482-4.

[5] Hibbs R. The treatment of tuberculosis of the joints of the lower extremities by operative fusion. J Bone Jt Surg. 1930;12:749.

[6] Soto-Hall R. Fusion in charcots disease of the knee: new technique for arthrodesis. Ann Surg. 1938;108:124.

[7] MacDonald J, Agarwal S, Lorei M, Johanson N, Frieberg A. Knee arthrodesis. J Am Acad Orthop Surg. 2006;14:154-63.

[8] Somayaji HS, Tsaggerides P, Ware HE, Dowd GSE. Knee arthrodesis-a review. Knee. 2008;15(4):247-54. https://doi.org/10.1016/j.knee.2008.03.005.

[9] Robinson M, Piponov HI, Ormseth A, Helder CW, Schwartz B, Gonzalez MH. Knee arthrodesis outcomes after infected Total knee arthroplasty and failure of two-stage revision with an antibiotic cement spacer. JAAOS Glob Res Rev. 2018;2(1):e077. https://doi.org/10.5435/jaaosglobal-d-17-00077.

[10] Nelson C, Evarts C. Arthroplasty and arthrodesis of the knee joint. Orthop Clin North Am. 1971;2(1): 245-64.

[11] Hutchison RE, Lucas EM, Marro J, Gambon T, Bruneau KN, DesJardins JD. The effects of simulated knee arthrodesis on gait kinematics and kinetics. Proc Inst Mech Eng H J Eng Med. 2019;233(7):723-34. https://doi.org/10.1177/0954411919850028.

[12] Marshall R, Nade S. Effects of arthrodeses on walking: kinematic and kinetic studies of subtalar and knee arthrodesis. Clin Biomech. 1991;6:51-9.

[13] Conway JD, Mont MA, Bezwada HP. Arthrodesis of the knee. J Bone Joint Surg Am. 2004;86: 835-48.

[14] Chakravarty R, Kapadia B, Jauregui J, Mont M. Knee arthrodesis. In: Wiesel SW, editor. Operative techniques in orthopaedic surgery. 2nd ed. Philadelphia: Wolters Kluwer; 2016. p. 1268-79.

[15] Knutson K, Hovelius L, Lindstrand A, Lidgren L. Arthrodesis after failed knee arthroplasty: a nationwide multicenter investigation of 91 cases. Clin Orthop Relat Res. 1984;191:202-11.

[16] Kuchinad R, Fourman MS, Fragomen AT, Rozbruch SR.

Knee arthrodesis as limb salvage for complex failures of total knee arthroplasty. J Arthroplasty. 2014;29(11):2150-5. https://doi.org/10.1016/j. arth.2014.06.021.

[17] Gallusser N, Goetti P, Luyet A, Borens O. Knee arthrodesis with modular nail after failed TKA due to infection. Eur J Orthop Surg Traumatol. 2015;25(8):1307-12. https://doi.org/10.1007/s00590-015-1707-1.

[18] Gottfriedsen TB, Schroder HM, Odgaard A. Knee arthrodesis after failure of knee arthroplasty: a nationwide register-based study. J Bone Joint Surg (Am ol). 2016;98(16):1370-7. https://doi.org/10.2106/JBJS.15.01363.

[19] Friedrich MJ, Schmolders J, Wimmer MD, et al. Two-stage knee arthrodesis with a modular intramedullary nail due to septic failure of revision total knee arthroplasty with extensor mechanism deficiency. Knee. 2017;24(5):1240-6. https://doi.org/10.1016/j.knee.2017.05.019.

[20] Makhdom AM, Fragomen A, Rozbruch SR. Knee arthrodesis after failed total knee arthroplasty. J Bone Joint Surg (Am Vol). 2019;101(7):650-60. https://doi.org/10.2106/JBJS.18.00191.

[21] Bargiotas K, Wohlrab D, Sewecke JJ, Lavinge G, Demeo PJ, Sotereanos NG. Arthrodesis of the knee with a long intramedullary nail following the failure of a total knee arthroplasty as the result of infection. J Bone Joint Surg Am. 2006;88(3):553-8.

[22] Watanabe K, Minowa T, Takeda S, et al. Outcomes of knee arthrodesis following infected total knee arthroplasty: a retrospective analysis of 8 cases. Mod Rheumatol. 2013;19:243-9. https://doi.org/10.1007/s10165-013-0862-7.

[23] Rasmussen MRMD, Bishop AT, Wood MB. Arthrodesis of the knee with a vascularized fibular rotatory graft. J Bone Joint Surg Am. 1995;77(5):751-9.

[24] Voss FR. A new technique of limb salvage after infected revision total knee arthroplasty: artificial fusion. J Arthroplasty. 2001;16(4):524-8. https://doi. org/10.1054/arth.2001.23624.

[25] Iacono F, Bruni D, Lo Presti M, et al. Knee arthrodesis with a press-fit modular intramedullary nail without bone-on-bone fusion after an infected revision TKA. Knee. 2012;19(5):555-9. https://doi. org/10.1016/j.knee.2012.01.005.

[26] Hawi N, Kendoff D, Citak M, Gehrke T, Haasper C, Hawi VN. Septic single-stage knee arthrodesis after failed total knee arthroplasty using a cemented coupled nail. Bone Jt J. 2015;97-B(5):645-53. https://doi. org/10.1302/0301-620X. 97B5.

[27] Alt V, Heiss C, Rupp M. Treatment of a recurrent periprosthetic joint infection with an intramedullary knee arthrodesis system with low-amount metallic silver coating. J Bone Jt Infect. 2019;4(3):111-4. https:// doi. org/10.7150/jbji.34484.

[28] Peterson BE, Bal S, Aggarwal A, Crist BD. Novel technique: knee arthrodesis using trabecular metal cones with intramedullary nailing and intramedullary autograft. J Knee Surg. 2016;29(6):510-5. https://doi. org/10.1055/s-0035-1566738.

[29] John Charnley K, Lowe HG. A study of the end-results of compression arthrodesis of the knee. J Bone Joint Surg Br Vol. 1958;40B(4):633-5.

[30] Knutson K, Lindstrand A, Lidgren L. Arthrodesis for failed knee arthroplasty: a report of 20 cases. J Bone Jt Surg. 1985;67-B(1):47-52.

[31] Rand JA, Bryan RS. The outcome of failed knee arthrodesis following total knee arthroplasty. Clin Orthop Relat Res. 1986;205(April):86-92.

[32] Figgie H, Brody G, Inglis A, Sculco T, Goldberg V, Figgie M. Knee arthrodesis following total knee arthroplasty in rheumatoid arthritis. Clin Orthop Relat Res. 1987;224:237-43.

[33] Hak DJ, Lieberman JR, Finerman GAM. Single plane and biplane external fixators for knee arthrodesis. Clin Orthop Relat Res. 1995;316:134-44.

[34] Vlasak R, Gearen P, Petty W. Knee arthrodesis in the treatment of failed total knee replacement. Clin Orthop Relat Res. 1995;321:138-44.

[35] de Vil J, Almqvist KF, Vanheeren P, Boone B, Verdonk R. Knee arthrodesis with an intramedullary nail: a retrospective study. Knee Surg Sports Traumatol Arthrosc. 2008;16(7):645-50. https://doi. org/10.1007/s00167-008-0525-y.

[36] Senior CJ, Assunção RE, Barlow IW. Knee arthrodesis for limb salvage with an intramedullary coupled nail. Arch Orthop Trauma Surg. 2008;128(7):683-7. https:// doi.org/10.1007/s00402-007-0386-8.

[37] Francesco I, Francesco RG, Danilo B, et al. Arthrodesis after infected revision TKA: retrospective comparison of intramedullary nailing and external fixation. HSS J. 2013;9(3):229-35. https://doi. org/10.1007/s11420-013-9349-5.

[38] Scarponi S, Drago L, Romanò D, et al. Cementless modular intramedullary nail without bone-on-bone fusion as a salvage procedure in chronically infected total knee prosthesis: long-term results. Int Orthop. 2014;38(2):413-8. https://doi.org/10.1007/s00264-013-2232-7.

[39] Röhner E, Windisch C, Nuetzmann K, Rau M,

Arnhold M, Matziolis G. Unsatisfactory outcome of arthrodesis performed after septic failure of revision total knee arthroplasty. J Bone Joint Surg (Am Vol). 2015;97(4):298-301. https://doi.org/10.2106/JBJS. N.00834.

[40] Carr JB, Werner BC, Browne JA. Trends and outcomes in the treatment of failed septic total knee arthroplasty: comparing arthrodesis and above-knee amputation. J Arthroplasty. 2016;31(7):1574-7. https://doi. org/10.1016/j.arth.2016.01.010.

[41] Sierra RJ, Trousdale RT, Pagnano MW. Above-the-knee amputation after a total knee replacement: prevalence, etiology and functional outcome. J Bone Joint Surg Am. 2003 Jun;85(6):1000-4. https://doi. org/10.2106/00004623-200306000-00003.

[42] Benson E, Resine S, Lewis C. Functional outcome of arthrodesis for failed total knee arthroplasty. Orthopedics. 1998;21(8):875-9.

[43] Garcia-Lopez I, Aguayo M, Cuevas A, Navarro P, Prieto C, Carpintero P. Knee arthrodesis with the Vari-Wall nail for treatment of infected total knee arthroplasty. Acta Orthop Belg. 2008;74(6):809-15.

[44] Leroux B, Aparicio G, Fontanin N, et al. Arthrodesis in septic knees using a long intramedullary nail: 17 consecutive cases. Orthop Traumatol Surg Res. 2013;99(4):399-404. https://doi.org/10.1016/j. otsr.2013. 03.011.

[45] Wood JH, Conway JD. Advanced concepts in knee arthrodesis. World J Orthop. 2015;6(2):202-10. https:// doi.org/10.5312/wjo.v6.i2.202.

[46] Domingo LJ, Caballero MJ, Cuenca J, Herrera A, Sola A, Herrero L. Knee arthrodesis with the Wichita fusion nail. Int Orthop. 2004;28(1):25-7. https://doi. org/10.1007/ s00264-003-0514-1.

[47] Mabry TM, Jacofsky DJ, Haidukewych GJ, Hanssen AD. The Chitranjan Ranawat award: comparison of intramedullary nailing and external fixation knee arthrodesis for the infected knee replacement. Clin Orthop Relat Res. 2007;464:11-5. https://doi. org/10.1097/BLO. 0b013e31806a9191.

[48] Yeoh D, Goddard R, Macnamara P, et al. A comparison of two techniques for knee arthrodesis: the custom made intramedullary mayday nail versus a monoaxial external fixator. Knee. 2008;15(4):263-7. https://doi. org/10.1016/ j.knee.2008.02.011.

[49] Bruno AAM, Kirienko A, Peccati A, et al. Knee arthrodesis by the Ilizarov method in the treatment of total knee arthroplasty failure. Knee. 2017;24(1):91-9. https://doi.org/10.1016/j.knee.2016.11.002.

第 21 章 结 果

Outcomes

Vincenzo Candela   Giovanna Stelitano   Sergio De Salvatore   Carlo Casciaro   Calogero Di Naro
Laura Risi Ambrogioni   Umile Giuseppe Longo   Vincenzo Denaro   著

人工关节感染（PJI）是全膝关节置换术（TKA）术后失败的重要原因。PJI 的治疗目的是根除感染，改善关节活动，提高患者日常生活活动的满意度和独立性，避免内科和外科并发症。治疗方法的选择包括长期使用抗生素（在不适合手术的患者中）、保留假体清创术（DAIR）、一二期翻修、关节成形术、关节融合术和截肢。然而，PJI 治疗后的成败并没有一个统一的定义[1, 2]。Volin 等[3] 将二期翻修后的成功定义为最近随访时无疾病。Bradbury 等[4] 认为，不仅要考虑感染的临床解决方案和无须进一步手术，而且要考虑在抑制性口服抗生素下缓解感染的临床方案。Waagsbo 等将治疗反应定义为一个随访期间复发的没有 PJI 的清创术后期[5]。Azzam 等认为，成功是在最后一次随访之前都没有感染的症状和体征[2]。Estes 等认为，感染控制成功是血清炎症标志物（ESR 和 CRP）正常化，以及没有感染的临床体征或症状[6]。Parvizi 等[7] 将成功视为根除感染。Senneville 等认为，缓解是指在最近一次与患者接触期间评估的无局部或全身感染迹象，以及从治疗结束到最近一次接触期间不需要再次手术或针对首次感染部位实施抗生素治疗[8]。基于 Delphi 的国际多学科共识对成功治疗的 PJI 的定义是感染根除，没有随后的手术干预，没有与 PJI 相关的死亡可能性。以 Delphi 为基础的国际

多学科共识一致同意将中期随访定义为明确手术后 5 年或更长时间，长期结果定义为明确手术后 10 年或更长时间[9-11]。总结，报道的结果是：感染控制不使用抗生素治疗；应用抗生素治疗控制感染；无菌翻修从开始治疗起超过 1 年；脓毒症翻修从开始治疗起超过 1 年；无菌翻修治疗开始后 1 年或等于 1 年；脓毒症翻修下或等于 1 年后开始治疗；截肢、切除关节成形术或融合术；保留垫片；从治疗开始起不到或等于 1 年的死亡；从开始治疗起超过 1 年的死亡。

一、DAIR

DAIR 包括清创、应用抗生素和植入物保留。开放 DAIR 被认为是一种破坏性较小的干预措施，旨在保护功能性植入物，最大限度地减少植入物切除的显著发病率。DAIR 入路适用于术后早期的 PJI 和急性血源性 PJI，定义为症状存在时间不超过 4 周。

DAIR 的感染控制率为 11.1%～100%[12～14]。一篇综述纳入了 23 项研究，共纳入 530 例使用开放式 DAIR 方法进行感染的全膝关节置换术，结果显示感染控制率为 32.6%[15, 16]。在回顾了 28 项涉及 599 例病例的研究[13] 后，DAIR 的总成功率报道为 47%。DAIR 术后感染控制率受多种因素影响，如患者年龄、感染类型、受累关节和抗

生素治疗持续时间[17]。几项研究报道，在症状出现后 3 周内或以后，与 DAIR 相比，感染控制率没有差异[18, 19]。然而，另有其他学者报道，从症状开始到 DAIR 之间的较长时间与较低的感染控制有关[17, 20]。几项研究表明，在出现症状后 1 周内进行 DAIR 治疗成功率很高[21-23]。

DAIR 方法的适应证为术后早期 PJI 和急性血源性 PJI。慢性 PJI 应被认为是进行 DAIR 的绝对禁忌证[24]。其他禁忌证有严重而广泛的感染，症状持续时间长，有交换模块成分的可能，难以根除致病微生物[25, 26]。据报道，DAIR 的成功率在接受模块化组件交换的患者中为 73.9%，而在不进行模块化组件交换的患者中为 60.7%[25]。模块化组件交换所取得的巨大成功得到了几位作者的证实[21, 27]。其他与不良结局相关的因素有类风湿关节炎、高龄、男性、慢性肾衰竭、肝硬化、慢性阻塞性肺疾病、骨折，特别是早期急性 PJI、人工关节翻修术；高 CRP，高细菌接种，金黄色葡萄球菌和肠球菌引起的感染[28]。患有类风湿关节炎的患者在晚期急性 PJI 的情况下，DAIR 的失败率为 74%，而没有类风湿关节炎的患者为 43%。年龄 >80 岁的晚期急性 PJI 患者，DAIR 失败的风险明显更高。DAIR 治疗急性 PJI 的失败率在 20%～70%，急性血源性 PJI 失败率更高。DAIR 治疗急性血行性感染的 2 年随访失败率为 52%[29]。其他学者报道 DAIR 对术后早期感染的成功率 82.1%，对急性血行性感染的成功率为 57.1%[30]。另外，Bryan 等报道术后早期感染与急性血行性感染结果无显著差异[30]。与 DAIR 失败相关的因素有窦道的存在、免疫反应受损、抗生素治疗时间短和 DAIR 不及时[31]。

总之，DAIR 与一期或二期翻修术相比，发病率降低，功能效果更好，减少了骨丢失和软组织损伤。尽管 DAIR 具有优势，但与更具侵袭性的翻修手术相比，DAIR 的结果必然与减少的根除率相平衡。然而，即使先前失败的 DAIR 可能倾向于更正式的一个或两个阶段的返修，因为最终治疗不及时可能会增加患者的身体或心理损

伤，但它似乎不会对最终的感染根除产生负面影响[32]。由于缺乏确凿证据，需要进一步开展大规模前瞻性研究或随机对照试验。

二、一期关节置换成形术

一期置换术旨在降低 PJI 患者的手术发病率和死亡率，降低经济成本，提高患者的生活质量。一期翻修术的成功率在 75%～95%[15, 33-45]。

严格筛选的患者中会有良好的结果。在 28 例膝关节成形术后感染的患者中，在超过 3 年的随访中，0% 的再感染率被记录在案[41]。术前细菌鉴定是必要的，以划定抗生素治疗。在手术前已知微生物易感性的患者中报道了出色的结果[41]。然而，术前微生物学诊断的缺乏被几位作者认为是一个相对的，而不是绝对的关节置换成形术的禁忌证[44, 46, 47]。

一期置换术的禁忌证为一期翻修失败、病因不明、对抗生素缺乏敏感性、广泛感染、全身败血症、大体组织炎症和严重免疫抑制。

由多微生物、非典型和革兰阴性菌、MRSA 和 MRSE 引起的感染与较高的失败率（44%）[48-50] 有关。

通过分析软组织缺损和窦道对结果的影响，得到了令人困惑的结果。Jenny 等[51] 报道了一个负面影响因素，再感染率为 27%。另外，在早期的 47 例患者中，记录了 87% 的无感染生存期为 3 年，尽管 43% 的患者有窦道[52]。对于 Raut 等来说，瘘管并不是一期置换关节成形术的绝对禁忌证[53]。

软组织清创术，清除异物，以及使用抗生素骨水泥再植入是较成功的建议。

最近的两项 Meta 分析表明，在人工关节周围全膝关节感染的治疗中，一期和二期手术的再感染率相当（8.2%）[54]。Wolf 等强调二期方案在感染复发方面的优越性；另外，同样的作者展示了一期手术在生活质量方面的优越性[55]。一期死亡率为 4.4%～11.4%[39, 55]。Loty 等[56] 分析了 90 例患者，平均随访 47 个月，报道死亡率为 4.4%。

Miley 等[57] 分析 100 例随访时间平均在 48.5 个月的患者，发现死亡率为 11%。Wolf 等[55] 基于 18 篇发表的论文，经过 Markov 队列模拟决策分析，一期翻修的死亡率为 0.52%（576 例中的 3 例），二期翻修的死亡率为 2.5%（321 例中的 8 例）。Haddad 等对一期翻修手术后的功能结果进行了适当的研究，用 KSS 评估，考虑了患者的术前功能，以及他们的术后状况。这项研究显示在功能评分的改善上有统计学意义，证明了一期翻修术的优越性。KSS 评分的平均增幅在一期为 +56 分，在二期为 +45 分，这考虑了患者术后的解剖稳定性，但也考虑了他们自身报告的功能状态和疼痛水平[58]。然而，这些发现是有限的：未来的研究是必要的，来描述一阶段或二阶段的翻修术的优越性。

三、二期关节置换成形术

二期翻修术是治疗 PJI 最常用的方法。它包括从关节清除所有异物，对关节周围组织进行广泛的清创术，并在关节内插入静态或关节间隔物。这个手术过程之后是抗生素治疗的延长时间。最后，当感染根除时再植入。二期翻修术主要用于致病病原体不明、对抗生素不敏感的细菌、有全身脓毒症迹象的患者及有广泛共发症的患者。

二期翻修术传统上被认为是治疗 PJI 的金标准。然而，与一期翻修相比，它使患者显露在额外手术程序的风险中。二期翻修关节置换治疗的成功率在 70%～100%。二期翻修后的再感染率在病例的 9%～20%[54]。Citak 等[59] 报道，与静态间隔物相比，关节间隔物的使用有更好的功能结果。关节间隔与短期住院时间和改善活动范围有关。Kim 等考虑到 22 个月的随访期，对 20 例诊断为 TKA 感染的患者进行了二期关节翻修术，使用关节间隔器治疗，得出了有意义的结果。所得结果如下所述：ROM 由一期手术前的 69.8°（50°～100°）增加到二期手术后的 102.8°（80°～130°）。KSS 由一期手术前的 33.8 分（28～52

分）增加到二期手术后的 85.3 分（77～94 分）。一期手术后 6 天给予部分负重。90% 以上的患者没有感染复发迹象。无并发症（如内侧副韧带撕裂和假体周围骨折）被发现。这些数据证实了关节间隔器在根除感染和恢复关节活动度和功能方面的优势[60]。总的并发症发病率为 15%，包括再感染率，关节活动度降低，疼痛症状[61] 和 9.1% 的骨折率，以及静态膝关节间隔器[62]。在感染根除和并发症方面，关节和非关节间隔器在膝关节假体周围没有发现明显的差异[63, 64]。二期翻修术死亡率为 2.9%～25.7%[65-70]。Chen 等[65] 分析 57 例患者，平均随访 67.2 个月，死亡率为 8.7%。Haddad 等[66] 报道 50 例患者平均随访 5.8 年，死亡率为 4.0%。Hsieh 等[67] 平均随访 43 个月，评估 99 例患者，报道归因死亡率为 3.0%。Romanò 等[68] 记录死亡率 2.9%，分析 102 例患者，平均随访 48 个月。Toulson 等[69] 分析 132 例患者，平均随访 64.8 个月，死亡率为 25.7%。最后，Ibrahim 等报道死亡率 15.2%，分析 125 例患者，平均随访 5.8 年[70]。目前，Claassen 等对二期全膝关节置换翻修术的并发症率和功能结果进行了有趣的总结。他们回顾了研究患者的图表，包括人口统计学、先前的手术、共病、持续感染的发生率和翻修。在最后的随访检查中，他们评估患者的满意度、疼痛程度和障碍。一个成功的临床预后被定义为一个功能正常的假体，没有伤口愈合障碍，没有窦道，或者其他持续感染的临床体征，临床上这样的预后大约在 86%。95% 的患者进行了假体再植入；只有 3 例患者接受了脓毒性关节融合术。二期再植成功率为 76.0%。只有 1 例患者需要接受膝关节截肢治疗[71]。由于缺乏确凿证据，需要进一步开展大规模前瞻性研究或随机对照试验。

四、结论

PJI 治疗后的成败没有一个统一的定义。PJI 治疗的目的是根除感染，提高患者满意度，避免内科和外科手术并发症。PJI 的成功治疗在很大程度上取决于多种因素，包括致病微生物、软组织和骨质、宿主因素、既往治疗和感染的长期性。PJI 的治疗方案包括长期抑制性抗生素（在不适合手术的患者中）、DAIR、一期或二期翻修、切除关节成形术、关节融合术和截肢。DAIR 入路适用于术后早期 PJI 和急性血源性 PJI。慢性 PJI 被认为是进行 DAIR 的绝对禁忌证。在严格筛选的患者中，一期交换关节置换术有良好的结局。一期置换术的禁忌证为一期翻修失败、病因不明、对可用抗生素缺乏敏感性、广泛感染、全身败血症、大体组织炎症和严重免疫抑制。二期翻修术是治疗 PJI 最常用的治疗方法。二期翻修后的再感染率在 9%~20%。在慢性 PJI 的情况下，二期置换术无疑是一种安全有效的治疗方法。选择 PJI 治疗的绝对黄金标准并不存在。然而，我们可以假设，在精心选择的病例中，DAIR 方案允许以低发病率对患者进行无创治疗，即使一期翻修保证了恢复时间和优越的功能。尽管发病率持续上升，但二期治疗仍然是有针对性和明确根除感染的最佳治疗方法。然而，选择最合适的治疗必须考虑到每个患者自身情况的不同。

参考文献

[1] Mahmud T, Lyons MC, Naudie DD, Macdonald SJ, McCalden RW. Assessing the gold standard: a review of 253 two-stage revisions for infected TKA. Clin Orthop Relat Res. 2012;470(10):2730-6.

[2] Azzam KA, Seeley M, Ghanem E, Austin MS, Purtill JJ, Parvizi J. Irrigation and debridement in the management of prosthetic joint infection: traditional indications revisited. J Arthroplasty. 2010;25(7):1022-7.

[3] Volin SJ, Hinrichs SH, Garvin KL. Two-stage reimplantation of total joint infections: a comparison of resistant and non-resistant organisms. Clin Orthop Relat Res. 2004;427:94-100.

[4] Bradbury T, Fehring TK, Taunton M, Hanssen A, Azzam K, Parvizi J, et al. The fate of acute methicillin-resistant Staphylococcus aureus periprosthetic knee infections treated by open debridement and retention of components. J Arthroplasty. 2009;24(6 Suppl):101-4.

[5] Waagsbo B, Sundoy A, Martinsen TM, Nymo LS. Treatment results with debridement and retention of infected hip prostheses. Scand J Infect Dis. 2009;41(8):563-8.

[6] Estes CS, Beauchamp CP, Clarke HD, Spangehl MJ. A two-stage retention debridement protocol for acute periprosthetic joint infections. Clin Orthop Relat Res. 2010;468(8):2029-38.

[7] Parvizi J, Saleh KJ, Ragland PS, Pour AE, Mont MA. Efficacy of antibiotic-impregnated cement in total hip replacement. Acta Orthop. 2008;79(3):335-41.

[8] Senneville E, Joulie D, Legout L, Valette M, Dezeque H, Beltrand E, et al. Outcome and predictors of treatment failure in total hip/knee prosthetic joint infections due to Staphylococcus aureus. Clin Infect Dis. 2011;53(4):334-40.

[9] Diaz-Ledezma C, Higuera CA, Parvizi J. Success after treatment of periprosthetic joint infection: a Delphi-based international multidisciplinary consensus. Clin Orthop Relat Res. 2013;471(7):2374-82.

[10] Longo UG, Maffulli N, Denaro V. Minimally invasive total knee arthroplasty. N Engl J Med. 2009;361(6):633-4; author reply 4.

[11] Longo UG, Loppini M, Trovato U, Rizzello G, Maffulli N, Denaro V. No difference between unicompartmental versus total knee arthroplasty for the management of medial osteoarthritis of the knee in the same patient: a systematic review and pooling data analysis. Br Med Bull. 2015;114(1): 65-73.

[12] Achermann Y, Sahin F, Schwyzer HK, Kolling C, Wust J, Vogt M. Characteristics and outcome of 16 periprosthetic shoulder joint infections. Infection. 2013;41(3):613-20.

[13] Zurcher-Pfund L, Uckay I, Legout L, Gamulin A, Vaudaux P, Peter R. Pathogen-driven decision for implant retention in the management of infected total knee prostheses. Int Orthop. 2013;37(8):1471-5.

[14] Longo UG, Candela V, Pirato F, Hirschmann MT, Becker R, Denaro V. Midflexion instability in total knee arthroplasty: a systematic review. Knee Surg Sports Traumatol Arthrosc. 2021;29(2):370-80.

[15] Silva M, Tharani R, Schmalzried TP. Results of direct exchange or debridement of the infected total knee arthroplasty. Clin Orthop Relat Res. 2002;404:125-31.

[16] Longo UG, Ciuffreda M, D'Andrea V, Mannering N, Locher J, Denaro V. All-polyethylene versus metal-backed tibial component in total knee arthroplasty. Knee Surg Sports Traumatol Arthrosc. 2017;25(11):3620-36.

[17] Kunutsor SK, Beswick AD, Whitehouse MR, Wylde V, Blom AW. Debridement, antibiotics and implant retention for periprosthetic joint infections: a systematic review and meta-analysis of treatment outcomes. J Infect.

2018;77(6):479-88.

[18] Achermann Y, Stasch P, Preiss S, Lucke K, Vogt M. Characteristics and treatment outcomes of 69 cases with early prosthetic joint infections of the hip and knee. Infection. 2014;42(3):511-9.

[19] Longo UG, Ciuffreda M, Mannering N, D'Andrea V,Locher J, Salvatore G, et al. Outcomes of posterior-stabilized compared with cruciate-retaining total knee arthroplasty. J Knee Surg. 2018;31(4):321-40.

[20] Zimmerli W, Trampuz A, Ochsner PE. Prosthetic-joint infections. N Engl J Med. 2004;351(16):1645-54.

[21] Grammatopoulos G, Bolduc ME, Atkins BL, Kendrick BJL, McLardy-Smith P, Murray DW, et al. Functional outcome of debridement, antibiotics and implant retention in periprosthetic joint infection involving the hip: a case-control study. Bone Jt J. 2017;99-B(5):614-22.

[22] Kuiper JW, Vos SJ, Saouti R, Vergroesen DA, Graat HC, Debets-Ossenkopp YJ, et al. Prosthetic joint-associated infections treated with DAIR (debridement, antibiotics, irrigation, and retention): analysis of risk factors and local antibiotic carriers in 91 patients. Acta Orthop. 2013;84(4):380-6.

[23] Hsieh PH, Lee MS, Hsu KY, Chang YH, Shih HN, Ueng SW. Gram-negative prosthetic joint infections: risk factors and outcome of treatment. Clin Infect Dis. 2009;49(7):1036-43.

[24] Lebeaux D, Ghigo JM, Beloin C. Biofilm-related infections: bridging the gap between clinical management and fundamental aspects of recalcitrance toward antibiotics. Microbiol Mol Biol Rev MMBR. 2014;78(3):510-43.

[25] Tsang SJ, Ting J, Simpson A, Gaston P. Outcomes following debridement, antibiotics and implant retention in the management of periprosthetic infections of the hip: a review of cohort studies. Bone Jt J. 2017;99-B(11):1458-66.

[26] Byren I, Bejon P, Atkins BL, Angus B, Masters S, McLardy-Smith P, et al. One hundred and twelve infected arthroplasties treated with 'DAIR' (debridement, antibiotics and implant retention): antibiotic duration and outcome. J Antimicrob Chemother. 2009;63(6):1264-71.

[27] Choi HR, von Knoch F, Zurakowski D, Nelson SB, Malchau H. Can implant retention be recommended for treatment of infected TKA? Clin Orthop Relat Res. 2011;469(4):961-9.

[28] Lora-Tamayo J, Murillo O, Iribarren JA, Soriano A, Sanchez-Somolinos M, Baraia-Etxaburu JM, et al. A large multicenter study of methicillin-susceptible and methicillin-resistant Staphylococcus aureus prosthetic joint infections managed with implant retention. Clin Infect Dis. 2013;56(2):182-94.

[29] Rodriguez D, Pigrau C, Euba G, Cobo J, Garcia-Lechuz J, Palomino J, et al. Acute haematogenous prosthetic joint infection: prospective evaluation of medical and surgical management. Clin Microbiol Infect. 2010;16(12):1789-95.

[30] Fink B, Schuster P, Schwenninger C, Frommelt L, Oremek D. A standardized regimen for the treatment of acute postoperative infections and acute hematogenous infections associated with hip and knee arthroplasties. J Arthroplasty. 2017;32(4):1255-61.

[31] Qasim SN, Swann A, Ashford R. The DAIR (debridement, antibiotics and implant retention) procedure for infected total knee replacement—a literature review. Sicot J. 2017;3:2.

[32] Vaz K, Scarborough M, Bottomley N, Kendrick B, Taylor A, Price A, et al. Debridement, antibiotics and implant retention (DAIR) for the management of knee prosthetic joint infection. Knee. 2020;27(6):2013-5.

[33] Selmon GP, Slater RN, Shepperd JA, Wright EP. Successful 1-stage exchange total knee arthroplasty for fungal infection. J Arthroplasty. 1998;13(1):114-5.

[34] von Foerster G, Kluber D, Kabler U. Mid- to long-term results after treatment of 118 cases of periprosthetic infections after knee joint replacement using one-stage exchange surgery. Der Orthopade. 1991;20(3):244-52.

[35] Buechel FF, Femino FP, D'Alessio J. Primary exchange revision arthroplasty for infected total knee replacement: a long-term study. Am J Orthop. 2004;33(4):190-8; discussion 8.

[36] Zeller V, Lhotellier L, Marmor S, Leclerc P, Krain A, Graff W, et al. One-stage exchange arthroplasty for chronic periprosthetic hip infection: results of a large prospective cohort study. J Bone Joint Surg Am. 2014;96(1):e1.

[37] Hansen E, Tetreault M, Zmistowski B, Della Valle CJ, Parvizi J, Haddad FS, et al. Outcome of one-stage cementless exchange for acute postoperative periprosthetic hip infection. Clin Orthop Relat Res. 2013;471(10):3214-22.

[38] Winkler H, Stoiber A, Kaudela K, Winter F, Menschik F. One stage uncemented revision of infected total hip replacement using cancellous allograft bone impregnated with antibiotics. J Bone Jt Surg. 2008;90(12):1580-4.

[39] Raut VV, Siney PD, Wroblewski BM. One-stage revision of total hip arthroplasty for deep infection. Long-term followup. Clin Orthop Relat Res. 1995;321:202-7.

[40] Zahar A, Gehrke TA. One-stage revision for infected total hip arthroplasty. Orthop Clin North Am. 2016;47(1):11-8.

[41] Haddad FS, Sukeik M, Alazzawi S. Is single-stage revision according to a strict protocol effective in treatment of chronic knee arthroplasty infections? Clin Orthop Relat Res. 2015;473(1):8-14.

[42] Choi HR, Kwon YM, Freiberg AA, Malchau H. Comparison of one-stage revision with antibiotic cement versus two-stage revision results for infected total hip arthroplasty. J Arthroplasty. 2013;28(8 Suppl):66-70.

[43] Wolf M, Clar H, Friesenbichler J, Schwantzer G, Bernhardt G, Gruber G, et al. Prosthetic joint infection following total hip replacement: results of one-stage versus two-stage exchange. Int Orthop. 2014;38(7):1363-8.

[44] Castellani L, Daneman N, Mubareka S, Jenkinson R. Factors associated with choice and success of one-versus two-stage revision arthroplasty for infected hip and knee prostheses. HSS J. 2017;13(3):224-31.

[45] Gehrke T, Zahar A, Kendoff D. One-stage exchange: it all

began here. Bone Jt J. 2013;95-B(11 Suppl A):77-83.

[46] Lange J, Troelsen A, Solgaard S, Otte KS, Jensen NK, Soballe K, et al. Cementless one-stage revision in chronic periprosthetic hip joint infection. Ninety-one percent infection free survival in 56 patients at minimum 2-year follow-up. J Arthroplasty. 2018;33(4):1160-5e1.

[47] Bori G, Navarro G, Morata L, Fernandez-Valencia JA, Soriano A, Gallart X. Preliminary results after changing from two-stage to one-stage revision arthroplasty protocol using cementless arthroplasty for chronic infected hip replacements. J Arthroplasty. 2018;33(2):527-32.

[48] Laudermilch DJ, Fedorka CJ, Heyl A, Rao N, McGough RL. Outcomes of revision total knee arthroplasty after methicillin-resistant *Staphylococcus aureus* infection. Clin Orthop Relat Res. 2010;468(8):2067-73.

[49] Buchholz HW, Elson RA, Engelbrecht E, Lodenkamper H, Rottger J, Siegel A. Management of deep infection of total hip replacement. J Bone Jt Surg. 1981;63-B(3):342-53.

[50] Jackson WO, Schmalzried TP. Limited role of direct exchange arthroplasty in the treatment of infected total hip replacements. Clin Orthop Relat Res. 2000;381:101-5.

[51] Jenny JY, Lengert R, Diesinger Y, Gaudias J, Boeri C, Kempf JF. Routine one-stage exchange for chronic infection after total hip replacement. Int Orthop. 2014;38(12):2477-81.

[52] Jenny JY, Barbe B, Gaudias J, Boeri C, Argenson JN. High infection control rate and function after routine one-stage exchange for chronically infected TKA. Clin Orthop Relat Res. 2013;471(1): 238-43.

[53] Raut VV, Siney PD, Wroblewski BM. One-stage revision of infected total hip replacements with discharging sinuses. J Bone Jt Surg. 1994;76(5):721-4.

[54] Kunutsor SK, Whitehouse MR, Blom AW, Beswick AD, Team I. Re-infection outcomes following oneand two-stage surgical revision of infected hip prosthesis: a systematic review and meta-analysis. PLoS One. 2015;10(9):e0139166.

[55] Wolf CF, Gu NY, Doctor JN, Manner PA, Leopold SS. Comparison of one and two-stage revision of total hip arthroplasty complicated by infection: a Markov expected-utility decision analysis. J Bone Joint Surg Am. 2011;93(7):631-9.

[56] Loty B, Postel M, Evrard J, Matron P, Courpied JP, Kerboull M, et al. One stage revision of infected total hip replacements with replacement of bone loss by allografts. Study of 90 cases of which 46 used bone allografts. Int Orthop. 1992;16(4):330-8.

[57] Miley GB, Scheller AD Jr, Turner RH. Medical and surgical treatment of the septic hip with one-stage revision arthroplasty. Clin Orthop Relat Res. 1982;170:76-82.

[58] Nagra NS, Hamilton TW, Ganatra S, Murray DW, Pandit H. One-stage versus two-stage exchange arthroplasty for infected total knee arthroplasty: a systematic review. Knee Surg Sports Traumatol Arthrosc. 2016;24(10):3106-14.

[59] Citak M, Masri BA, Springer B, Argenson JN, Kendoff DO. Are preformed articulating spacers superior to surgeon-made articulating spacers in the treatment of PJI in THA? A literature review. Open Orthop J. 2015;9:255-61.

[60] Kim YS, Bae KC, Cho CH, Lee KJ, Sohn ES, Kim BS. Two-stage revision using a modified articulating spacer in infected total knee arthroplasty. Knee Surg Relat Res. 2013;25(4):180-5.

[61] Nahhas CR, Chalmers PN, Parvizi J, Sporer SM, Berend KR, Moric M, et al. A randomized trial of static and articulating spacers for the treatment of infection following total knee arthroplasty. J Bone Joint Surg Am. 2020; 102(9): 778-87.

[62] Faschingbauer M, Reichel H, Bieger R, Kappe T. Mechanical complications with one hundred and thirty eight (antibiotic-laden) cement spacers in the treatment of periprosthetic infection after total hip arthroplasty. Int Orthop. 2015;39(5):989-94.

[63] Pivec R, Naziri Q, Issa K, Banerjee S, Mont MA. Systematic review comparing static and articulating spacers used for revision of infected total knee arthroplasty. J Arthroplasty. 2014;29(3):553-7. e1.

[64] Voleti PB, Baldwin KD, Lee GC. Use of static or articulating spacers for infection following total knee arthroplasty: a systematic literature review. J Bone Joint Surg Am. 2013;95(17):1594-9.

[65] Chen WS, Fu TH, Wang JW. Two-stage reimplantation of infected hip arthroplasties. Chang Gung Med J. 2009;32(2):188-97.

[66] Haddad FS, Muirhead-Allwood SK, Manktelow AR, Bacarese-Hamilton I. Two-stage uncemented revision hip arthroplasty for infection. J Bone Jt Surg. 2000;82(5):689-94.

[67] Hsieh PH, Huang KC, Lee PC, Lee MS. Two-stage revision of infected hip arthroplasty using an antibiotic-loaded spacer: retrospective comparison between short-term and prolonged antibiotic therapy. J Antimicrob Chemother. 2009;64(2):392-7.

[68] Romano CL, Romano D, Logoluso N, Meani E. Long-stem versus short-stem preformed antibiotic-loaded cement spacers for two-stage revision of infected total hip arthroplasty. Hip Int. 2010;20(1): 26-33.

[69] Toulson C, Walcott-Sapp S, Hur J, Salvati E, Bostrom M, Brause B, et al. Treatment of infected total hip arthroplasty with a 2-stage reimplantation protocol: update on "our institution's" experience from 1989 to 2003. J Arthroplasty. 2009;24(7):1051-60.

[70] Ibrahim MS, Raja S, Khan MA, Haddad FS. A multidisciplinary team approach to two-stage revision for the infected hip replacement: a minimum five-year follow-up study. Bone Jt J. 2014;96-B(10):1312-8.

[71] Claassen L, Plaass C, Daniilidis K, Calliess T, von Lewinski G. Two-stage revision total knee arthroplasty in cases of periprosthetic joint infection: an analysis of 50 cases. Open Orthop J. 2015;9: 49-56.

第22章 并发症
Complications

Warran Wignadasan Justin Chang Mark Roussot Sam Oussedik 著

初次全膝关节置换术（TKA）术后的人工关节感染（PJI）对患者和外科医生都是毁灭性的并发症。幸运的是，PJI 相对罕见，汇集的国际注册数据表明原发性 TKA 后有 1.03% 的患病风险[1]。由于老龄化和日益活跃的人口数量，从 21 世纪初到 2030 年，对 TKA 的需求预计将增加 400%[2,3]。这将不可避免地导致 PJI 和随后的翻修关节成形的数量增加，形成更高的并发症率和更差的功能结果。与无菌失败的翻修手术相比，PJI 翻修术有明显更高的死亡率；有证据表明，PJI 的 1 年死亡率风险与许多常见癌症相当[4]。为了减轻联合方案执行的负担，人们已经花费了大量的努力和资源。治疗需要一个多学科的方法，包括专业微生物学家、物理治疗师和翻修关节成形术专家。越来越多的证据表明，在多元化外科医生的专业关节置换中心治疗感染的 TKA 可以改善预后[5-7]。

尽管在预防 PJI 方面有所改善，但不幸的是，仍有一部分患者会发展为深部感染。这些患者的管理最终涉及抗生素和手术干预。根据机体和宿主因素的不同，适当的外科干预可能包括 DAIR 程序、一期翻修或二期翻修。在感染环境下的 TKA 翻修在技术上是具有挑战性的，与无菌翻修相比，并发症的风险更高[8]。

感染型 TKA 的并发症可在手术过程中（术中）、术后早期恢复（早期）及从初始手术完全恢复后（晚期）出现。在感染的情况下，外科医生必须认识到并重视与翻修 TKA 相关的潜在并发症。这将随后导致患并发症的风险降低，并提高对如何适当处理特定并发症的理解，以便在它们真正发生时及时处理。

一、术中并发症

（一）手术显露

充分的手术显露和仔细处理软组织包膜是任何翻修关节置换术的关键。应采用先前的切口，以尽量减少伤口并发症和破裂。在有多个切口的情况下，应该保持最外侧切口的皮肤血供，确保这些血供通畅，从而不产生大的皮瓣。窦道应该切除，以防止持续和复发感染（图 22-1）。当计划切开窦道时，必须慎重考虑切开方案。切口应该有足够的长度，以防止皮肤边缘过度紧张。应该创造全层筋膜皮瓣来维持血管完整性。任何坏死或感染的皮下组织都应该清创，直至出现出血的健康组织。患者经常僵直，软组织包膜增厚发炎。在感染的情况下，彻底和系统的清创和完全的滑膜切除术是必要的，用以根除感染和充分显露以前的植入物。通常在彻底清创后，植入物的充分显露是有可能的。但是，可能需要通过伸展入路来防止医源性伸肌结构的损伤。外科医生应

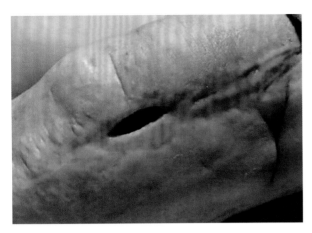

▲ 图 22-1　人工关节感染导致的窦道形成

该做好进行股四头肌切断、V-Y 翻转或胫骨结节截骨的准备，在显露不足的情况下用以切除植入物或随后的重建。

（二）伸肌结构断裂

对 PJI 进行翻修 TKA 时保护伸肌结构是必要的；即使在成功根除感染的情况下，伸肌结构的损伤或功能失效也会显著恶化功能预后。伸肌结构可因感染或医源性损伤而中断。这是一个毁灭性的并发症，使膝关节的功能恢复困难加倍。一项包括 60 例伴随 PJI 和伸肌结构破坏的患者的研究显示，无论治疗与否，成功率都很低。其中 53 例患者接受了伸肌修复或置换，但 41 例被认为失败，复发性感染是失败的最常见原因 [9]。

伸肌结构断裂的治疗通常包括两个阶段的翻修，以及随后的伸肌结构异体移植或网状重建。关节间隔器是首选的，以使受影响的膝盖运动，并促进膝盖功能的恢复 [10]。然而，对伸肌结构或周围软组织包膜的严重损伤可能需要使用静态间隔器 [11, 12]。间隔器应该不能有任何冲击或平移伸肌结构，为防止进一步的并发症，任何问题应当适当解决。同种异体伸肌结构移植重建显现了良好的存活率。一项专科中心的研究显示，69% 的膝盖在最后随访时保留了最初的同种异体移植物。然而，患者的功能结果持续恶化，再手术率高 [13]。在 TKA 的最终翻修时，确保股骨和胫骨的连接位置良好，优化髌骨的活动是至关重要的。不这样做可能会导致早期失败。

（三）手术时间的延长

DAIR、一期或二期翻修术是假体周围膝关节感染手术治疗的主要选择。这些手术在技术上具有挑战性，通常需要较长的手术时间。延长的手术时间会增加手术部位感染的风险，进而会对已经感染的关节造成灾难性的后果。有人认为，手术时间超过 2.5h 会增加感染的风险 [14, 15]。一项涉及 10 000 多个翻修 TKA 的全国性研究得出结论，与包括年龄、性别和 BMI 在内的其他变量相比，手术时间对术后住院时间的影响最大 [16]。越来越多的证据表明，PJI 的治疗应在专业中心由经验丰富的大容量翻修外科医生管理，以减少手术时间和并发症发生率 [3, 5]。

（四）术中骨折

在膝关节翻修术中，术中骨折是一个潜在的风险。北美的一项研究报道，在 645 例翻修型 TKA 中，假体周围骨折的发生率为 0.78% [17]。外科医生应该意识到在以前的部件外植、髓管准备和带柄翻修部件插入过程中骨折的风险 [18]。由于骨质量差和骨存量丢失，在人工关节翻修术中假体周围骨折的风险在感染环境中增加。一项研究分析了 894 例感染的 TKA 患者进行了二期翻修治疗，显示术中骨折率为 2.3% [19]。其中，17% 的骨折发生在组件取出过程中，82% 发生在再植入过程中。股骨骨折占 56%，胫骨骨折占 30%，髌骨骨折占 13%。

术中发现的骨折应适当解剖复位和稳定。带柄部件应绕过骨折部位至少两个皮质直径。股骨和胫骨髁骨折通常需要螺钉或钢板固定。骨折应该足够稳定，术后可以立即活动。股骨和胫骨髁骨折通常需要螺钉或钢板固定。骨折应该足够稳定，术后可以立即活动。然而，负重训练可能需要推迟，这可能进一步阻碍康复过程 [20]。术中骨折也明显延长手术时间；这可能进一步增加并发症的风险，包括再感染。

（五）关节不稳定性

假体膝关节感染后，关节的稳定性处于危险之中。外科医生在术中必须确保膝盖稳定，经常需要使用增加内翻、外翻约束或旋转铰链设计的翻修组件。膝关节的稳定性依赖于完整的副韧带和平衡的载荷分布在内、外侧髁上。为了成功根除感染，需要对关节和周围软组织包膜进行积极的清创。这可能包括重要的韧带和包膜结构，随后会损害稳定性。在清创术后切除副韧带后，半约束或铰链植入物是必要的[21]。

据报道，膝关节翻修手术后不稳定的发生率为22%[22]。TKA因PJI进行术后翻修后出现的关节不稳定性极大提高，很可能是清创术的程度不够到位。不稳定性可分为冠状面不稳定性和矢状面不稳定性。伸展不稳定是由伸展间隙充填不足造成的，也可能是由固定畸形释放不足造成的。屈曲不稳定是屈曲间隙大于伸展间隙的结果。股骨部件尺寸过小或胫骨斜坡陡峭会引起这种形式的不稳定[23]。

因此，在PJI翻修手术中，外科医生应努力提取骨丢失最小的成分，平衡膝关节韧带，使用稳定的成分来恢复关节线，并实现良好的软组织覆盖。文献中描述了不同的标志点，以帮助在翻修TKA手术中精确再现关节线：腓骨头近端1.5～2cm，"半月板瘢痕"，股骨外侧上髁远端2～2.5cm，股骨内侧上髁远端2.5～3cm，胫骨结节近端2cm，髌骨下极下2cm[24-26]。对侧膝关节的X线，然后测量切除假体的大小通常是有帮助的。周密的术前计划和对潜在不稳定性的预测是进行感染翻修TKA时必不可少的。

（六）神经血管损伤

膝关节周围的神经血管结构在翻修过程中存在增加医源性损伤的风险。腓总神经是TKA翻修术中最常见的损伤神经。虽然直接的神经损伤很少见，但压迫、牵引和缺血是最常见的损伤机制[27]。原发性TKA中腓总损伤的发生率为0.58%～1.8%[28]。手术前膝外翻、固定屈曲>20°、椎板切除和使用脊髓麻醉药的风险增加[29]。止血带时间延长也会增加神经损伤的风险。这在翻修程序中尤其重要，因为翻修程序往往在技术上更具挑战性，因此操作时间更长。一项回顾性研究报道了神经损伤（腓总神经或胫神经）的发生率为7.7%，涉及1001例接受初次或翻修TKA且止血带时间超过120min的患者[30]。

血管损伤虽然不像神经损伤那么常见，但会导致灾难性的并发症。此外，翻修TKA的动脉损伤发生率是原发TKA的2倍（0.36% vs. 0.15%）[31]。在TKA翻修过程中，感染需要更大的显露范围，以充分清创感染组织，包括经常增厚的后囊。神经血管束可贴壁于后囊膜，增加清创时损伤的风险。血管损伤可以是直接的，如手术刀或钻头等尖锐物体造成的，也可以是间接的，如止血带或牵引造成的。动脉的直接损伤可导致大量出血，这可能在术中可见，或者表现为血压显著下降。外科医生应立即寻求血管会诊以进行手术治疗、旁路移植术或直接修复动脉。由于缺乏出血和术后常用镇痛药掩盖疼痛，导致缺血的间接动脉损伤很容易在术后即刻被遗漏。这些患者发生骨室筋膜综合征的风险有所增加，导致筋膜切开术、神经损伤和肌肉坏死[31]。对于怀疑在翻修TKA后有间接动脉损伤的患者，应立即考虑多普勒超声和踝臂压力指数（ankle-brachial pressure index，ABPI）。如果有任何临床问题，应要求立即进行血管评定和相关的血管检查。

二、早期并发症

（一）静脉血栓栓塞

静脉血栓栓塞（venous thromboembolism，VTE）是由于PJI进行TKA后翻修的潜在的早期并发症。在治疗这些患者时，术前风险评估及适当使用机械和药物预防至关重要。据报道，原发性TKA后近端深静脉血栓形成（deep vein thrombosis，DVT）和远端DVT的患病率分别在0%～16%和1%～67%[32]。此外，有症状的肺栓塞（pulmonary embolism，PE）的患病率为1%～1.9%，据报道致死性PE在0.2%～0.7%[32]。

与原发性TKA相比，翻修TKA中VTE患病率的证据有限。伊利诺伊州一项涉及2986例翻修TKA患者的大型多中心研究显示，报道的DVT发生率为1.4%，PE发生率为1.6%[33]。另一项涉及645例翻修TKA的研究分别报道了0.16%和2.02%的DVT率和PE率[17]。已建议谨慎的软组织处理和尽量减少膝关节过度屈曲，以减少静脉瘀滞，并最终降低VTE的风险[34]。

非药物预防包括使用弹力袜、间歇充气装置和早期活动踝关节。此外，与全身麻醉药相比，硬膜外麻醉药的DVT相关风险较低（分别为4%和9%）[35]。关于最有效的药理学VTE预防形式的争论仍在进行中。低分子量肝素被认为在预防症状性血栓形成方面比华法林更有效[32,36]。然而，药物预防会增加轻微出血的风险[37]，这会使翻修手术复杂化。已发现联合使用药物和非药物VTE预防可降低TKA术后VTE的发生率[38]。因此，外科医生应考虑采用药物和非药物相结合的方法来预防膝关节翻修手术中的VTE，并仔细、定期监测以评估出血情况。

（二）血肿和伤口并发症

术后可发生血肿，这是由彻底清创术和预防VTE药物引起的出血增加所致。血肿可导致持续引流、伤口并发症和裂开，这会增加复发性感染的风险[39]。一项涉及17784例接受TKA患者的回顾性研究表明，在手术后30天内接受血肿清除术的患者5年深部感染风险率为6%，而未接受再次手术的患者为0.8%[40]。由于PJI翻修病例中软组织的广泛清创，导致持续性静脉出血的风险增加。排水管的使用虽然有争议，但可能有助于减少术后血肿的形成。

此外，使用负压伤口疗法也被证明对治疗TKA后感染的伤口有益[41,42]。伤口裂开是一种非常严重的并发症，它会作为微生物进入关节的通道，增加反复感染的风险。在糖尿病、肥胖、高血压、动脉硬化、神经病变和吸烟等合并症患者中尤其如此。因此，确保慢性病的药物治疗得到优化以促进伤口愈合是至关重要的[43]。在出现伤口裂开的情况下，可能需要进行整形手术，并用旋转或游离的肌肉皮瓣覆盖软组织以进行伤口闭合。

（三）复发性感染

复发性感染是与PJI治疗相关的一种严重的早期并发症。手术和患者自身因素都可能导致持续或复发感染的风险。联合多学科治疗，确保患者有足够的手术清创，优化内科合并症和适当的抗生素对于预防复发至关重要。尽管如此，一部分患者仍会发生持续感染。DAIR的成功率有所不同，从MRSA治疗PJI的18%到另一项关节镜研究中的100%[44,45]。关于DAIR功效的文献综述得出结论，它可能是根除PJI的有效方法。建议在急性术后期间，在术后4周内进行，手术应以开放的方式进行，而不是通过关节镜进行[46]。一篇系统综述文章比较了687例接受一期关节置换术的患者与1086例接受二期关节置换术的慢性PJI患者的结果，结果显示，根除率分别为87.1%和84.8%[47]。

研究调查了548例因髋关节或膝关节PJI而接受二期置换术的患者，结果表明，女性、精神疾病和心脏病都会增加复发感染的可能性[48]。此外，意大利的一项研究得出结论，在关节置换术的两个阶段之间持续使用抗生素治疗，没有无抗生素的"假期"，可以降低PJI复发的可能性，并为免疫功能低下的患者提供更好的结果[49]。

三、晚期并发症

（一）关节僵硬

关节僵硬是膝关节PJI感染和翻修手术后的常见并发症。一项针对翻修后TKA手术的运动范围进行的研究表明，4%的患者表现出现僵硬，术后3个月随访时膝关节运动范围<90°被定义

为僵硬[50]。德国的一项涉及 867 例初次 TKA 和 176 例翻修 TKA 的进一步研究发现，有 4.54% 的初次 TKA 和 5.11% 的翻修 TKA 被认为是僵硬的（<90° 屈曲）[51]。

预测感染的植入物翻修手术后的硬度极具挑战性。然而，术前运动范围已被证明是最大的决定因素[43, 44]。初次和二次翻修 TKA 之间较短的持续时间也被证明会增加复发性僵硬的风险[50]。在翻修 TKA 中，高 BMI 是与术后僵硬相关的可改变的危险因素[52]。在翻修 TKA 中，高 BMI 是与术后僵硬相关的可改变的危险因素[52]。

开始可以使用保守方法，如物理疗法。在术后 3 个月内，进行麻醉下的早期手术已被证明可以成功地改善僵硬度[53]。对于抵抗力更强的病例，应考虑更具侵入性的手术，如开放性关节松解术和翻修手术[53]。

（二）假体周围骨折

假体周围骨折可继发于术中和术后。在假体周围关节感染的情况下，尤其难以治疗。治疗目标包括恢复长度、排列和旋转、稳定愈合和（或）重建及根除感染[54]。

股骨远端假体周围骨折 (periprosthetic fracture, PPF) 的处理极具挑战。SU 分类法根据股骨近端的位置将骨折分为 3 种类型（Ⅰ～Ⅲ）。Ⅰ 型骨折位于股骨近端，Ⅱ 型骨折起源于股骨近端并向近端延伸，Ⅲ 型骨折远端延伸至股骨近端边界[55]。Lewis 和 Rorabeck 分类法将骨折分为 3 种类型（Ⅰ～Ⅲ）。Ⅰ 型描述的是假体完整的未移位骨折，Ⅱ 型是假体完整的移位骨折，Ⅲ 型是股骨成分松动的移位或未移位骨折[56]。

胫骨 PPF 可以用 Felix 分类法分类[57]。该系统将胫骨周围的骨折分为 4 种类型（Ⅰ～Ⅳ）。Ⅰ 型代表胫骨平台骨折，Ⅱ 型骨折邻近假体干，Ⅲ 型骨折位于胫骨干远端，Ⅳ 型骨折代表胫骨结节骨折。此外，假体周围骨折可以使用统一分类系统进行分类，该分类系统识别 6 种类型（A～F）。A 型为骨突骨折，B 型为假体床部骨

折，C 型为远离种植体的骨折，D 型为位于两个假体之间的骨折，E 型为支持一个关节置换的两根骨头的骨折，F 型为关节连接或面向种植体的骨折[58]。

膝关节翻修假体周围的 PPF 可以在术后早期或晚期发生。危险因素包括骨存量差（常见于感染病例）、多次再修正、骨量减少、某些共病，如炎性关节炎和前皮质应力升高[59]。翻修 TKA 后植入物周围发生 PPF 的风险是初次 TKA 后风险的 2 倍[60, 61]。苏格兰登记显示，原发性和翻修性 TKA 中 PPF 的发生率分别为 0.6% 和 1.7%[60]。审查还发现，唯一显著增加 TKA 周围 PPF 可能性的风险是女性性别、年龄 70 岁以上和翻修手术。

翻修部件周围骨折的治疗更具挑战性，因为初次植入物（如髓内钉或关节周围锁定钢板）周围 PPF 的传统治疗方案通常不适用。假体稳定的不稳定骨折需要切开复位内固定（reduction and internal fixation，ORIF）。应使用绕过骨折部位的较长股骨柄对松动部件的移位骨折进行翻修[57]。在粉碎性骨折、骨丢失或股骨远端 PFF 周围 ORIF 失败导致骨不连的情况下，股骨远端置换可视为肢体挽救手术[62]。TKA 术后髌骨骨折不太常见，通常可在无伸肌机制破坏和髌骨部件不稳定的情况下进行非手术治疗[63]。如果髌骨部件不稳定，应根据可用骨量进行治疗。如果骨量充足，应尝试 ORIF（伴或不伴组件翻修）；然而，如果骨量不足，部分或完全髌骨切除术可能是一种替代方案[64]。

（三）股骨柄尖端疼痛

柄尖疼痛是翻修手术后患者表现出的常见不适原因。与 PJI 经常重合的不良骨质使得维持精确的部件对齐变得困难。胫骨干延长常用于改善部件固定[65]。在接受 TKA 翻修的患者中，14% 的患者在柄尖区域出现疼痛[66]。此外，茎的设计似乎并不影响翻修后柄尖疼痛的发生率[67]。在柄尖区域放置胫骨钢板被发现可以减少疼痛的发生率[48]；然而，在治疗 PJI 时使用额外的金属制品

会进一步增加风险。由于这个原因，在股骨或胫骨干骺端区域获得购买的固定策略与短的骨水泥柄结合可能是一个更成功的策略[68]。然而，在PJI治疗中使用额外的金属制品会进一步增加风险。因此，在股骨或胫骨干骺端区域获得支撑的固定策略与短骨水泥型延长杆结合可能是更成功的策略[68]。

四、结论

总之，膝关节PJI的主要治疗包括根除感染和提供无痛、稳定和功能正常的膝关节，允许足够的活动度。由于PJI的复杂性，实现这一目标的过程往往很困难，而且似乎永无止境。必须在专业的关节置换术中心根据患者的个体情况和详细计划进行治疗，在这种中心里，膝关节翻修专家、微生物学家和专业理疗师可以提供意见，从而获得一个满意的结局，并降低进一步严重并发症的风险[5]。

五、病例分享（图22-2）

这是1例65岁的患者患有股骨远端假体周围骨折，采用切开复位和外侧锁定钢板内固定治疗。随后，他发生了PJI，并接受了二期翻修，使用关节垫片和受限翻修假体。

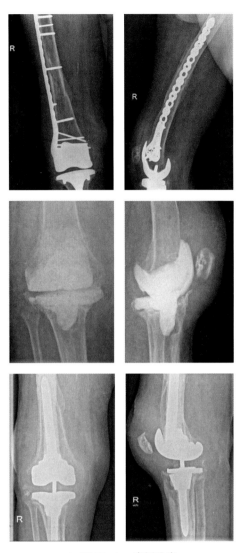

▲ 图22-2 病例分享

参考文献

[1] Springer BD, Cahue S, Etkin CD, Lewallen DG, McGrory BJ. Infection burden in total hip and knee arthroplasties: an international registry-based perspective. Arthroplast Today. 2017;3(2):137-40.

[2] Neufeld ME, Masri BA. Can the Oxford Knee and Hip Score identify patients who do not require total knee or hip arthroplasty? Bone Joint J. 2019;101-B(6_Supple_B):23-30.

[3] Ahmed SS, Haddad FS. Prosthetic joint infection. Bone Joint Res. 2019;8(11):570-2.

[4] Zmistowski B, Karam JA, Durinka JB, Casper DS, Parvizi J. Periprosthetic joint infection increases the risk of one-year mortality. J Bone Joint Surg Am. 2013;95(24):2177-84.

[5] Garceau S, Warschawski Y, Dahduli O, Alshaygy I, Wolfstadt J, Backstein D. The effect of patient institutional transfer during the interstage period of two-stage treatment for prosthetic knee infection. Bone Joint J. 2019;101-B(9): 1087-92.

[6] Katz JN, Mahomed NN, Baron JA, et al. Association of hospital and surgeon procedure volume with patient-centered outcomes of total knee replacement in a population-based cohort of patients age 65 years and older. Arthritis Rheum. 2007;56(2): 568-74.

[7] Katz JN, Barrett J, Mahomed NN, Baron JA, Wright RJ, Losina E. Association between hospital and surgeon

procedure volume and the outcomes of total knee replacement. J Bone Joint Surg Am. 2004;86(9):1909-16.

[8] Dai WL, Lin ZM, Shi ZJ, Wang J. Outcomes following revision total knee arthroplasty septic versus aseptic failure: a National Propensity-Score-Matched Comparison. J Knee Surg. 2020.

[9] Anderson LA, Culp BM, Della Valle CJ, et al. High failure rates of concomitant periprosthetic joint infection and extensor mechanism disruption. J Arthroplasty. 2018;33(6):1879-83.

[10] Charette RS, Melnic CM. Two-stage revision arthroplasty for the treatment of prosthetic joint infection. Curr Rev Musculoskelet Med. 2018;11(3): 332-40.

[11] Abdel MP, Barreira P, Battenberg A, et al. Hip and knee section, treatment, two-stage exchange spacer-related: proceedings of international consensus on orthopedic infections. J Arthroplasty. 2019;34(2S):S427-38.

[12] Haddad FS, Masri BA, Campbell D, McGraw RW, Beauchamp CP, Duncan CP. The PROSTALAC functional spacer in two-stage revision for infected knee replacements. Prosthesis of antibiotic-loaded acrylic cement. J Bone Joint Surg Br. 2000;82(6):807-12.

[13] Ricciardi BF, Oi K, Trivellas M, Lee YY, Della Valle AG, Westrich GH. Survivorship of extensor mechanism allograft reconstruction after total knee arthroplasty. J Arthroplasty. 2017;32(1):183-8.

[14] Illingworth KD, Mihalko WM, Parvizi J, et al. How to minimize infection and thereby maximize patient outcomes in total joint arthroplasty: a multicenter approach: AAOS exhibit selection. J Bone Joint Surg Am. 2013;95(8):e50.

[15] Rezapoor M, Parvizi J. Prevention of periprosthetic joint infection. J Arthroplasty. 2015;30(6):902-7.

[16] Garbarino LJ, Gold PA, Sodhi N, et al. The effect of operative time on in-hospital length of stay in revision total knee arthroplasty. Ann Transl Med. 2019;7(4):66.

[17] Vince K. Modes of failure in total knee arthroplasty. In: Advanced reconstruction knee AAOS; 2011. p. 3141-55.

[18] Hipfl C, Winkler T, Janz V, Perka C, Müller M. Management of chronically infected total knee arthroplasty with severe bone loss using static spacers with intramedullary rods. J Arthroplasty. 2019;34(7):1462-9.

[19] Sassoon AA, Nelms NJ, Trousdale RT. Intraoperative fracture during staged total knee reimplantation in the treatment of periprosthetic infection. J Arthroplasty. 2014;29(7):1435-8.

[20] Gross AE. Periprosthetic fractures of the knee: puzzle pieces. J Arthroplasty. 2004;19(4 Suppl 1):47-50.

[21] Haddad F. The Hinge: prerequisite solution for the infected TKA—opposes. In: Orthopaedic proceedings, vol. 100-B. London: Bone and Joint Publishing; 2018. p. 111.

[22] Azzam K, Parvizi J, Kaufman D, Purtill JJ, Sharkey PF, Austin MS. Revision of the unstable total knee arthroplasty: outcome predictors. J Arthroplasty. 2011;26(8):1139-44.

[23] Chang MJ, Lim H, Lee NR, Moon YW. Diagnosis, causes and treatments of instability following total knee arthroplasty. Knee Surg Relat Res. 2014;26(2):61-7.

[24] Mason M, Belisle A, Bonutti P, Kolisek FR, Malkani A, Masini M. An accurate and reproducible method for locating the joint line during a revision total knee arthroplasty. J Arthroplasty. 2006;21(8): 1147-53.

[25] Hoeffel DP, Rubash HE. Revision total knee arthroplasty: current rationale and techniques for femoral component revision. Clin Orthop Relat Res. 2000;380:116-32.

[26] Hofmann AA, Kurtin SM, Lyons S, Tanner AM, Bolognesi MP. Clinical and radiographic analysis of accurate restoration of the joint line in revision total knee arthroplasty. J Arthroplasty. 2006;21(8):1154-62.

[27] Rose HA, Hood RW, Otis JC, Ranawat CS, Insall JN. Peroneal-nerve palsy following total knee arthroplasty. A review of The Hospital for Special Surgery experience. J Bone Joint Surg Am. 1982;64(3):347-51.

[28] Saleh KJ, Hoeffel DP, Kassim RA, Burstein G. Complications after revision total knee arthroplasty. J Bone Joint Surg Am. 2003;85-A(Suppl 1):S71-4.

[29] Idusuyi OB, Morrey BF. Peroneal nerve palsy after total knee arthroplasty. Assessment of predisposing and prognostic factors. J Bone Joint Surg Am. 1996;78(2): 177-84.

[30] Horlocker TT, Hebl JR, Gali B, et al. Anesthetic, patient, and surgical risk factors for neurologic complications after prolonged total tourniquet time during total knee arthroplasty. Anesth Analg. 2006;102(3):950-5.

[31] Calligaro KD, Dougherty MJ, Ryan S, Booth RE. Acute arterial complications associated with total hip and knee arthroplasty. J Vasc Surg. 2003;38(6):1170-7.

[32] Brookenthal KR, Freedman KB, Lotke PA, Fitzgerald RH, Lonner JH. A meta-analysis of thromboembolic rophylaxis in total knee arthroplasty. J Arthroplasty. 2001;16(3):293-300.

[33] Feinglass J, Koo S, Koh J. Revision total knee arthroplasty complication rates in northern Illinois. Clin Orthop Relat Res. 2004;429:279-85.

[34] Jimenez MA, Trousdale RT. Thromboembolic disease in total knee arthroplasty. Instr Course Lect. 2001;50:415-9.

[35] Sharrock NE, Go G, Williams-Russo P, Haas SB, Harpel PC. Comparison of extradural and general anaesthesia

on the fibrinolytic response to total knee arthroplasty. Br J Anaesth. 1997;79(1):29-34.

[36] Howard AW, Aaron SD. Low molecular weight heparin decreases proximal and distal deep venous thrombosis following total knee arthroplasty. A meta-analysis of randomized trials. Thromb Haemost. 1998;79(5):902-6.

[37] Eikelboom JW, Quinlan DJ, Douketis JD. Extended-duration prophylaxis against venous thromboembolism after total hip or knee replacement: meta-analysis of the randomised trials. Lancet. 2001;358(9275):9-15.

[38] Kakkos SK, Warwick D, Nicolaides AN, Stansby GP, Tsolakis IA. Combined (mechanical and pharmacological) modalities for the prevention of venous thromboembolism in joint replacement surgery. Bone Joint Surg Br. 2012;94(6):729-34.

[39] Patel VP, Walsh M, Sehgal B, Preston C, DeWal H, Di Cesare PE. Factors associated with prolonged wound drainage after primary total hip and knee arthroplasty. J Bone Joint Surg Am. 2007;89(1):33-8.

[40] Galat DD, McGovern SC, Larson DR, Harrington JR, Hanssen AD, Clarke HD. Surgical treatment of early wound complications following primary total knee arthroplasty. J Bone Joint Surg Am. 2009;91(1): 48-54.

[41] Helito CP, Bueno DK, Giglio PN, Bonadio MB, Pécora JR, Demange MK. Negative-pressure wound therapy in the treatment of complex injuries after total knee arthroplasty. Acta Ortop Bras. 2017;25(2):85-8.

[42] Siqueira MB, Ramanathan D, Klika AK, Higuera CA, Barsoum WK. Role of negative pressure wound therapy in total hip and knee arthroplasty. World J Orthop. 2016;7(1):30-7.

[43] Ackermann PW, Hart DA. Influence of comorbidities: neuropathy, vasculopathy, and diabetes on healing response quality. Adv Wound Care (New Rochelle). 2013;2(8):410-21.

[44] Bradbury T, Fehring TK, Taunton M, et al. The fate of acute methicillin-resistant *Staphylococcus aureus* periprosthetic knee infections treated by open debridement and retention of components. J Arthroplasty. 2009;24(6 Suppl):101-4.

[45] Chung JY, Ha CW, Park YB, Song YJ, Yu KS. Arthroscopic debridement for acutely infected prosthetic knee: any role for infection control and prosthesis salvage? Arthroscopy. 2014;30(5):599-606.

[46] Qasim SN, Swann A, Ashford R. The DAIR (debridement, antibiotics and implant retention) procedure for infected total knee replacement—a literature review. SICOT J. 2017;3:2.

[47] Pangaud C, Ollivier M, Argenson JN. Outcome of single-stage versus two-stage exchange for revision knee arthroplasty for chronic periprosthetic infection. EFORT Open Rev. 2019;4(8):495-502.

[48] Triantafyllopoulos GK, Memtsoudis SG, Zhang W, Ma Y, Sculco TP, Poultsides LA. Periprosthetic infection recurrence after 2-stage exchange arthroplasty: failure or fate? J Arthroplasty. 2017;32(2):526-31.

[49] Ascione T, Balato G, Mariconda M, Rotondo R, Baldini A, Pagliano P. Continuous antibiotic therapy can reduce recurrence of prosthetic joint infection in patients undergoing 2-stage exchange. J Arthroplasty. 2019;34(4):704-9.

[50] Kim GK, Mortazavi SM, Purtill JJ, Sharkey PF, Hozack WJ, Parvizi J. Stiffness after revision total knee arthroplasty. J Arthroplasty. 2010;25(6):844-50.

[51] Ipach I, Schäfer R, Lahrmann J, Kluba T. Stiffness after knee arthrotomy: evaluation of prevalence and results after manipulation under anaesthesia. Orthop Traumatol Surg Res. 2011;97(3):292-6.

[52] Kasmire KE, Rasouli MR, Mortazavi SM, Sharkey PF, Parvizi J. Predictors of functional outcome after revision total knee arthroplasty following aseptic failure. Knee. 2014;21(1):264-7.

[53] Rodríguez-Merchán EC. The stiff total knee arthroplasty: causes, treatment modalities and results. EFORT Open Rev. 2019;4(10):602-10.

[54] Müller M, Winkler T, Märdian S, et al. The worst-case scenario: treatment of periprosthetic femoral fracture with coexistent periprosthetic infection-a prospective and consecutive clinical study. Arch Orthop Trauma Surg. 2019;139(10):1461-70.

[55] Su ET, DeWal H, Di Cesare PE. Periprosthetic femoral fractures above total knee replacements. J Am Acad Orthop Surg. 2004;12(1):12-20.

[56] Lewis P, Rorabeck C. Periprosthetic fractures. In: Engh G, Rorabeck C, editors. Revision total knee arthroplasty. Philadelphia: Lippincott Williams and Wilkins; 1997. p. 275-95.

[57] Felix NA, Stuart MJ, Hanssen AD. Periprosthetic fractures of the tibia associated with total knee arthroplasty. Clin Orthop Relat Res. 1997;345:113-24.

[58] Duncan CP, Haddad FS. The unified classification system (UCS): improving our understanding of periprosthetic fractures. Bone Joint J. 2014;96-B(6):713-6.

[59] Kempshall PJSH, Morgan-Jones RL. Revision total knee arthroplasty: complications. Orthop Trauma. 2012;26:2.

[60] Meek RM, Norwood T, Smith R, Brenkel IJ, Howie CR. The risk of peri-prosthetic fracture after primary and revision total hip and knee replacement. J Bone Joint Surg Br. 2011;93(1):96-101.

[61] Kim KI, Egol KA, Hozack WJ, Parvizi J. Periprosthetic

fractures after total knee arthroplasties. Clin Orthop Relat Res. 2006;446:167-75.

[62] Freedman EL, Hak DJ, Johnson EE, Eckardt JJ. Total knee replacement including a modular distal femoral component in elderly patients with acute fracture or nonunion. J Orthop Trauma. 1995;9(3):231-7.

[63] Ortiguera CJ, Berry DJ. Patellar fracture after total knee arthroplasty. J Bone Joint Surg Am. 2002;84(4):532-40.

[64] Yoo JD, Kim NK. Periprosthetic fractures following total knee arthroplasty. Knee Surg Relat Res. 2015;27(1):1-9.

[65] Kimpton CI, Crocombe AD, Bradley WN, Gavin Huw Owen B. Analysis of stem tip pain in revision total knee arthroplasty. J Arthroplasty. 2013;28(6):971-7.

[66] Barrack RL, Rorabeck C, Burt M, Sawhney J. Pain at the end of the stem after revision total knee arthroplasty. Clin Orthop Relat Res. 1999;367:216-25.

[67] Barrack RL, Stanley T, Burt M, Hopkins S. The effect f stem design on end-of-stem pain in revision total knee arthroplasty. J Arthroplasty. 2004;19(7 Suppl 2): 119-24.

[68] Morgan-Jones R, Oussedik SI, Graichen H, Haddad FS. Zonal fixation in revision total knee arthroplasty. Bone Joint J. 2015;97-B(2):147-9.

第六篇　预防膝关节置换术后感染的最新证据

Current Evidence on Prevention of Knee Replacement Infections

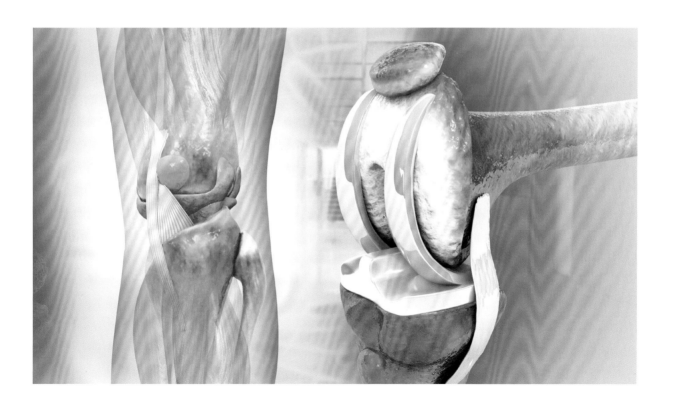

第23章 假体周围耐药菌感染的治疗

Treatment of Periprosthetic Joint Infections with Resistant Organisms

Kevin A. Sonn   R. Michael Meneghini   著

一、分类

成功根除人工关节感染（PJI）取决于各种宿主因素、治疗方式和感染特点。近年来，耐抗生素微生物引起的感染呈上升趋势[1, 2]。已有研究明确表明，由 MRSE、MRSA 和肠球菌等生物引起的 PJI 治疗十分困难[1, 3-6]。在治疗 PJI 时，了解各种耐药微生物的治疗结果是至关重要的。

（一）表皮葡萄球菌

表皮葡萄球菌以前被认为是一种对人体皮肤无害的定植细菌。然而，它现在被认为是一种机会性病原体，在所有住院医疗设备感染中所占比例最高[7]。表皮葡萄球菌属于凝固酶阴性葡萄球菌的更广泛的类别，导致 30%～43% 的 PJI[8]。表皮葡萄球菌先非特异性地与植入的假体结合，然后通过多糖细胞间黏附素[9]形成生物膜。正是这种形成强糖萼的能力，导致了这种低毒力微生物[1]的根除困难。由于这些原因，建议积极治疗表皮葡萄球菌（特别是遇到甲氧西林耐药时）。

（二）金黄色葡萄球菌

金黄色葡萄球菌是一种革兰阳性、与人类共生的细菌，在 20%～25% 的成人中表现出持续的鼻腔定植，在高达 60% 的成年人中[10]间歇性定植。金黄色葡萄球菌感染导致 10%～23% 的 PJI。金黄色葡萄球菌可与宿主纤维连接蛋白、纤维蛋白原和胶原蛋白相互作用，在植入后立即覆盖假体[8, 11]。皮下异物可减少金黄色葡萄球菌接种引起的最小感染 10 万倍以上。金黄色葡萄球菌引起的 PJI 易感性结合耐药性的出现和恶化增加了复发感染率[1]。据报道，通过 DAIR 成功根除 MRSA 引起的 PJI 感染仅为 20%，所以一般不推荐[12]。即使是对 MRSA 感染的二期翻修也显示感染根除率很低，因此突出了管理这种毒性和耐药微生物[3]的难度。

（三）肠球菌

肠球菌是一种革兰阳性兼性厌氧菌，据报道，其可引起 2%～3% 的 PJI[4, 13]。El Helou 等报道了 94% 的肠球菌感染二期交换的成功率；然而，46% 的患者接受了明确切除，而只有 34% 的患者接受了二期翻修。Rasouli 等成功根除了只有 20% 的 DAIR 治疗的肠球菌 PJI 病例和只有 44% 的二期[4]治疗的病例。治疗肠球菌 PJI 的另一个挑战是细菌产生耐药性。耐万古霉素肠球菌感染仍然很难通过再植治疗，而不是采用决定性切除、融合或膝上截肢等挽救性治疗方法[4, 14]。

二、清创和假体保留

DAIR 通常用于治疗急性 PJI。在文献中，成功率差异很大，很大程度上取决于感染的生物体。Duque 等报道称，DAIR 仅在 20% 的 MRSA 感染和 33.3% 的铜绿假单胞菌感染中成功根除感染，而在所有其他细菌[12]感染中成功根除感染的比例为 85.3%。其他作者在 DAIR 治疗葡萄球菌感染时也报道了类似的困难和类似的失败率 [15-17]。Chung 等最近报道了计划中的两级 DAIR[18] 的改进成功。在他们的治疗方案中，第一阶段包括放置抗生素水泥珠的彻底清创，而第二阶段（发生在 5 天后）包括交换模块组件的额外清创。他们报道 89.6% 的 TKA（原发性 TKA 为 93.5%）成功根除感染，包括 70% 的 MRSA 感染 [18] 的全面成功治疗。

对于所有 DAIR 病例，尤其是由葡萄球菌引起的 DAIR，建议在靶向静脉抗生素治疗中加入利福平 [19-24]。添加利福平的成功结果是因为它在 DAIR[8] 中使用时穿透生物膜的能力。

三、二期翻修

二期翻修仍然是治疗慢性 PJI 的金标准。通常采用二期翻修方法根除感染的总成功率在 80%~100%[25-29]。然而，当根据微生物类型对这些结果进行分层时，耐药菌的治疗效果会恶化。Kilgus 等报道称，使用二期翻修方法 [3]，89% 的 MSSA 成功治疗，而仅 18% 的 MRSA 和 MRSE 感染被根除。Mittal 等发现，采用二期翻修方式治疗 MRSA 和 MRSE 时，再感染率为 24%[1]。然而，14% 的患者再次感染了新的微生物，而不是复发，因此他们建议在这种情况下，二期翻修是一个可行的治疗方案 [1]。Rasouli 等在 16 例患者中仅有 7 例通过二期翻修成功根除了肠球菌性 PJI，6 例患者行明确切除，3 例患者行膝关节融合或膝上截肢 [4]。

四、病例分享

61 岁男性，病史复杂，右侧全膝关节置换术，随后因聚乙烯磨损进行了部分翻修，然后进行了全膝关节翻修术。这个患者是后续出现了复杂化的血源性 MRSA PJI，进行了一期翻修治疗。4 年后，他被发现患有 MSSA PJI，接受了二期翻修，并伴有创伤性伤口裂开。此时，患者出现窦道和慢性伸肌装置断裂，但翻修假体仍在位

（图 23-1）。他接受了假体取出和放置静态抗生素水泥置入，术中多次培养显示肠球菌。这需要 2 次额外的重复清创和 1 次垫片置换，然后感染被清除并重新植入膝关节假体（图 23-2）。在再植后最近的 2 年随访中，患者无感染迹象，停用了所有抗生素。

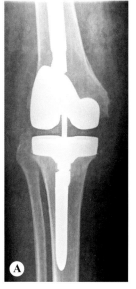
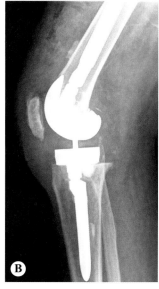

▲ 图 23-1　正侧位片显示翻修假体，没有假体松动的证据

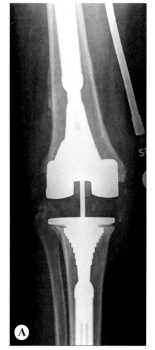
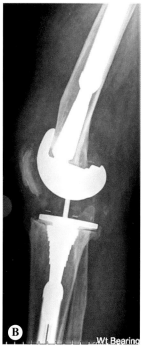

▲ 图 23-2　再植后的正侧位 X 线片显示套筒修正假体

五、结论

耐药微生物导致的膝关节 PJI 的治疗仍然是一个挑战，并发症和再感染率很高。二期翻修往往是最大限度地提高成功根除感染机会的最佳方法。如果选择 DAIR，应考虑执行 Chung 等[18] 所描述的计划二期 DAIR。此外，在 DAIR 治疗葡萄球菌性膝关节 PJI 时，在靶向静脉抗生素治疗中加入 6 个月口服利福平，已证明效果有所改善。无论采用何种治疗方法，感染复发率仍然很高，尽管已经尽最大努力保留或重新植入假体，但挽救性手术（如融合、最终切除和膝上截肢）都是现实的结果。

参考文献

[1] Mittal Y, Fehring TK, Hanssen A, Marculescu C, Odum SM, Osmon D. Two-stage reimplantation for periprosthetic knee infection involving resistant organisms. J Bone Joint Surg Am. 2007;89(6):1227-31. https://doi.org/10.2106/JBJS.E.01192.

[2] Garvin KL, Hinrichs SH, Urban JA. Emerging antibiotic-resistant bacteria. Their treatment in total joint arthroplasty. Clin Orthop Relat Res. 1999;369:110-23.

[3] Kilgus DJ, Howe DJ, Strang A. Results of periprosthetic hip and knee infections caused by resistant bacteria. Clin Orthop Relat Res. 2002;404(404):116-24. https://doi.org/10.1097/00003086-200211000-00021.

[4] Rasouli MR, Tripathi MS, Kenyon R, Wetters N, Valle Della CJ, Parvizi J. Low rate of infection control in enterococcal periprosthetic joint infections. Clin Orthop Relat Res. 2012;470(10):2708-16. https://doi.org/10.1007/s11999-012-2374-8.

[5] Parvizi J, Azzam K, Ghanem E, Austin MS, Rothman RH. Periprosthetic infection due to resistant staphylococci: serious problems on the horizon. Clin Orthop Relat Res. 2009;467(7):1732-9. https://doi.org/10.1007/s11999-009-0857-z.

[6] Hirakawa K, Stulberg BN, Wilde AH, Bauer TW, Secic M. Results of 2-stage reimplantation for infected total knee arthroplasty. J Arthroplasty. 1998;13(1):22-8. https://doi.org/10.1016/s0883-5403(98)90071-7.

[7] Otto M. Staphylococcus epidermidis—the "accidental" pathogen. Nat Rev Microbiol. 2009;7(8):555-67. https://doi.org/10.1038/nrmicro2182.

[8] Zimmerli W, Trampuz A, Ochsner PE. Prosthetic-joint infections. N Engl J Med. 2004;351(16):1645-54. https://doi.org/10.1056/NEJMra040181.

[9] Darouiche RO. Device-associated infections: a macroproblem that starts with microadherence. Clin Infect Dis. 2001;33(9):1567-72. https://doi.org/10.1086/323130.

[10] Lister JL, Horswill AR. Staphylococcus aureus biofilms: recent developments in biofilm dispersal. Front Cell Infect Microbiol. 2014;4(37):178. https://doi.org/10.3389/fcimb.2014.00178.

[11] Foster TJ, Höök M. Molecular basis of adherence of Staphylococcus aureus to biomaterials. Hoboken, NJ: Wiley; 2000. p. 27-39. https://doi.org/10.1128/9781555818067.ch2.

[12] Duque AF, Post ZD, Lutz RW, Orozco FR, Pulido SH, Ong AC. Is there still a role for irrigation and debridement with liner exchange in acute periprosthetic total knee infection? J Arthroplasty. 2017;32(4):1280-4. https://doi.org/10.1016/j.arth.2016.10.029.

[13] Helou El OC, Berbari EF, Marculescu CE, et al. Outcome of enterococcal prosthetic joint infection: is combination systemic therapy superior to monotherapy? Clin Infect Dis. 2008;47(7):903-9. https://doi.org/10.1086/591536.

[14] Ries MD. Vancomycin-resistant Enterococcus infected total knee arthroplasty. J Arthroplasty. 2001;16(6):802-5. https://doi.org/10.1054/arth.2001.24951.

[15] Brandt CM, Sistrunk WW, Duffy MC, et al. Staphylococcus aureus prosthetic joint infection treated with debridement and prosthesis retention. Clin Infect Dis. 1997;24(5):914-9. https://doi.org/10.1093/clinids/24.5.914.

[16] Marculescu CE, Berbari EF, Hanssen AD, et al. Outcome of prosthetic joint infections treated with debridement and retention of components. Clin Infect Dis. 2006;42(4):471-8. https://doi.org/10.1086/499234.

[17] Kuiper JW, Willink RT, Moojen DJF, van den Bekerom MP, Colen S. Treatment of acute periprosthetic infections with prosthesis retention: review of current concepts. World J Orthop. 2014;5(5):667-76. https://doi.org/10.5312/wjo.v5.i5.667.

[18] Chung AS, Niesen MC, Graber TJ, et al. Two-stage debridement with prosthesis retention for acute periprosthetic joint infections. J Arthroplasty. 2019;34(6):1207-13. https://doi.org/10.1016/j.arth.2019.02.013.

[19] Osmon DR, Berbari EF, Berendt AR, et al. Diagnosis and management of prosthetic joint infection: clinical practice guidelines by the Infectious Diseases Society of America. Clin Infect Dis. 2013;56(1):e1-e25. https://doi.org/10.1093/cid/cis803.

[20] Drancourt M, Stein A, Argenson JN, Roiron R, Groulier P, Raoult D. Oral treatment of Staphylococcus spp. infected orthopaedic implants with fusidic acid or ofloxacin in combination with rifampicin. J Antimicrob Chemother. 1997;39(2):235-40. https://doi.org/10.1093/jac/39.2.235.

[21] Aboltins CA, Page MA, Buising KL, et al. Treatment of staphylococcal prosthetic joint infections with debridement, prosthesis retention and oral rifampicin and fusidic acid. Clin Microbiol Infect. 2007;13(6):586-91. https://doi. org/10.1111/j.1469-0691.2007.01691. x.

[22] Berdal J-E, Skråmm I, Mowinckel P, Gulbrandsen P, Bjørnholt JV. Use of rifampicin and ciprofloxacin combination therapy after surgical debridement in the treatment of early manifestation prosthetic joint infections. Clin Microbiol Infect. 2005;11(10):843-5. https://doi.org/10.1111/j.1469-0691.2005.01230. x.

[23] Zimmerli W, Widmer AF, Blatter M, Frei R, Ochsner PE. Role of rifampin for treatment of orthopedic implant-related staphylococcal infections: a randomized controlled trial. Foreign-body infection (FBI) study group. JAMA. 1998;279(19):1537-41. https://doi.org/10.1001/jama.279.19.1537.

[24] Helou El OC, Berbari EF, Lahr BD, et al. Efficacy and safety of rifampin containing regimen for staphylococcal prosthetic joint infections treated with debridement and retention. Eur J Clin Microbiol Infect Dis. 2010;29(8):961-7. https://doi.org/10.1007/s10096-010-0952-9.

[25] Insall JN, Thompson FM, Brause BD. Two-stage reimplantation for the salvage of infected total knee arthroplasty. J Bone Joint Surg Am. 1983;65(8):1087-98.

[26] Borden LS, Gearen PF. Infected total knee arthroplasty. A protocol for management. J Arthroplasty. 1987;2(1):27-36. https://doi.org/10.1016/s0883-5403(87)80028-1.

[27] Rosenberg AG, Haas B, Barden R, Marquez D, Landon GC, Galante JO. Salvage of infected total knee arthroplasty. Clin Orthop Relat Res. 1988;226:29-33.

[28] Wilde AH, Ruth JT. Two-stage reimplantation in infected total knee arthroplasty. Clin Orthop Relat Res. 1988;236: 23-35.

[29] Windsor RE, Insall JN, Urs WK, Miller DV, Brause BD. Two-stage reimplantation for the salvage of total knee arthroplasty complicated by infection. Further follow-up and refinement of indications. J Bone Joint Surg Am. 1990;72(2):272-8.

第 24 章　术前管理
Medical Optimization of the Patient Prior to Surgery

Claire Bolton　Vikram Kandhari　Myles Coolican　著

全膝关节置换术（TKA）术后人工关节感染（PJI）是卫生系统和患者关注的主要原因，仍然是早期翻修的最常见原因[1-3]。它与增加的经济负担、较差的临床结果和发病率增加有关。尽管PJI的发病率相对较低，为 1.1%～2.2%[4, 5]，但它显著增加了医疗保健成本，因为这些患者住院时间增加，需要再次入院和额外的外科手术[6, 7]。据估计，在 2005—2030 年，每年初次 TKA 的数量可能增加 673%[8-10]。预计为 PJI 实施的翻修 TKA 数量也将出现类似的增加，这将给全球本已负担过重的卫生保健系统带来额外的财政压力[11]。预防 TKA 后 PJI 发生的策略有明显的好处。

许多与 TKA 术后 PJI 相关的危险因素已经被确定，可以大致分为术前、术中和术后因素[12]。PJI 的二期翻修关节成形术 5 年死亡率接近 25%～33%[13, 14]。外科医生应设法通过预防可控制的危险因素来降低这种风险。在本章中，我们将总结当前的实践，并提供证据，以改善患者术前医疗优化后的结果。

一、术前危险因素

（一）类风湿关节炎

患有类风湿病（rheumatoid disease，RD）、脊柱炎（spondyloarthritis，SpA）（包括强直性脊柱炎）和银屑病、系统性红斑狼疮（systemic lupus erythematosus，SLE）等炎症性关节炎的

患者在 TKA 术后发生伤口并发症和 PJI 的风险增加[15-18]。这些患者中有许多需要使用非生物性抗风湿药物（disease modifying anti-rheumatic medications，DMARD）、糖皮质激素、免疫抑制药物或生物制剂进行慢性治疗，其中一些使他们患 PJI 的风险更高。咨询患者的风湿病专家，改变类风湿关节炎的医疗管理，可以帮助减少伤口并发症，而不严重影响其他关节的炎症过程。

据报道，类风湿疾病可增加 TKA 术后 PJI 的风险[15, 17-19]。在 Schrama 等的一项研究中，类风湿关节炎患者的 PJI 率是骨关节炎患者的 1.6 倍。Ravi 等报道了 71 793 例 TKA 患者，4% 的 RD 患者，并发现 RD 组感染率增加的 aHR 为 1.47（P=0.03），其中 RD 组感染率为 1.26%，OA 组感染率为 0.84%。Jämsen 等[19]统计了芬兰的关节置换术资料，共 43 149 例初次和翻修 TKA，发现血清阳性类风湿性疾病患者发生 PJI 的风险增加，HR 为 1.7。术后 1 年，PJI 的风险正常化到与原发性骨关节炎队列相同。

银屑病患者皮肤斑块上的细菌浓度比正常皮肤[20]要高。常规围术期使用碘和酒精制剂消毒这些斑块已发现可以成功灭菌[21]。银屑病患者中 PJI 的报道有限，并且 PJI 的结局不一。在一项研究[22]中，24 例接受 TKA 的患者中深部感染率为 16.6%，轻度皮肤坏死率为 8.4%。在另一项研究中，50 例接受原发性 TKA 的患者术后 2 年

仅发生 1 例（2.0%）深部感染，该患者还患有酒精性肝硬化，这可能是导致深部感染[23]的原因。这两篇论文的样本量都很低，本质上都是回顾性的。Menon 和 Wroblewski[24] 回顾了 Charnley 低摩擦髋关节置换术合并银屑病患者的结果，发现深层感染率为 5.5%（3 例）；然而，其中 1 例患者还患有类风湿疾病。

抗风湿药物围术期管理的证据很少[25-27]。2017 年，美国风湿病学会联合美国髋关节和膝关节外科医生协会制订了抗风湿药物[28]术前管理的循证指南。每个建议都根据证据强度进行了分级，建议基于低到中等质量的证据，通过手术继续使用非生物 DMARD，如甲氨蝶呤、柳氮磺吡啶、羟氯喹、来氟米特和多西环素。建议在手术前停用生物制剂，手术时间选择围绕特定药物的给药方案。一旦伤口有愈合的迹象，所有缝合线/钉都被移除，没有伤口引流，就应该重新使用这些药物。根据非手术研究显示全身性感染发生率增加，手术前至少应停用托法替尼 7 天。严重 SLE 患者应继续服用甲氨蝶呤、吗替麦考酚酯、硫唑嘌呤、环孢素或他克莫司。非严重 SLE 患者术前可停用吗替麦考酚酯、硫唑嘌呤、环孢素或他克莫司 1 周。不建议使用糖皮质激素的应激剂量，而是建议患者在围术期继续使用糖皮质激素的常规剂量。2012 年加拿大风湿病协会的建议也是继续使用甲氨蝶呤，但不使用生物制剂[29]。

（二）糖尿病

糖尿病与 TKA 患者发生 PJI 和伤口并发症的风险增加有关[30-32]。HbA1c 水平与过去 1~3 个月血糖水平的控制有关。Tarabichi 等表明，HbA1c＞7.7% 与 PJI 感染风险增加相关，而不是通常引用的 7%[33]。在 Stryker 等的一篇论文中，HbA1c＞6.7% 与伤口并发症风险增加相关；然而，在他们的研究中，30 例患者中没有 1 例出现 PJI[32]。术前高血糖也被证明与 TKA[31]术后 PJI 风险增加有关。Jämsen 等研究表明，糖尿病患者发生 PJI 的风险增加了 1 倍以上，但如果患者未诊断为糖尿病，但术前血糖水平 ≥ 6.9mmol/L

（124mg/dl），与＜6.9mmol/L 的患者相比，PJI 的发生率有更高的趋势。本研究中糖尿病组 TKA 术后感染率为 1.59%，非糖尿病组为 0.66%。与这些研究相反，Adams 等[34]研究表明，无论 HbA1c 水平如何，糖尿病患者发生 PJI 的风险均无增加。Charstil 等在 2015 年的研究中表明，围术期高血糖与 PJI 风险增加相关，但 HbA1c＞7% 无关，风险从术前葡萄糖水平 ≥ 194g/dl（10.6mmol/L）[35]增加。无论文献中关于 PJI 与 HbA1c 相关风险的差异如何，在内分泌科医生和糖尿病教育工作者的协助下，最好在手术前优化糖尿病控制。

（三）吸烟

在文献中，吸烟是 TKA 术后 PJI 和伤口愈合问题的一个重要原因[36-42]。尼古丁引起微血管收缩，增加羧基血红蛋白水平，从而进一步减少组织水平的氧气输送[36, 43]。因此，尼古丁与微血管水平的血液和氧气供应减少有关，增加了 TKA 后伤口愈合问题和 PJI 的风险。进一步加剧这些问题的是，尼古丁还会破坏胶原蛋白的合成[36, 43]。

Duchman 等在一项对 78 191 例接受一期全髋关节置换术（THA）或 TKA[38]的患者的回顾性研究中发现，吸烟者队列中伤口并发症的发生率为 1.8%，前吸烟者队列中为 1.3%，非吸烟者队列中为 1.1%。在当前吸烟者组中，深度伤口感染的发生率在统计上更高，为 0.7%。在接受 THA 或 TKA 的吸烟队列中，手术部位感染率增加的发生率得到了 Singh 等的研究的支持，该研究的手术部位感染率为 2.4%，而终身不吸烟者为 1.6%，既往吸烟者为 1.7%[41]。遗憾的是，这篇论文没有区分手术部位的深部和浅表感染。在 Singh 等的一份出版物[37]中发现，在目前的烟草使用者中发展为深度感染，HR 为 2.37（95%CI 1.19~4.72，P=0.01）。

建议手术前 4~8 周为无烟期[39, 44]。很少有关于全关节置换术前戒烟方案有效性的出版物。Akhavan 等对 30 例符合 THA 或 TKA[45] 条件的患者进行了研究。患者被告知他们需要在手术前停止吸烟。他们得到了咨询、电话支持项目的转诊，并被建议去看他们的全科医生，接受尼古丁替代疗法（nicotine replacement therapy，NRT）。在 8 周时，他们在临床进行复查，并通过过期一氧化碳呼吸测试评估戒烟效果。在通过测试的 70% 患者中，62% "突然停止"，24% 采用 NRT，14% 采用门诊治疗方案。重要的是，64% 的患者在术后 6 个月继续戒烟。

通过在血液测试中评估患者的可替宁水平，可以检验戒烟的依从性。可替宁是尼古丁的代谢物，存在于吸烟者的唾液、尿液和血液中。可替宁的半衰期约为 20h，因此血清可替宁水平 < 10ng/ml 已被证明可以反映患者的不吸烟依从性[39, 44]。

（四）肥胖

肥胖患者在初次 TKA 或翻修术后发生深部关节感染的风险增加[46-49]。可能的原因包括手术时间较长、软组织剥离量较大、皮下组织存在较厚的血管化不良层[50-52]。此外，肥胖与糖尿病、免疫抑制和营养不良等有关[50-54]。Peterson 等在 2016 年显示了即将接受减肥手术的患者[53] 的一系列营养不足。58 例肥胖患者中 15.6% 出现低白蛋白血症，92.9% 出现维生素 D 缺乏症，36.2% 出现铁缺乏症。

尽管许多外科医生提倡手术前 BMI 较高的患者需要减肥，但关于 TKA 术前体重减轻患者结果的证据是有限的。Inacio 等表明，体重下降 5% 的患者与体重未减轻的队列相比，手术部位感染率没有差异[55]。与此相反，Malinzak 等证明，BMI > $40kg/m^2$ 的肥胖患者发生 PJI 的风险增加了约 3 倍，BMI > $50kg/m^{2[56]}$ 的患者增加了 21 倍。该研究得到了另一项研究的支持，该研究显示体重超过 120kg[57] 的患者 PJI 增加。

减肥手术（胃束带或胃分流手术）可以帮助病态肥胖患者减轻体重；然而，以前做过减肥手术似乎并不能降低 PJI 的发生率，但可能会降低浅表手术部位感染的发生率[54, 58-60]。由于 TKA 总体的并发症减少，因此提倡减肥手术在 TKA 之前做，而不是在 TKA 之后做[58]。

预防性抗生素的剂量应根据患者的体重而定。Rondon 等结果显示，在他们队列中，95.9% 的体重超过 120kg 的患者在行初次全关节置换术时预防性使用抗生素的剂量不足，PJI 的发生率也比体重 < 120kg 的患者显著增加。目前推荐的头孢唑啉给药方案是，如果患者体重 < 60kg，那么剂量为 1g；如果患者体重在 60~120kg，为 2g；如果患者体重 > 120kg，剂量为 $3g^{[61, 62]}$。

（五）营养不良

最近的研究表明营养不良会增加感染的风险，因此进行了很多营养不良的筛查。营养不良的筛查包括白细胞总数 < $1500mm^3$、血清白蛋白 < 3.5g/dl、转铁蛋白水平 < 200mg/dl[63]。营养不良的患病率比人们想象得要高，而且自相矛盾的是，虽然一些需要接受 TKA 治疗的肥胖患者体内有大量的脂肪沉积，但往往患有营养不良。

Green 等报道，患有营养不良的患者行髋、膝关节置换术后感染风险会增高[64]。好的术前营养状况定义为淋巴细胞总数 ≥ $1500/mm^3$，白蛋白水平 ≥ 3.5g/dl。在纳入研究的 217 例患者中，57 例患者术前淋巴细胞计数较低，4 例患者白蛋白水平较低，2 例患者两项指标均低。严重伤口并发症定义为浅表感染（3.7%）、深度感染（1.8%）或伤口裂开（0.9%）。严重伤口并发症组的术前淋巴细胞计数显著低于无并发症组（$P=0.002$），平均淋巴细胞计数为 $1553/mm^3$，而无并发症组为 $1995/mm^3$。严重伤口并发症组白蛋白水平呈下降趋势，但差异无统计学意义。

Jabi 等对 300 例接受 TKA 或 THA 并术后放置引流管的患者进行了回顾性研究[63]。白细胞总数 < $1500/mm^3$、血清白蛋白 < 3.5g/dl、转铁蛋白 < 200mg/dl 的营养不良指标与感染风险增加有关。Peersman 等在对 6489 例接受 TKA 患者中 97 例 PJI 的回顾性研究中，发现营养不良、肥胖和糖尿病与 PJI 发生有关，虽然本文没有定义什么是营养不良[65]。

测量了 213 例接受 TKA 患者有关营养不良的人体参数，特别是三头肌皮褶（triceps skinfold，TSF）厚度，以及营养的生化指标，如总淋巴细胞计数和白蛋白水平[66]。这项研究发现，术前生化标志物均与感染无关；然而，三头肌皮褶厚度与感染之间在统计学上存在显著的负相关关系。人体测量参数比生化标志物能更好地衡量长期营养情况，因为生化标志物可能会受到慢性和急性疾病的影响，如肾衰竭、肝病、癌症，以及与压力和炎症相关的状况[66]。

从这篇文献中可以看出，行关节置换术的患者的术前管理应该包括营养不良的生化筛查，并结合营养师的建议改善营养不良状况。

（六）尿路感染

接受 TKA 的患者应进行尿路感染（urinary tract infections，UTI）筛查。Wang 等[67] 最近在一项对关节置换的 Meta 分析中显示，当患者围术期患有尿路感染时，术后发生 PJI 的相对风险为 3.17。分析还表明，引起尿路感染和术后假体感染的微生物是相同的，这支持了术后假体感染是来自生殖道血源性传播的观点[67]。Pulido 等结果显示，患有尿路感染的患者发生 PJI 的风险增加。然而，Schmitt 等[68] 结果显示，术后尿路感染与 SSI 和 PJI 有关，但与术前尿路感染无关。不管是否存在术前尿路感染可以增加术后假体感染风险的争议，至少在行 TKA 前对术前尿路感染进行治疗是有益的。

（七）牙科手术

TKA 术后行牙科手术有一定争议。AAOS 和美国牙科协会在 2012 年发布了一份报道，回顾了有关牙科手术和关节置换术中预防性抗生素使用的文献。本报道的建议之一是，"医生可考虑停止对接受牙科手术的髋关节和膝关节假体植入患者常规开预防性抗生素的做法"[69]。澳大利亚关节成形术协会在 2016 年发布了一份立场声明，呼应了 AAOS 的建议。第一个建议是"对接受牙科手术的关节置换患者不给予常规的抗生素预防"[70]。第二个建议是，免疫功能受损或

口腔卫生状况不佳的患者应逐一进行评估。一项来自中国台湾省的大型研究对 255 568 例接受 THA 或 TKA 的患者进行了分组，根据患者在行关节置换术前 2 年内是否经历过牙科手术，将其分为牙科和非牙科两组队列。两组间 PJI 发生率无差异，在牙科队列中的发病率为 0.57%，在非牙科队列中的发病率为 0.61%[71]。进行成本 – 效果模型比较预防性使用抗生素与牙科手术的益处、危害和成本，并表明常规预防性使用抗生素对于牙科手术效益不高，但可能适用于高危人群[72]。

常识表明，任何牙齿问题都应该在关节置换术前处理。Vuorinen 等研究结果显示，在关节置换前接受牙科筛查的患者中，29.4% 的患者没有通过牙科筛查，并在关节置换术前进行牙科手术[73]。然而，Sonn 等在一项回顾中表明，口腔卫生状况不佳的患者患 PJI 的风险不会增加，因此得出结论，没有必要进行常规的牙科清理[74]。

（八）甲状腺功能减退

甲状腺功能减退症最近被证明与 PJI 风险增加有关[75, 76]。Buller 等[75] 发现，甲状腺功能减退症患者在 TKA 术后 90 天内发生 PJI 的 OR 为 1.502。这项队列研究包括 98 555 例性别和年龄匹配的接受过初次 TKA 的美国医疗保险患者。这项研究得到了 Tan 等的一篇论文的支持[76]。该研究观察了 32 289 例接受初次或翻修 TKA 或 THA 患者，发现甲状腺功能低下是 PJI 的独立危险因素，调整后的 OR 为 2.46（$P<0.0001$）。发生 PJI 的患者的促甲状腺激素（thyroid stimulating hormone，TSH）水平也显著升高[76]。我们建议在手术前咨询内分泌学家以调整患者的血清促甲状腺激素水平。

（九）术前贫血

常规推荐术前检查包括血液学检查和生化检查。这些检查应该包括铁水平和血红蛋白的评估。WHO 将贫血定义为女性的血红蛋白水平低于 12g/dl，男性的血红蛋白水平低于 13g/dl。THA 或 TKA 患者的术前贫血率为 15%～33%[77]。

术前贫血与 PJI 发生的风险增加、急性血源性 PJI 的清创和聚乙烯交换（DAIR）失败[77-80] 相关。异体输血已被证明能增加术后感染[81] 和 PJI[5] 发生的风险。Greenky 等[77] 研究发现，在接受全关节置换术的 15 222 例患者中，19.6% 的患者患有贫血，而在这组患者中 PJI 的发生率为 4.3%，而非贫血队列中的 PJI 发生率为 2%。贫血队列中 44% 的患者需要异基因输血，非贫血队列中 13.4% 的患者需要输血[77]。Swenson 等结果显示，术前红细胞压积 ≤ 32.1 预测急性血源性传播的 THA 或 TKA 中开放清创和聚乙烯交换失败的 OR 为 6.7%[80]。一些机构倾向于在 TKA 术前提高患者的血红蛋白水平，改善铁缺乏。

（十）药物和酒精滥用

药物滥用和酒精滥用已被证明是 PJI 的独立危险因素[82]。在一项包括 11 403 例 TKA 患者的研究中，多变量分析显示酒精滥用与 PJI 发生的 OR 为 19.419，药物滥用与 PJI 发生的 OR 为 3.693。当同一患者同时存在药物滥用和酒精滥用时，PJI 发生的 OR 增加到 13.639，增加了 4 倍[82]。Bauer 等[83] 对 12 例有静脉注射阿片类药物滥用史患者的 18 次 TKA 的回顾性分析研究发现 PJI 的发生率高达 50%，7 例患者发生了 9 次 PJI，其中 3 例患者需要在膝盖以上截肢，另外 3 例最终进行关节融合术[83]。

（十一）人类免疫缺陷病毒

有关人类免疫缺陷病毒（human immunode-ficiency virus，HIV）阳性患者是否会增加 PJI 风险的文献意见不一。Parvizi 等在 2003 年的一项研究发现，HIV 阳性患者术后并发症的发生率很高，其中包括 6 例深部关节感染（29%）[84]。在这项研究中，患有 PJI 的患者的平均 CD4 计数为 239/mm^3，而整个研究人群中这一数字为 523/mm^3。在这项研究中，15 例患者中只有 3 例在关节置换时接受了高效抗反转录病毒疗法（highly active antiretroviral therapy，HAART）[84]。2001 年的一项研究发现，HIV 阳性患者的深部感染率也同样很高，为 14.3%，但 CD4 计数和患者是否接

受 HAART 并没有相关研究[85]。Dimitriou 等[86] 在 6 516 186 例 TKA 和 THA 中进行系统评价，发现发生并发症的风险增加不影响植入物的长期存活率。然而，这项研究没有分析感染风险，而是分析了总体并发症发生率。Boylan 等[87] 结果表明，与非 HIV 阳性人群相比，TKA 在 HIV 阳性人群中的存活率没有什么不同，重要的是，这两个人群中都没有严重感染。这些结果得到了 Roof 等的支持[88]。同时患有 HIV 和血友病的患者的 PJI 的发生率高于感染 HIV 但没有血友病的患者，OR 为 5.28[89]。Issa 等研究[90] 表明，HIV 感染患者的 TKA 生存率与未感染 HIV 患者相似。在他们的研究队列中，患者在手术时 CD4 计数 > 200，并接受两种核苷酸反转录酶抑制药和一种蛋白酶或整合酶抑制药的积极治疗，这种治疗在围术期和手术后继续进行，同时通常预防性使用抗生素。早期的论文表明，PJI 的发生率较高可能仅仅是因为他们的队列患者中缺乏 HAART 治疗，因为 HAART 在 1997 年才开始使用[91]。HIV 阳性患者在手术前进行 CD4 计数可能是避免术后并发症的有效策略，尤其是对 HIV 感染患者行 TKA 术后的 PJI。

（十二）丙型肝炎感染

丙肝患者在接受 TKA 时有更高的并发症风险，包括 PJI[92-95]。Schwarzkopf 等[96] 最近的研究表明，丙型肝炎感染的患者应该接受感染的围术期治疗，以减少 TKA 术后发生 PJI 的风险。这项对 HCV 感染治愈或未治疗的患者的回顾性研究显示，未治疗组的感染率显著高于对照组（15.5% vs. 4.3%，OR=4.1，P=0.03）[96]。这项研究得到了 2019 年发表的另外两项研究的支持[97, 98]。Bedair 等研究了治疗后的丙型肝炎病毒患者与未治疗的丙型肝炎病毒患者在 THA 中的效果，结果显示，在未治疗的丙型肝炎患者中，PJI 的发生率为 14.3%，在接受治疗的患者中为 0%[97]。Bendich 等进行了一项类似的研究，对接受 THA 或 TKA 的患者中接受治疗的丙型肝炎病毒患者与未经治疗的丙型肝炎病毒患者作比较，

结果显示，未经治疗的患者在术后 90 天发生 PJI 的 OR 为 3.30，在术后 1 年的 OR 为 2.16[98]。这些研究表明丙型肝炎病毒的治疗应该在进行 TKA 之前进行，以降低 PJI 的风险。

（十三）鼻腔定植金黄色葡萄球菌

各种研究报道了筛选无症状 MRSA 或 MSSA 定植患者的益处[99-106]。前鼻孔、腹股沟和腋窝是葡萄球菌的储存库。20%～30% 的骨科患者的前鼻孔中存在甲氧西林敏感葡萄球菌，2%～6% 的 TKA 术前患者中存在耐甲氧西林葡萄球菌[103]。60% 的患者在 TKA 后手术部位感染是由 MSSA 或 MRSA 引起的[107]。鼻内 MSSA 和 MRSA 的清除可通过术前 5 天每天 2 次使用莫匹罗星来完成[108]。对金黄色葡萄球菌阳性患者进行处理有助于降低全关节置换术患者手术部位并发症的发生率[99, 101, 102, 104-106]。术前筛查的另一个好处是，它可以作为选择预防性抗生素的指南。如果患者患有 MSSA，可能会使用常规抗生素。如果患者患有 MRSA，基于体重的万古霉素是合适的选择[109]。一些中心为所有接受 TKA 的患者提供经验性鼻腔清除治疗，并不依赖于拭子分析的结果。患者也可以在手术前使用倍他定淋浴和氯己定湿巾或淋浴，如果患者的皮肤或腋窝 / 腹股沟定植有金黄色葡萄球菌，这是一个额外有用的策略。

（十四）免疫抑制

众所周知，器官移植患者在接受移植后需要免疫抑制，因此如果他们继续需要行关节置换术，就被认为是发生 PJI 的高危群体。Palmisano 等[110] 对先进行实体器官移植随后进行 THA 或 TKA 的患者进行了回顾性研究。这些患者接受了不同的抗排斥药物，包括硫唑嘌呤、吗替麦考酚酯、环孢素、泼尼松和他克莫司。7 例 TKA 中有 3 例发生深部感染，深部感染率为 42.9%[110]。

二、结论

有许多潜在的可改变的宿主风险因素，应该在行 TKA 之前识别和处理，以最大限度地降低 PJI 风险。筛查应在计划手术前 4～6 周进行，以避免临床医生和患者在麻醉室做出推迟手术的艰难决定。识别潜在的可改变的风险因素的时间早于行 TKA 的时间。让患者参与决策过程，从而意识到在 TKA 前降低风险因素是可行的，并在患者的状况尽可能好的时候进行 TKA。患者应该意识到，如果不进行优化风险因素，患 PJI 的概率会增加。外科医生在 TKA 前识别 PJI 潜在的可改变的风险因素并尽一切努力在术前优化方面具有重要作用。一个完美的临床决策需要尊重患者的自主权，同时按照患者的最佳利益行事，不造成伤害（非伤害）。这将尽量缩短关节置换术后伤口问题的住院时间和额外的手术程序，并降低再入院率，以避免医疗保健提供者的财务限制。

参考文献

[1] Australian Orthopaedic Association National Joint Replacement Registry; 2019. www.aoa.org.au.

[2] 16th Annual report. 2019. www.njrreports.org.uk.

[3] The New Zealand Joint Registry: twenty year report January 1999 to December 2019. 2020. www.nzoa. org. nz/nz-joint-registry.

[4] Kurtz SM, Ong KL, Lau E, Bozic KJ, Berry D, Parvizi J. Prosthetic joint infection risk after TKA in the medicare population. In: Clinical orthopaedics and related research, vol. 468. New York: Springer; 2010. p. 52-6. https://doi. org/10.1007/s11999-009-1013-5.

[5] Pulido L, Ghanem E, Joshi A, Purtill JJ, Parvizi J. Periprosthetic joint infection: the incidence, timing, and predisposing factors. Clin Orthop Relat Res. 2008;466(7):1710-5. https://doi.org/10.1007/s11999-008-0209-4.

[6] Ong KL, Lau E, Suggs J, Kurtz SM, Manley MT. Risk of subsequent revision after primary and revision total joint arthroplasty. Clin Orthop Relat Res. 2010;468(11):3070-6. https://doi.org/10.1007/s11999-010-1399-0.

[7] Bozic KJ, Kamath AF, Ong K, et al. Comparative epidemiology of revision arthroplasty: failed THA poses

greater clinical and economic burdens than failed TKA. Clin Orthop Relat Res. 2015;473(6):2131-8. https://doi.org/10.1007/s11999-014-4078-8.

[8] Kurtz SM, Ong KL, Lau E, Bozic KJ. Impact of the economic downturn on total joint replacement demand in the United States: updated projections to 2021. J Bone Joint Surg (Am Vol). 2014;96(8):624-30. https://doi.org/10.2106/JBJS.M.00285.

[9] Kurtz SM, Lau E, Ong K, Zhao K, Kelly M, Bozic J. Future young patient demand for primary and revision joint replacement: national projections from 2010 to 2030. In: Clinical orthopaedics and related research, vol. 467. New York: Springer; 2009. p. 2606-12. https://doi.org/10.1007/s11999-009-0834-6.

[10] Kurtz S, Ong K, Lau E, Mowat F, Halpern M. Projections of primary and revision hip and knee arthroplasty in the United States from 2005 to 2030. J Bone Joint Surg A. 2007;89(4):780-5. https://doi. org/10.2106/JBJS.F.00222.

[11] Bozic KJ, Kurtz SM, Lau E, et al. The epidemiology of revision total knee arthroplasty in the United States. In: Clinical orthopaedics and related research, vol. 468. New York: Springer; 2010. p. 45-51. https://doi.org/10.1007/s11999-009-0945-0.

[12] Tan TL, Maltenfort MG, Chen AF, et al. Development and evaluation of a preoperative risk calculator for periprosthetic joint infection following total joint arthroplasty. J Bone Joint Surg (Am Vol). 2018;100(9):777-85. https://doi.org/10.2106/JBJS.16.01435.

[13] Zmistowski B, Karam JA, Durinka JB, Casper DS, arvizi J. Periprosthetic joint infection increases the risk of one-year mortality. J Bone Joint Surg Am. 2013;95(24):2177-84. https://doi.org/10.2106/JBJS.L.00789.

[14] Choi HR, Bedair H. Mortality following revision total knee arthroplasty: a matched cohort study of septic versus aseptic revisions. J Arthroplasty. 2014;29(6):1216-8. https://doi.org/10.1016/j. arth.2013.11.026.

[15] Ravi B, Croxford R, Hollands S, et al. Increased risk of complications following total joint arthroplasty in patients with rheumatoid arthritis. Arthritis Rheumatol. 2014;66(2):254-63. https://doi. org/10.1002/art.38231.

[16] Lin JA, Liao CC, Lee YJ, Wu CH, Huang WQ, Chen TL. Adverse outcomes after major surgery in patients with systemic lupus erythematosus: a nationwide population-based study. Ann Rheum Dis. 2014;73(9):1646-51. https://doi.org/10.1136/annrheumdis-2012-202758.

[17] Singh JA, Inacio MCS, Namba RS, Paxton EW. Rheumatoid arthritis is associated with higher ninety-day hospital readmission rates compared to osteoarthritis after hip or knee arthroplasty: a cohort study. Arthritis Care Res. 2015;67(5):718-24. https://doi.org/10.1002/acr.22497.

[18] Schrama JC, Espehaug B, Hallan G, et al. Risk of revision for infection in primary total hip and knee arthroplasty in patients with rheumatoid arthritis compared with osteoarthritis: a prospective, population-based study on 108,786 hip and knee joint arthroplasties

from the Norwegian Arthroplasty Register. Arthritis Care Res. 2010;62(4):473-9. https://doi.org/10.1002/acr.20036.

[19] Jämsen E, Huhtala H, Puolakka T, Moilanen T. Risk factors for infection after knee arthroplasty a register-based analysis of 43,149 cases. J Bone Joint Surg Am. 2009;91(1):38-47. https://doi.org/10.2106/JBJS.G.01686.

[20] Aly R, Maibach HI, Mandel A. Bacterial flora in psoriasis. Br J Dermatol. 1976;95(6):603-6.

[21] Lynfield YL. Bacteria, skin sterilization, and wound healing in psoriasis. N Y State J Med. 1972;72(11):1247-50.

[22] Stern SH, Insall JN, Windsor RE, Inglis AE, Dines DM. Total knee arthroplasty in patients with psoriasis. Clin Orthop Relat Res. 1989;248:108-10.

[23] Beyer CA, Hanssen AD, Lewallen D, Pittelkow MR. Primary total knee arthroplasty patients with psoriasis. J Bone Joint Surg Br. 1991;73:258-9.

[24] Menon T, Wroblewski B. Charnley low-friction arthroplasty in patients with psoriasis. Clin Orthop Relat Res. 1983;176(June):127-8.

[25] Goodman SM, Johnson B, Zhang M, et al. Patients with rheumatoid arthritis have similar excellent outcomes after total knee replacement compared with patients with osteoarthritis. J Rheumatol. 2016;43(1):46-53. https://doi.org/10.3899/jrheum.150525.

[26] LoVerde ZJ, Mandl LA, Johnson BK, et al. Rheumatoid arthritis does not increase risk of short-term adverse events after total knee arthroplasty: a retrospective case-control study. J Rheumatol. 2015;42(7):1123-30. https://doi.org/10.3899/jrheum.141251.

[27] Johnson BK, Goodman SM, Alexiades MM, Figgie MP, Demmer RT, Mandl LA. Patterns and associated risk of perioperative use of anti-tumor necrosis factor in patients with rheumatoid arthritis undergoing total knee replacement. J Rheumatol. 2013;40(5):617-23. https://doi.org/10.3899/jrheum.121171.

[28] Goodman SM, Springer B, Guyatt G, et al. 2017 American College of Rheumatology/American Association of hip and Knee Surgeons Guideline for the perioperative management of antirheumatic medication in patients with rheumatic diseases undergoing elective total hip or total knee arthroplasty. Arthritis Rheumatol. 2017;69(8):1538-51. https://doi.org/10.1002/art.40149.

[29] Bombardier C, Hazlewood GS, Akhavan P, et al. Canadian rheumatology association recommendations for the pharmacological management of rheumatoid arthritis with traditional and biologic disease-modifying antirheumatic drugs: part II safety. J Rheumatol. 2012;39(8):1583-602. https://doi.org/10.3899/jrheum.120165.

[30] Iorio R, Williams KM, Marcantonio AJ, Specht LM, Tilzey JF, Healy WL. Diabetes mellitus, hemoglobin A1C, and the incidence of total joint arthroplasty infection. J Arthroplasty. 2012;27(5):726. https://doi.org/10.1016/j.arth.2011.09.013.

[31] Jämsen E, Nevalainen P, Eskelinen A, Huotari K,

Kalliovalkama J, Moilanen T. Obesity, diabetes, and preoperative hyperglycemia as predictors of periprosthetic joint infection: A single-center analysis of 7181 primary hip and knee replacements for osteoarthritis. J Bone Joint Surg Am. 2012;94(14):e101(1). https://doi.org/10.2106/JBJS.J.01935.

[32] Stryker LS, Abdel MP, Morrey ME, Morrow MM, Kor DJ, Morrey BF. Elevated postoperative blood glucose and preoperative hemoglobin a1c are associated with increased wound complications following total joint arthroplasty. J Bone Joint Surg Am. 2013;95(9):808-14. https://doi.org/10.2106/JBJS.L.00494.

[33] Tarabichi M, Shohat N, Kheir MM, et al. Determining the threshold for HbA1c as a predictor for adverse outcomes after total joint arthroplasty: a multicenter, retrospective study. J Arthroplasty. 2017;32(9):S263-S267.e1. https://doi.org/10.1016/j. arth.2017.04.065.

[34] Adams AL, Paxton EW, Wang JQ, et al. Surgical outcomes of total knee replacement according to diabetes status and glycemic control, 2001 to 2009. J Bone Joint Surg Am. 2013;95(6):481-7. https://doi. org/10.2106/JBJS.L.00109.

[35] Chrastil J, Anderson MB, Stevens V, Anand R, Peters CL, Pelt CE. Is hemoglobin A1c or perioperative hyperglycemia predictive of periprosthetic joint infection or death following primary total joint arthroplasty? J Arthroplasty. 2015;30(7):1197-202. https://doi.org/10.1016/j.arth.2015.01.040.

[36] Springer BD. Modifying risk factors for total joint arthroplasty: strategies that work nicotine. J Arthroplasty. 2016;31(8):1628-30. https://doi. org/10.1016/j.arth.2016. 01.071.

[37] Singh JA, Schleck C, Harmsen WS, Jacob AK, Warner DO, Lewallen DG. Current tobacco use is associated with higher rates of implant revision and deep infection after total hip or knee arthroplasty: a prospective cohort study. BMC Med. 2015;13(1):283. https://doi.org/10.1186/s12916-015-0523-0.

[38] Duchman KR, Gao Y, Pugely AJ, Martin CT, Noiseux NO, Callaghan JJ. The effect of smoking on short-term complications following total hip and knee arthroplasty. J Bone Joint Surg (Am Vol). 2014;97(13):1049-58. https://doi.org/10.2106/JBJS.N.01016.

[39] Jørgensen CC, Kehlet H. Outcomes in smokers and alcohol users after fast-track hip and knee arthroplasty. Acta Anaesthesiol Scand. 2013;57(5):631-8. https://doi.org/10.1111/aas.12086.

[40] Kapadia BH, Johnson AJ, Naziri Q, Mont MA, Delanois RE, Bonutti PM. Increased revision rates after total knee arthroplasty in patients who smoke. J Arthroplasty. 2012;27(9):1690. https://doi. org/10.1016/j.arth. 2012. 03. 057.

[41] Singh JA, Houston TK, Ponce BA, et al. Smoking as a risk factor for short-term outcomes following primary total hip and total knee replacement in veterans. Arthritis Care Res. 2011;63(10):1365-74. https://doi.org/10.1002/acr.20555.

[42] Fini M, Giavaresi G, Salamanna F, et al. Harmful lifestyles on orthopedic implantation surgery: a descriptive review on alcohol and tobacco use. J Bone Miner Metab. 2011;29(6):633-44. https://doi.org/10.1007/s00774-011-0309-1.

[43] Porter S, Hanley E. The musculoskeletal effects of smoking. J Am Acad Orthop Surg. 2001;9(1):9-17.

[44] Velicer WF, Prochaska JO, Rossi JS, Snow MG. Assessing outcome in smoking cessation studies. Psychol Bull. 1992;Ill(1):23-41.

[45] Benowitz NL, Bernert JT, Caraballo RS, Holiday DB, Wang J. Optimal serum cotinine levels for distinguishing cigarette smokers and nonsmokers within different racial/ethnic groups in the United States between 1999 and 2004. Am J Epidemiol. 2009;169(2):236-48. https://doi.org/10.1093/aje/kwn301.

[46] Friedman RJ, Hess S, Berkowitz SD, Homering M. Complication rates after hip or knee arthroplasty in morbidly obese patients. Clin Orthop Relat Res. 2013;471(10):3358-66. https://doi.org/10.1007/s11999-013-3049-9.

[47] Alvi HM, Mednick RE, Krishnan V, Kwasny MJ, Beal MD, Manning DW. The effect of BMI on 30 day outcomes following total joint arthroplasty. J Arthroplasty. 2015;30(7):1113-7. https://doi.org/10.1016/j.arth.2015.01.049.

[48] Watts CD, Wagner ER, Houdek MT, Lewallen DG, Mabry TM. Morbid obesity: increased risk of failure after aseptic revision TKA. Clin Orthop Relat Res. 2015;473(8):2621-7. https://doi.org/10.1007/s11999-015-4283-0.

[49] Ward DT, Metz LN, Horst PK, Kim HT, Kuo AC. Complications of morbid obesity in total joint arthroplasty: risk stratification based on BMI. J Arthroplasty. 2015;30(9):42-6. https://doi. org/10.1016/j.arth.2015.03.045.

[50] Wagner ER, Kamath AF, Fruth K, Harmsen WS, Berry DJ. Effect of body mass index on reoperation and complications after total knee arthroplasty. J Bone Joint Surg (Am Vol). 2016;98(24):2052-60. https://doi.org/10.2106/JBJS.16.00093.

[51] Liabaud B, Patrick DA, Geller JA. Higher body mass index leads to longer operative time in total knee arthroplasty. J Arthroplasty. 2013;28(4):563-5. https://doi.org/10.1016/j.arth.2012.07.037.

[52] Ghanim H, Aljada A, Hofmeyer D, Syed T, Mohanty P, Dandona P. Circulating mononuclear cells in the obese are in a proinflammatory state. Circulation. 2004;110(12):1564-71. https://doi.org/10.1161/01.CIR.0000142055.53122.FA.

[53] Peterson LA, Cheskin LJ, Furtado M, et al. Malnutrition in bariatric surgery candidates: multiple micronutrient deficiencies prior to surgery. Obes Surg. 2016;26(4):833-8. https://doi.org/10.1007/s11695-015-1844-y.

[54] Inacio MCS, Paxton EW, Fisher D, Li RA, Barber C, Singh JA. Bariatric surgery prior to total joint arthroplasty may not provide dramatic improvements

in post-arthroplasty surgical outcomes. J Arthroplasty. 2014;29(7):1359-64. https://doi. org/10.1016/j.arth.2014.02.021.

[55] Inacio MCS, Kritz-Silverstein D, Raman R, et al. The impact of pre-operative weight loss on incidence of surgical site infection and readmission rates after total joint arthroplasty. J Arthroplasty. 2014;29(3):458. https://doi.org/10.1016/j. arth.2013.07.030.

[56] Malinzak RA, Ritter MA, Berend ME, Meding JB, Olberding EM, Davis KE. Morbidly obese, diabetic, younger, and unilateral joint arthroplasty patients have elevated total joint arthroplasty infection rates. J Arthroplasty. 2009;24(6 Suppl):84-8. https://doi.org/10.1016/j.arth.2009.05.016.

[57] Rondon AJ, Kheir MM, Tan TL, Shohat N, Greenky MR, Parvizi J. Cefazolin prophylaxis for total joint arthroplasty: obese patients are frequently underdosed and at increased risk of periprosthetic joint infection. J Arthroplasty. 2018;33(11):3551-4. https://doi.org/10.1016/j.arth.2018.06.037.

[58] Kulkarni A, Jameson SS, James P, Woodcock S, Muller S, Reed MR. Does bariatric surgery prior to lower limb joint replacement reduce complications? Surgeon. 2011;9(1):18-21. https://doi.org/10.1016/j.surge.2010.08.004.

[59] Severson EP, Singh JA, Browne JA, Trousdale RT, Sarr MG, Lewallen DG. Total knee arthroplasty in morbidly obese patients treated with bariatric surgery. A comparative study. J Arthroplasty. 2012;27(9):1696-700. https://doi.org/10.1016/j. arth.2012.03.005.

[60] Parvizi J, Trousdale RT, Sarr MG. Total joint arthroplasty in patients surgically treated for morbid obesity. J Arthroplasty. 2000;15(8):1003-8. https://doi.org/10.1054/arth.2000.9054.

[61] Hansen E, Belden K, Silibovsky R, et al. Perioperative antibiotics. J Arthroplasty. 2014;29(2 SUPPL):2948. https://doi.org/10.1016/j.arth.2013.09.030.

[62] Bratzler DW, Dellinger EP, Olsen KM, et al. Clinical practice guidelines for antimicrobial prophylaxis in surgery. Surg Infect. 2013;14(1):73-156. https://doi.org/10.1089/sur.2013.9999.

[63] Jaberi FM, Parvizi J, Haytmanek CT, Joshi A, Purtill J. Procrastination of wound drainage and malnutrition affect the outcome of joint arthroplasty. Clin Orthop Relat Res. 2008;466(6):1368-71. https://doi.org/10.1007/s11999-008-0214-7.

[64] Greene KA, Wilde AH, Stulberg BN. Preoperative nutritional status of total joint patients relationship to postoperative wound complications. J Arthroplasty. 1991;6(4):321-5.

[65] Peersman G, Laskin R, Davis J, Peterson M. Infection in Total Knee Replacement: A Retrospective Review Of 6489 Total Knee Replacements. Clin Orthop Relat Res. 2001;392:15-23.

[66] Font-Vizcarra L, Lozano L, Ríos J, Forga MT, Soriano A. Preoperative nutritional status and post-operative infection in total knee replacements: a prospective study of 213 patients. Int J Artif Organs. 2011;34(9):876-81. https://doi.org/10.5301/ijao.5000025.

[67] Wang C, Huang W, Gu Y, et al. Effect of urinary tract infection on the risk of prosthetic joint infection: a ystematic review and meta-analysis. Surgeon. 2020; https://doi.org/10.1016/j.surge.2020.04.010.

[68] Schmitt DR, Schneider AM, Brown NM. Impact of perioperative urinary tract infection on surgical site infection in patients undergoing primary hip and knee arthroplasty. J Arthroplasty. 2020; https://doi.org/10.1016/j.arth.2020.05.025.

[69] Watters III W, Rethman MP, et al., American Academy of Orthopaedic Surgeons and American Dental Association. Prevention of orthopaedic implant infection in patients undergoing dental procedures. Evidence based guideline and evidence report; 2013. AAOS Clinical Practice Guideline Unit v0.2 2.2012.

[70] Australian Arthroplasty Society Position Statement on the use of prophylactic antibiotics for dental procedures in patients with prosthetic joints. https://www. aoa.org.au/about-aoa/subspecialties/arthroplasty.

[71] Kao FC, Hsu YC, Chen WH, Lin JN, Lo YY, Tu YK. Prosthetic joint infection following invasive dental procedures and antibiotic prophylaxis in patients with hip or knee arthroplasty. Infect Control Hosp Epidemiol. 2017;38(2):154-61. https://doi.org/10.1017/ice.2016.248.

[72] Skaar DD, Park T, Swiontkowski MF, Kuntz KM. Is antibiotic prophylaxis cost-effective for dental patients following total knee arthroplasty? JDR Clin Transl Res. 2019;4(1):9-18. https://doi.org/10.1177/2380084418808724.

[73] Vuorinen M, Mäkinen T, Rantasalo M, Leskinen J, Välimaa H, Huotari K. Incidence and risk factors for dental pathology in patients planned for elective total hip or knee arthroplasty. Scand J Surg. 2019;108(4):338-42. https://doi.org/10.1177/1457496918816911.

[74] Sonn KA, Larsen CG, Adams W, Brown NM, McAsey CJ. Effect of preoperative dental extraction on postoperative complications after total joint arthroplasty. J Arthroplasty. 2019;34(9):2080-4. https://doi.org/10.1016/j.arth.2019.04.056.

[75] Buller LT, Rosas S, Sabeh KG, Roche MW, McLawhorn AS, Barsoum WK. Hypothyroidism increases 90-day complications and costs following primary total knee arthroplasty. J Arthroplasty. 2018;33(4):1003-7. https://doi.org/10.1016/j. arth.2017.10.053.

[76] Tan TL, Rajeswaran H, Haddad S, Shahi A, Parvizi J. Increased risk of periprosthetic joint infections in patients with hypothyroidism undergoing total joint arthroplasty. J Arthroplasty. 2016;31(4):868-71. https://doi.org/10.1016/j.arth.2015.10.028.

[77] Greenky M, Gandhi K, Pulido L, Restrepo C, Parvizi J. Preoperative anemia in total joint arthroplasty: is it associated with periprosthetic joint infection? Hip Clin Orthop Relat Res. 2012;470(10):2695-701. https://doi.org/10.1007/s11999-012-2435-z.

[78] Lee Q, Mak W, Wong Y. Risk factors for periprosthetic oint infection in total knee arthroplasty. J Orthop Surg. 2015;23(3):282-6.

[79] Marmor S, Kerroumi Y. Patient-specific risk factors for infection in arthroplasty procedure. Orthop Traumatol Surg Res. 2016;102(1):S113-9. https://doi.org/10.1016/j.otsr.2015.05.012.

[80] Swenson RD, Butterfield JA, Irwin TJ, Zurlo JJ, Davis CM. Preoperative anemia is associated with failure of open debridement polyethylene exchange in acute and acute hematogenous prosthetic joint infection. J Arthroplasty. 2018;33(6):1855-60. https://doi.org/10.1016/j.arth.2018.01.042.

[81] Marik P. The hazards of blood transfusion. Br J Hosp Med. 2009;70(1):12-5.

[82] Gold PA, Garbarino LJ, Anis HK, et al. The cumulative effect of substance abuse disorders and depression on postoperative complications after primary total knee arthroplasty. J Arthroplasty. 2020;35(6):S151-7. https://doi.org/10.1016/j.arth.2020.01.027.

[83] Bauer DE, Hingsammer A, Ernstbrunner L, et al. Total knee arthroplasty in patients with a history of illicit intravenous drug abuse. Int Orthop. 2018;42(1):101-7. https://doi.org/10.1007/s00264-017-3655-3.

[84] Parvizi J, Sullivan TA, Pagnano MW, Trousdale RT, Bolander ME. Total joint arthroplasty in human immunodeficiency virus-positive patients: an alarming rate of early failure. J Arthroplasty. 2003;18(3):259-64. https://doi.org/10.1054/arth.2003.50094.

[85] Lehman CR, Ries MD, Paiement GD, Davidson AB. Infection after total joint arthroplasty in patients with human immunodeficiency virus or intravenous drug use. J Arthroplasty. 2001;16(3):330-5. https://doi.org/10.1054/arth.2001.21454.

[86] Dimitriou D, Ramokgopa M, Pietrzak JRT, van der Jagt D, Mokete L. Human immunodeficiency virus infection and hip and knee arthroplasty. JBJS Rev. 2017;5(9):e8. https://doi.org/10.2106/JBJS.RVW.17.00029.

[87] Boylan MR, Basu N, Naziri Q, Issa K, Maheshwari AV, Mont MA. Does HIV infection increase the risk of short-term adverse outcomes following total knee arthroplasty? J Arthroplasty. 2015;30(9):1629-32. https://doi.org/10.1016/j.arth.2015.03.018.

[88] Roof MA, Anoushiravani AA, Chen KK, et al. Outcomes of total knee arthroplasty in human immunodeficiency virus-positive patients. J Knee Surg. 2020;33(8):754-61. https://doi.org/10.1055/s-0039-1684011.

[89] Enayatollahi MA, Murphy D, Maltenfort MG, Parvizi J. Human immunodeficiency virus and total joint arthroplasty: the risk for infection is reduced. J Arthroplasty. 2016;31(10):2146-51. https://doi.org/10.1016/j.arth.2016.02.058.

[90] Issa K, Pierce TP, Harwin SF, Scillia AJ, Festa A, Mont MA. No decrease in knee survivorship r outcomes scores for patients with HIV infection who undergo TKA. Clin Orthop Relat Res. 2017;475(2):465-71. https://doi.org/10.1007/s11999-016-5122-7.

[91] Shah KN, Truntzer JN, Romo FT, Rubin LE. Total joint arthroplasty in patients with human immunodeficiency virus. JBJS Rev. 2016;4(11):e1. https://doi.org/10.2106/JBJS.RVW.15.00117.

[92] Kildow BJ, Politzer CS, DiLallo M, Bolognesi MP, Seyler TM. Short and long-term postoperative complications following total joint arthroplasty in patients with human immunodeficiency virus, hepatitis B, or hepatitis C. J Arthroplasty. 2018;33(7):S86-S92.e1. https://doi.org/10.1016/j.arth.2017.10.061.

[93] Orozco F, Post ZD, Baxi O, Miller A, Ong A. Fibrosis in hepatitis c patients predicts complications after elective total joint arthroplasty. J Arthroplasty. 2014;29(1):7-10. https://doi.org/10.1016/j.arth.2013.03.023.

[94] Cancienne JM, Kandahari AM, Casp A, et al. Complication rates after total hip and knee arthroplasty in patients with hepatitis C compared with matched control patients. J Am Acad Orthop Surg. 2017;25(12):e275-81. https://doi.org/10.5435/JAAOS-D-16-00920.

[95] Chowdhury R, Chaudhary MA, Sturgeon DJ, et al. The impact of hepatitis C virus infection on 90-day outcomes following major orthopaedic surgery: a propensity-matched analysis. Arch Orthop Trauma urg. 2017;137(9):1181-6. https://doi.org/10.1007/s00402-017-2742-7.

[96] Schwarzkopf R, Novikov D, Anoushiravani AA, et al. The preoperative management of hepatitis C may improve the outcome after total knee arthroplasty. Bone Joint J. 2019;101-B:667-74. https://doi.org/10.1302/0301-620X.101B6.

[97] Bedair HS, Schurko BM, Dwyer MK, Novikov D, Anoushiravani AA, Schwarzkopf R. Treatment for chronic hepatitis C prior to total hip arthroplasty significantly reduces periprosthetic joint infection. J Arthroplasty. 2019;34(1):132-5. https://doi.org/10.1016/j.arth.2018.09.036.

[98] Bendich I, Takemoto S, Patterson JT, Monto A, Barber TC, Kuo AC. Preoperative treatment of hepatitis C is associated with lower prosthetic joint infection rates in US veterans. J Arthroplasty. 2019;34(7):S319-S326.e1. https://doi.org/10.1016/j.arth.2019.02.052.

[99] Stambough JB, Nam D, Warren DK, et al. Decreased hospital costs and surgical site infection incidence with a universal decolonization protocol in primary total joint arthroplasty. J Arthroplasty. 2017;32(3):728-734.e1. https://doi.org/10.1016/j.arth.2016.09.041.

[100] Ramos N, Stachel A, Phillips M, Vigdorchik J, Slover J, Bosco JA. Prior staphylococcus aureus nasal colonization: a risk factor for surgical site infections following decolonization. J Am Acad Orthop Surg. 2016;24(12):880-5. https://doi.org/10.5435/JAAOS-D-16-00165.

[101] Goyal N, Aggarwal V, Parvizi J. Methicillin-resistant Staphylococcus Aureus screening in total joint arthroplasty: a worthwhile endeavor. J Knee Surg. 2011;25(1):37-44. https://doi.org/10.1055/s-0031-

1286194.

[102] Romero-Palacios A, Petruccelli D, Main C, Winemaker M, de Beer J, Mertz D. Screening for and decolonization of Staphylococcus aureus carriers before total joint replacement is associated with lower S aureus prosthetic joint infection rates. Am J Infect Control. 2020;48(5):534-7. https://doi. org/10.1016/j.ajic.2019.09.022.

[103] Kerbel YE, Sunkerneni AR, Kirchner GJ, Prodromo JP, Moretti VM. The cost-effectiveness of preoperative Staphylococcus aureus screening and decolonization in total joint arthroplasty. J Arthroplasty. 2018;33(7):S191-5. https://doi.org/10.1016/j. arth.2018.01.032.

[104] Pelfort X, Romero A, Brugués M, García A, Gil S, Marrón A. Reduction of periprosthetic Staphylococcus aureus infection by preoperative screening and decolonization of nasal carriers undergoing total knee arthroplasty. Acta Orthop Traumatol Turc. 2019;53(6):426-31. https://doi.org/10.1016/j. aott.2019.08.014.

[105] Sporer SM, Rogers T, Abella L. Methicillin-resistant and methicillin-sensitive Staphylococcus aureus screening and decolonization to reduce surgical site infection in elective total joint arthroplasty. J Arthroplasty. 2016;31(9):144-7. https://doi. org/10.1016/j.arth.2016.05.019.

[106] Hacek DM, Robb WJ, Paule SM, Kudrna JC, Stamos VP, Peterson LR. Staphylococcus aureus nasal decolonization in joint replacement surgery reduces infection. Clin Orthop Relat Res. 2008;466(6):1349-55. https://doi.org/10.1007/s11999-008-0210-y.

[107] Walsh AL, Fields AC, Dieterich JD, Chen DD, Bronson MJ, Moucha CS. Risk factors for Staphylococcus aureus nasal colonization in joint arthroplasty patients. J Arthroplasty. 2018;33(5):1530-3. https://doi. org/10.1016/j.arth.2017.12.038.

[108] Kim DH, Spencer M, Davidson SM, et al. Institutional prescreening for detection and eradication of methicillin-resistant Staphylococcus aureus in patients undergoing elective orthopaedic surgery. J Bone Joint Surg Am. 2010;92(9):1820-6. https://doi.org/10.2106/ JBJS.I.01050.

[109] Iorio R, Osmani FA. Strategies to prevent periprosthetic joint infection after total knee arthroplasty and lessen the risk of readmission for the patient. J Am Acad Orthop Surg. 2017;25:S13-6. https://doi. org/10.5435/ JAAOS-D-16-00635.

[110] Palmisano AC, Kuhn AW, Urquhart AG, Pour AE. Post-operative medical and surgical complications after primary total joint arthroplasty in solid organ transplant recipients: a case series. Int Orthop. 2017;41(1):13-9. https://doi.org/10.1007/s00264-016-3265-5.

第 25 章　抗生素预防

Antibiotic Prophylaxis in Primary and Revision Total Knee Arthroplasty

Francesco Giron　著

全膝关节置换术（TKA）是治疗终末期膝关节炎最好的手术治疗方法之一，由于关节炎是一种与年龄有关的疾病，预期寿命增加导致行初次 TKA 的数量将继续增加。据估计，到 2030 年，美国每年将有超过 400 万例初次全髋关节置换术（THA）和 TKA[1, 2]。尽管手术技术和感染控制方面有很大进步，TKA 术后手术部位感染仍然是一个未解决的灾难性并发症。TKA 术后感染是近 30 年来尚未解决的主要问题之一。虽然 TKA 术后感染很少导致死亡，但后果很严重。感染与发病率和住院率的增加有关。据报道，原发性 TKA 术后感染率在 0.86%～2.5%[3-6]。如果感染率保持不变，到 2030 年，关节置换术后感染估计将达到每年 4 万～8 万例。TKA 后的感染除了给患者带来额外的风险外，也会带来巨大的经济负担。感染患者死亡的可能性是正常人的 2 倍，住重症监护病房的可能性是正常人的 2 倍，出院后再次入院的可能性是正常人的 5 倍[7]。

感染的严重程度取决于进入伤口的细菌数量和毒力、宿主清除细菌的能力、伤口环境的状态或细菌生存的能力。可以采取各种措施预防 TKA 患者发生这种严重的并发症，包括优化医疗合并症和患者风险因素，管理手术室环境（例如，层流、身体排气服，最大限度地减少手术室交通），适当的皮肤准备，仔细选择和有效使用抗生素预防[8-10]。

大多数术后早期感染是由于术中手术部位的污染[11]。即使采用严格的无菌技术，细菌污染也会出现在大多数（如果不是全部的话）关节置换术中[12]。

抗菌药物预防性应用被认为有利于预防清洁骨科手术的手术部位感染。这可能是减少术后伤口感染最有效的方法[13]。预防性使用抗生素被描述为在没有感染但存在术后感染风险的情况下，为防止感染而使用的抗生素。抗菌预防的目的是在手术期间使血清和组织药物水平超过手术期间可能遇到的微生物的最小抑菌浓度[14]。

虽然使用抗生素预防术后感染有很大好处，但我们也必须牢记过度使用抗菌药物的坏处。预防性使用抗生素不能预防所有感染。每个患者都有独特的免疫防御系统抵御感染。手术预防的目的是减少手术部位的细菌感染，而不是对患者进行消毒。从本质上说，通过增加引起感染所需的细菌污染量来增强宿主的自然免疫防御机制[15]。

在骨科手术中，预防性使用抗菌药物有助于预防手术部位感染（SSI）[11]。WHO[7] 和 CDC[16] 明确指出，外科手术过程中的微生物污染是 SSI 的前兆。因此，建议在任何清洁的手术中预防性使用对可能污染手术的病原体有效的抗生素。相反，广谱抗生素的使用促进了多重耐药微生物的发展。由耐药微生物引起的感染与患者更糟糕的临床结局相关。必须在使用抗菌药物预防感染和过度使用抗菌药物之间取得微妙的平衡，这与多重耐药微生物的发展有关。

早在 20 世纪 60 年代，在皮肤切开前就预防性使用抗生素以避免手术过程中微生物污染的有效性就已经确立 [17, 18]，目前的外科预防指南中也推荐使用这种方法。理想的预防性抗菌药物应具有良好的体外抗菌活性、良好的组织渗透性、相对无毒、价格低廉、较长的血清半衰期以覆盖整个手术过程。

选择预防性抗生素需要了解引起 TKA 手术部位感染的常见微生物。

一、与手术部位感染有关的常见微生物

在 TKA 前选择合适的抗生素预防性用药时，最重要的因素是识别最常涉及 SSI 的生物体。早期感染（术后 1 年内）和自首次手术以来持续疼痛不适的感染通常被认为是由围术期直接感染引起的，而晚期感染被认为是通过假体的血源性传播或通过受损的局部组织发生的 [19]。

清洁外科手术后的伤口感染主要是由皮肤或空气中的外来微生物引起的，因为其他细菌的储存库（如胃肠道）没有进入术后伤口组织。大量研究证明，革兰阳性菌是导致关节置换术后感染最常见的细菌。

骨科清洁手术中引起深部伤口感染最常见的病原体是 MSSA 和凝固酶阴性葡萄球菌（coagulase-negative Staphylococci，CoNS），如表皮葡萄球菌 [11, 19]。CoNS 被认为是除 MSSA 以外的外科手术部位培养物中最常见的污染物 [20]，并且被认为是世界范围内最耐药的病原体之一 [21]。其他革兰阳性病原体，包括链球菌和肠球菌，也会引起感染。此外，由 MRSA 和耐万古霉素肠球菌（VRE）引起的感染越来越多，这些细菌通常对一种以上的抗生素有耐药性，这给预防和治疗带来了两难的局面。在某些情况下，关节置换周围的感染很难根除，因为细菌能够黏附在骨科植入物上并形成局部生物膜 [22]。这种糖萼层在植入物的表面形成，为细菌创造了一个复杂的环境。这种自身产生的细胞外聚合物基质为细菌繁殖创造了有利的环境，加速了细菌的突变率，赋予了细菌对宿主防御的抗性，并削弱了抗生素的有效渗透 [23]。抗生素治疗可以控制感染的症状，但根除感染通常需要去除植入物及其相关的糖萼层。

其他可能的感染源可能是革兰阴性菌，如大肠埃希菌、假单胞菌和克雷伯菌。革兰阴性菌感染不太常见，据报道占全部感染的 10%～20% [24]。大约 20% 的人工关节感染（PJI）为多种微生物感染 [25]。

所有微生物都可以是正常皮肤菌群的一部分。因此从患者皮肤直接感染或手术团队人员和手术室环境的空气污染是最可能的感染途径。Hare 和 Thomas [26] 将金黄色葡萄球菌的"传播者"描述为金黄色葡萄球菌携带者并大量播散该菌的人。Ritter [27] 也认识到手术室里的人员是细菌计数增加的一个来源。与无菌手术区直接接触的手术小组成员与特殊的感染有关。麻醉人员也可能导致术后感染。虽然他们不直接参与手术，但在手术前执行各种程序。

二、患者的个体危险因素

预防术后感染的一个关键部分是评估患者的个体危险因素。虽然一些危险因素仍有争议，但高 BMI、糖尿病、营养不良、术前贫血、心血管疾病和免疫抑制药物是增加感染风险的因素 [9, 28, 29]。2013 年，Kaiser Permanente Orange 矫形外科的研究人员在分析了 56 000 多例膝关节置换术后，报道了与 SSI 相关的危险因素 [30]。在充分调整他们的模型后，他们报道，BMI 超过 35kg/m² 的患者发生严重 SSI 的可能性是 BMI 正常患者的 1.47 倍；如果患者患有糖尿病，发生感染的可能性是正常的 1.28 倍；如果他们以前被诊断患有

创伤性关节炎，发生感染的可能性是正常的 3.23 倍。其他风险因素，如性别为男性，患者的 HR 为 1.89，美国麻醉医师协会（American Society of Anesthesiologists，ASA）评分超过 3 分使患者发生感染的可能性增加了 1.65 倍。如果一个患者被发现有多种危险因素，应该采取适当的措施来降低感染风险并提高他们对未来指示的依从性。为了最好地预防感染并将风险降至最低，预防策略应包括术前、术中和术后阶段 [9]。例如，在患者感染风险增加的情况下，抗生素的类型和抗生素预防应用时间也必须仔细评估 [31, 32]。

三、预防性抗生素的特性

抑菌性抗生素主要通过阻断细菌蛋白质的合成、抑制叶酸合成和 DNA 复制的前体来抑制细菌的生长。这些抑菌药在不杀死细菌的情况下抑制细菌的生长和繁殖。杀菌性抗生素会杀死细菌。β- 内酰胺类抗生素通过抑制细胞壁合成及诱导细胞溶解来实现这一目的 [33]。大多数用于骨科手术的预防性抗生素被归类为杀菌药。这些抗生素包括青霉素类、头孢菌素类、万古霉素和氨基糖苷类。克林霉素是一种林可酰胺类抗生素，被认为是抑菌药物。大多数高浓度的抑菌药可以杀菌，而低浓度的抑菌药只能抑菌 [34]。

在选择预防性抗生素时，最重要的考虑因素是其作用谱。虽然选择的抗生素可能无法覆盖所有可能遇到的微生物，但它必须对通常导致术后感染的细菌有活性。其他需要考虑的因素包括药物的药代动力学和药效学。具体地说，药物的半衰期必须超过一定的时间（皮肤切开后 2h 或从切开到缝合时间）。如果不能将药物的组织浓度维持在最小抑菌浓度以上，就会增加伤口感染的风险 [35]。如果手术时间长、需要多次输血或抗生素清除较快，则可能需要重复使用抗生素。最后的考虑因素应该是与使用抗生素相关的成本，其中应该包括药物监测、给药、重复剂量、不良影响和预防失败（如伤口感染后遗症）的成本。

四、初次全膝关节置换术中抗生素的选择和剂量

已知全身使用抗生素可以降低围术期和术后感染的风险 [11, 36, 37]。然而，以前的一些研究报道中，全身使用抗生素可能不能预防所有的术后感染 [7, 38, 39]。此外，常规的全身使用抗生素剂量可能无法提供足够的组织浓度来消灭更耐药的生物体，如凝固酶阴性葡萄球菌。根据外科护理改善项目（Surgical Care Improvement Project，SCIP）咨询委员会（美国到 2010 年将手术发病率和死亡率降低 25% 的倡议的一部分）和 AAOS，接受 THA 或 TKA 的患者首选的抗菌药物是头孢菌素，特别是头孢唑啉和头孢呋辛 [10, 15, 40, 41]。至少 30 年来，头孢菌素类抗生素一直是骨科感染预防和治疗的首选抗生素。头孢唑啉已被广泛研究，其对革兰阳性菌的良好活性和对大多数临床常见的需氧革兰阴性杆菌和厌氧菌的有效作用，使其被广泛接受。此外，头孢菌素在骨、滑膜、肌肉和血肿中的分布也很好 [42]。研究表明，在这些组织中，头孢菌素可迅速达到大多数非 MRSA 微生物的最低杀菌浓度 [43]。

头孢唑啉对体重<80kg 的患者常按 1g 剂量给药，对体重>80kg 的患者常按 2g 剂量给药。对于体重>120kg 的患者，可考虑给予 3g 剂量 [44, 45]（表 25-1）。头孢呋辛剂量为 1.5g。如果手术时间延长，建议每 2～5 小时再给头孢唑啉一次；每 3～4 小时给头孢呋辛一次 [11]（表 25-1）。这两种头孢菌素都是安全的，对最常见的生物，特别是革兰阳性菌和 40% 的革兰阴性菌具有有效的作用谱。

头孢菌素过敏是罕见的事件，但确实会发生，因此建议不将其用于已知对其他 β- 内酰胺抗生素过敏的患者。一些较常见的反应包括皮疹（1%～5%）、嗜酸性粒细胞增多（3%～10%）、腹泻（1%～10%）、假膜性结肠炎（<1%）[42]。

克林霉素和万古霉素是目前对 β- 内酰胺过敏或禁忌使用 β- 内酰胺的患者、MRSA 感染率

表 25-1 初次全膝关节置换术常规预防的抗生素剂量			
抗生素	剂　量	手术 / 绑止血带前时间	重新给药时间（h）
头孢唑啉	1g（体重＜80kg） 2g（体重 60～120kg） 3g（体重＞120kg）	30～40min 内	2～5
头孢呋辛	1.5g	30～40min 内	3～4
克林霉素	900mg	30～40min 内	3～6
万古霉素	15mg/kg（基于体重）	60～90min 内	6～12
达托霉素	6mg/kg（基于体重）	30～60min 内	24

高的机构的首选替代抗生素。克林霉素具有良好的生物利用度，在输注 30min 后，动物和人类皮质骨样本中均显示克林霉素超过了金黄色葡萄球菌的最小抑菌浓度[11]。克林霉素的推荐剂量为 600～900mg，如果手术时间延长，每 3～6 小时一次（表 25-1）。克林霉素最严重的不良反应是艰难梭菌相关性腹泻（伪膜性结肠炎最常见的原因）。其他不良反应包括皮疹、腹痛、抽筋，以及在高剂量下口腔中的金属味道。

虽然克林霉素对许多 MRSA 有效，但万古霉素是一种杀菌药，可以覆盖更多 MRSA，使其成为覆盖 MRSA 的更好选择。万古霉素是一种大的三环糖肽分子，一直以来都是治疗 MRSA 感染的首选药物[46]。万古霉素的杀菌作用是通过破坏肽聚糖生物合成，从而抑制细菌细胞壁合成。它对大多数革兰阳性菌有活性，包括金黄色葡萄球菌、表皮葡萄球菌（包括异种耐甲氧西林菌株）、链球菌、肠球菌和梭菌。万古霉素对革兰阴性菌、真菌或分枝杆菌缺乏活性。与头孢唑啉相似，万古霉素在给药后几分钟内在骨、滑膜组织和肌肉中可以达到比较高的浓度[47, 48]。

万古霉素的不良反应，如输注瘙痒和红斑。红人综合征是一种上躯干和面部瘙痒、红斑性皮疹，偶尔伴有低血压，5%～13% 的人与它的快速输注和组胺释放有关[49]。因此建议万古霉素缓慢给药，在 60min 内给药 1g。肾功能正常的患者，根据体重推荐剂量为 10～15mg/kg，上限为 1g[15]。当万古霉素用于预防时，应在手术开始前 1～2h 开始输注（而头孢唑啉在 1h 内输注），以确保在手术开始前给予全部剂量，并且达到足够的组织浓度[50]。如果手术时间延长，建议在 6～12h 内重复给药[11]（表 25-1）。

有不到 1% 的患者会出现肾毒性和耳毒性，肾毒性与合并使用氨基糖苷类药物有关。其他并发症包括过敏性皮疹、可逆性中性粒细胞减少和药物热。对于已知对万古霉素有过敏反应或严重反应的人，达托霉素应考虑作为替代方案[15]（表 25-1）。

关于万古霉素剂量，应考虑患者特异性因素。一份报道发现，根据实际体重，69% 接受标准 1g 剂量万古霉素的患者剂量不足[51, 52]。这表明，鉴于关节置换患者的高肥胖率，应使用 15mg/kg 的剂量。

关于抗生素预防的选择和有效性，临床医生必须考虑 SSI 出现时培养物上微生物是否在初次手术时给予的抗生素作用范围内。最近一项针对 163 例 PJI 患者的研究表明，63% 的 PJI 患者的感染是由对最初预防药物产生耐药性的细菌引起的。MRSA 是从 26% 的培养阳性的患者中分离出来的[53]。

在过去 10 年里，医院和急诊室已经看到了葡萄球菌引起的感染模式的变化。通常耐药葡萄球菌菌株在医院环境和高危患者人群中被报道，如静脉吸毒者和长期留置导管的人。最近有文章描述了低风险患者中社区获得性 MRSA 菌株的患病率呈惊人的上升趋势。芝加哥一家大型城市医院的一份报道显示，社区获得性 MRSA 皮肤和软组织感染的患病率增加了 6.84 倍：从 2000 年的每 10 万人 24.0 例增加到 2005 年的每 10 万人 164.2 例 [54]。来自达拉斯和亚特兰大的大型机构的其他研究表明，社区获得性 MRSA 的流行趋势呈相似的增长趋势，结论为这是现在皮肤和软组织感染的主要微生物 [55]。

鉴于医疗机构中存在不同类型的抗生素耐药微生物，根据当地情况选择抗生素非常重要。使用当地最新的抗生素谱和咨询传染病专家可以帮助临床医生预测抗生素耐药微生物的流行情况，帮助选择有效的预防药物。鉴于 MRSA 的患病率越来越高，我们必须明确是否每个关节置换患者都应该常规接受万古霉素，无论是作为单一药物还是作为补充抗生素。目前的指南表明，对于 β- 内酰胺过敏患者、MRSA 患者和 MRSA 感染高风险患者（如 MRSA 高流行地区的患者、住院患者、医护人员），万古霉素是合理的抗生素选择 [14, 45]。2013 年《国际人工关节感染共识论文集》广泛支持对 MRSA 携带者、青霉素过敏或 MRSA 感染高风险患者常规使用万古霉素 [40]。此外，通常不支持常规使用双重抗生素 [56]。

Sewick 等 [38] 比较了头孢唑啉和万古霉素的双重预防与头孢唑啉单药治疗。在对 1828 例原发性 THA 和 TKA 的回顾性分析中，随访 1 年，作者发现头孢唑啉和万古霉素联合使用的感染率与单独使用头孢唑啉的感染率没有显著差异（分别为 1.1% 和 1.4%，P=0.636）。双抗生素组 MRSA 感染率明显低于头孢唑啉组（分别为 0.02% 和 0.08%，P<0.05）。然而，这些感染非常少见；因此，预防 MRSA 感染所需的剂量非常高 [43]。Tyllianakis 等 [57] 在一项前瞻性随机研究中，将头孢呋辛与两种抗葡萄球菌药物（夫西地酸和万古霉素）用于预防 THA 和 TKA，调查了一家机

构的 SSI 发病率，该机构 MRSA 和 MRSE 的发病率超过了骨科感染的 25%。纳入研究的 435 例患者，平均随访时间为 3.8 年（2～5 年）。作者发现使用替代抗生素（包括万古霉素）在预防 SSI 方面并不优于单用头孢呋辛。Wyles 等 [58] 调查了 2004—2017 年在梅奥诊所进行的 29 695 例关节置换术（22 705 例患者），为了确定围术期 TKA 和 THA 预防的抗生素选择，评估抗生素过敏测试的有效性，并根据围术期抗生素方案确定 PJI 的发生率，发现当非头孢唑啉抗生素用于围术期 TKA 和 THA 预防时，PJI 率明显较高。考虑到青霉素过敏阳性率低，以及抗生素选择提供的容易改变的风险因素，他们还强调了围术期检测和清除对所有青霉素和头孢菌素过敏患者的作用。

目前，支持使用万古霉素常规预防感染的证据存在争议。迄今为止，AAOS 通常推荐万古霉素用于 β- 内酰胺过敏患者、已知 MRSA 定植患者或 MRSA 高流行机构的患者 [59]。此外，在"预防性抗生素在骨科中的使用和万古霉素耐药菌的出现"中，AAOS 指出，"万古霉素可能适合作为在骨科患者中 MRSA 和表皮葡萄球菌显著流行（如 10%～20%）的机构接受关节置换的患者的预防性抗菌药物" [60]。然而，根据上述文献显示，万古霉素在降低初次 TKA 术后 SSI 发生率方面与头孢菌素类相比没有明显的优势，实际上，在 MRSA 患病率较高的机构中，万古霉素的常规预防性使用也不存在共识。此外，Song 等 [61] 在 MRSA 感染流行率高的医院对 1323 例 TKA 进行了头孢唑啉预防性治疗的结局研究，发现如果采用其他适当的感染管理措施，如使用适当的杀菌药用于外科擦洗和皮肤准备、HEPA 过滤器、层流空气流动和交通控制，即使在 MRSA 感染流行率高的地方，仅使用头孢唑啉的抗菌预防也可以保持较低的 SSI 率。

不愿意使用万古霉素作为常规预防药物可能是因为可用于治疗 MRSA 的抗生素数量有限，以及抗菌谱不支持使用万古霉素。此外，由于担心

可能会导致葡萄球菌产生万古霉素耐药菌株，以及出现 VRE，因此医生在使用万古霉素时要谨慎。使用口服万古霉素治疗伪膜性结肠炎导致了 VRE 的出现 [46]。1997 年，日本首次报道了对万古霉素敏感性降低的葡萄球菌 [62]。这些葡萄球菌被标记为"万古霉素 – 中间金黄色葡萄球菌"，不具有耐药基因，但对万古霉素的敏感性降低。从那以后，其他易感性降低的菌株（异耐万古霉素 – 中间金黄色葡萄球菌）及耐药菌株（耐万古霉素金黄色葡萄球菌）已经被鉴定出来，但很少发生 [63]。为了帮助对抗这些耐药菌株，新的抗生素被引入，大大扩展了药理学武库。这些较新的抗生素包括利奈唑胺、奎奴普汀 / 达福普汀、达托霉素和替加环素。术前万古霉素肠外给药是否与万古霉素耐药性增加或万古霉素敏感性降低相关尚未得到证实。相反，长期抗生素使用已被确定为促进细菌耐药性的风险因素 [64]。

Meehan 等 [15] 为了降低万古霉素作为常规抗生素在初次 TKA 中的风险，建议在 MRSA 感染患病率较高的机构中，在术前增加单一剂量的万古霉素和头孢唑啉，以预防这些耐药菌和其他常见细菌感染。

五、骨内局部预防

为了使抗生素预防有效，组织中抗生素的浓度必须超过在皮肤切口和伤口闭合之间引起感染的微生物的最小抑菌浓度（MIC）。CoNS 是 TKA 术后感染最常见的原因之一，对头孢菌素的 MIC 相对较高。因此，头孢菌素的常规全身预防性给药可能导致对这些微生物的组织浓度不足 [65]。已提出万古霉素作为替代药物 [66]；然而，万古霉素需要较长的给药时间，可能导致全身毒性，并有进一步导致抗生素耐药的风险。近年来，骨内局部给药（intraosseous regional administration，IORA）作为预防性应用抗生素的研究热点。这种给药途径可以减少所有先前的问题，并且在初次 TKA 中，通过限制药物在靶肢体的分布，实现了比全身给药更高的组织浓度 [67]。

IORA 涉 及 通 过 特 定 套 管（Vidacare,San Antonio, TX, USA；FDA 批准）在止血带充气后和皮肤切开前插入胫骨近端。即使在成人中，骨内注射也等同于静脉注射给药，并且在初次 TKA 中获得了成功，达到的浓度比全身给药高 6～10 倍 [68–71]。在 TKA 动物模型中，IORA 也对 PJI 提供了更有效的预防 [72]。

这种方法在肥胖的情况下似乎非常有效。肥胖是 TKA 术后 PJI 的一个重要危险因素 [73, 74]，对患者 [2] 和医疗保健系统 [67] 都是毁灭性的并发症。在一项对 83 001 例患者的 Meta 分析中，肥胖与浅表感染的 OR 为 2.2，与深部感染的 OR 为 2.4 [75]。此外，数据显示，BMI 超过阈值 $35kg/m^2$ 时，每单位 BMI 的风险增加 7% [76]。其中涉及许多潜在的机制。肥胖患者的微循环和大循环受到破坏 [73, 77]，伤口愈合速度减慢 [73, 77]，免疫功能受损 [73, 78]。在外科手术中，肥胖会导致手术难度更大 [79]、手术时间更长 [80]，延长了接触微生物的时间。PJI 的高风险导致一些学者建议，如果患者体重超过一定的 BMI 就不做 TKA [81]。

在非肥胖 TKA 人群中，预防性抗生素 IORA 提供的组织浓度比 TKA 全身给药高 5～8 倍 [70]。然而，肥胖患者的生理功能会不可预测地改变不同药物的药代动力学 [82]。对于万古霉素，在病态肥胖者中比非肥胖者分布量更大，消除半衰期更短 [83]。因此万古霉素需要基于总体重给药，以达到理想的目标稳态浓度 [84]。在骨感染中强调了较高剂量万古霉素的重要性，因为其在动物模型中显示出较差的骨渗透性 [85]。Chin 等 [86] 在一项随机研究中，在两组 11 例肥胖患者中比较了标准体重调整的万古霉素预防与低剂量万古霉素 IORA，发现 IORA 患者骨骼中的抗生素浓度在统计学上显著较高。

基于这些假设，应该考虑增加这种方法的使用，提供比全身给药更高的组织浓度的抗生素预防。此外，IORA 优化了抗生素给药时间，降低了全身不良反应的风险，同时在 TKA 期间提供了较高的组织抗生素浓度。

六、初次 TKA 中的作用时间和持续时间

为了有效预防感染，血清和组织药物水平必须大于皮肤切开和伤口闭合期间靶微生物的最小抑菌浓度。因此应该在皮肤切开或止血带充气前（以先发生者为准），在足够时间间隔内输注抗生素。这使得手术开始时手术部位的抗生素浓度达到最佳[14]。SSI 风险随着输注抗生素和皮肤切开之间的间隔时间延长而增加。在切口前 30min 内给予抗生素与切口前 31～60min 给予抗生素（2.4%）相比，感染风险有降低趋势（1.6%）（OR=1.74，95%CI 0.98～3.04）[87]。如果给药太快，万古霉素会导致组胺释放，导致低血压和红人综合征；因此，与其他抗生素相比，万古霉素的输注时间应较长，为 60～120min，而不是一般的 30～60min。此外，组织渗透会影响抗生素输液时间。头孢唑啉可快速渗透至骨、滑膜和软组织[10]。由于万古霉素组织渗透较慢，需要尽早给药。此外，虽然头孢唑啉活性不受患者体重的影响，但万古霉素在骨浓度方面与患者体重显著相关，BMI 越低，浓度越高[88]。这些指南的唯一例外是在关节置换术翻修中，术前抽吸培养阴性，但怀疑感染的指数较高。在这些病例中，在获得深层关节内培养物之前，不应预防性给予抗生素。一旦获得这些培养物，就可以给予抗生素。

为了维持足够的血清浓度，在较长时间的手术期间（如 4h），以及当失血量增加（>2000ml）和（或）液体复苏（>2000ml）时，应重复给予抗生素[89]。最后，24h 被认为是预防性抗生素治疗的理想时间。许多研究未能证明在择期清洁手术病例中使用抗生素超过 24h 有任何益处[90-92]。在一项关于接受 THA 和 TKA 手术的患者短期使用抗生素预防的研究中，Heydemann 和 Nelson[90] 发现，24h 和 7 天剂量的萘夫西林或头孢唑啉之间的感染率没有差异。在一项对 1341 例 THA 和 TKA 手术的回顾性研究中，Williams 和 Gustilo[91] 在接受 24h 或 3 天疗程头孢唑啉治疗的患者中得出了相同的结果。过度抗菌治疗的风险，包括

毒性和抗生素耐药微生物的发展，导致建议使用 24h 疗程的抗生素[53]。限制不必要的抗生素使用可以最大限度地减少与过度使用相关的不良反应，如艰难梭菌感染[93]。与医院相关的艰难梭菌感染具有较高的发病率，并导致住院时间延长和护理费用增加[94]。

七、MRSA 带菌筛查的意义

越来越多的证据表明，金黄色葡萄球菌的定植是手术部位感染的一个危险因素。接受骨科手术的患者金黄色葡萄球菌定植率与普通人群相似，在接受全关节置换术（TJA）的患者中，近 20% 为金黄色葡萄球菌携带者[95-97]。在这种情况下，可根据筛选试验的结果调整预防性抗菌药物。可以对患者进行筛选以确定他们是否被耐药细菌定植。鼻腔携带者的皮肤定植率增加，这一点值得注意，因为皮肤在切口处直接显露于手术野。在这些情况下，可以尝试消除这些耐药细菌。这种方法在荷兰已经成功使用，并被认为是造成那里≤ 1% 的金黄色葡萄球菌对甲氧西林耐药的原因之一。1999—2004 年，在荷兰 49 家医院向欧洲抗菌药物耐药性监测系统报告的 7420 株培养物中，只有 58 株（0.78%）MRSA 呈阳性[98]。

在高风险骨科手术（如 TJA，脊柱融合）[96] 前已经制订了一个金黄色葡萄球菌筛查和去除的通用程序[96]。在手术前 7～10 天对患者的鼻孔进行培养。给所有患者开一张鼻用莫匹罗星处方，用于去除鼻腔定植细菌。在手术当天，询问患者是否遵守方案。对于报告依从性的患者，检查培养物，如果 MRSA 检测呈阳性，则在皮肤切口后 30min 内接受万古霉素预防治疗，并进行一般的术前准备。培养阴性的患者在切口前接受一般的头孢菌素预防治疗。如果患者不遵守方案，并且他们的培养物仅对 MSSA 呈阴性或阳性，他们还会在手术前接受一般的头孢菌素或克林霉素预防治疗。不依从且鼻培养 MRSA 阳性的患者术前接受万古霉素预防治疗，术后用莫匹罗星进行去集落化，并在术后采取隔离预防措施，直至完成去

集落化方案。在采用这一普遍筛查和去除治疗方案后，医院的总体 MRSA 负担显示出降低，方案启动后与 TJA 相关的总体深部感染率从 1.45% 降至 1.28%[97, 99]。然而，这种差异在统计学上并不显著，为了达到足够的可信度，每组需要 57 604 例患者。

作为获得术前培养物的替代方法，基于 PCR 的检测已成为检测 MRSA 定植的有效工具[95, 97, 100]。基于 PCR 的金黄色葡萄球菌检测方法的准确性已在文献中得到验证，并且具有灵敏度、特异度和成本效益[78, 101]。

越来越多的证据表明，金黄色葡萄球菌携带者筛查和去除治疗可以降低围术期感染率；这些措施具有很高的成本效益，并可改善结局[102]。应该指出的是，去除治疗不是永久性的，治疗后患者有很大风险重新感染定植[103]。这意味着，如果患者接受第二次手术或推迟手术，则需要重新筛选接受手术的患者。还需要进一步的研究来确定理想的筛查和去除治疗方案，以及是去除治疗本身，为 MRSA 定植患者服用万古霉素，还是两者结合推动感染率下降。

八、局部抗生素预防治疗

PMMA 骨水泥通常用于固定 TKA 部件，其主要功能是将负载力从假体转移到骨。PMMA 最初的医学应用始于 1940 年的牙科，以及 John Charnley 在 1950—1960 年期间关于 THA 的早期工作在骨科手术中的应用。

骨水泥具有释放抗生素分子的能力，如果抗生素包含在其中，这些洗脱性能随着水泥孔隙率的增加而提高。体外研究显示，在使用抗生素后的几个小时或几天内，局部抗生素浓度很高。将抗生素混合到骨水泥中，可以在手术后立即将抗生素直接输送到植入物和手术部位。Buchholz 等[104]首次报道在关节置换术中将氨基糖苷类抗生素添加到 Palacos 骨水泥中。氨基糖苷类抗生素是一类可以用于预防的抗生素，因为它们是局部给药，而不是肠外给药。它们通过细胞内机制引起细菌细胞死亡，结合核糖体的 30S 亚单位并由此抑制蛋白质合成。在关节置换翻修术中，无论是在手术的第一阶段创建垫片，还是作为再植骨水泥阶段过程的一部分，这种做法都很常见，并被广泛接受[105]。然而，在初次 TKA 中使用抗生素骨水泥存在争议。许多作者建议在 TKA 中使用抗生素骨水泥（antibiotic-loaded bone cement，ALBC）预防感染，但基于国家登记研究、随机临床试验和 Meta 分析数据的证据表明，ALBC 用于髋关节时对感染具有保护作用，但用于膝关节时没有（或仅为轻度）。一种可能的解释是 TKA 术后局部输送的抗生素数量较少。

在原发性 TKA 中常规使用 ALBC 作为预防感染的方法存在一些问题。首先，即使概率很小，也有过敏或毒性的风险。其次，骨水泥的力学性能会降低，但如果抗生素使用剂量低，每 40 克水泥包装不超过 1g，这可以忽略不计。另外一个重要的问题是经济成本增加，如果在治疗假体感染上有节省，这可以被忽略。最后，还存在抗生素耐药菌株的风险，这可能是主要关注点。如果使用抗生素骨水泥，那么 ALBC 中混合抗生素的选择应考虑微生物学方面（抗菌谱广和耐药菌率低）、物理和化学方面（热稳定性、高水溶性）、药理学特征（过敏反应或毒性风险低）和经济方面（不那么贵）。目前 ALBC 中最常用的抗生素是庆大霉素、妥布霉素和万古霉素。

在制作抗生素 – 骨水泥混合物时，骨水泥的几个特性是需要考虑的重要因素[106, 107]。首先，PMMA 聚合是一种放热反应，因此抗生素必须热稳定的。其次，抗生素本身必须是水溶性的，以便扩散到周围组织中。它必须在组织浓度下具有杀菌作用，并在较长时间内逐渐释放。此外，抗生素必须导致最小的局部炎症或过敏反应。最后，不同骨水泥的成分不同，因此释放抗生素的机会也不同。

我们研究了各种抗生素水泥组合的机械和化学稳定性。在骨水泥的聚合反应期间，温度升高导致气泡的形成。其中一些气泡从水泥中逸出，但另一些气泡没有逸出，导致水泥中出现一些孔隙。骨水泥的最终孔隙率不仅取决于成分和操作方法，还取决于水泥的黏度[108]。水泥孔隙率的增加会导致力学性能的降低，但如果水泥中含有抗生素，则会增加水泥释放抗生素分子的能力。在过去，人们一直担心抗生素负荷是否会降低PMMA水泥的强度。Lautenschlager 等[109]表明，添加大剂量庆大霉素（4.5g/40g 水泥）或液体抗生素会导致抗压强度显著降低至不合格水平。然而，在用于预防的较低剂量（2g/40g 水泥）下，强度的变化可能可以忽略不计[110, 111]。

ALBC 显露于流体后的初始释放主要是一种表面现象，而接下来几天的持续释放是一种整体扩散现象[108]。从 ALBC 中洗脱抗生素已被提倡有效很多天[43]，但一些其他作者坚持认为，该过程仅需几个小时[112, 113]。然而，骨水泥的疏水性将抗生素的释放限制在10%以下，并且大多数抗生素在手术后的第1小时内释放[108, 114, 115]。使用3天后，在体外研究中，抗生素对 ALBC 没有影响[114]。通过在水泥中使用液体抗生素而不是粉末抗生素，可以改善洗脱，但这种选择会降低水泥的抗压强度[116]。

氨基糖苷类抗生素（如庆大霉素、妥布霉素）具有良好的应用性能[105]。其他抗生素，包括万古霉素、红霉素和黏菌素也已被使用。

ALBC 中含有的抗生素虽然含量低，但会被全身吸收，并可能引起过敏反应。在植入任何ALBC 之前，应特别注意个体的抗生素过敏史。ALBC 中最常用的抗生素是氨基糖苷类（庆大霉素和妥布霉素），它们很少引起过敏反应。如果使用其他抗生素，如头孢菌素，过敏反应的可能性可能会更大[117]。

耐药生物的出现越来越令人担忧。没有直接证据表明细菌耐药性的发展与初次人工关节置换术中 ALBC 的常规使用有关，一些作者不认为这种风险会增加[118]。有一些证据支持了对抗生素耐药性和选择耐药变种细菌风险的担忧，体外研究表明，ALBC 中高达 8% 的抗生素在手术后迅速释放，此后会出现低剂量释放，这可能不会有效对抗感染，但会引起抗生素微生物耐药性。在低于抑制浓度的剂量浓度下长期接触抗生素可导致细菌产生突变抗性[108, 112]。Josefsson 等[119]发现，在初次关节置换术中接受庆大霉素负载骨水泥的感染患者中，88% 的患者至少出现一种庆大霉素耐药分离株。如果在二期翻修关节置换术中使用抗生素间隔物，氨基糖苷（庆大霉素和妥布霉素）耐药率较高[120]，这表明在使用 ALBC 时选择耐药突变株的风险是真实的。在大量患者中，Hansen 等[121]发现，在医院 TKA 中引入常规 ALBC 不会导致感染病原体谱的任何显著变化或抗生素耐药性的任何惊人增加，但他们认识到感染队列的样本量可能不够大。最近，Wu 等[122]分析了 2009—2013 年接受 TKA 的 3152 例患者中 SSI 和 PJI 的发生率，发现 SSI 和深植入 SSI 的发生率分别为 1.52% 和 0.79%。根据患者体重调整的最佳全身抗生素剂量和 ALBC 的使用是 SSI 的重要保护因素。同时，ALBC 的使用也显著降低了 PJI 的风险（$P<0.01$）。

美国食品药品管理局（Food and Drug Administration, FDA）已批准使用预先混合的抗生素骨水泥（庆大霉素或妥布霉素）预防关节置换术部位先前感染后的二期植入，但不作为常规一期关节置换术的预防。在美国以外，抗生素水泥在常规原发性 THA 或 TKA 中的应用已经得到了很好的研究。斯堪的纳维亚登记处的大量数据研究证实了抗生素水泥在 THA 中的疗效[123, 124]。在最近一项来自加拿大注册处的 TKA 研究中，Bohm 等[125]分析了 36 681 份 TKA 样本。在 45% 的手术中，使用了抗生素负载水泥。在感染或任何其他原因的 2 年翻修率方面，使用或不使用抗生素负载骨水泥治疗的组之间没有发现显著差异。在一项大型、前瞻性、随机对照试验中，Hinarejos 等[126]检查了抗生素负载水泥在降低 TKA 后感染发生率方面的效果。研究者将 2948 例患者随机分为标准骨水泥或含红霉素 / 黏菌素骨水泥的 TKA 组。研究者报道了两组的深度感染率：抗生素组为 1.4%，标准水泥组为 1.35%（P=0.96）。

同样，Kleppel 等[51] 进行了一项系统回顾，并未发现 ALBC 组和非 ALBC 组之间存在统计学显著差异。目前，没有确凿证据表明抗生素骨水泥在原发性 TKA 中的疗效。

最后，成本问题至关重要。PMMA 中预混抗生素的平均成本约为每袋 300 美元[8]。Illingworth 等[8] 据报道，100 次手术（每次手术 2 袋）的预混合抗生素骨水泥的成本约为 60 000 美元。这与治疗一个假体感染的费用相似。因此，为了使常规的抗生素骨水泥具有成本效益，每 100 次初次关节成形术就必须预防一次感染。鉴于基线感染率已经很低（1%~2%），在实践中很难将感染率绝对降低 1%。Gutowski 等[127] 对 TKA 中使用的抗生素负载骨水泥进行了类似的成本分析，发现手工混合骨水泥可能具有成本效益，预防每次感染的平均成本为 2112~37 176 美元，这低于翻修手术的成本，TKA 的预混合水泥成本为 112 606 美元 / 例感染。仅从经济角度来看，ALBC 的使用可能仅在高风险人群中合理，如类风湿关节炎[128]、免疫抑制、病态肥胖[129-131] 和糖尿病[129, 132, 133]，或者既往有膝关节感染或骨折病史的患者，以及长期手术的患者[78, 91, 113, 162]，这些人群的感染率要高得多，比预期的平均速度高。此外，最近的一项研究表明，即使在被认为是高风险的患者群体中，在原发性 TKA 中使用 ALBC 也可能不合理[134]。

目前，鉴于其疗效参差不齐，无法建议在初次关节成形术中常规使用抗生素骨水泥。一种常见的做法是仅在感染风险较高的患者（如糖尿病、病态肥胖、既往 PJI 病史的患者）中使用。2013 年《人工关节感染国际共识会议录》呼应了这一建议，90% 的人同意仅在高危患者的选择性关节置换术中使用抗生素负载的 PMMA 的说法[40]。

九、翻修术后 TKA 中的抗生素预防

术前全身抗生素预防已被证明能有效降低原发性 TKA 的感染率。然而，对于抗生素预防在TKA 翻修手术中的有效性，主要是在 PJI 的情况下，尚无共识。到目前为止，还没有任何类型的随机对照试验的系统性审查，仅检查抗生素预防对 TKA 翻修的影响。有系统回顾和 Meta 分析共同检查了抗生素预防对初次和翻修 TKA 的影响，但没有将它们分开[135, 136]。一些研究还认识到，翻修 TKA 的 PJI 率比原发 TKA 高 2~3 倍[137, 138]。此外，其他研究表明，翻修 TKA 手术的患者感染风险是原发 TKA 的 9~13 倍[138, 139]。此外，翻修 TKA 的感染率也翻了一倍多，从 1991—1994 年的 1.4% 增加到 2007—2010 年的 3.0%[140]。尽管 TKA 翻修术中的感染率在统计学上显著较高，但令人惊讶的是，目前的强烈共识是，对于初次和未感染的 TKA，围术期抗生素预防应相同[121]。此外，在接受翻修关节置换术的患者中，术前抗生素有时会被保留，因为人们担心可能存在隐性感染，抗生素的使用可能会影响术中培养结果[16]。如果这是真的，将会是重要的，因为培养结果是诊断 PJI 不可或缺的，并且从这些培养物获得的抗生素敏感性对于指导后续的抗菌治疗至关重要。然而，最近的论文[141, 142] 表明，在翻修 TKA 手术前不应保留术前抗生素，因为单剂量预防性抗生素不会影响培养结果。

如前所述，种植体感染最常见的微生物是金黄色葡萄球菌（50%~65%）和表皮葡萄球菌（25%~30%）[143, 144]。然而，在翻修手术中，也存在医院获得的细菌持续感染的风险，这些细菌对关节置换术中常用的预防性抗生素具有耐药性[59]。这些医院感染包括艰难梭菌和 MRSA。这在翻修手术中尤为重要，因为与主要的 TKA 手术相比，接受这些手术的患者由于年龄更高和住院时间更长，患细菌感染的风险更高。

在美国，2006—2012 年，TKA 翻修手术大幅增加（35%）。翻修手术的增加超过了原发性 TKA 植入物数量的增加，这可能是因为有 700 多万人进行了 THA 和 TKA[145]。翻修的一个主要原因是感染，大约 35% 的大型关节植入物（THA/TKA）因感染而翻修[146-148]。

基于这些假设，必须进行新的前瞻性随机研究，以评估在 TKA 无菌翻修的情况下是否有必要采用不同的抗生素预防策略。在这些情况下，外科医生可能应该仔细考虑患者的年龄、危险因素、相关疾病、初次 TKA 和翻修术中抗生素预防的持续时间、手术的复杂性，以便定制用于预防的抗生素选择。

在 PJI 的情况下，方法不同，可以进行更多的研究。PJI 通常以三种方式之一发展：通过植入物的围术期定植、菌血症引起的造血接种或周围组织感染传播[149]。此外，PJI 可以根据发生时间分为三类。早期感染发生在手术后 3 个月内。植入后 3~24 个月出现延迟性 PJI，24 个月后出现晚期 PJI[67]。通常，早期和血源性 PJI 被归类为急性感染，通常是急性发作，由毒性微生物引起[67]。

急性 PJI 的推荐治疗方法是 DAIR[67, 150]。用于髋关节和膝关节假体的 DAIR 成功率约为 70%[150-152]。在实验阶段，手术后开始经验应用抗生素，直到在微生物培养物中确定致病微生物[153, 154]。靶向阶段定制抗生素治疗的重要性众所周知[155]。然而，关于在实验阶段使用哪种抗生素的文献却少得多。

十、翻修手术 TKA 中的局部抗生素预防

众所周知，即使是出于无菌原因进行 TJA 翻修手术，与主要手术相比，其感染率也明显更高。因此，许多作者主张在这些手术中常规预防性使用 ABLC。这一点得到了对 189 例首次无菌翻修膝关节置换术的前瞻性伪随机研究的支持，该研究发现，与使用普通骨水泥（7%）的患者相比，使用含 1g 万古霉素 /40g 普通骨水泥的骨水泥（零）固定部件的患者在平均 89 个月的深度感染率明显降低[156]。通过对 2001—2012 年进行的无菌翻修病例的审查，并对美国凯撒永久性关节置换登记处进行追踪，发现 ALBC 的使用与全因翻修减少 50% 相关[157]。注册数据证实，翻修手术中广泛采用常规 ALBC。澳大利亚关节置换注册处报道称，2015 年 TJA 翻修中使用的前 10 种骨水泥中有 9 种是 ALBC，占所有骨水泥组件翻修的 93%~99%[33]。在这种情况下，ALBC 在胶结无菌翻修 TJA 中的常规使用可以被视为护理标准，在降低感染率和全因翻修方面都有好处。

ALBC 的大多数商业制剂仅限于氨基糖苷类（庆大霉素或妥布霉素），已证明其对关节间隙内对甲氧西林敏感和甲氧西林耐药的葡萄球菌具有良好的杀菌活性。然而，葡萄球菌中的氨基糖苷类耐药性是一个已知问题，在脓毒症翻修关节手术中使用高剂量 ALBC 后耐药性增加[120]。因此，在无菌翻修病例中向 ALBC 中添加低剂量万古霉素可能会有理论上的益处，在这些病例中，患者之前接受过氨基糖苷黏固剂和（或）正在氨基糖苷耐药率高的机构接受治疗。然而，这必须与随后选择万古霉素抗性生物的风险相平衡。目前，考虑到氨基糖苷类 ALBC 在降低感染率方面的有效性，以及缺乏证据支持在氨基糖苷 ALBC 中常规添加万古霉素，建议将其用于治疗活动性感染。

无菌翻修 TKA 的最佳剂量 ALBC 仍有争议。使用具有良好侵蚀性能的 ALBC 商业制剂含有低至 0.5g 的抗生素（例如，Palacos R+G；Zimmer Biomet），这些似乎足以在降低翻修风险方面带来益处。相反，对于外科医生准备的 ALBC，就机械特性而言，每袋 40g 骨水泥 ≥ 2g 粉状抗生素似乎具有良好的耐受性。

在延迟和晚期 PJI 的情况下，ALBC 通常用于二期脓毒症翻修手术，目的是利用 ALBC 作为局部药物递送机制。尽管历史上 PJI 都是通过切除关节置换术和放置含抗生素的骨水泥来治疗的，但现代方法依靠含 ALBC 的间隔物来维持关节空间和功能，同时促进局部抗生素的输送。使用了多种不同的水泥垫片设计，其中最显著的区别是静态和动态垫片。在后一类中，这些可以进一步细分，根据水泥是在手术室预置还是混合成型；支承面情况（如骨上水泥、水泥上水泥、金

属上聚乙烯）；它们是模制的，还是手工成型的；它们是否使用特定的商业产品（如预成型间隔物、商业模具），或者常规的现成的关节置换组件。尽管每种间隔物方案都有利弊，但在根除感染的有效性方面，当二期翻修人工关节置换术的原则（如同时使用全身性抗生素）在其他方面得到遵守时，设计在根除感染方面的有效性方面没有一致的好处[40]。然而，预成型间隔物的一个缺点是无法针对感染的生物体调整抗生素方案。

人们普遍认为，在第一阶段翻修时，应在ALBC中使用高剂量抗生素，目的是延长抗生素向关节间隙的弥散时间，并在关节间隙内和持续时间内达到有效的抗菌浓度。由于这些间隔物的定义是暂时的，因此可以采用最佳侵蚀策略，而不必担心水泥机械性能的潜在不利影响。一般来说，更大量的抗生素将增加侵蚀率和维持有效关节内浓度的时间长度。没有高质量的数据比较不同抗生素浓度的临床疗效[158]。然而，普遍的共识是低剂量ALBC制剂（每袋40g，1g抗生素）不足以用于治疗，而据报道，每袋药物剂量>8g会对间隔物形成期间的处理特性产生不利影响[159]。据报道，有效的感染控制剂量低至每袋1.2g，文献中最常报道的剂量为每袋骨水泥3.4～8.6g抗生素[22]。尽管不良事件的个别病例报道被归因于全身性抗生素毒性，但这些似乎极为罕见，并且没有足够的证据证明降低抗生素浓度是合理的。

抗生素侵蚀率是几个因素的产物，这些因素可以独立于所用抗生素的浓度而变化，包括水泥表面积和孔隙率。几种骨水泥制备策略已被证明可以增加抗生素的侵蚀，在第一阶段翻修手术中形成间隔物时应使用。其中包括在大气压下进行高速手动搅拌（每秒3次以上循环），在水泥搅拌完成后添加粉状抗生素，不压碎抗生素晶体，以及不添加额外的液体单体，以补偿增加的粉末体积[160-162]。值得注意的是，较高浓度的粉状抗生素会增加水泥的孔隙率，进一步增加其侵蚀。

外科医生混合高剂量ALBC的抗生素选择应以感染微生物的敏感性特征为指导，同时确保其符合有效局部活性的先决条件（即热稳定性和水溶性）。最常用的抗生素包括氨基糖苷类，如庆大霉素和妥布霉素；万古霉素；头孢菌素，如头孢唑啉[22]。对于易感生物，使用头孢唑啉代替万古霉素或与万古霉素联合使用可能是有利的，因为其杀菌活性和优越的侵蚀特性[163]。

建议至少使用两种不同类别的抗生素。体外研究表明，双抗生素和三抗生素水泥对侵蚀速率具有协同作用，尽管关于细菌生长协同作用的证据尚不明确[163, 164]。然而，在初次TKA和翻修术中使用25种以上抗生素预防可最大限度地提高局部有效抗菌活性的可能性。

对于先前间隔器植入失败的患者，应特别注意ALBC的抗生素选择，因为氨基糖苷类药物的耐药率是首次PJI患者的1.7～2.5倍[120]。

在与无菌翻修手术类似的部件再植入时，在PJI后使用骨水泥固定是膝关节的常规方法。鉴于有证据支持ALBC在无菌翻修手术中的益处，当使用骨水泥固定时，在PJI后最终部件再植入时，ALBC的使用几乎没有争议。可用的骨水泥固定策略包括使用商业制备的低剂量ALBC或在手术室制备的定制混合ALBC。

美国市售的低剂量ALBC经FDA特别批准（且仅限于）用于第二阶段翻修。定制混合ALBC提供了理论上的优势，允许根据从感染关节分离的生物体的局部耐药模式和（或）敏感性来定制抗生素，同时提供类似于商业制备的骨水泥的侵蚀特性[165]。然而，从文献中几乎没有关于两种方法的结果的指导。

如果使用定制的混合ALBC，鉴于先前描述的关于抗生素浓度和水泥机械性能的证据，将浓度限制在每袋40g不超过2g似乎是合理的[120, 156]。同样，应避免使用液体抗生素[109]。考虑到可以实现的协同效应和更广泛的抗菌活性谱，应考虑使用多种抗生素[163, 164]。为了最大限度地提高机械特性，应首先将抗生素添加到水泥粉中，然后添加单体并真空混合[161]。

参考文献

[1] Kurtz S, Ong K, Lau E, Mowat F, Halpern M. Projections of primary and revision hip and knee arthroplasty in the United States from 2005 to 2030. J Bone Joint Surg Am. 2007;89(4):780-5.

[2] Kurtz SM, Lau E, Watson H, Schmier JK, Parvizi J. Economic burden of periprosthetic joint infection in the United States. J Arthroplast. 2012;27(8 Suppl):61-5.

[3] Bengtson S, Knutson K. The infected knee arthroplasty. A 6-year follow-up of 357 cases. Acta Orthop Scand. 1991;62:301-11.

[4] Blom AW, Brown J, Taylor AH, Pattison G, Whitehouse S, Bannister GC. Infection after total knee arthroplasty. J Bone Joint Surg Br. 2004;86:688-91.

[5] Nickinson R, Board T, Gambhir A, Porter M, Kay P. The microbiology of the infected knee arthroplasty. Int Orthop. 2010;34:505-10.

[6] Phillips JE, Crane TP, Noy M, Elliott TSJ, Grimer RJ. The incidence of deep prosthetic infections in a specialist orthopaedic hospital: a 15-year prospective survey. J Bone Joint Surg Br. 2006;88:943-8.

[7] World Health Organization. WHO guidelines for safe surgery: 2009: safe surgery saves lives. http://whqlibdoc. who.int/pu blications/2009/9789241598552_ eng.pdf. Accessed 18 Nov 2010.

[8] Illingworth KD, Mihalko WM, Parvizi J, Sculco T, McArthur B, el Bitar Y, Saleh KJ. How to minimize infection and thereby maximize patient outcomes in total joint arthroplasty: a multicenter approach. AAOS exhibit selection. J Bone Joint Surg Am. 2013;95(8):e50.

[9] Papas PV, Congiusta D, Scuderi GR, Cushner FD. A modern approach to preventing prosthetic joint infections. J Knee Surg. 2018;31(7):610-7.

[10] Prokuski L. Prophylactic antibiotics in orthopaedic surgery. J Am Acad Orthop Surg. 2008;16(5):283-93.

[11] Fletcher N, Sofianos D, Berkes MB, Obremskey WT. Prevention of perioperative infection. J Bone Joint Surg Am. 2007;89:1605-18.

[12] Davis N, Curry A, Gambhir AK, Panigrahi H, Walker CR, Wilkins EG, Worsley MA, Kay PR. Intraoperative bacterial contamination in operations for joint replacement. J Bone Joint Surg Br. 1999;81:886-9.

[13] Page CP, Bohnen JM, Fletcher JR, McManus AT, Solomkin JS, Wittmann DH. Antimicrobial prophylaxis for surgical wounds. Guidelines for clinical care. Arch Surg. 1993;128:79-88.

[14] Bratzler DW, Houck PM; Surgical Infection Prevention Guidelines Writers Workgroup; American Academy of Orthopaedic Surgeons; American Association of Critical Care Nurses; American Association of Nurse Anesthetists; American College of Surgeons; American College of Osteopathic Surgeons; American Geriatrics Society; American Society of Anesthesiologists; American Society of Colon and Rectal Surgeons; American Society of Health- System Pharmacists; American Society of Peri Anesthesia Nurses; Ascension Health; Association of peri Operative Registered Nurses; Association for Professionals in Infection Control and Epidemiology; Infectious Diseases Society of America; Medical Letter; Premier; Society for Healthcare Epidemiology of America; Society of Thoracic Surgeons; Surgical Infection Society; Surgical Infection Prevention Guideline Writers Work Group. Antimicrobial prophylaxis for surgery: an advisory statement from the National Surgical Infection Prevention Project. Clin Infect Dis. 2004;38:1706-15.

[15] Meehan J, Jamali AA, Nguyen H. Prophylactic antibiotics in hip and knee arthroplasty. J Bone Joint Surg Am. 2009;91(10):2480-90.

[16] Mangram AJ, Horan TC, Pearson ML, Silver LC, Jarvis WR. Guideline for prevention of surgical site infection, 1999. Hospital Infection Control Practices Advisory Committee. Infect Control Hosp Epidemiol. 1999;20: 250-78.

[17] Burke JF. The effective period of preventive antibiotic action in experimental incisions and dermal lesions. Surgery. 1961;50:161-8.

[18] Tachdjian MO, Compere EL. Postoperative wound infections in orthopedic surgery: evaluation of prophylactic antibiotics. J Int Coll Surg. 1957;28(6 Pt 1):797-805.

[19] Aslam S, Darouiche RO. Prosthetic joint infections. Curr Infect Dis Rep. 2012;14(5):551-7.

[20] Bernard L, Sadowski C, Monin D, Stern R, Wyssa B, Rohner P, Lew D, Hoffmeyer P. The value of bacterial culture during clean orthopedic surgery: a prospective study of 1,036 patients. Infect Control Hosp Epidemiol. 2004;25:512-4.

[21] Osmon DR. Antimicrobial resistance: guidelines for the practicing orthopaedic surgeon. Instr Course Lect. 2002;51:527-37.

[22] Costerton JW, Stewart PS, Greenberg EP. Bacterial biofilms: a common cause of persistent infections. Science. 1999;284:1318-22.

[23] Zimmerli W, Moser C. Pathogenesis and treatment concepts of orthopaedic biofilm infections. FEMS Immunol Med Microbiol. 2012;65(2):158-68.

[24] Lamagni T. Epidemiology and burden of prosthetic joint infections. J Antimicrob Chemother. 2014;69(Suppl 1): i5-i10.

[25] Del Pozo JL, Patel R. Clinical practice: infection associated with prosthetic joints. N Engl J Med. 2009;361(8):787-94.

[26] Hare R, Thomas CG. The transmission of Staphylococcus aureus. Br Med J. 1956;2:840-4.

[27] Ritter MA. Operating room environment. Clin Orthop Relat Res. 1999;369:103-9.

[28] Daines BK, Dennis DA, Amann S. Infection prevention in total knee arthroplasty. J Am Acad Orthop Surg. 2015; 23(06): 356-64.

[29] Peersman G, Laskin R, Davis J, Peterson M. Infection in total knee replacement: a retrospective review of 6489 total knee replacements. Clin Orthop Relat Res. 2001;392:15-23.

[30] Namba RS, Inacio MCS, Paxton EW. Risk factors associated with deep surgical site infections after primary total knee arthroplasty: an analysis of 56,216 knees. J Bone Joint Surg Am. 2013;95(09):775-82.

[31] De Francesco CJ, Fu MC, Kahlenberg CA, Miller AO, Bostrom MP. Extended antibiotic prophylaxis may be linked to lower peri-prosthetic joint infection rates in high-risk patients: an evidence-based review. HSS J. 2019;15(3):297-301.

[32] Inabathula A, Dilley JE, Ziemba-Davis M, Warth LC, Azzam KA, Ireland PH, Meneghini RM. Extended oral antibiotic prophylaxis in high-risk patients substantially reduces primary total hip and knee arthroplasty 90-day infection rate. J Bone Joint Surg Am. 2018;100(24):2103-9.

[33] Australian Orthopaedic Association: National Joint Replacement Registry Supplemental report: cement in hip and knee arthroplasty, Adelaide, Australia. 2016. https://aoanjrr.sahmri.com/documents/10180/275107/Cement%20 in%20Hip%20 and%20Knee%20Arthroplasty.

[34] Mandell GL, Bennet JE, Dolin R, editors. Mandell, Douglas, and Bennett's principles and practice of infectious diseases, vol. 2. 6th ed. New York: Elsevier/Churchill Livingstone; 2005.

[35] Forse RA, Karam B, MacLean LD, Christou NV. Antibiotic prophylaxis for surgery in morbidly obese patients. Surgery. 1989;106:750-7.

[36] Holtom PD. Antibiotic prophylaxis: current recommendation. J Am Acad Orthop Surg. 2006; 14: S98-S100.

[37] Ridgeway S, Wilson J, Charlet A, Kafatos G, Pearson A, Coello R. Infection of the surgical site after arthroplasty of the hip. J Bone Joint Surg Br. 2005;87:844-50.

[38] Sewick A, Makani A, Wu C, O'Donnell J, Baldwin KD, Lee GC. Does dual antibiotic prophylaxis better prevent surgical site infections in total joint arthroplasty? Clin Orthop Relat Res. 2012;470(10):2702-7.

[39] Windsor RE, Bono JV. Infected total knee replacements. J Am Acad Orthop Surg. 1994;2:44-53.

[40] Parvizi J, Gehrke T, Chen AF. Proceedings of the International Consensus on Periprosthetic joint infection. Bone Joint J. 2013;95-B(11):1450-2.

[41] Rosenberger LH, Politano AD, Sawyer RG. The surgical care improvement project and prevention of post-operative infection, including surgical site infection. Surg Infect. 2011;12(3):163-8.

[42] Neu HC. Cephalosporin antibiotics as applied in surgery of bones and joints. Clin Orthop Relat Res. 1984;190:50-64.

[43] Schurman DJ, Hirshman HP, Kajiyama G, Moser K, Burton DS. Cefazolin concentrations in bone and synovial fluid. J Bone Joint Surg Am. 1978;60:359-62.

[44] Brill MJ, Houwink AP, Schmidt S, Van Dongen EP, Hazebroek EJ, van Ramshorst B, Deneer VH, Mouton JW, Knibbe CA. Reduced subcutane-ous tissue distribution of cefazolin in morbidly obese versus non-obese patients determined using clinical microdialysis. J Antimicrob Chemother. 2014;69(3):715-23.

[45] Ho VP, Nicolau DP, Dakin GF, Pomp A, Rich BS, Towe CW, Barie PS. Cefazolin dosing for surgical prophylaxis in morbidly obese patients. Surg Infect (Larchmt). 2012;13(1):33-7.

[46] Levine DP. Vancomycin: understanding its past and preserving its future. South Med J. 2008;101:284-91.

[47] Eshkenazi AU, Garti A, Tamir L, Hendel D. Serum and synovial vancomycin concentrations following prophylactic administration in knee arthroplasty. Am J Knee Surg. 2001;14:221-3.

[48] Graziani AL, Lawson LA, Gibson GA, Steinberg MA, MacGregor RR. Vancomycin concentrations in infected and noninfected human bone. Antimicrob Agents Chemother. 1988;32:1320-2.

[49] Sivagnanam S, Deleu D. Red man syndrome. Crit Care. 2003;7:119-20.

[50] McNamara DR, Steckelberg JM. Vancomycin. J Am Acad Orthop Surg. 2005;13:89-92.

[51] Kheir MM, Tan TL, Azboy I, Tan DD, Parvizi J. Vancomycin prophylaxis for total joint arthroplasty: incorrectly dosed and has a higher rate of periprosthetic infection than cefazolin. Clin Orthop Relat Res. 2017;475(7):1767-74.

[52] Liu C, Kakis A, Nichols A, Ries MD, Vail TP, Bozic KJ. Targeted use of vancomycin as perioperative prophylaxis reduces periprosthetic joint infection in revision TKA. Clin Orthop Relat Res. 2014;472(1):227-31.

[53] Peel TN, Cheng AC, Buising KL, Choong PF. Microbiological aetiology, epidemiology, and clinical profile of prosthetic joint infections: are current antibiotic prophylaxis guidelines effective? Antimicrob Agents Chemother. 2012;56(5):2386-91.

[54] Hota B, Ellenbogen C, Hayden MK, Aroutcheva A, Rice TW, Weinstein RA. Community-associated methicillin-resistant Staphylococcus aureus skin and soft tissue infections at a public hospital: do public housing and incarceration amplify transmission? Arch Intern Med. 2007;167:1026-33.

[55] Fridkin SK, Hageman JC, Morrison M, Sanza LT, Como-Sabetti K, Jernigan JA, Harriman K, Harrison LH, Lynfield R, Farley MM. Active bacterial core surveillance program of the emerging infections program network. Methicillin-resistant Staphylococcus aureus disease in three communities. N Engl J Med. 2005;352:1436-44.

[56] Parvizi J, Pawasarat IM, Azzam KA, Joshi A, Hansen EN, Bozic KJ. Periprosthetic joint infection: the economic impact of methicillin-resistant infections. J Arthroplast. 2010;25(Suppl 6):103-7.

[57] Tyllianakis ME, Karageorgos AC, Marangos MN, Saridis AG, Lambiris EE. Antibiotic prophylaxis in primary hip and knee arthroplasty: comparison between cefuroxime and two specific antistaphylococcal agents. J Arthroplast. 2010;25(7): 1078-82.

[58] Wyles CC, Hevesi M, Osmon DR, Park MA, Habermann EB, Lewallen DG, Berry DJ, Sierra RJ. 2019 John Charnley Award: increased risk of prosthetic joint infection following primary total knee and hip arthroplasty with the use of

alternative antibiotics to cefazolin: the value of allergy testing for antibiotic prophylaxis. Bone Joint J. 2019;101-B(6_Suppl_B):9-15.

[59] American Academy of Orthopaedic Surgeons. Recommendations for the use of intravenous antibiotic prophylaxis in primary total joint arthroplasty. 2004. http://www.aaos.org/about/papers/advistmt/1027.asp.

[60] American Academy of Orthopaedic Surgeons. The use of prophylactic antibiotics in orthopaedic medicine and the emergence of vancomycin-resistant bacteria. 1998. Revised 2002. http://www.aaos.org/about/papers/advistmt/1016.asp.

[61] Song KH, Kang YM, Sin HY, Yoon SW, Seo HK, Kwon S, Shin MJ, Chang CB, Kim TK, Kim HB. Outcome of cefazolin prophylaxis for total knee arthroplasty at an institution with high prevalence of methicillin-resistant Staphylococcus aureus infection. Int J Infect Dis. 2011; 15(12):e867-70.

[62] Centers for Disease Control and Prevention (CDC). Reduced susceptibility of Staphylococcus aureus to vancomycin—Japan, 1996. MMWR Morb Mortal Wkly Rep. 1997;46:624-6.

[63] Centers for Disease Control and Prevention (CDC). Staphylococcus aureus resistant to vancomycin—United States, 2002. MMWR Morb Mortal Wkly Rep. 2002;51: 565-7.

[64] Eggimann P, Pittet D. Infection control in the ICU. Chest. 2001;120:2059-93.

[65] Yamada K, Matsumoto K, Tokimura F, Okazaki H, Tanaka S. Are bone and serum cefazolin concentrations adequate for antimicrobial prophylaxis? Clin Orthop Relat Res. 2011;469(12):3486-94.

[66] Smith EB, Wynne R, Joshi A, Liu H, Good RP. Is it time to include vancomycin for routine perioperative antibiotic prophylaxis in total joint arthroplasty patients? J Arthroplast. 2012;27:55-60.

[67] Zimmerli W, Trampuz A, Ochsner PE. Prosthetic-joint infections. N Engl J Med. 2004;351(16):1645-54.

[68] Angthong C, Krajubngern P, Tiyapongpattana W, Pongcharoen B, Pinsornsak P, Tammachote N, Kittisupaluck W. Intraosseous concentration and inhibitory effect of different intraosseous cefazolin doses used in preoperative prophylaxis of total knee arthroplasty. J Orthop Traumatol. 2015;16(4):331-4.

[69] Young SW, Zhang M, Freeman JT, Vince KG, Coleman B. Higher cefazolin concentrations with intraosseous regional prophylaxis in TKA. Clin Orthop Relat Res. 2013;471(1):244-9.

[70] Young SW, Zhang M, Freeman JT, Mutu-Grigg J, Pavlou P, Moore GA. The Mark Coventry Award: higher tissue concentrations of vancomycin with low dose intraosseous regional versus systemic prophylaxis in TKA: a randomized trial. Clin Orthop Relat Res. 2014;472:57-65.

[71] Young SW, Zhang M, Moore GA, Pitto RP, Clarke HD, Spangehl MJ. The John N. Insall Award: higher tissue concentrations of vancomycin achieved with intraosseous regional prophylaxis in revision TKA: a randomized controlled trial. Clin Orthop Relat Res. 2018;476(1):66-74.

[72] Young SW, Roberts T, Johnson S, Dalton JP, Coleman B, Wiles S. Regional intraosseous administration of prophylactic antibiotics is more effective than systemic administration in a mouse model of TKA. Clin Orthop Relat Res. 2015;473:3573-84.

[73] de Heredia FP, Gómez-Martínez S, Marcos A. Obesity, inflammation and the immune system. Proc Nutr Soc. 2012;71(2):332-8.

[74] Jung P, Morris AJ, Zhu M, Roberts SA, Frampton C, Young SW. BMI is a key risk factor for early periprosthetic joint infection following total hip and knee arthroplasty. N Z Med J. 2017;130(1461): 24-34.

[75] Kerkhoffs GM, Servien E, Dunn W, Dahm D, Bramer JA, Haverkamp D. The influence of obesity on the complication rate and outcome of total knee arthroplasty: a meta-analysis and systematic literature review. J Bone Joint Surg Am. 2012;94(20):1839-44.

[76] Wagner ER, Kamath AF, Fruth K, Harmsen WS, Berry DJ. Effect of body mass index on reoperation and complications after total knee arthroplasty. J Bone Joint Surg Am. 2016;98(24):2052-60.

[77] Yosipovitch G, DeVore A, Dawn A. Obesity and the skin: skin physiology and skin manifestations of obesity. J Am Acad Dermatol. 2007;56(6):901-16.

[78] Luteijn JM, Hubben GA, Pechlivanoglou P, Bonten MJ, Postma MJ. Diagnostic accuracy of culture-based and PCR-based detection tests for methicillin-resistant Staphylococcus aureus: a meta-analysis. Clin Microbiol Infect. 2011;17(2):146-54.

[79] Lozano LM, Núñez M, Segur JM, Maculé F, Sastre S, Núñez E, Suso S. Relationship between knee anthropometry and surgical time in total knee arthroplasty in severely and morbidly obese patients: a new prognostic index of surgical difficulty. Obes Surg. 2008;18(9):1149-53.

[80] Gadinsky NE, Manuel JB, Lyman S, Westrich GH. Increased operating room time in patients with obesity during primary total knee arthroplasty: conflicts for scheduling. J Arthroplasty. 2012;27(6):1171-6.

[81] Naziri Q, Issa K, Malkani AL, Bonutti PM, Harwin SF, Mont MA. Bariatric orthopaedics: total knee arthroplasty in super-obese patients (BMI > 50 kg/^{2}). Survivorship and complications. Clin Orthop Relat Res. 2013;471(11): 3523-30.

[82] Hanley MJ, Abernethy DR, Greenblatt DJ. Effect of obesity on the pharmacokinetics of drugs in humans. Clin Pharmacokinet. 2010;49(2):71-87.

[83] Polso AK, Lassiter JL, Nagel JL. Impact of hospital guideline for weight-based antimicrobial dosing in morbidly obese adults and comprehensive literature review. J Clin Pharm Ther. 2014;39(6): 584-608.

[84] Bauer LA, Black DJ, Lill JS. Vancomycin dosing in morbidly obese patients. Eur J Clin Pharmacol. 1998;54(8):621-5.

[85] Darley ES, MacGowan AP. Antibiotic treatment of gram-positive bone and joint infections. J Antimicrob Chemother. 2004;53(6):928-35.

[86] Chin SJ, Moore GA, Zhang M, Clarke HD, Spangehl MJ, Young SW. The AAHKS Clinical Research Award: intraosseous regional prophylaxis provides higher tissue

concentrations in high BMI patients in total knee arthroplasty: a randomized trial. J Arthroplast. 2018;33(7S):S13-8.

[87] Steinberg JP, Braun BI, Hellinger WC, Kusek L, Bozikis MR, Bush AJ, Dellinger EP, Burke JP, Simmons B, Kritchevsky SB. Trial to Reduce Antimicrobial Prophylaxis Errors (TRAPE) Study Group: timing of antimicrobial prophylaxis and the risk of surgical site infections: results from the trial to reduce antimicrobial prophylaxis errors. Ann Surg. 2009;250(1):10-6.

[88] Sharareh B, Sutherland C, Pourmand D, Molina N, Nicolau DP, Schwarzkopf R. Effect of body weight on cefazolin and vancomycin trabecular bone concentrations in patients undergoing total joint arthroplasty. Surg Infect. 2016;17(1):1-7.

[89] Bosco JA, Bookman J, Slover J, Edusei E, Levine B. Principles of antibiotic prophylaxis in total joint arthroplasty: current concepts. J Am Acad Orthop Surg. 2015;23(8):e27-35.

[90] Heydemann JS, Nelson CL. Short-term preventive antibiotics. Clin Orthop Relat Res. 1986;205:184-7.

[91] Williams DN, Gustilo RB. The use of preventive antibiotics in orthopaedic surgery. Clin Orthop Relat Res. 1984;190: 83-8.

[92] Wymenga AB, Hekster YA, Theeuwes A, Muytjens HL, van Horn JR, Slooff TJ. Antibiotic use after cefuroxime prophylaxis in hip and knee joint replacement. Clin Pharmacol Ther. 1991;50(2):215-20.

[93] Tokarski AT, Karam JA, Zmistowski B, Deirmengian CA, Deirmengian GK. Clostridium difficile is common in patients with postoperative diarrhea after hip and knee arthroplasty. J Arthroplast. 2014;29:1110-3.

[94] Campbell R, Dean B, Nathanson B, Haidar T, Strauss M, Thomas S. Length of stay and hospital costs among high-risk patients with hospital-origin Clostridium difficile-associated diarrhea. J Med Econ. 2013;16(3):440-8.

[95] Bode LG, Kluytmans JA, Wertheim HF, Bogaers D, Vandenbroucke-Grauls CM, Roosendaal R, Troelstra A, Box AT, Voss A, van der Tweel I, van Belkum A, Verbrugh HA, Vos MC. Preventing surgical-site infections in nasal carriers of Staphylococcus aureus. N Engl J Med. 2010;362(1):9-17.

[96] Hadley S, Immerman I, Hutzler L, Slover J, Bosco J. Staphylococcus aureus decolonization protocol decreases surgical site infections for total joint replacement. Arthritis. 2010;2010:924518.

[97] Kim DH, Spencer M, Davidson SM, Li L, Shaw JD, Gulczynski D, Hunter DJ, Martha JF, Miley GB, Parazin SJ, Dejoie P, Richmond JC. Institutional prescreening for detection and eradication of methicillin-resistant Staphylococcus aureus in patients undergoing elective orthopaedic surgery. J Bone Joint Surg Am. 2010;92(9):1820-6.

[98] European Antimicrobial Resistance Surveillance System (EARSS). Annual report 2004. Bilthoven: RIVM; 2005.

[99] Ramos N, Skeete F, Haas JP, Hutzler L, Slover J, Phillips M, Bosco J. Surgical site infection prevention initiative: patient attitude and compliance. Bull NYU Hosp Jt Dis. 2011;69(4):312-5.

[100] Hacek DM, RobbWJ PSM, Kudrna JC, Stamos VP,

Peterson LR. Staphylococcus aureus nasal decolonization in joint replacement surgery reduces infection. Clin Orthop Relat Res. 2008;466(6):1349-55.

[101] Shrestha NK, Shermock KM, Gordon SM, Tuohy MJ, Wilson DA, Cwynar RE, Banbury MK, Longworth DL, Isada CM, Mawhorter SD, Procop GW. Predictive value and cost-effectiveness analysis of a rapid polymerase chain reaction for preoperative detection of nasal carriage of Staphylococcus aureus. Infect Control Hosp Epidemiol. 2003;24(5):327-33.

[102] Slover J, Haas JP, Quirno M, Phillips MS, Bosco JA III. Cost-effectiveness of a Staphylococcus aureus screening and decolonization program for high-risk orthopedic patients. J Arthroplast. 2011;26(3):360-5.

[103] Immerman I, Ramos NL, Katz GM, Hutzler LH, Phillips MS, Bosco JA III. The persistence of Staphylococcus aureus decolonization after mupirocin and topical chlorhexidine: implications for patients requiring multiple or delayed procedures. J Arthroplast. 2012;27(6):870-6.

[104] Buchholz HW, Elson RA, Engelbrecht E, Lodenkämper H, Rottger J, Siegel A. Management of deep infection of total hip replacement. J Bone Joint Surg Br. 1981;63:342-53.

[105] Joseph TN, Chen AL, Di Cesare PE. Use of antibiotic-impregnated cement in total joint arthroplasty. J Am Acad Orthop Surg. 2003;11(1):38-47.

[106] Arora M, Chan EK, Gupta S, Diwan AD. Polymethylmethacrylate bone cements and additives: a review of the literature. World J Orthop. 2013;4(2):67-74.

[107] Jiranek WA, Hanssen AD, Greenwald AS. Antibiotic-loaded bone cement for infection prophylaxis in total joint replacement. J Bone Joint Surg Am. 2006;88(11):2487-500.

[108] van de Belt H, Neut D, Schenk W, van Horn JR, van Der Mei HC, Busscher HJ. Staphylococcus aureus biofilm formation on different gentamicin-loaded polymethylmethacrylate bone cements. Biomaterials. 2001; 22:1607-11.

[109] Lautenschlager EP, Jacobs JJ, Marshall GW, Meyer PR Jr. Mechanical properties of bone cements containing large doses of antibiotic powders. J Biomed Mater Res. 1976;10(6):929-38.

[110] Bourne RB. Prophylactic use of antibiotic bone cement: an emerging standard. In the affirmative. J Arthroplasty. 2004;19(4 Suppl 1):69-72.

[111] Hanssen AD. Prophylactic use of antibiotic bone cement: an emerging standard. In opposition. J Arthroplasty. 2004;19(4 Suppl 1):73-7.

[112] Hendriks JG, Neut D, van Horn JR, van der Mei HC, Busscher HJ. Bacterial survival in the interfacial gap in gentamicin-loaded acrylic bone cements. J Bone Joint Surg Br. 2005;87:272-6.

[113] Klekamp J, Dawson JM, Haas DW, DeBoer D, Christie M. The use of vancomycin and tobramycin in acrylic bone cement: biomechanical effects and elution kinetics for use in joint arthroplasty. J Arthroplast. 1999;14:339-46.

[114] Dunne NJ, Hill J, McAfee P, Kirkpatrick R, Patrick S, Tunney M. Incorporation of large amounts of gentamicin sulphate into acrylic bone cement: effect on handling and

mechanical properties, antibiotic release, and biofilm formation. Proc Inst Mech Eng H. 2008;222:355-65.

[115] Powles JW, Spencer RF, Lovering AM. Gentamicin release from old cement during revision hip arthroplasty. J Bone Joint Surg Br. 1998;80:607-10.

[116] Chang YH, Tai CL, Hsu HY, Hsieh PH, Lee MS, Ueng SW. Liquid antibiotics in bone cement: an effective way to improve the efficiency of antibiotic release in antibiotic loaded bone cement. Bone Joint Res. 2014;3:246-51.

[117] Cummins JS, Tomek IM, Kantor SR, Furnes O, Engesaeter LB, Finlayson SR. Cost-effectiveness of antibiotic-impregnated bone cement used in primary total hip arthroplasty. J Bone Joint Surg Am. 2009;91:634-41.

[118] Dunbar MJ. Antibiotic bone cements: their use in routine primary total joint arthroplasty is justified. Orthopedics. 2009;32.

[119] Josefsson G, Kolmert L. Prophylaxis with systematic antibiotics versus gentamicin bone cement in total hip arthroplasty. A ten-year survey of 1,688 hips. Clin Orthop Relat Res. 1993;(292): 210-4.

[120] Corona PS, Espinal L, Rodríguez-Pardo D, Pigrau C, Larrosa N, Flores X. Antibiotic susceptibility in gram-positive chronic joint arthroplasty infections: increased aminoglycoside resistance rate in patients with prior aminoglycoside-impregnated cement spacer use. J Arthroplast. 2014;29:1617-21.

[121] Hansen EN, Adeli B, Kenyon R, Parvizi J. Routine use of antibiotic laden bone cement for primary total knee arthroplasty: impact on infecting microbial patterns and resistance profiles. J Arthroplast. 2014;29:1123-7.

[122] Wu CT, Chen IL, Wang JW, Ko JY, Wang CJ, Lee CH. Surgical site infection after Total knee arthroplasty: risk factors in patients with timely administration of systemic prophylactic antibiotics. J Arthroplast. 2016;31(7):1568-73.

[123] Engesaeter LB, Lie SA, Espehaug B, Furnes O, Vollset SE, Havelin LI. Antibiotic prophylaxis in total hip arthroplasty: effects of antibiotic prophylaxis systemically and in bone cement on the revision rate of 22,170 primary hip replacements followed 0-14 years in the Norwegian Arthroplasty Register. Acta Orthop Scand. 2003;74(6): 644-51.

[124] Espehaug B, Engesaeter LB, Vollset SE, Havelin LI, Langeland N. Antibiotic prophylaxis in total hip arthroplasty: review of 10,905 primary cemented total hip replacements reported to the Norwegian arthroplasty register, 1987 to 1995. J Bone Joint Surg Br. 1997;79(4):590-5.

[125] Bohm E, Zhu N, Gu J, de Guia N, Linton C, Anderson T, Paton D, Dunbar M. Does adding antibiotics to cement reduce the need for early revision in total knee arthroplasty? Clin Orthop Relat Res. 2014;472(1):162-8.

[126] Hinarejos P, Guirro P, Leal J, et al. The use of erythromycin and colistin-loaded cement in total knee arthroplasty does not reduce the incidence of infection: a prospective randomized study in 3000 knees. J Bone Joint Surg Am. 2013;95(9):769-74.

[127] Gutowski CJ, Zmistowski BM, Clyde CT, Parvizi J. The economics of using prophylactic antibiotic-loaded bone

cement in total knee replacement. Bone Joint J. 2014;96-B(1):65-9.

[128] Liu HT, Chiu FY, Chen CM, Chen TH. The combination of systemic antibiotics and antibiotics impregnated cement in primary total knee arthroplasty in patients of rheumatoid arthritis-evaluation of 60 knees. J Chin Med Assoc. 2003;66: 533-6.

[129] Dowsey MM, Choong PF. Obese diabetic patients are at substantial risk for deep infection after primary TKA. Clin Orthop Relat Res. 2009;467:1577-81.

[130] Malinzak RA, Ritter MA, Berend ME, Meding JB, Olberding EM, Davis KE. Morbidly obese, diabetic, younger, and unilateral joint arthroplasty patients have elevated total joint arthroplasty infection rates. J Arthroplast. 2009;24:84-8.

[131] Pulido L, Ghanem E, Joshi A, Purtill JJ, Parvizi J. Periprosthetic joint infection: the incidence, timing, and predisposing factors. Clin Orthop Relat Res. 2008;466:1710-5.

[132] Jämsen E, Nevalainen P, Kalliovalkama J, Moilanen T. Preoperative hyperglycemia predicts infected total knee replacement. Eur J Intern Med. 2010;21:196-201.

[133] Mraovic B, Suh D, Jacovides C, Parvizi J. Perioperative hyperglycemia and postoperative infection after lower limb arthroplasty. J Diabetes Sci Technol. 2011;5:412-8.

[134] Qadir R, Sidhu S, Ochsner JL, Meyer MS, Chimento GF. Risk stratified usage of antibiotic-loaded bone cement for primary total knee arthroplasty: short term infection outcomes with a standardized cement protocol. J Arthroplast. 2014;29:1622-4.

[135] Albuhairan B, Hind D, Hutchinson A. Antibiotic prophylaxis for wound infections in total joint arthroplasty: a systematic review. J Bone Joint Surg. 2008;90-B(7):915-9.

[136] Glenny AM, Song F. Antimicrobial prophylaxis in total hip replacement: a systematic review. Health Technol Assess. 1999;3(21):1-57.

[137] Mortazavi SMJ, Schwartzenberger J, Austin MS, Purtill JJ, Parvizi J. Revision total knee arthroplasty infection: incidence and predictors. Clin Orthop Relat Res. 2010;468:2052-9.

[138] Mortazavi SMJ, Molligan J, Austin MS, Purtill JJ, Hozack WJ, Parvizi J. Failure following revision total knee arthroplasty: infection is the major cause. Int Orthop. 2011; 35: 1157-64.

[139] Ong KL, Lau E, Suggs J, Kurtz SM, Manley MT. Risk of subsequent revision after primary and revision total joint arthroplasty. Clin Orthop Relat Res. 2010;468(11):3070-6.

[140] Slover J, Zuckerman JD. Increasing use of total knee replacement and revision surgery (2012). J Am Med Assoc. 2012;308(12):1266-8.

[141] Burnett RS, Aggarwal A, Givens SA, McClure JT, Morgan PM, Barrack RL. Prophylactic antibiotics do not affect cultures in the treatment of an infected TKA: a prospective trial. Clin Orthop Relat Res. 2010;468(1):127-34.

[142] Tetreault MW, Wetters NG, Aggarwal V, Mont M, Parvizi J, Della Valle CJ. The Chitranjan Ranawat Award: should prophylactic antibiotics be withheld before revision

217

surgery to obtain appropriate cultures? Clin Orthop Relat Res. 2014;472(1):52-6.

[143] American Society of Health-System Pharmacists. ASHP therapeutic guidelines on antimicrobial prophylaxis in surgery. Am J Health Syst Pharm. 1999;56:1839-88.

[144] Mulcahy H. Chew current concepts in knee replacement: complications. Am J Roentgenol. 2014;202:W76-86.

[145] Kremers HM, Larson DR, Crowson CS, Kremers WK, Washington RE, Steiner CA, Jiranek WA, Berry DJ. Prevalence of total hip and knee replacement in the United States. J Bone Joint Surg Am. 2015;97:1386-97.

[146] Sierra RJ, Cooney WP, Pagnano MW, Trousdale RT, Rand JA. Reoperations after 3200 revision TKAs: rates, etiology, and lessons learned. Clin Orthop Relat Res. 2004;425:200-6.

[147] Voigt J, Mosier M, Darouiche R. Systematic review and meta-analysis of randomized controlled trials of antibiotics and antiseptics for preventing infection in people receiving primary total hip and knee prostheses. Antimicrob Agents Chemother. 2015;59(11):6696-707.

[148] Voigt J, Mosier M, Darouiche R. Antibiotics and antiseptics for preventing infection in people receiving revision total hip and knee prostheses: a systematic review of randomized controlled trials. BMC Infect Dis. 2016;749:1-9.

[149] Widmer AF. New developments in diagnosis and treatment of infection in orthopedic implants. Clin Infect Dis. 2001;33(s2):S94-106.

[150] de Vries L, van der Weegen W, Neve WC, Das H, Ridwan BU, Steens J. The effectiveness of debridement, antibiotics and irrigation for periprosthetic joint infections after primary hip and knee arthroplasty. A 15 years retrospective study in two community hospitals in the Netherlands. J Bone Joint Infect. 2016;1:20-4.

[151] Kuiper JWP, Willink RT, Moojen DJF, van den Bekerom MP, Colen S. Treatment of acute periprosthetic infections with prosthesis retention: review of current concepts. World J Orthop. 2014;5(5):667.

[152] Vahedi H, Aali-Rezaie A, Shahi A, Conway JD. Irrigation, débridement, and implant retention for recurrence of periprosthetic joint infection following two-stage revision Total knee arthroplasty: a matched cohort study. J Arthroplast. 2019;34(8):1772-5.

[153] Moran E, Masters S, Berendt AR, McLardy-Smith P, Byren I, Atkins BL. Guiding empirical antibiotic therapy in orthopaedics: the microbiology of prosthetic joint infection managed by debridement, irrigation and prosthesis retention. J Infect. 2007;55(1):1-7.

[154] Sousa R, Pereira A, Massada M, Vieira Da Silva M, Lemos R, Costa E, Castro J. Empirical antibiotic therapy in prosthetic joint infections. Acta Orthop Belg. 2010;76(2):254-9.

[155] Argenson JN, Arndt M, Babis G, Battenberg A, Budhiparama N, Catani F, Chen F, de Beaubien B, Ebied A, Esposito S, Ferry C, Flores H, Giorgini A, Hansen E, Hernugrahanto KD, Hyonmin C, Kim TK, Koh IJ, Komnos G, Lausmann C, Loloi J, Lora-Tamayo J, Lumban-Gaol I, Mahyudin F, Mancheno-Losa M, Marculescu C, Marei S, Martin KE, Meshram P, Paprosky WG, Poultsides L, Saxena A, Schwechter E, Shah J, Shohat N, Sierra RJ, Soriano A, Stefánsdóttir A, Suleiman LI, Taylor A, Triantafyllopoulos GK, Utomo DN, Warren D, Whiteside L, Wouthuyzen-Bakker M, Yombi J, Zmistowski B. Hip and knee section, treatment, debridement and retention of implant: proceedings of International Consensus on Orthopedic Infections. J Arthroplast. 2019;34(2S):S399-419.

[156] Chiu FY, Lin CF. Antibiotic-impregnated cement in revision total knee arthroplasty. A prospective cohort study of one hundred and eighty-three knees. J Bone Joint Surg Am. 2009;91(3):628-33.

[157] Bini SA, Chan PH, Inacio MC, Paxton EW, Khatod M. Antibiotic cement was associated with half the risk of re-revision in 1,154 aseptic revision total knee arthroplasties. Acta Orthop. 2016;87: 55-9.

[158] Iarikov D, Demian H, Rubin D, Alexander J, Nambiar S. Choice and doses of antibacterial agents for cement spacers in treatment of prosthetic joint infections: review of published studies. Clin Infect Dis. 2012;55:1474-80.

[159] Hsieh PH, Chen LH, Chen CH, Lee MS, Yang WE, Shih CH. Two-stage revision hip arthroplasty for infection with a custommade, antibiotic-loaded, cement prosthesis as an interim spacer. J Trauma. 2004;56:1247-52.

[160] Amin TJ, Lamping JW, Hendricks KJ, McIff TE. Increasing the elution of vancomycin from high-dose antibiotic-loaded bone cement: a novel preparation technique. J Bone Joint Surg Am. 2012;94:1946-51.

[161] Miller R, McLaren A, Leon C, McLemore R. Mixing method affects elution and strength of high-dose ALBC: a pilot study. Clin Orthop Relat Res. 2012;470:2677-83.

[162] Pithankuakul K, Samranvedhya W, Visutipol B, Rojviroj S. The effects of different mixing speeds on the elution and strength of high-dose antibiotic-loaded bone cement created with the hand-mixed technique. J Arthroplast. 2015;30:858-63.

[163] Paz E, Sanz-Ruiz P, Abenojar J, Vaquero-Martin J, Forriol F, Del Real JC. Evaluation of elution and mechanical properties of high-dose antibiotic-loaded bone cement: comparative "in vitro" study of the influence of vancomycin and cefazolin. J Arthroplast. 2015;30:1423-9.

[164] Duey RE, Chong AC, McQueen DA, Womack JL, Song Z, Steinberger TA, Wooley PH. Mechanical properties and elution characteristics of polymethylmethacrylate bone cement impregnated with antibiotics for various surface area and volume constructs. Iowa Orthop J. 2012;32: 104-15.

[165] McLaren AC, Nugent M, Economopoulos K, Kaul H, Vernon BL, McLemore R. Hand-mixed and premixed antibiotic-loaded bone cement have similar homogeneity. Clin Orthop Relat Res. 2009;467:1693-8.

第 26 章　术前除菌

Preoperative Management: Staphylococcus aureus Decolonisation

T. W. Hamilton　A. Alvand　A. J. Price　著

人工关节感染（PJI）是膝关节置换术的一种灾难性和未被充分认识的并发症。感染可为急性或慢性感染，是植入术后前 2 年内翻修手术最常见的适应证[1]。在英国，初级膝关节置换术后感染的年总翻修率（全膝关节置换和单膝关节置换）为 0.92（95%CI 0.90～0.95）次 /1000 假体，单膝关节（包括髌股关节置换）的翻修率低于全膝关节替换[1]。PJI 的管理给患者和医疗系统都带来了巨大的成本，尽管对 PJI 及其风险因素有了更好的了解，但其发病率仍在增加，部分原因是诊断水平的提高[2, 3]。

减少 PJI 的发病率需要多方面、多学科的方法。手术前，需要筛选 PJI 的风险因素，并优化可修改的风险因素。一旦 PJI 的风险因素得到优化，患者就可以预约手术，并实施术前、术中和术后感染预防方案，以进一步降低这种毁灭性并发症的风险。第 25 章介绍了手术前患者的医疗优化。本章将重点介绍膝关节置换术前金黄色葡萄球菌的筛查和清除。它将涵盖金黄色葡萄球菌定植的流行病学、定植和非定植个体的侵入性感染发生率、去除定植方法、手术前去除定植的结果。最后，我们将审查目前关于非定植细菌的国际准则，并概述我们目前的做法。

一、金黄色葡萄球菌定植的流行病学

金黄色葡萄球菌的定植是常见的，可以是持续或间歇性的[4]。大约 20% 的人被持续性定植，细菌负荷相对较高，但通常是无症状的；而更多的人被间歇性定植，通常细菌负荷较低[5]。丹麦双胞胎研究发现，在老年人中，遗传学只表现出对持续性鼻腔金黄色葡萄球菌感染的风险影响不大，而男性、非吸烟状态、慢性皮肤病、居住或在农场工作这些因素与风险增加相关[6, 7]。

金黄色葡萄球菌定植的主要部位是前鼻孔，该部位的定植对鼻外部位（包括皮肤、喉咙、会阴、阴道和胃肠道）的定植具有预测作用[4]。在任何有金黄色葡萄球菌感染部位的患者中，约 50% 的患者在前鼻孔内进行了定植，因此，除前鼻孔外，还应考虑鼻腔外部位的拭子检查，以评估定植状态[4]。据报道，接受关节置换术的患者中约有 1/4 的患者出现金黄色葡萄球菌的鼻定植[8, 9]。尽管大多数或这些是 MSSA，但 1%～4% 是 MRSA[8, 9]。尽管有一些证据表明，随着时间的推移，金黄色葡萄球菌的总体定植率正在下降，但据报道，MRSA 鼻腔携带率相对增加[10]。

二、定植和非定植个体侵入性感染的发生率

金黄色葡萄球菌的持续定植与非定植个体的侵袭性感染风险增加相关[4]。这在经常接触医疗保健的个人和使用留置装置的患者（如骨科手术

患者）中尤其如此。据报道，这些患者的风险增加了 3～11 倍[11]。据报道，在已知有金黄色葡萄球菌鼻定植的住院非手术、非细菌性患者中，患上金黄色葡萄杆菌菌血症的风险是非定植患者的 3 倍（RR=3.0，95%CI 2.0～4.7）[12]。在患有菌血症的定植个体中，基因分型表明，约 80% 的血液分离物与前鼻孔分离物克隆相同[13, 14]。数据表明，与 MSSA 相比，MRSA 定植的侵袭性感染风险明显更高；然而，尚不清楚这种增加的风险是否与该生物体的相对毒力有关，或者这是否是由于 MRSA 感染者代表了更严重的医学共病、更广泛的抗生素暴露和更长的住院时间的患者[14-16]。金黄色葡萄球菌是 PJI 中最常见的分离菌之一。据报道，金黄色葡萄球菌的鼻携带是导致手术部位感染金黄色葡萄球菌最重要的风险因素之一。与非定植个体相比，定植者的手术部位感染更高[8, 17]。基于这些观察结果和在其他医疗领域的工作，对金黄色葡萄球菌（MSSA 和 MRSA）感染患者进行脱色治疗，有可能减少关节置换术后手术部位感染的负担。

三、清除方法

清除可针对鼻腔和鼻外部位，并可选择性地递送给已知患有 MSSA 或 MRSA 的患者（或具有高定植风险的患者），或者可普遍递送给所有接受关节置换术的患者。传统上，鼻腔清除是使用 2% 莫匹罗星软膏进行的，每天 2～3 次局部涂抹在每个鼻孔的内表面，持续 5 天。莫匹罗星是一种抗金黄色葡萄球菌（包括 MRSA）的局部抗菌药。它还对其他葡萄球菌、链球菌和革兰阴性菌（如大肠埃希菌和流感杆菌）具有活性。然而，最近耐莫匹罗星金黄色葡萄球菌的发病率正在增加。据报道，耐莫匹罗星 MSSA 的发病率约为 8%，耐莫匹罗星 MRSA 的发病为 14%[18]。基于此，再加上需要多日治疗（这可能导致不合规），已经试验了其他清除方法，包括光消毒及用聚维酮碘或葡萄糖酸氯己定进行单次局部鼻腔治疗，结果令人满意[19-23]。

鼻外清除可在手术前通过皮肤清洗来进行，这旨在减少细菌负荷，清洗应直观地应涉及全身，除手术部位外，还针对已知的鼻外定植部位。可以使用抗菌或防腐肥皂、聚维酮碘或葡萄糖酸氯己定进行皮肤清洗。术前皮肤清洗的有效性、开始清洗的最佳时间和使用的最佳药剂仍存在不确定性[24-27]。在英国，进行皮肤清洗时葡萄糖酸氯己定可能是最常用的药剂，因为它对包括 MRSA 在内的许多病原体都有活性。

尽管大多数患者清除成功，但据报道，尽管接受了治疗，仍有多达 20% 的患者感染了金黄色葡萄球菌[28, 29]。其原因尚不清楚，这是否代表治疗失败，可能是由于莫匹罗星耐药，还是不符合治疗要求尚不确定。因此，最佳的清除方法仍不清楚，是否在治疗后重新评估患者的定植情况仍存在争议，需要进一步研究以澄清这些领域[18, 19]。

四、手术前清除的结果

金黄色葡萄球菌清除对髋关节和膝关节置换术后手术部位感染风险的影响已成为多项研究的主题（表 26-1）。最近的一项 Meta 分析发现，金黄色葡萄球菌清除显著降低了髋关节和膝关节置换术后整体手术部位感染（浅部和深部感染，OR=0.43，95%CI 0.31～0.59）、浅部（OR=0.44，95%CI 0.25～0.73）和深部 PJI（OR=0.4，95%CI 0.21～0.77）的风险[40]。虽然这些结果表明金黄色葡萄球菌的筛选和清除与 PJI 的减少有关，但重要的是要承认，这些结果代表了主要是回顾性和非随机研究的结果，因此没有考虑到为减少 PJI 而实施的其他实践改进。

五、当前指南

（一）WHO

• 鼻去污：没有具体说明普遍筛查和除菌，局部可使用莫匹罗星进行 MRSA 和（或）MSSA 的清除。

• 皮肤去污：手术前一晚淋浴或洗澡，考虑使

表 26-1　髋关节和膝关节置换术患者实施金黄色葡萄球菌脱色方案前后手术部位感染的发生率				
研　究	筛　选	方　案	手术部位感染的发生率	
			干　预	对　照
Rao，2011[27]	鼻咽拭子	N：莫匹罗星 5d S：CHG 5d	1.32%（17/1285）	2.70%（20/741）
Sankar，2005[30]	鼻拭子和鼻外拭子	N：莫匹罗星 / 聚维酮碘 / 三氯生	0%（0/231）	0.61%（1/164）
Hacek，2008[31]	鼻咽拭子	N：莫匹罗星 5d S：无	1.21%（11/912）	2.60%（14/583）
Hadley，2010[32]	鼻咽拭子	N：莫匹罗星 5d S：CHG 5d	1.28%（21/1644）	1.45%（6/414）
Kim，2010[8]	鼻咽拭子	N：莫匹罗星 5d S：CHG 5d	0.19%（13/7019）	0.45%（24/5293）
Gottschalk，2014[33]	鼻咽拭子	N：莫匹罗星 7d S：CHG 1d	1.9%（2/108）	12.9%（9/70）
Baratz，2015[29]	鼻咽拭子	N：莫匹罗星 5d S：CHG 5d	0.79%（27/3434）	1.07%（33/3080）
McDonald，2015[34]	鼻咽拭子	N：莫匹罗星 5d S：CHG 5d	0.66%（2/305）	1.8%（11/596）
Sporer，2016[35]	鼻咽拭子	N：莫匹罗星 5d S：CHG 5d	0.34%（33/9690）	1.11%（16/1443）
Hofmann，2017[36]	鼻咽拭子	N：莫匹罗星 2d S：无	0.74%（4/538）	2.02%（10/496）
Stanbough，2017[37]	鼻咽拭子	N：莫匹罗星 5d S：CHG 5d	0.22%（5/2205）	0.76%（15/1981）
Jeans，2018[38]	鼻拭子和鼻外拭子	N：莫匹罗星 5d S：Octenisan 5d	1.41%（131/9318）	1.92%（69/3593）
Pelfort，2019[39]	鼻咽拭子	N：莫匹罗星 5d S：CHG 5d	1.24%（5/403）	4.25%（17/400）

CHG. 葡萄糖酸氯己定；N. 鼻腔；S. 皮肤；d. 天

用葡糖酸氯己定洗液进行清洁。

（二）国际共识会议

· 鼻去污：没有关于筛查和除菌的明确建议，对于细菌定植者的除菌方法没有共识。

· 皮肤去污：至少在手术前一晚用葡萄糖酸氯己定清洁全身皮肤。

（三）国家临床卓越研究所

· 鼻去污：如果金黄色葡萄球菌可能是手术部位感染的原因，可以考虑局部使用莫匹罗星。

· 皮肤去污：手术前一天晚上用肥皂洗澡，考虑使用葡萄糖酸氯己定洗液进行清洁。

我们采用了通用的除菌方案，我们的做法是

患者在手术前 2 周接受鼻拭子评估 MRSA 定植，在所有患者中，独立于葡萄球菌定植（MSSA 和 MRSA），去定植治疗。评估 MRSA 定植的基本原理是，对所有存在 MRSA 定植史的住院患者采取接触预防措施，这些患者在侧室接受护理，并在手术名单上排名最后。

葡萄球菌去植化治疗包括用新霉素乳膏（Naseptin，Alliance Pharmaceuticals Limited），局部鼻用氯己定和氯己定皮肤洗剂。方案因患者是否为 MRSA 定植而不同。在 MRSA 定植的患者中，手术前每天外用氯己定（含新霉素乳膏）3 次，持续 5 天，氯己定洗剂（HiBiScrub 4%，Mollycke Health Care Ltd.）每天 2 次，持续时间相似。对氯己定或新霉素过敏、对花生或大豆过敏的患者，使用莫匹罗星（Bactroban 2% cream，

GlaxoSmithKline UK Ltd）。对于对氯己定洗剂过敏的患者，使用 Octenisan 抗菌洗剂（Schulke）。对于非 MRSA 定植的患者，独立于已知的 MSSA 定植，在手术前一天每天外用氯己定和新霉素乳膏 3 次，氯己定洗液（HiBiScrub 4%，Mollycke Health Care Ltd.）仅在手术前一夜和手术当天上午使用。患者不需要常规擦洗来清除细菌。

我们的中心是手术团队质量改进（Quality Improvement in Surgical Team，QIST）合作模式的一部分。这项正在进行的集群随机试验由 Northumbria Healthcare NHS 基金信托会领导，与英国骨科协会合作，希望改善金黄色葡萄球菌的筛选和清除的证据，其结果为英国和世界各地的实践提供了信息[41]。

参考文献

[1] National Joint Registry for Endlgnad, Wales, Northern Ireland and the Isle of Man 16th annual report; 2019.

[2] Kurtz SM, et al. Economic burden of periprosthetic joint infection in the United States. J Arthroplast. 2012;27(8 Suppl):61-5.e1.

[3] Lenguerrand E, et al. Description of the rates, trends and surgical burden associated with revision for prosthetic joint infection following primary and revision knee replacements in England and Wales: an analysis of the National Joint Registry for England, Wales, Northern Ireland and the Isle of Man. BMJ Open. 2017;7(7):e014056.

[4] Brown AF, et al. Staphylococcus aureus colonization: modulation of host immune response and impact on human vaccine design. Front Immunol. 2014;4:507.

[5] Kluytmans J, van Belkum A, Verbrugh H. Nasal carriage of Staphylococcus aureus: epidemiology, underlying mechanisms, and associated risks. Clin Microbiol Rev. 1997;10(3):505-20.

[6] Andersen PS, et al. Influence of host genetics and environment on nasal carriage of staphylococcus aureus in Danish middle-aged and elderly twins. J Infect Dis. 2012;206(8):1178-84.

[7] Andersen PS, et al. Risk factors for Staphylococcus aureus nasal colonization in Danish middle-aged and elderly

twins. Eur J Clin Microbiol Infect Dis. 2013;32(10): 1321-6.

[8] Kim DH, et al. Institutional prescreening for detection and eradication of methicillin-resistant Staphylococcus aureus in patients undergoing elective orthopaedic surgery. J Bone Joint Surg Am. 2010;92(9):1820-6.

[9] Sousa RJ, et al. Preoperative Staphylococcus aureus screening/ecolonization protocol before Total joint arthroplasty-results of a small prospective randomized trial. J Arthroplast. 2016;31(1):234-9.

[10] Gorwitz RJ, et al. Changes in the prevalence of nasal colonization with Staphylococcus aureus in the United States, 2001-2004. J Infect Dis. 2008;197(9):1226-34.

[11] Sakr A, et al. Staphylococcus aureus nasal colonization: an update on mechanisms, epidemiology, risk factors, and subsequent infections. Front Microbiol. 2018;9:2419.

[12] Wertheim HF, et al. Risk and outcome of nosocomial Staphylococcus aureus bacteraemia in nasal carriers versus non-carriers. Lancet. 2004;364(9435):703-5.

[13] von Eiff C, et al. Nasal carriage as a source of Staphylococcus aureus bacteremia. Study Group. N Engl J Med. 2001; 344(1): 11-6.

[14] Stenehjem E, et al. Longitudinal evaluation of clinical and colonization methicillin-resistant Staphylococcus aureus isolates among veterans. Infect Control Hosp

Epidemiol. 2015;36(5):587-9.

[15] Stenehjem E, Stafford C, Rimland D. Reduction of methicillin-resistant Staphylococcus aureus infection among veterans in Atlanta. Infect Control Hosp Epidemiol. 2013;34(1):62-8.

[16] Goyal N, Aggarwal V, Parvizi J. Methicillin-resistant taphylococcus aureus screening in total joint arthroplasty: a worthwhile endeavor. J Knee Surg. 2012;25(1):37-43.

[17] Kalmeijer MD, et al. Nasal carriage of Staphylococcus aureus is a major risk factor for surgical-site infections in orthopedic surgery. Infect Control Hosp Epidemiol. 2000;21(5):319-23.

[18] Dadashi M, et al. Mupirocin resistance in Staphylococcus aureus: a systematic review and meta-analysis. J Glob Antimicrob Resist. 2020;20:238-47.

[19] Ramos N, et al. Surgical site infection prevention initiative - patient attitude and compliance. Bull NYU Hosp Jt Dis. 2011;69(4):312-5.

[20] Anderson MJ, et al. Efficacy of skin and nasal povidone-iodine preparation against mupirocin-resistant methicillin-resistant Staphylococcus aureus and S. aureus within the anterior nares. Antimicrob Agents Chemother. 2015; 59(5): 2765-73.

[21] Torres EG, et al. Is preoperative nasal povidone-iodine as efficient and cost-effective as standard methicillin-resistant Staphylococcus aureus screening protocol in total joint arthroplasty? J Arthroplast. 2016;31(1):215-8.

[22] Phillips M, et al. Preventing surgical site infections: a randomized, open-label trial of nasal mupirocin ointment and nasal povidone-iodine solution. Infect Control Hosp Epidemiol. 2014;35(7):826-32.

[23] Bryce E, et al. Nasal photodisinfection and chlorhexidine wipes decrease surgical site infections: a historical control study and propensity analysis. J Hosp Infect. 2014;88(2): 89-95.

[24] Webster J, Osborne S. Preoperative bathing or showering with skin antiseptics to prevent surgical site infection. Cochrane Database Syst Rev. 2015;2:CD004985.

[25] Kapadia BH, Elmallah RK, Mont MA. A randomized, clinical trial of preadmission chlorhexidine skin preparation or lower extremity total joint arthroplasty. J Arthroplasty. 2016;31(12):2856-61.

[26] Colling K, et al. Pre-operative antiseptic shower and bath policy decreases the rate of S. aureus and methicillin-resistant S. aureus surgical site infections in patients undergoing joint arthroplasty. Surg Infect. 2015;16(2):124-32.

[27] Rao N, et al. Preoperative screening/decolonization for Staphylococcus aureus to prevent orthopedic surgical site infection: prospective cohort study with 2-year follow-up. J Arthroplast. 2011;26(8):1501-7.

[28] Moroski NM, Woolwine S, Schwarzkopf R. Is preoperative staphylococcal decolonization efficient in total joint arthroplasty. J Arthroplast. 2015;30(3):444-6.

[29] Baratz MD, et al. Twenty percent of patients may remain colonized with methicillin-resistant Staphylococcus aureus despite a decolonization pro-tocol in patients undergoing elective total joint arthroplasty. Clin Orthop Relat Res. 2015;473(7):2283-90.

[30] Sankar B, Hopgood P, Bell KM. The role of MRSA screening in joint-replacement surgery. Int Orthop. 2005;29(3):160-3.

[31] Hacek DM, et al. Staphylococcus aureus nasal decolonization in joint replacement surgery reduces infection. Clin Orthop Relat Res. 2008;466(6):1349-55.

[32] Hadley S, et al. Staphylococcus aureus decolonization protocol decreases surgical site infections for total joint replacement. Arthritis. 2010;2010:924518.

[33] Gottschalk MB, et al. Decreased infection rates following total joint arthroplasty in a large county run teaching hospital: a single surgeon's experience and possible solution. J Arthroplast. 2014;29(8):1610-6.

[34] McDonald LT, et al. Winning the war on surgical site infection: evidence-based preoperative interventions for total joint arthroplasty. AORN J. 2015;102:182. e1-182.e11.

[35] Sporer SM, Rogers T, Abella L. Methicillin-resistant and methicillin-sensitive Staphylococcus aureus screening and decolonization to reduce surgical ite infection in elective total joint arthroplasty. J Arthroplast. 2016;31(9 Suppl):144-7.

[36] Hofmann KJ, et al. Triple prophylaxis for the prevention of surgical site infections in total joint arthroplasty. Curr Orthop Pract. 2017;28(1):66-9.

[37] Stambough JB, et al. Decreased hospital costs and surgical site infection incidence with a universal decolonization protocol in primary total joint arthroplasty. J Arthroplast. 2017;32(3):728-34.

[38] Jeans E, et al. Methicillin sensitive staphylococcus aureus screening and decolonisation in elective hip and knee arthroplasty. J Infect. 2018;77(5):405-9.

[39] Pelfort X, et al. Reduction of periprosthetic Staphylococcus aureus infection by preoperative screening and decolonization of nasal carriers undergoing total knee arthroplasty. Acta Orthop Traumatol Turc. 2019;53(6):426-31.

[40] Zhu X, et al. Can nasal Staphylococcus aureus screening and decolonization prior to elective total joint arthroplasty reduce surgical site and prosthesis-related infections? A systematic review and meta-analysis. J Orthop Surg Res. 2020;15(1):60.

[41] No authors listed. QIST: Anaemia & MSSA Collaborative. https://qist.org.uk/ Accessed 9 Oct 2020.

第 27 章　术中预防
Intraoperative Prevention Strategies to Prevent Infection

Christopher Vertullo　著

在现代膝关节置换术中，手术部位感染是最常见的翻修原因，然而它是一种基本上可以避免的并发症，因此本书的感染预防章节可能是与临床实际最相关的[1]。本章讨论了优化手术结果、术中管理的重要部分，因此所讨论的大多数原则适用于清洁择期骨科手术的各个方面。

全膝关节置换术（TKA）中的感染负担对患者来说是毁灭性的，因为它通常发生在早期预期的植入物存活期内，年轻患者的风险最大。因此，SSI 率越来越多地被用作医疗机构内外的质量指标和比较基准[2]。多模式方法在预防 PJI 中是强制性的，对于每个组件，细致的方法很重要。

在此综述中，假设患者到达手术室时，任何免疫损害都会得到逆转，营养和 BMI 得到优化，体温正常，非贫血，没有定植和（或）术前筛查潜在的皮肤病原体（如耐药和敏感的金黄色葡萄球菌和其他葡萄球菌），如果患者是糖尿病患者，应尽早停止使用烟草制品。术前优化的细节在前几章中讨论。

围绕感染预防最佳实践提出建议的困难之一是数据的质量和基于该数据的建议的强度。GRADE 类别[3]（建议评估、开发和评估的分级）允许临床医生对证据的质量或确定性进行分级，从而对建议的强度进行分级。WHO 外科手术部位感染预防全球指南使用 GRADE 系统指导外科医生预防 SSI 的最佳技术，建议阅读；然而，许多建议并非针对关节置换术。

一、抗生素预防

术前抗生素的时间和类型值得非常仔细地考虑，以获得针对机体典型局部感染的适当的预防性抗生素足够的血浆水平，通常是静脉注射第一代头孢菌素，除非患者在切口被切开之前是 MRSA 定植，并且作为手术前检查表的一部分，从而避免遗漏错误[4]。与万古霉素等替代抗生素相比，头孢唑啉预防后感染的风险最低，不良事件风险较低，因此建议进行真正的过敏筛查[5]。

外科抗生素预防的最佳时机尚不确定；然而，强有力的证据表明，切口或止血带应用后的给药会增加 SSI 的风险，手术闭合时的剂量不足也是如此[2]。

因此，根据所选抗生素的半衰期，时间应在切口之前。如果从初始抗生素剂量开始的间隔时间>4h，则在手术期间进一步给药是合适的。对于初次 TKA，第二次给药是不寻常的。给药不足，尤其是万古霉素和肥胖患者给药不足是常见的。鼓励读者回顾第 26 章关于最佳抗生素预防的内容。

止血带下的骨内抗生素在初次和翻修 TKA 中的作用具有良好的临床前数据[5-7]，与静脉预防相比，血浆水平达到了 5～20 倍，但初次 TKA 的常规使用仍不确定[8]。在 Meta 分析中，没有证据表明延长预防疗程可以降低感染风险[9, 10]；然而，现有文献的总体证据等级较低（偏倚风险高、发表偏倚的风险高、准确性低）。

二、手术室

为了维护手术室感染预防措施，需要遵循严格的国家和国际标准，严格监测，并进行适当的环境清洁和废物处理。必须每天清洁整个手术室[11]，从污染最少的地方开始，再到污染最严重的地方，使用防止雾气或气溶胶产生的技术。每次手术后，脏污和高接触区域需要清洁和消毒。仪器的去污、清洁、消毒和灭菌必须符合国家和国际标准[12]。外科医生和护士之间的团队合作对于确保所有设备在开始之前都是干净和无菌的，尤其是租赁设备，并确保手术区域是无菌的。手术室内活动必须尽可能减少，以尽量减少气溶胶的产生。反对使用层流的长期建议仍然存在，在12项观察试验中没有证据表明层流没有好处，成本更高[13]；然而，该数据因观测注册表数据中固有的偏见而受到批评[14]。

三、手部准备

在进入手术室前用肥皂进行初步手部清洁后，应使用抗菌水性肥皂洗手或使用符合国际标准的含酒精的消毒液擦手，进行手部准备[15]。低等级的证据表明，酒精可能优于抗菌水性消毒液，而水性氯己定可能优于碘水溶液。

四、手套

在最近的一项Meta分析中，支持多次更换手套可降低SSI的证据仍然很弱[16]，因此作者建议在戴上手套后每小时更换一次，并在进行任何可见的暴露，以及在接触假体之前进行更换[16]。

五、手术部位准备

在进入手术室之前，手术前应使用普通肥皂、葡萄糖酸氯己定或葡萄糖酸氯己定清洗手术部位[17]。目前尚不清楚手术前的最佳清洗期；然

而，目前的共识是3天。

适度的证据表明，最佳的现场准备实践包括不备皮，因为它会增加感染风险，减少剪刀的使用，并且仅在手术室外作为一次性使用的设备[18]。手术前剪发的最佳时机仍不确定。

WHO强烈建议，与基于酒精的聚维酮碘和水溶液相比，使用基于酒精的葡萄糖酸氯己定制剂时发生SSI的风险较小，基于Meta分析，所有手术病例的酒精和水聚维酮碘水溶液具有相似的SSI率[2]。最近的集群随机ACAISA试验比较了选择性关节成形术中氯己定醇和碘醇用于手术部位皮肤准备的效果，发现结果与WHO相反，SSI的主要结果指标没有差异，但PJI较低。这些差异可能归因于ACASIA是关节置换术特有的。在这一阶段，建议制备溶液均含有70%的酒精和聚维酮碘或氯己定，直到获得更多数据。重要的是，要认识到酒精制剂是易燃的，制备技术应避免饱和和（或）过满。Morrison等最近的一项试验[19]表明，就在碘浸渍的切口覆盖物应用之前，重复使用酒精碘制剂的SSI低于单一制剂；然而，应该认识到，使用这种技术可能会发生更高的术中火灾风险[20]。没有证据表明成膜氰基丙烯酸酯密封剂（如IntegruSeal）可降低感染率[21]。

六、关节内稀释聚维酮碘冲洗

在一期关节成形术闭合前，稀释500ml 0.35%聚维酮碘灌洗3min的益处与观察证据好坏参半[22-24]，总体上表明没有益处。在翻修TKA中，最近的一项随机临床试验[25]对478例接受无菌翻修TKA和THA的患者进行了稀释倍他定灌洗，感染率较低。WHO建议用稀释的聚维酮碘冲洗干净伤口[2]。

七、单巾和手术衣

应使用无菌不可渗透的可重复使用或一次性使用的单巾和手术衣，两者之间的SSI率没有差异[2, 26]。相反，尽管理论上声称可以锁定皮肤细

菌，但塑料胶布并不能降低 SSI 的风险[27]，并可能通过过敏和皮肤损伤对患者造成伤害。没有证据表明手术中需要更换单巾和手术衣。

八、围术期高氧血症

术中和术后 80% 吸入氧气的益处仍有争议。WHO 强烈建议接受气管插管全身麻醉的患者进行围术期高氧治疗[2]；然而，最近的一项 Meta 分析对这一建议提出了质疑，认为在 SSI 没有降低的情况下，死亡率可能会增加[28]。该地区没有关节成形术文献。

九、常温和正常血容量维持

麻醉会损害患者保持体温的能力，由于静脉输液和冲洗液的冷却，热量损失会增加。WHO 基于非关节成形术文献[2]中 SSI 降低的中度证据，建议进行积极的围术期患者升温。尽管存在许多主动变暖的方法[29]，但由于气溶胶的产生，强制空气变暖可能适得其反。

使用氨甲环酸后，原发性 TKA 的显著低血容量将是非典型的；然而，在翻修手术中，需要维持等容血，而这作为非关节成形术文献中的一些证据表明，采用目标导向的液体治疗可降低 SSI[2]。

十、敷料、引流、缝合和闭合

目前有多种抗菌缝线可供使用，其中研究最为密切的是三氯生，即一种广谱杀菌药，用于各种应用，包括家用肥皂，其浓度较高时具有杀菌作用，浓度较低时具有抑菌作用[2]。三氯生缝线在关节成形术中的益处仍不确定，WHO 建议将其用于所有类型的手术；然而，最近的两项临床试验均未能显示 SSI 风险降低[30, 31]。没有数据支持更改闭合工具[2]。尽管证据很无力，但缝合钉比缝合线闭合更容易发生表面 SSI[32, 33]。

最近的一项 Cochrane 综述表明，负压伤口治疗将 SSI 的风险降低了约 33%，有中度证据[34]；然而，与皮肤完整性有问题的情况相比，其在膝

关节置换术中的常规使用仍不确定。在最近的 Cochrane 综述[35] 中，没有证据支持与标准干吸收剂敷料相比，需要使用高级敷料，如水胶体、水活性、含银（金属或离子）和聚六亚甲基双胍敷料。

外科引流管增加 SSI 风险的作用仍不确定，一些学者发现使用外科引流管会增加风险[36]，另一些学者则描述了风险降低[37]。如果使用引流管，则没有证据支持尽早拆除引流管可降低 SSI 风险[2]。

十一、手术帽和身体排气服

在讨论手术帽时，重要的是要区分两种不同的可用系统，即 Charnley 推出的最初笨重的负压全身排气服（body exhaust suit，BES），以及后来更为便携的正压外科头盔系统（surgical helmet system，SHS）[38]。BES 的特点是抽吸管笨重和衣服内压力为负，Meta 分析中有临床证据支持其与标准手术服相比减少深部感染的能力[38]。

SHS 被描述为一种"个人防护装置"，其典型特征是头盔上的风扇在衣装内产生正压，将空气吹过外科医生的面部和颈部。与 BES 和标准手术服相比，SHS 并未显示出减少 SSI[38] 或伤口污染[39, 40]，注册研究显示可能会增加发病率[41]。虽然贴上长袍手套界面不会改变污染率[40]，但作者建议将 SHS 单独用作个人防护装备，并在下面佩戴头套，以减少佩戴者面部和颈部的细菌负荷[39]。

十二、假体设计和抗生素骨水泥

尽管对抗生素骨水泥的益处存在一些争议[42]，但最近一项使用 Cochrane 方法和 PJI 作为主要结果指标的九项随机临床试验的 Meta 分析表明，它确实降低了 TKA 中 SSI 的风险[43]。最佳抗生素和剂量仍不确定，最常见的两种抗生素是万古霉素和氨基糖苷类（如妥布霉素和庆大霉素）。应该注意的是，该领域的许多随机临床试验没有足够的力量来充分研究 PJI 的主要结果指标，观

察性研究和登记分析存在选择偏差的风险，其中高风险患者接受抗生素负载骨水泥的占比高于低风险患者。未来的关节成形术注册嵌入集群随机试验将是一个低成本的解决方案，可以在这一领域提供更可靠的数据。

最近，注册研究中研究了假体设计与感染风险之间的相互作用，与交叉韧带保留相比，后稳定型 TKA 的感染风险高达 100%，非交联聚乙烯的感染风险则高出 25% 以上 [1, 44]。由于观察性注册研究存在混淆偏差的风险，注册嵌入的集群随机试验将是有益的。

十三、血液管理

化学预防与感染风险的关系仍然不确定，这是一个复杂的领域，具有相互竞争的死亡率和发病率风险。鼓励读者参考有关血栓预防和血肿的章节。据报道，一些形式的化学预防，特别是利伐沙班 [45]，在较小的观察研究中会增加感染率；然而，与阿司匹林相比，更大的注册研究并未显示直接口服抗凝血药的感染风险更高 [46]。在观察性研究中，氨甲环酸可降低感染风险 [47, 48]。

十四、术后护理

遵循适当伤口护理的一般原则很重要。此外，有证据表明，在专科择期外科医院或非择期医院内的"环形围栏"区域进行术后恢复可以降低感染风险 [49]。

参考文献

[1] Vertullo CJ, de Steiger RN, Lewis PL, Lorimer M, Peng Y, Graves SE. The effect of prosthetic design and polyethylene type on the risk of revision for infection in total knee replacement: an analysis of 336,997 prostheses from the Australian Orthopaedic Association National Joint Replacement Registry. J Bone Joit Surg. 2018;100(23):2033-40.

[2] World Health Organization. Global guidelines for the prevention of surgical site infection; 2016.

[3] Guyatt GH, Oxman AD, Vist GE, Kunz R, Falck-Ytter Y, Alonso-Coello P, et al. GRADE: an emerging consensus on rating quality of evidence and strength of recommendations. BMJ. 2008;336(7650):924-6.

[4] WHO Surgical Safety Checklist [Internet]. https:// www. who.int/patientsafety/safesurgery/checklist/en/.

[5] Wyles CC, Hevesi M, Osmon DR, Park MA, Habermann EB, Lewallen DG, et al. John Charnley Award: increased risk of prosthetic joint infection following primary total knee and hip arthroplasty with the use of alternative antibiotics to cefazolin: the value of allergy testing for antibiotic prophylaxis. Bone Joint J. 2019;101-B(6_Suppl_B):9-15.

[6] Young SW, Zhang M, Moore GA, Pitto RP, Clarke HD, Spangehl MJ. The John N. Insall Award: higher tissue concentrations of vancomycin achieved with intraosseous regional prophylaxis in revision TKA: a randomized controlled trial. Clin Orthop. 2017;476(1):9.

[7] Symonds T, Parkinson B, Hazratwala K, McEwen P, Wilkinson M, Grant A. Use of regional administration of prophylactic antibiotics in total knee arthroplasty: administration of prophylactic antibiotics. ANZ J Surg. 2018; 88(9): 848-53.

[8] Batty LM, Lanting B. Contemporary strategies to prevent infection in hip and knee arthroplasty. Curr Rev Musculoskelet Med. 2020;13(4):400-8.

[9] Ryan SP, Kildow BJ, Tan TL, Parvizi J, Bolognesi MP, Seyler TM. Is there a difference in infection risk between single and multiple doses of prophylactic antibiotics? A meta-analysis. Clin Orthop. 2019;477(7):1577-90.

[10] Siddiqi A, Forte SA, Docter S, Bryant D, Sheth NP, Chen AF. Perioperative antibiotic prophylaxis in total joint arthroplasty: a systematic review and meta-analysis. J Bone Joint Surg. 2019;101(9):828-42.

[11] Dancer SJ. Controlling hospital-acquired infection: focus on the role of the environment and new technologies for decontamination. Clin Microbiol Rev. 2014;27(4):665-90.

[12] ISO/TC 198: sterilization of health care products [Internet]. https://www.iso.org/committee/54576. html.

[13] Bischoff P, Kubilay NZ, Allegranzi B, Egger M, Gastmeier P. Effect of laminar airflow ventilation on surgical site infections: a systematic review and meta-

analysis. Lancet Infect Dis. 2017;17(5):553-61.

[14] Jutte PC, Traversari RA, Walenkamp GH. Laminar flow: the better choice in orthopaedic implants. Lancet Infect Dis. 2017 Jul;17(7):695-6.

[15] Tanner J, Swarbrook S, Stuart J. Surgical hand antisepsis to reduce surgical site infection. In: The Cochrane Collaboration, editor. Cochrane Database of Systematic Reviews [Internet]. Chichester: Wiley; 2008 [cited 2020 Jul 21]. p. CD004288.pub2. http://doi.wiley.com/10.1002/14651858.CD004288.pub2.

[16] Kim K, Zhu M, Munro JT, Young SW. Glove change to reduce the risk of surgical site infection or prosthetic joint infection in arthroplasty surgeries: a systematic review. ANZ J Surg. 2019;89(9):1009-15.

[17] Institute for Healthcare Improvement. How-to guide: prevent surgical site infection for hip and knee arthroplasty [Internet]. ttp://www. i h i . o rg/resources/Pages/Tools/HowtoGuidePreventSSIforHipKneeArthroplasty. aspx.

[18] Tanner J, Norrie P, Melen K. Preoperative hair removal to reduce surgical site infection. Cochrane Wounds Group, editor. Cochrane Database Syst Rev [Internet]. 2011 [cited 2020 Jul 20]. http://doi.wiley.com/10.1002/14651858.CD004122.pub4.

[19] Morrison TN, Chen AF, Taneja M, Küçükdurmaz F, Rothman RH, Parvizi J. Single vs repeat surgical skin preparations for reducing surgical site infection after total joint arthroplasty: a prospective, randomized, double-blinded study. J Arthroplasty. 2016;31(6):1289-94.

[20] Kezze I, Zoremba N, Rossaint R, Rieg A, Coburn M, Schälte G. Risks and prevention of surgical fires: a systematic review. Anaesthesist. 2018;67(6):426-47.

[21] Dohmen PM. Impact of antimicrobial skin sealants on surgical site infections. Surg Infect. 2014;15(4):368-71.

[22] Brown NM, Cipriano CA, Moric M, Sporer SM, Della Valle CJ. Dilute betadine lavage before closure for the prevention of acute postoperative deep periprosthetic joint infection. J Arthroplast. 2012;27(1):27-30.

[23] Hernandez NM, Hart A, Taunton MJ, Osmon DR, Mabry TM, Abdel MP, et al. Use of povidone-iodine irrigation prior to wound closure in primary total hip and knee arthroplasty: an analysis of 11,738 cases. J Bone Joint Surg. 2019;101(13):1144-50.

[24] Kim C-H, Kim H, Lee SJ, Yoon JY, Moon J-K, Lee S, et al. The effect of povidone-iodine lavage in preventing infection after total hip and knee arthroplasties: systematic review and meta-analysis. J Arthroplasty. 020;35:2267-73.

[25] Calkins TE, Culvern C, Nam D, Gerlinger TL, Levine BR, Sporer SM, et al. Dilute betadine lavage reduces the risk of acute postoperative periprosthetic joint infection in aseptic revision total knee and hip arthroplasty: a randomized controlled trial. J Arthroplasty. 2020;35(2):538-543.e1.

[26] Rutala WA, Weber DJ. A review of single-use and reusable gowns and drapes in health care. Infect Control Hosp Epidemiol. 2001;22(4):248-57.

[27] Webster J, Alghamdi A. Use of plastic adhesive drapes during surgery for preventing surgical site infection. Cochrane Wounds Group, editor. Cochrane Database Syst Rev [Internet]. 2015 [cited 2020 Jul 27]. http:// doi.wiley.com/10.1002/14651858.CD006353.pub4.

[28] Wetterslev J, Meyhoff CS, Jørgensen LN, Gluud C, Lindschou J, Rasmussen LS. The effects of high perioperative inspiratory oxygen fraction for adult surgical patients. Cochrane Anaesthesia Group, editor. Cochrane Database Syst Rev [Internet]. 2015 [cited 2020 Jul 21]. http://doi.wiley.com/10.1002/14651858.CD008884.pub2.

[29] Warttig S, Alderson P, Campbell G, Smith AF. Interventions for treating inadvertent postoperative hypothermia. Cochrane Anaesthesia, Critical and Emergency Care Group, editor. Cochrane Database Syst Rev [Internet]. 2014 [cited 2020 Jul 27]. https://doi.org/10.1002/14651858.CD009892.pub2.

[30] Sprowson AP, Jensen C, Parsons N, Partington P, Emmerson K, Carluke I, et al. The effect of triclosan-coated sutures on the rate of surgical site infection after hip and knee arthroplasty: a double-blind randomized controlled trial of 2546 patients. Bone Joint J. 2018;100-B(3):296-302.

[31] Sukeik M, George D, Gabr A, Kallala R, Wilson P, Haddad FS. Randomised controlled trial of triclosan coated vs uncoated sutures in primary hip and knee arthroplasty. World J Orthop. 2019;10(7):268-77.

[32] Krishnan RJ, Crawford EJ, Syed I, Kim P, Rampersaud YR, Martin J. Is the risk of infection lower with sutures than with Staples for skin closure after orthopaedic surgery? A meta-analysis of randomized trials. Clin Orthop. 2019;477(5):922-37.

[33] Smith TO, Sexton D, Mann C, Donell S. Sutures versus staples for skin closure in orthopaedic surgery: meta-analysis. BMJ. 2010;340(mar16 1):c1199.

[34] Norman G, Goh EL, Dumville JC, Shi C, Liu Z, Chiverton L, et al. Negative pressure wound therapy for surgical wounds healing by primary closure. Cochrane Wounds Group, editor. Cochrane Database Syst Rev [Internet]. 2020 15 [cited 2020 Jul 31]. http://doi.wiley.com/10.1002/14651858.CD009261. pub6.

[35] Dumville JC, Gray TA, Walter CJ, Sharp CA, Page

T, Macefield R, et al. Dressings for the prevention of surgical site infection. Cochrane Wounds Group, editor. Cochrane Database Syst Rev [Internet]. 2016 [cited 2020 Jul 31]. http://doi.wiley.com/10.1002/14651858. CD003091.pub4.

[36] Minnema B, Vearncombe M, Augustin A, Gollish J, Simor AE. Risk factors for surgical-site infection following primary total knee arthroplasty. Infect Control Hosp Epidemiol. 2004;25(6):477-80.

[37] Kong L, Cao J, Zhang Y, Ding W, Shen Y. Risk factors for periprosthetic joint infection following primary total hip or knee arthroplasty: a meta-analysis: risk factors for PJI following TJA. Int Wound J. 2017 Jun;14(3):529-36.

[38] Young SW, Zhu M, Shirley OC, Wu Q, Spangehl MJ. Do "surgical helmet systems" or "body exhaust suits" affect contamination and deep infection rates in arthroplasty? A systematic review. J Arthroplasty. 2016;31(1):225-33.

[39] Vijaysegaran P, Knibbs LD, Morawska L, Crawford RW. Surgical space suits increase particle and microbiological emission rates in a simulated surgical environment. J Arthroplast. 2018;33(5):1524-9.

[40] Shirley OC, Bayan A, Zhu M, Dalton JP, Wiles S, Young SW. Do surgical helmet systems affect ntraoperative wound contamination? A randomised controlled trial. Arch Orthop Trauma Surg. 2017;137(11):1565-9.

[41] Hooper GJ, Rothwell AG, Frampton C, Wyatt MC. Does THE use of laminar flow and space suits reduce early deep infection after total hip and knee replacement?: the ten-year results of the New Zealand Joint Registry. J Bone Joint Surg Br. 2011;93-B(1):85-90.

[42] Fillingham Y, Greenwald AS, Greiner J, Oshkukov S, Parsa A, Porteous A, et al. Hip and knee section, prevention, local antimicrobials: proceedings of international consensus on orthopedic infections. J Arthroplast. 2019;34(2):S289-92.

[43] Sebastian S, Liu Y, Christensen R, Raina DB, Tägil M, Lidgren L. Antibiotic containing bone cement in prevention of hip and knee prosthetic joint infections: a systematic review and meta-analysis. J Orthop Transl. 2020;23:53-60.

[44] Vertullo CJ, Lewis PL, Peng Y, Graves SE, de Steiger RN. The effect of alternative bearing surfaces on the risk of revision due to infection in minimally stabilized Total knee replacement: an analysis of 326,603 prostheses from the Australian Orthopaedic Association National Joint Replacement Registry. J Bone Joit Surg. 2018;100(2):115-23.

[45] Brimmo O, Glenn M, Klika AK, Murray TG, Molloy RM, Higuera CA. Rivaroxaban use for thrombosis prophylaxis is associated with early periprosthetic joint infection. J Arthroplast. 2016;31(6):1295-8.

[46] Matharu GS, Garriga C, Whitehouse MR, Rangan A, Judge A. Is aspirin as effective as the newer direct oral anticoagulants for venous thromboembolism prophylaxis after total hip and knee arthroplasty? An analysis from the National Joint Registry for England, Wales, Northern Ireland, and the Isle of Man. J Arthroplast. 2020;35:2631.

[47] Yazdi H, Klement MR, Hammad M, Inoue D, Xu C, Goswami K, et al. Tranexamic acid is associated with reduced Periprosthetic joint infection after primary total joint arthroplasty. J Arthroplast. 2020;35(3):840-4.

[48] Drain NP, Gobao VC, Bertolini DM, Smith C, Shah NB, Rothenberger SD, et al. Administration of tranexamic acid improves long-term outcomes in total knee arthroplasty. J Arthroplast. 2020;35(6):S201-6.

[49] Biant LC, Teare EL, Williams WW, Tuite JD. Eradication of methicillin resistant *Staphylococcus aureus* by "ring fencing" of elective orthopaedic beds. BMJ. 2004; 329(7458): 149-51.

第 28 章　术后行牙科手术

Dental Procedures After Joint Replacement

Kohei Nishitani　Shuichi Matsuda　著

人工关节感染（PJI）是关节置换术后最具破坏性的问题之一，因此，骨科医生希望不惜一切代价避免它。许多骨科医生一般会认为牙科手术可能会导致需要抗生素治疗的菌血症。因此，在有关节假体的患者进行牙科手术的过程中，最好使用抗生素。在本章中，我们首先描述牙科手术与菌血症之间的关系。接下来，我们描述牙科手术是否是 PJI 的危险因素，以及抗生素预防是否能有效抑制 PJI。然后，我们总结了最近针对关节置换术后患者的牙科手术和预防指南。最后，我们讨论了如何在实践中处理这个问题。

一、牙科手术和菌血症

口腔是人体最常见的细菌所在之一。人类口腔微生物组包含 2000 多种细菌菌群，包括大量涉及牙周、呼吸、心血管和全身疾病的病原体[1]。这些细菌可以通过牙科手术进入血液。令人惊讶的是，即使是日常口腔护理活动（如刷牙和使用牙线）及临床处理（如刮治、刨削和口腔外科手术），也可能导致暂时性菌血症。对于口腔健康的患者，刷牙通常是安全的，不会引起菌血症[2]。然而，在有牙周炎等口腔问题的患者中，刷牙与约 10% 和 20% 的患者发生菌血症有关[3, 4, 5]，在洁牙和抛光后，有 13%～75% 的患者发生菌血症[3, 4, 6, 7]。更激进的手术，如根管手术和拔牙，导致菌血症的概率更高，为 30%～80%[8-11]。正如许多报道所描述的那样，非侵入性和侵入性牙科手术具有菌血症的风险，尤其是在口腔状况不佳的患者中。

抗生素和局部抗菌预防可有效减少牙科手术引起的菌血症。例如，Lockhart 等将 290 例患者随机分为刷牙组、单牙拔牙加阿莫西林预防组或单牙拔牙加安慰剂组[10]，结果表明，细菌的累计发生率在三组中分别为 23%、33% 和 60%（$P<0.0001$）。Dios PD 等将 220 例拔牙患者随机分为 4 组，即对照组、口服阿莫西林组、口服克林霉素组和口服莫西沙星组，并在基线和拔牙后的各个时间点采集每位患者的静脉血样本[12]。结果表明了阿莫西林和莫西沙星的有效性，在对照组、阿莫西林、克林霉素和莫西沙星组中，30s 时菌血症发生率分别为 96%、46%、85% 和 57%，1h 时菌血症发生率分别为 20%、4%、22% 和 7%。在所有手术中，简单的拔牙术导致了第二高的菌血症中位发病率和第一高的菌血症中位患病率，许多文献也报道了抗生素预防的有效性[13]。

二、牙科手术和人工关节感染

有许多与牙科手术相关的 PJI 报道。据估计，6%～13% 的 PJI 病例是由口腔菌群引起的[14]。在 Slullitel 等的综述中，9 项研究侧重于牙科手术后的 PJI 诊断，其中与牙科手术相关的总感染率为 0%～15.9%[15]。例如，Barbari 等报道了 339 例中有 35 例（10.3%）PJI 相关的牙科操作[16]。他们的报道包括潜在的口腔或牙齿来源的微生物，如 β- 溶血性链球菌（*n*=13）和 Viridans 群链球菌（*n*=11）、消化链球菌（*n*=5）、类链球菌（*n*=2）、贫养菌 / 颗粒菌属（*n*=2）、孪生菌属（*n*=1）和放线菌属（*n*=1）。在其他报道中，Ugkay 等报道了 71 例中有 3 例（4.2%）由口腔链球菌（*n*=1）、米勒链球菌（*n*=1）和金黄色葡萄球菌（*n*=1）引起的与牙科操作相关的 PJI[17]，LaPorte 等报道了 52 例中有 3 例（5.8%）由草绿色链球菌（*n*=2）和消化链球菌（*n*=1）引起的与牙科操作相关的 PJI[18]。近年来，有多例病例报道由牙科手术导致的口腔菌群引起的 PJI[19-22]。尽管许多研究指出牙齿菌群中的微生物与血源性 PJI 之间的关系，但 Skaar 等的病例对照研究发现，牙科手术与 PJI[23] 之间没有关联。在他们的报道中，分析了 42 例 PJI 和 126 例没有 PJI 的匹配对照。他们报道，对照组参与者比病例参与者更有多接受侵入性牙科手术，尽管这一结果在统计学上并不显著（HR=0.78，95%CI 0.18～3.39；OR=0.56，95%CI 0.18～1.74）。在一项使用中国台湾省国民健康保险研究数据库的基于人群的队列研究中，将一个由 57 066 例接受牙科治疗的患者组成的牙科队列与一个 1：1 匹配的非牙科队列进行了比较[24]。在他们的报道中，PJI 发生在牙科队列中的 328 例患者（0.57%）和非牙科队列中的 348 例患者（0.61%）中，1 年累积发病率在队列间没有差异（两者均为 0.6%，*P*=0.3）。

尽管文献描述了牙科手术导致菌血症，并且有许多关于牙科菌群的 PJI 报道，但对于有关节置换病史的患者进行牙科手术的常规预防存在很多争议。在一项有 1000 例患者和 1112 次关节置换的研究中，患者被建议在进行任何牙科或外科手术之前不要服用预防性抗生素。在该人群中，包括口腔在内的各种器官发生了 284 例感染，但这些患者均未发生血源性感染[25]。在 Berbari 等的病例对照研究中，比较了 339 例全髋关节或膝关节感染患者和 339 例在同一时期接受全髋关节或膝关节置换而未感染的对照组。牙科手术分为高风险（牙齿卫生、口腔手术、牙周治疗、拔牙和牙脓肿治疗）和低风险（修复牙科、牙科锉、牙髓治疗和氟化物治疗）牙科手术。他们报道，对于接受高风险（aOR=0.8，95%CI 0.4～1.6）或低风险牙科手术（aOR=0.6，95%CI 0.4～1.1），髋关节和膝关节 PJI 的风险并未明显增加。此外，高风险（aOR=0.9，95%CI 0.5～1.6）或低风险（aOR=1.2，95%CI 0.7～2.2）牙科手术中的抗生素预防并没有降低后续全髋或膝关节感染风险[16]，在使用中国台湾省国民健康保险研究数据库的一项基于人群的队列研究中，牙科队列被进一步区分为抗生素（*n*=6513）和非抗生素（*n*=6513）亚队列[24]。PJI 发生在抗生素亚组中的 13 例患者（0.2%）和非抗生素亚组中的 12 例患者（0.18%）（*P*=0.8）。多变量调整分析证实，PJI 发病率与预防性抗生素之间没有关联（aHR=1.03，95%CI 0.47～2.27）。

关节成形术后的时间可能是牙科手术风险的一个混杂因素。在一项动物研究中，菌血症导致早期兔骨水泥不锈钢植入物的血源性感染；然而，兔子在术后 3 周对感染产生抵抗力[26]。在临床研究中，关节置换术后的时间与血源性感染有关，在关节置换术后的前 2 年，这一比例更高[27]。对此的一个解释可能是组件周围的活跃局部炎症和骨整合活动导致更高的血流量流向人工关节，以及有机体在植入物表面播种的可能性[14,15]。血流中的细菌量也影响 PJI。Zimmerli 等发现注射到异物区域的金黄色葡萄球菌接种物需要达到 10^2CFU 才能在 >95% 的豚鼠中诱导感染。另外一份报道发现，需要静脉注射 10^4～10^6CFU 的金黄色葡萄球菌才能引起兔心内膜炎[28,29]。尽管接种的剂量效应在动物模型中很明显，但在人类中引起临床上显著的细菌性疾病所需的菌血症量级尚不清楚。

三、全关节假体置换患者牙科手术现行指南

关于口腔手术和 PJI 之间的关系及抗生素预

防的有效性，专业指南已经提供了循证医学的方法。在过去 10 年内发表的现行指南中，AAOS 和美国牙科协会（American Dental Association，ADA）在 2012 年发布了一项新的指南。在该指南中，一个有力的文献综述提供了解释牙科手术和骨科植入物感染之间关联的证据概述[13]（图 28-1）。该指南显示了口腔操作和菌血症发生之间的有力证据，以及口腔生物体和 PJI 之间的中等证据强度。然而，没有证据描述口腔手术通过菌血症引起 PJI。在这种证据的积累下，该指南提供了三个建议[13]：①医务人员可以考虑停止为接受牙科手术的髋关节和膝关节假体置换患者常规开具预防性抗生素的做法（推荐等级：有限）；②我们无法推荐或反对接受牙科手术的人工关节植入物或其他骨科植入物患者使用局部口腔抗菌药（推荐等级：不确定）；③在没有可靠的证据表明口腔健康状况不佳与 PJI 有关的情况下，工作组认为人工关节植入物或其他骨科植入物患者应保持适当的口腔卫生（推荐等级：共识）。2014 年 ADA 指南沿用了 AAOS 和 2012 年 ADA 指南。他们的结论是，证据未能证明牙科手术和 PJI 之间的关联，也未能证明抗生素预防的任何有效性，建议一般来说，对于人工关节植入物的患者，不建议在牙科手术前使用预防性抗生素来预防 PJI[30]。尽管上述两个指南不建议在牙科手

术中常规使用抗生素，但它们也描述了应根据患者呈现出的所有具体情况做出治疗决定。适用于个体患者的治疗和程序依赖于患者、医生、牙医和其他医疗工作者之间的相互沟通[13]。这表明，骨科医生、牙医和患者应考虑个人风险来决定牙科手术中抗生素的使用。

在骨科医生的指导方针中，第一次 PJI 国际共识会议对 PJI 患者的牙科手术有一些共识声明[31]。对于"全关节置换术（TJA）患者是否应该接受常规的牙科抗生素预防"的问题，共识指出，"TJA 患者抗生素在牙科的预防性使用应根据患者的风险因素和牙科治疗的复杂性进行个体化处理"，此条目得到了强烈的共识（同意率 81%）。虽然没有一致意见认为牙科手术前预防性使用抗生素可以降低 PJI，但大多数 PJI 发生在术后前 2 年内[18, 32]。因此，该指南得出结论，在 TJA 后的 2 年里，于牙科手术中预防性使用抗生素以降低牙科手术后的菌血症风险，并以此来降低 PJI 的风险是合理的[31]。然而，在第二份 ICM 共识声明中，对于"在侵入性手术（牙科、胃肠道、泌尿外科等）中预防性使用抗生素对于关节成形术后预防 PJI 的作用是什么"的问题，建议指出，牙科手术前常规预防性抗生素给药没有作用（证据级别：有限，弱共识）[33]。在第二份 ICM 共识声明中，他们还建议尽可能推迟非紧

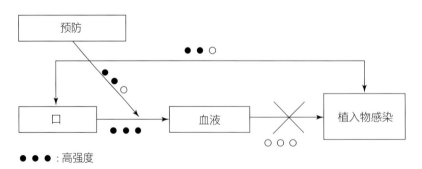

● ● ●：高强度

● ● ○：中等强度

● ○ ○：低强度

○ ○ ○：无强度

▲ 图 28-1　口腔细菌、菌血症和人工关节感染之间证据的强度
改编自 ADA and AAOS guideline in 2012 [13]

急侵入性牙科手术，直到非骨水泥组件的骨整合完成[33]。

四、抗生素在假体植入患者中的实际使用

考虑到个体风险因素和具体牙科手术的风险，应根据每个患者的实际情况进行针对牙科手术的抗生素预防性治疗。牙科手术前谁会受到抗生素的有效保护？在过去的指南中被认为应该给予抗生素的患者可能从抗生素治疗中获益最多。在2009年ADA和AAOS的建议声明和第一个ICM共识声明中，高危患者包括免疫受损患者、类风湿关节炎和系统性红斑狼疮等炎症性关节病患者、免疫抑制患者、HIV感染患者、既往关节感染患者、血友病患者、营养不良患者、1型糖尿病患者或恶性肿瘤患者、大型假肢患者[34-38]。以下因素由牙科保健提供者确定：高牙龈评分和牙龈指数、高牙菌斑评分和牙菌斑指数、牙龈探查深度和牙周炎[5, 39, 40]。尽管指南没有列出任何特殊情况，但尽管缺乏科学证据，临床医生仍可考虑预防性使用抗生素。为了帮助临床医生就牙科手术的抗生素预防做出决定，AAOS和ADA为抗生素使用的适当使用标准（appropriate use criteria，AUC）评价开发了一种工具，以辅助骨科医生和牙医帮助他们的患者[41]。临床医生可以利用ORTHO指南网站（http://www.orthoguidelines.org/go/auc/）中的该AUC进行"接受牙科手术的有骨科植入物的患者管理（2016）"。通过为计划的牙科手术、免疫功能低下状态、糖尿病血糖控制、假体周围或深部PJI病史、关节置换术后的时间选择适当的适应证条目，临床医生可以获得抗生素预防"很少适合""也许合适"，或者是"合适"的推荐意见。

如果进行预防，什么样的抗生素适合预防牙科手术以降低PJI的风险？由于没有直接证据支持抗生素可以预防牙科手术后的PJI，有效减少牙科手术后菌血症的抗生素将成为药物选择的线索。2003年ADA和AAOS的声明提供了建议的抗生素预防方案，按患者类型分类[42]。建议方案如下：对青霉素不过敏的患者，牙科手术前1h口服2g头孢氨苄、头孢拉定或阿莫西林；对于对青霉素不过敏且不能口服药物的患者，在牙科手术前1h肌内或静脉注射1g头孢唑啉或2g氨苄西林；对于对青霉素过敏的患者，在牙科手术前1h口服600mg克林霉素；对于对青霉素过敏且不能口服药物的患者，在牙科手术前1h静脉注射60mg克林霉素。不建议对任何这些给药方案进行第二次给药。第一个ICM共识还提到了几种抗生素，以减少牙科手术过程中释放的细菌负担[31]，建议在手术前最多1h服用2g阿莫西林[10, 12, 43, 44]，在2014年的概念回顾中，Young等报道，术后5min使用抗生素可减少菌血症[14]。他们还发现口服阿莫西林（OR=0.135，95%CI 0.097～0.187）和口服克林霉素（OR=0.407，95%CI 0.223～0.725）与没有抗生素控制相比，可以带来有力的细菌减少。

最后，医生必须意识到，给个体使用抗生素并非没有问题，并且可能导致与药物相关的不良反应，如肿胀或瘙痒、艰难梭菌结肠炎，甚至更严重的不良反应，如过敏反应。还应考虑导致耐药生物出现的可能性。Young等对牙科手术中使用抗生素的风险和益处进行了有趣的分析[14]。在他们的分析中，7 000 000例关节置换患者中大约140 000例PJI病例中的6%～13%由口腔菌属引起，8400～18 200例PJI患者继发于口腔菌血症，牙科手术前给予阿莫西林可能将PJI分别降至1746例和3784例。考虑到2%的抗生素相关不良反应发生率，如果所有7 000 000例关节置换患者都使用抗生素，那么可能会出现140 000例不良反应。在他们的评论中，每有1例PJI就会有37～80例患者［140 000例中有1746～3784例］产生抗生素不良反应。PJI的严重程度显然与抗生素相关的不良反应不能相提并论。因此，这可能是一个有点激进的计算，但仍不能忽视滥用抗生素的风险。因此，牙医和骨科医生必须仔细评估抗生素给药的患者风险收益。

五、结论

总之，牙科手术会导致菌血症，而抗生素预防可以减少它。然而，能够表明牙科手术与 PJI 相关及牙科手术前预防性使用抗生素能够减少 PJI 的证据有限。因此，最近的指南不建议在牙科手术中常规使用抗生素。因此，对于医生和牙医来说，考虑到不良反应和潜在的耐药性，决定是否在牙科手术前使用抗生素时，考虑到个体患者的风险和手术风险是很重要的。患者、牙医和整形外科医生需要更好地分享使用抗生素的风险和收益分析。

参考文献

[1] Warinner C, Rodrigues JFM, Vyas R, Trachsel C, Shved N, Grossmann J, et al. Pathogens and host mmunity in the ancient human oral cavity. Nat Genet. 2014;46:336-44.

[2] Hartzell JD, Torres D, Kim P, Wortmann G. Incidence of bacteremia after routine tooth brushing. Am J Med Sci. 2005;329:178-80.

[3] Kinane DF, Riggio MP, Walker KF, MacKenzie D, Shearer B. Bacteraemia following periodontal procedures. J Clin Periodontol. 2005;32:708-13.

[4] Forner L, Larsen T, Kilian M, Holmstrup P. Incidence of bacteremia after chewing, tooth brushing and scaling in individuals with periodontal inflammation. J Clin Periodontol. 2006;33:401-7.

[5] Lockhart PB, Brennan MT, Thornhill M, Michalowicz BS, Noll J, Bahrani-Mougeot FK, et al. Poor oral hygiene as a risk factor for infective endocarditis-related bacteremia. J Am Dent Assoc. 2009;140:1238-44.

[6] Lafaurie GI, Mayorga-Fayad I, Torres MF, Castillo DM, Aya MR, Barón A, et al. Periodontopathic microorganisms in peripheric blood after scaling and root planing. J Clin Periodontol. 2007;34:873-9.

[7] Zhang W, Daly CG, Mitchell D, Curtis B. Incidence and magnitude of bacteraemia caused by flossing and by scaling and root planing. J Clin Periodontol. 2013;40:41-52.

[8] Wahlmann U, Al-Nawas B, Jütte M, Wagner W. Clinical and microbiological efficacy of single dose cefuroxime prophylaxis for dental surgical procedures. Int J Antimicrob Agents. 1999;12:253-6.

[9] Savarrio L, Mackenzie D, Riggio M, Saunders WP, Bagg J. Detection of bacteraemias during non-surgicalroot canal treatment. J Dent. 2005;33:293-303.

[10] Lockhart PB, Brennan MT, Sasser HC, Fox PC, Paster BJ, Bahrani-Mougeot FK. Bacteremia associated with toothbrushing and dental extraction. Circulation. 2008; 117:3118-25.

[11] Barbosa M, Carmona IT, Amaral B, Limeres J, álvarez M, Cerqueira C, et al. General anesthesia increases the risk of bacteremia following dental extractions. Oral Surg Oral Med Oral Pathol Oral Radiol Endod. 2010;110:706-12.

[12] Diz Dios P, Tomás Carmona I, Limeres Posse J, Medina Henríquez J, Fernández Feijoo J, álvarez FM. Comparative efficacies of amoxicillin, clindamycin, and moxifloxacin in prevention of bacteremia following dental extractions. Antimicrob Agents Chemother. 2006;50:2996-3002.

[13] American Academy of Orthopaedic Surgeons & American Dental Association. Prevention of orthopaedic implant infection in patients undergoing dental procedures. http://www.orthoguidelines.org/opic?id=1002. Accessed 12 Oct 20120.

[14] Young H, Hirsh J, Hammerberg EM, Price CS. Dental disease and periprosthetic joint infection. J Bone Joint Surg Am. 2014;96:162-8.

[15] Slullitel PA, Oñativia JI, Piuzzi NS, Higuera-Rueda C, Parvizi J, Buttaro MA. Is there a role for antibiotic prophylaxis prior to dental procedures in patients with total joint arthroplasty? A systematic review of the literature. J Bone Joint Infect. 2020;5:7-15.

[16] Berbari EF, Osmon DR, Carr A, Hanssen AD, Baddour LM, Greene D, et al. Dental procedures as risk factors for prosthetic hip or knee infection: a hospital-based prospective case-control study. Clin Infect Dis. 2010;50:8-16.

[17] UCkay I, Lübbeke A, Emonet S, Tovmirzaeva L, Stern R, Ferry T, et al. Low incidence of haematogenous seeding to total hip and knee prostheses in patients with remote infections. J Infect. 2009;59: 337-45.

[18] Laporte DM, Waldman BJ, Mont MA, Hungerford DS. Infections associated with dental procedures in total hip arthroplasty. J Bone Joint Surg Br. 1999;81:56-9.

[19] Al-Himdani S, Woodnutt D. Group C streptococcal septic arthritis of a prosthetic hip joint following dental treatment. BMJ Case Rep. 2015;2015:bcr2015211203.

[20] Klein R, Dababneh AS, Palraj BRV. Streptococcus

gordonii prosthetic joint infection in the setting of vigorous dental flossing. BMJ Case Reports. 2015;2015:bcr2015211203.

[21] Quénard F, Seng P, Lagier J-C, Fenollar F, Stein A. Prosthetic joint infection caused by Granulicatella adiacens: a case series and review of literature. BMC Musculoskelet Disord. 2017;18:276-5.

[22] Olson LB, Turner DJ, Cox GM, Hostler CJ. Streptococcus salivarius prosthetic joint infection following dental cleaning despite antibiotic prophylaxis. Case Rep Infect Dis. 2019;2019:8109280.

[23] Skaar DD, O'Connor H, Hodges JS, Michalowicz BS. Dental procedures and subsequent prosthetic joint infections: findings from the Medicare current beneficiary survey. J Am Dent Assoc. 2011;142: 1343-51.

[24] Kao F-C, Hsu Y-C, Chen W-H, Lin J-N, Lo Y-Y, Tu Y-K. Prosthetic joint infection following invasive dental procedures and antibiotic prophylaxis in patients with hip or knee arthroplasty. Infect Control Hosp Epidemiol. 2017;38:154-61.

[25] Ainscow DA, Denham RA. The risk of haematogenous infection in total joint replacements. J Bone Joint Surg Br. 1984;66:580-2.

[26] Southwood RT, Rice JL, McDonald PJ, Hakendorf PH, Rozenbilds MA. Infection in experimental arthroplasties. Clin Orthop Relat Res. 1987;(224):33-6.

[27] Deacon JM, Pagliaro AJ, Zelicof SB, Horowitz HW. Prophylactic use of antibiotics for procedures after total joint replacement. J Bone Joint Surg Am. 1996;78:1755-70.

[28] Perlman BB, Freedman LR. Experimental endocarditis. II. Staphylococcal infection of the aortic valve following placement of a polyethylene catheter in the left side of the heart. Yale J Biol Med. 1971;44:206-13.

[29] Perlman BB, Freedman LR. Experimental endocarditis. 3. Natural history of catheter induced staphylococcal endocarditis following catheter removal. Yale J Biol Med. 1971;44:214-24.

[30] Sollecito TP, Abt E, Lockhart PB, Truelove E, Paumier TM, Tracy SL, Tampi M, Beltrán-Aguilar ED, Frantsve-Hawley J. The use of prophylactic antibiotics prior to dental procedures in patients with prosthetic joints: evidence-based clinical practice guideline for dental practitioners--a report of the American Dental Association Council on Scientific Affairs. J Am Dent Assoc. 2015;146:11-8.

[31] Proceedings of the International Consensus meeting on periprosthetic joint infection. https://www.efort.org/wp-content/uploads/2013/10/Philadelphia_Consensus.pdf. Accessed 12 Oct 20120.

[32] Kurtz SM, Ong KL, Lau E, Bozic KJ, Berry D, Parvizi J. Prosthetic joint infection risk after TKA in the medicare population. Clin Orthop Relat Res. 2010;468:52-6.

[33] Arnold WV, Bari AK, Buttaro M, Huang R, Mirez JP, Neira I, et al. General assembly, prevention, postoperative factors: proceedings of International Consensus on Orthopaedic Infections. J Arthroplast. 2019;34:S169-74.

[34] Jacobson JJ, Millard HD, Plezia R, Blankenship JR. Dental treatment and late prosthetic joint infections. Oral Surg Oral Med Oral Pathol. 1986;61:413-7.

[35] Murray RP, Bourne MH, Fitzgerald RH. Metachronous infections in patients who have had more than one total joint arthroplasty. J Bone Joint Surg Am. 1991;73:1469-74.

[36] Jacobson JJ, Patel B, Asher G, Woolliscroft JO, Schaberg D. Oral staphylococcus in older subjects with rheumatoid arthritis. J Am Geriatr Soc. 1997;45:590-3.

[37] Berbari EF, Hanssen AD, Duffy MC, Steckelberg JM, Ilstrup DM, Harmsen WS, et al. Risk factors for prosthetic joint infection: case-control study. Clin Infect Dis. 1998;27:1247-54.

[38] Nadlacan LM, Hirst P. Infected total knee replacement following a dental procedure in a severe haemophiliac. Knee. 2001;8:159-61.

[39] Bhanji S, Williams B, Sheller B, Elwood T, Mancl L. Transient bacteremia induced by toothbrushing a comparison of the Sonicare toothbrush with a conventional toothbrush. Pediatr Dent. 2002;24:295-9.

[40] Forner L, Nielsen CH, Bendtzen K, Larsen T, Holmstrup P. Increased plasma levels of IL-6 in bacteremic periodontis patients after scaling. J Clin Periodontol. 2006;33:724-9.

[41] American Dental Association-Appointed Members of the Expert Writing and Voting Panels Contributing to the Development of American Academy of Orthopaedic Surgeons Appropriate Use Criteria. American Dental Association guidance for utilizing appropriate use criteria in the management of the care of patients with orthopaedic implants undergoing dental procedures. J Am Dent Dent Assoc. 2017;148:57-9.

[42] American Dental Association, American Academy of Orthopaedic Surgeons. Antibiotic prophylaxis for dental patients with total joint replacements. Am Dent Assoc. 2003;134:895-9.

[43] Roberts GJ, Radford P, Holt R. Prophylaxis of dental bacteraemia with oral amoxycillin in children. Br Dent J. 1987;162:179-82.

[44] Vergis EN, Demas PN, Vaccarello SJ, Yu VL. Topical antibiotic prophylaxis for bacteremia after dental extractions. Oral Surg Oral Med Oral Pathol Oral Radiol Endod. 2001;91:162-5.

第 29 章 血肿和血栓预防
Hematoma and Thromboprophylaxis

Shinichiro Nakamura　著

一、血肿

术后血肿可能是手术部位感染的一个原因。闭合引流的使用一直以来被提倡，因为它可以带来更少的感染、肿胀、术后疼痛，以及更好的软组织愈合，更快的四肢活动锻炼[1-3]。Kim 等对 69 例同时进行双侧全膝关节置换术（TKA）的患者进行了一项前瞻性研究，以评估术后负压引流对感染和愈合的影响。没有引流管的膝关节伤口渗出的发生率更高，敷料浸湿需要加强敷料，并且伤口周围有更多的瘀斑和红斑。尽管两组的感染发生率无统计学差异，但两个未使用负压引流的膝关节发生感染表明负压引流可能减少深部感染[1]。

最近与之矛盾的结果先后得到报道，并且越来越多的研究已证明使用封闭引流没有益处[4-6]。Li 等对 100 例患者进行了一项前瞻性随机对照试验，比较了单侧初次 TKA 患者术后使用伤口引流管和不使用引流管的情况。没有放置引流管的组需要相对较少的输血治疗。伤口感染、深静脉血栓形成的发生率及关节活动范围的差异无统计学意义[4]。

一些评估封闭引流的利弊的系统评价和回顾性分析研究先后得到发表[7, 8]。Si 等报道，封闭引流和非引流 TKA 在感染率或失血量方面没有显著差异，两者在血肿形成、深静脉血栓形成、术后 VAS 评分或关节活动范围方面也没有显著差

异组[7]。Zhang 等还报道在总失血量、血红蛋白下降、浅表伤口感染、人工关节感染、深静脉血栓形成、住院时间和关节活动范围方面没有显著差异[8]。

随着局部浸润麻醉和氨甲环酸的使用，术后血肿的发生率正在降低。未来 TKA 中封闭式引流的使用将减少。

二、引流管拆除时间

伤口封闭引流已被确立为关节置换术后的管理原则，尽管这种做法的有效性最近受到质疑。Drinkwater 等进行了一项前瞻性临床试验，要求外科医生随机分配手术后引流管留置的时间[9]。随着时间的推移，细菌定植的可能性增加，而伤口引流减少。24h 后被污染的引流管比例明显更高。作者建议移除引流管的最佳时间是全关节置换术（TJA）后 24h。随着 TKA 快速路径计划的实施，引流管能否及早拔除，以及快速通道初次 TKA 后拔除引流管的理想时机一直是一个新的话题。Zhang 等在一项前瞻性队列研究中评估了早期拔除引流管的安全性和可行性。留置伤口引流管 6h、12h 和 18h。三组总失血量和隐性失血量差异无统计学意义，但随着引流时间的延长，总引流量和显性失血量逐渐增加。及早拔除伤口引流管可使血肿引流，降低感染风险，并且不会增加疼痛感、炎症反应、肢体肿胀和失血量。在快

速通道初次 TKA 后 6～12h 内拔除引流管是安全可行的[10]。

没有直接证据表明使用外科引流管会增加后续 SSI 的发生率。由于更高的污染风险，建议移除引流管的时间在 24h 内。使用外科引流管会导致更多的失血量和同种异体输血的需求，这可能会间接增加 SSI 的发生率。

三、氨甲环酸

氨甲环酸（tranexamic acid，TXA）是一种抗纤维蛋白溶解药，已成为骨科手术术后血液管理中不可或缺的组成部分[11, 12]。在过去几年中，已发表的关于 TXA 的文献迅速增加。在一项 Meta 分析研究中，局部、静脉内和口服 TXA 制剂在减少失血和输血风险方面均优于安慰剂，并且有强有力的证据支持 TXA 在减少初次 TKA 术后失血和输血风险方面的功效[11]。与安慰剂相比，TXA 治疗的平均失血量差异显著减少 225～331ml。

术前贫血与术后人工关节感染、医疗并发症和死亡率的发展有关[13, 14]。Greenky 等将贫血定义为女性血红蛋白低于 12g/dl 和男性血红蛋白低于 13g/dl。44% 的贫血患者接受了同种异体输血，相比之下，只有 13.4% 的非贫血患者接受了同种异体输血。贫血患者术后人工关节感染的发生率更高，贫血患者的发生率为 4.3%，而非贫血患者为 2%。同种异体输血也与感染和再手术相关[15, 16]。Newman 等阐明，与所有其他患者相比，围术期接受同种异体输血的患者因疑似感染的再次手术率（1.67%）更高（0.72%，P=0.014）[16]。Friedman 等调查了术后感染的类型，包括下呼吸道和上呼吸道和肺部感染、骨和关节感染、伤口炎症或感染、尿路感染和其他感染。在接受异体输血的患者中，任何感染，包括下呼吸道或上呼吸道和肺部感染，以及伤口炎症或感染的发生率显著增加[15]。

目前尚不清楚 TXA 对 SSI 的直接影响。Lacko 尝试分析静脉注射 TXA 对降低急性和迟发性人工关节感染翻修风险的影响。TXA 组 TKA 的累积翻修率显著降低（0.13% vs. 1.08%，P=0.043）。TXA 的使用被证明是重要的保护因素（OR=0.109，95%CI 0.0128～0.929，P=0.043）[17]。应进行进一步的研究以调查 TXA 是否对 SSI 有效。TXA 的给药可能通过减少术后贫血和同种异体输血的需要来降低 SSI 的发生率。

四、预防血栓形成

预防静脉血栓栓塞

静脉血栓栓塞（VTE）是骨科大手术后的严重并发症。一些旨在减少术后肺栓塞和深静脉血栓形成的指南先后被提出。AAOS 关于预防择期髋关节和膝关节置换术患者静脉血栓栓塞的指南建议，使用药物和（或）机械加压装置预防择期髋关节或膝关节置换术患者的 VTE，这些患者除了手术本身的风险之外，应不具有其他更高的静脉血栓栓塞或出血的风险。在缺乏可靠证据的情况下，该工作组的意见是，接受择期髋关节或膝关节置换术并且既往有 VTE 的患者应接受药物预防和机械加压装置治疗[18]。

关于抗血栓治疗和血栓形成预防，第 9 版美国胸科医师学会（American College of Chest Physicians，ACCP）循证临床实践指南包括了骨科大手术后血栓预防的策略。在接受 TKA 的患者中，建议至少使用以下项目之一 10～14 天，而不是不进行抗血栓预防：低分子量肝素（low-molecular-weight heparin，LMWH）、磺达肝素、阿哌沙班、达比加群、利伐沙班、低剂量普通肝素（low-dose unfractionated heparin，LDUH）、适量维生素 K 拮抗药（vitamin K antagonist，VKA）、阿司匹林（均为ⅠB级）或间歇性气动加压装置（intermittent pneumatic compression device，IPCD）（ⅠC级）[19]。

THA 或 TKA 后 VTE 的发生率因血栓预防措施的实施而降低。然而，目前的证据尚不清楚哪种（哪些）预防策略是最佳或次优的。因此，不能推荐或反对某项特定预防措施。在没有可靠的证据表明这些预防策略使用多长时间时，患者和医生应共同商讨预防措施的持续时间。

五、出血并发症

由于血栓预防措施的施行，THA 或 TKA 术后 VTE 的发生率在降低。然而，这些药物有许多缺陷导致了其使用的限制性，包括增加出血风险。继发于血栓预防措施的出血会导致恢复时间延长、感染、伤口不愈合和再入院。因此，当医师在为患者选择 VTE 预防措施时，风险与收益是首要考虑因素。

关于出血，Lindquist 等比较了接受阿司匹林与接受依诺肝素或利伐沙班治疗的择期 TJA 后患者的术后出血率[20]。与接受利伐沙班的患者相比，接受阿司匹林或依诺肝素的患者发生任何出血的可能性较小（$P<0.05$）。这些组的大出血发生率也较低。Suen 等对血栓预防药的手术部位出血并发症进行了系统评价。与对照、华法林和达比加群相比，LMWH 增加了手术部位出血的风险，并且与阿哌沙班相比，风险趋于更高。LMWH 和利伐沙班的手术部位出血风险相似[21]。

六、伤口并发症的并发症

关节成形术后与伤口相关的并发症可导致关节活动受限、再次手术、感染和翻修。Jameson 根据前瞻性收集的国家数据评估了使用利伐沙班或 LMWH 作为血栓预防措施的手术相关并发症。利伐沙班组伤口并发症发生率较高，深静脉血栓发生率较低；有症状的肺栓塞或全因死亡率没有差异[22]。Bloch 等报道了达比加群对伤口渗漏的影响。使用达比加群导致术后伤口渗漏显著增加（达比加群为 20%，多模式方案为 5%；$P<0.001$），并导致住院时间延长[23]。

Garfinkel 等对前瞻性收集的全关节置换术登记进行了回顾性调查，以研究在 VTE 预防中选择阿司匹林与凝血因子 Xa 抑制药是否与术后早期出血和伤口并发症发生率的差异有关。因子

Xa 抑制药组 32 例患者中有 6 例（18.7%）出现术后出血/伤口并发症（4 例延迟愈合/水疱、1 例血肿/大量瘀斑和 1 例蜂窝织炎再入院）。阿司匹林组无出血/伤口并发症（$P<0.03$）。与阿司匹林相比，Xa 因子抑制药与更高的出血/伤口并发症发生率相关[24]。VTE 预防措施的选择应基于每位患者出血和伤口并发症与 VTE 的相对风险。

七、血栓预防后的感染

TKA 是一种相对安全的手术，这些手术中有不到 1% 的病例在术后因人工关节感染而复杂化[25, 26]。管理和（或）消除使患者易患人工关节感染的风险因素至关重要。关节置换术后使用某些预防深静脉血栓形成的药物与包括伤口渗出和感染在内的不良反应风险增加有关。

Chahal 等记录了接受 THA 和 TKA 的患者因与伤口并发症相关的原因而返回手术室的比率，并在口服利伐沙班 10mg 每日一次的患者和皮下依诺肝素 40mg 每日一次的患者之间进行了比较。在这项回顾性队列研究中，发现与接受依诺肝素的患者相比，接受利伐沙班的患者因伤口并发症而返回手术室的可能性高出 1 倍以上。虽然没有统计学意义，但这种升高与之前的其他研究一致。使用利伐沙班后感染率从 0.9% 上升到 1.9%，微生物学证实的浅表感染率从 1.3% 上升到 3.1%。这些上升没有统计学意义[27]。

Brimmo 等比较了接受口服利伐沙班或任何其他形式的药物血栓预防治疗的 THA 和 TKA 患者的早期深部术后手术部位感染和随后的再手术率[28]。患者分为两组：研究组接受利伐沙班治疗，而对照组接受另外一种形式的药物血栓预防到至少术后 2 周。在患者基本信息、风险因素或疾病严重程度评分方面，各组之间没有显著差异。利伐沙班组早期深部 SSI 的发生率高于对照组（2.5% vs. 0.2%，$P<0.015$）。在一系列患者中，使用利伐沙班进行血栓预防导致深部 SSI 发生率显著增加。

阿司匹林是一种广泛使用的抗血小板药物。它通过抑制活化血小板产生血栓素 A_2 来防止血小板聚集[29]。AAOS 已认可阿司匹林用于全关节置换术后的 VTE 预防[30]。2012 年，ACCP 循证临床实践指南（第 9 版）首次认可在 TJA 后使用阿司匹林预防肺栓塞（ⅠB 级推荐）[19]。

Rapharl 等比较了症状性肺栓塞的总体频率，校正了潜在混杂变量的倾向性匹配后的症状性肺栓塞的风险，以及在倾向性匹配前后，在我处进行 TJA 且接受阿司匹林或华法林预防性治疗的患者中，接受 TJA 前后的其他并发症和住院时间。接受阿司匹林的患者（0.14%）的总体症状性肺栓塞发生率（$P<0.001$）低于接受华法林的患者（1.07%）。这种差异在匹配后没有改变。阿司匹林组的症状性 DVT 和伤口相关问题也显著减少，住院时间更短，匹配后没有改变[31]。

Huang 等比较了我处接受阿司匹林与华法林 VTE 预防的 TJA 患者的 PJI 发生率。接受阿司匹林预防 VTE 的患者 PJI 发生率为 0.4%（1456 例患者中的 8 例），而接受华法林的患者为 1.5%（1700 例患者中的 24 例）（$P<0.001$）。阿司匹林组的术后肺栓塞发生率也较低，为 0.1%（1456 例患者中的 1 例），而华法林组为 0.3%（1700 例患者中的 5 例）（$P<0.001$）。多变量分析发现，与阿司匹林相比，华法林预防是 TJA 后 PJI 的独立危险因素（$P=0.018$）。接受阿司匹林预防性治疗的患者在初次 TJA 后伤口相关并发症较少，这从理论上解释了其在降低 SSI 发生率方面的额外好处。与华法林相比，使用阿司匹林预防 VTE 可充分预防术后 VTE，同时降低 TJA 后 SSI 的风险[32]。

在大多数评估接受 TJA 的患者预防 VTE 的研究中，阿司匹林似乎比抗凝血药（维生素 K 拮抗药、肝素类产品、Xa 因子抑制药和直接凝血酶抑制药）更能降低 SSI 的风险。

参考文献

[1] Kim YH, Cho SH, Kim RS. Drainage versus nondrainage in simultaneous bilateral total knee arthroplasties. Clin Orthop Relat Res. 1998;347:188-93.

[2] Omonbude D, El Masry MA, O'Connor PJ, Grainger AJ, Allgar VL, Calder SJ. Measurement of joint effusion and haematoma formation by ultrasound in assessing the effectiveness of drains after total knee replacement: a prospective randomised study. J Bone Joint Surg Br. 2010;92(1):51-5. https://doi. org/10.1302/0301-620X. 92B1. 22121.

[3] Ovadia D, Luger E, Bickels J, Menachem A, Dekel S. Efficacy of closed wound drainage after total joint arthroplasty. A prospective randomized study. J Arthroplast. 1997;12(3):317-21. https://doi. org/10.1016/ s0883-5403 (97) 90029-2.

[4] Li C, Nijat A, Askar M. No clear advantage to use of wound drains after unilateral total knee arthroplasty: a prospective randomized, controlled trial. J Arthroplast. 2011;26(4):519-22. https://doi. org/10.1016/ j.arth.2010.05.031.

[5] Niskanen RO, Korkala OL, Haapala J, Kuokkanen HO, Kaukonen JP, Salo SA. Drainage is of no use in primary uncomplicated cemented hip and knee arthroplasty for osteoarthritis: a prospective randomized study. J Arthroplast. 2000;15(5):567-9. https://doi.org/10.1054/ arth.2000.6616.

[6] Ritter MA, Keating EM, Faris PM. Closed wound drainage in total hip or total knee replacement. A prospective, randomized study. J Bone Joint Surg Am. 1994;76(1):35-8. https://doi. org/10.2106/00004623-199401000-00005.

[7] Si HB, Yang TM, Zeng Y, Shen B. No clear benefit or drawback to the use of closed drainage after primary total knee arthroplasty: a systematic review and meta-analysis. BMC Musculoskelet Disord. 2016;17:183. https://doi. org/10.1186/s12891-016-1039-2.

[8] Zhang Q, Liu L, Sun W, Gao F, Zhang Q, Cheng L, Li Z. Are closed suction drains necessary for primary total knee arthroplasty?: A systematic review and meta-analysis. Medicine (Baltimore). 2018;97(30):e11290. https://doi. org/10.1097/MD.0000000000011290.

[9] Drinkwater CJ, Neil MJ. Optimal timing of wound drain removal following total joint arthroplasty. J Arthroplast. 1995;10(2):185-9. https://doi. org/10.1016/s0883-

5403(05) 80125-1.

[10] Zhang S, Xu B, Huang Q, Yao H, Xie J, Pei F. Erratum: early removal of drainage tube after fast-track primary total knee arthroplasty. J Knee Surg. 2017;30(6):e1. https://doi.org/10.1055/s-0037-1599280.

[11] Fillingham YA, Ramkumar DB, Jevsevar DS, Yates AJ, Shores P, Mullen K, Bini SA, Clarke HD, Schemitsch E, Johnson RL, Memtsoudis SG, Sayeed SA, Sah AP, Della Valle CJ. The efficacy of tranexamic acid in total knee arthroplasty: a network meta-analysis. J Arthroplast. 2018;33(10):3090-3098.e3091. https://doi.org/10.1016/j.arth.2018.04.043.

[12] Tsukada S, Wakui M. Combined intravenous and intra-articular tranexamic acid in simultaneous bilateral total knee arthroplasty without tourniquet use. J Bone Joint Surg Open Access. 2017;2(2):e0002. https://doi.org/10.2106/JBJS.OA.17.00002.

[13] Greenky M, Gandhi K, Pulido L, Restrepo C, Parvizi J. Preoperative anemia in total joint arthroplasty: is it associated with periprosthetic joint infection? Clin Orthop Relat Res. 2012;470(10):2695-701. https://doi.org/10.1007/s11999-012-2435-z.

[14] Viola J, Gomez MM, Restrepo C, Maltenfort MG, Parvizi J. Preoperative anemia increases postopera-tive complications and mortality following total joint arthroplasty. J Arthroplast. 2015;30(5):846-8. https://doi.org/10.1016/j.arth.2014.12.026.

[15] Friedman R, Homering M, Holberg G, Berkowitz SD. Allogeneic blood transfusions and postoperative infections after total hip or knee arthroplasty. J Bone Joint Surg Am. 2014;96(4):272-8. https://doi.org/10.2106/JBJS.L.01268.

[16] Newman ET, Watters TS, Lewis JS, Jennings JM, Wellman SS, Attarian DE, Grant SA, Green CL, Vail TP, Bolognesi MP. Impact of perioperative allogeneic and autologous blood transfusion on acute wound infection following total knee and total hip arthroplasty. J Bone Joint Surg Am. 2014;96(4):279-84. https://doi.org/10.2106/JBJS.L.01041.

[17] Lacko M, Jarcuska P, Schreierova D, Lackova A, Gharaibeh A. Tranexamic acid decreases the risk of revision for acute and delayed periprosthetic joint infection after total knee replacement. Joint Dis Relat Surg. 2020;31(1):8-13. https://doi.org/10.5606/ehc.2020.72061.

[18] Mont MA, Jacobs JJ, Boggio LN, Bozic KJ, Della Valle CJ, Goodman SB, Lewis CG, Yates AJ Jr, Watters WC III, Turkelson CM, Wies JL, Donnelly P, Patel N, Sluka P, Aaos. Preventing venous thromboembolic disease in patients undergoing elective hip and knee arthroplasty. J

Am Acad Orthop Surg. 2011;19(12):768-76. https://doi.org/10.5435/00124635-201112000-00007.

[19] Falck-Ytter Y, Francis CW, Johanson NA, Curley C, Dahl OE, Schulman S, Ortel TL, Pauker SG, Colwell CW Jr. Prevention of VTE in orthopedic surgery patients: antithrombotic therapy and prevention of thrombosis, 9th ed: American College of Chest Physicians evidence-based clinical practice guidelines. Chest. 2012;141(2 Suppl):e278S-325S. https://doi.org/10.1378/chest.11-2404.

[20] Lindquist DE, Stewart DW, Brewster A, Waldroup C, Odle BL, Burchette JE, El-Bazouni H. Comparison of postoperative bleeding in total hip and knee arthroplasty patients receiving rivaroxaban, enoxaparin, or aspirin for thromboprophylaxis. Clin Appl Thromb Hemost. 2018;24(8):1315-21. https://doi.org/10.1177/1076029618772337.

[21] Suen K, Westh RN, Churilov L, Hardidge AJ. Low-molecular-weight heparin and the relative risk of surgical site bleeding complications: results of a systematic review and meta-analysis of randomized controlled trials of venous thromboprophylaxis in patients after total joint arthroplasty. J Arthroplast. 2017;32(9):2911-2919.e2916. https://doi.org/10.1016/j.arth.2017.04.010.

[22] Jameson SS, Rymaszewska M, Hui AC, James P, Serrano-Pedraza I, Muller SD. Wound complications following rivaroxaban administration: a multicenter comparison with low-molecular-weight heparins for thromboprophylaxis in lower limb arthroplasty. J Bone Joint Surg Am. 2012;94(17):1554-8. https://doi.org/10.2106/JBJS.K.00521.

[23] Bloch BV, Patel V, Best AJ. Thromboprophylaxis with dabigatran leads to an increased incidence of wound leakage and an increased length of stay after total joint replacement. Bone Joint J. 2014;96-B(1):122-6. https://doi.org/10.1302/0301-620X.96B1.31569.

[24] Garfinkel JH, Gladnick BP, Roland N, Romness DW. Increased incidence of bleeding and wound complications with factor-Xa inhibitors after total joint arthroplasty. J Arthroplast. 2018;33(2):533-6. https://doi.org/10.1016/j.arth.2017.08.039.

[25] Lidgren L, Knutson K, Stefansdottir A. Infection and arthritis. Infection of prosthetic joints. Best Pract Res Clin Rheumatol. 2003;17(2):209-18. https://doi.org/10.1016/s1521-6942(03)00002-0.

[26] Phillips JE, Crane TP, Noy M, Elliott TS, Grimer RJ. The incidence of deep prosthetic infections in a specialist orthopaedic hospital: a 15-year prospective survey. J Bone Joint Surg Br. 2006;88(7):943-8. https://doi.org/10.1302/0301-620X.88B7.17150.

[27] Chahal GS, Saithna A, Brewster M, Gilbody J, Lever S, Khan WS, Foguet P. A comparison of complications requiring return to theatre in hip and knee arthroplasty patients taking enoxaparin versus rivaroxaban for thromboprophylaxis. Ortop Traumatol Rehabil. 2013;15(2):125-9. https://doi. org/10.5604/15093492.1045953.

[28] Brimmo O, Glenn M, Klika AK, Murray TG, Molloy RM, Higuera CA. Rivaroxaban use for thrombosis prophylaxis is associated with early periprosthetic joint infection. J Arthroplast. 2016;31(6):1295-8. https://doi. org/10.1016/j.arth.2015.12.027.

[29] Catella-Lawson F, Reilly MP, Kapoor SC, Cucchiara AJ, DeMarco S, Tournier B, Vyas SN, FitzGerald GA. Cyclooxygenase inhibitors and the antiplatelet effects of aspirin. N Engl J Med. 2001;345(25):1809-17. https:// doi.org/10.1056/NEJMoa003199.

[30] Johanson NA, Lachiewicz PF, Lieberman JR, Lotke PA, Parvizi J, Pellegrini V, Stringer TA, Tornetta P 3rd, Haralson RH III, Watters WC 3rd. Prevention of symptomatic pulmonary embolism in patients undergoing total hip or knee arthroplasty. J Am Acad Orthop Surg. 2009;17(3):183-96. https://doi. org/10.5435/00124635-200903000-00007.

[31] Raphael IJ, Tischler EH, Huang R, Rothman RH, Hozack WJ, Parvizi J. Aspirin: an alternative for pulmonary embolism prophylaxis after arthroplasty? Clin Orthop Relat Res. 2014;472(2):482-8. https://doi.org/10.1007/s11999-013-3135-z.

[32] Huang R, Buckley PS, Scott B, Parvizi J, Purtill JJ. Administration of aspirin as a prophylaxis agent against venous thromboembolism results in lower incidence of periprosthetic joint infection. J Arthroplast. 2015;30(9 Suppl):39-41. https://doi. org/10.1016/j.arth.2015.07.001.

第 30 章　抗生素骨水泥
Antibiotic-Impregnated Cement

Daniel Pérez-Prieto　著

聚甲基丙烯酸甲酯（PMMA）或骨水泥自20 世纪 40 年代末开始在骨科得到使用[1]。最早关于 PMMA 和骨水泥的相关报道是用于骨折固定，甚至用于股骨和肱骨头骨折的骨替代[2, 3]。PMMA 的力学性能及在形状构象、替代和固定方面的多功能性有利于其在骨科领域的应用。1964年，John Charnley 发表了第一份关于骨水泥假体的研究报道。报道中所用的骨水泥假体虽然和现在的有些不同，但目前也有使用[4]。然而，在接下来的几十年里，也发表了一些关于其缺点的报道，如过敏反应、心搏骤停、肺栓塞等[5-8]。

1970 年，Buchholz 首次提出将 PMMA 应用在骨科感染的治疗中。可是骨科团体并不相信抗生素可以从 PMMA 这样的石质材料中释放出来[9-11]。然而，他继续使用抗生素骨水泥（ALBC）治疗假体感染，并在 1981 年发表了令人振奋的结果[12]。Buchholz 开创了一期置换的先河，使用 ALBC 有两个目的，即固定永久植入物和治疗人工关节感染（PJI）。

近十年 ALBC 的使用变得流行起来，适用领域也有增加，如感染预防[13]。因此，它的目的不仅是固定永久性种植体，还可以预防感染。

之前引用的所有研究都是关于髋关节假体的。10 年后，也就是 1983 年，Insall 描述了一种治疗 PJI 的新技术。它被命名为膝关节 PJI 的二期置换[14]。虽然在旷置中没有使用 ALBC 间隔物，但 Borden 和 Wilde 在几年后的 TKA 二期置换中引入了 ALBC 间隔物的临时使用[15, 16]。在这种情况下，ALBC 被用来填充空洞和维持空间，并在感染治疗的同时临时植入。在那 10 年里，不同于 Buchhold 小组的组织也发表了关于使用 ALBC 一阶段交换 TKA 感染的报道。但是目标是相同的，感染治疗和假体固定[17]。

一、特点

PMMA 是一种耐腐蚀的塑料，也被称为丙烯酸。它有多种用途，如汽车前灯、相框、桌布和其他家居用品（如灯具等）。在医学方面，PMMA 用于制造诊断工具，但主要是牙医、整形外科医生和神经外科医生的塑性材料。

骨水泥的力学性能相当好，而且在室温下是刚性的。相比之下，它的抗冲击性低，对热敏感[18]。

市面上出售的丙烯酸骨水泥的组成在某些方面有所不同，它还加入了 PMMA 的共聚物和液体中的一些不同的共聚单体。骨水泥粉末主要含有 PMMA 粉末状，还携带有像硫酸钡或二氧化锆这样的放射性消除剂。在 ALBC 的情况下，抗生素通常被掺入粉末中[18]。

不同品牌的成分略有不同，这导致了骨水泥的机械性能及亲水性也不同。后者在 ALBC 中至关重要，因为大多数抗生素的洗脱取决于水泥的亲水性。抗生素从 ALBC 中的释放还取决于水泥外套的孔隙度和水泥的总表面，因为抗生素只从外表面洗脱，外表面可以吸收液体，然后与抗生素一起释放[19]。

如前所述，粉末聚合物和液体单体的特性确实会影响抗生素的释放，但反之亦然，抗生素的加入会影响其机械特性。液体抗生素会比粉末制剂造成更大的压缩强度损失[20]。研究发现，添加高达 PMMA 重量 10% 的抗生素几乎不会影响水泥的机械强度[21, 22]。其他可能影响其机械特性的特性包括疲劳极限、断裂韧性和聚合速率，这些特性可能因品牌而异[22, 23]。

二、ALBC 在膝关节手术中的临床应用

如前所述，ALBC 最初用于髋关节假体，但很快就在膝关节外科医生中流行起来，并在全球范围内推广使用。事实上，与髋关节假体相反，全膝关节置换术（TKA）如今几乎离不开骨水泥。根据北欧登记处的数据，高达 90% 的 TKA 是用骨水泥型假体[24]。

虽然 ALBC 在膝关节周围部位的应用可能有很大的不同（骨髓炎治疗、Masquette 技术、开放性骨折死腔处理等），但本章将仅重点介绍 ALBC 在假体领域的应用。

ALBC 可应用于以固定和预防感染为目的的 TKA。在 TKA 因无菌性松动翻修时，外科医生还可以使用 ALBC 进行固定和预防感染。它还可用于短间隔的一期翻修和二期翻修的固定和感染治疗。在所有这些情况下，骨水泥将永久留在患者体内。最后，ALBC 可用于死腔管理和感染治疗，这是 PJI 二期翻修的第一阶段临时间隔器的情况[25, 26]。

三、主要 TKA 中的 ALBC

PJI 的预防是骨科医生主要关注的问题。静脉注射抗生素是预防感染风险的最重要措施之一。这种方法将相对风险降低了 81%[27]。局部预防和全身预防相结合的理由是基于多种因素。其

中，抗菌谱的拓宽，抗菌药物协同效应的改善，药代动力学的优化及其作为局部抗菌屏障的作用都是重要的原因[28]。

头孢菌素类抗生素是骨科手术中最常用的预防性抗生素，而氨基糖苷类抗生素在 ALBC 中占主导地位。虽然第一组涵盖了大多数革兰阳性菌，但第二组对可能对第一代头孢菌素不敏感的革兰阴性菌有效。此外，几十年来 β− 内酰胺类药物和氨基糖苷类药物的协同作用已广为人知[29, 30]。

从药代动力学的角度来看，ALBC 提供了局部高浓度的抗生素。这是静脉内给予抗生素时难以实现的。从这个意义上说，Hendricks 等发现术后 2h 内骨与假体间隙内的庆大霉素浓度比葡萄球菌的最小抑菌浓度高约 1000 倍[31]。这种浓度可以有效地净化假体相关连的界面缝隙，避免手术中可能存在的意外污染。因此，ALBC 将成为防止意外污染的局部屏障。

由于上述原因，ALBC 在北欧被广泛使用于预防初次置换假体的 PJI。然而，在美国还没有被批准用于这个目的。它只在美国的修订病例中被批准用于预防[28, 32]。

对于 ALBC 用于局部预防，已有证据支持将其用于骨水泥髋关节置换术[33-35]。就 TKA 而言，不同研究的结果是不同的。Hinarejos 等在对 ALBC 进行的最大规模前瞻性随机试验之一中发现，ALBC 组和普通骨水泥组在感染率方面没有差异[36]。另外，Chiu 发现当使用含有头孢呋辛的骨水泥时，感染率降低[37]。此外，来自关节置换登记的数据似乎表明，ALBC 可能会降低 TKA 术后的 PJI[38, 39]。氨基糖苷类抗生素是芬兰、英格兰和威尔士 ALBC 中使用最多的一组抗生素。它们是这些研究的发源国。Hinarejos 等在这项研究中使用了对革兰阴性菌具有有限光谱的黏菌素和对葡萄球菌具有高耐药率的抑菌药红霉素[36, 38, 40]。这可能是结果不同的原因，因为后一种组合不是最优的组合。可以明确的是，在任何情况下对于初次 TKA 的固定和预防，提倡使用

小剂量的抗生素，以避免机械性能减弱。氨基糖苷类是最好的抗菌药（每 40 克 PMMA 添加 0.5g 庆大霉素或每 40 克 PMMA 添加 1g 妥布霉素）。

四、TKA 翻修中的 ALBC

TKA 翻修的原因多种多样。然而，手术前必须排除的最重要的原因是感染。因为是否存在感染治疗方法完全不同，从长远来看，不诊断 PJI 会使治愈感染变得更加困难。PJI 的最大挑战是低度慢性感染，因为它们中的大多数仅伴有疼痛[41]。凝固酶阴性葡萄球菌或皮肤杆菌引起的 PJI 大多未见其他体征或症状。因此，使用准确和彻底的诊断方案来识别它们并防止术中意外阳性培养是至关重要的[42, 43]。在这个意义上，Zimmerli 提出的标准被发现在确定 PJI（特别是低级别感染）方面更可靠[41, 43, 44]。

一旦排除了 PJI，就可以进行无菌翻修。在这种情况下，已经明确发现 ALBC 优于不含抗生素的骨水泥[45-48]。从这个意义上说，ALBC 的使用可以被认为是 TKA 翻修的黄金标准。有几种理论可以解释这些结果，最被接受的是，那些所谓的无菌翻修中的一部分实际上是存在低度感染的[43, 49]。其他一些原因可能是骨和软组织的质量较差，血管比原发病例少，因此更容易感染[50]。此外，翻修手术的持续时间通常长于初次手术，失血量通常更大，这些因素都与感染风险增加有关[50-52]。

如前所述，ALBC 可用于无菌翻修中的感染预防。当需要进行二期翻修时，它也用于第二阶段再植入中的感染预防，或者是 TKA 部分翻修和清创术后[25, 44, 53, 54]。在这两种情况下，ALBC 都用于假体固定，因此必须保留其机械性能。要做到这一点，必须严格遵守规定的混合时间，并在真空中进行精确混合。此外，抗生素不得超过 PMMA 重量的 10%，以防止水泥强度的减弱[26]。在翻修病例中通常推荐 ALBC 与两种抗生素的联合使用，因为这两种抗生素具有协同作用和广谱的联合作用。此外，研究似乎表明，与单独使用

庆大霉素的 ALBC 相比，它有更好的性能，还可以防止耐药细菌的选择[34, 55]。

在无菌翻修和二期翻修的第二阶段中，出于上述原因，推荐使用市面上可获得的含有两种抗生素的 ALBC。

在感染尚未治愈的一期 PJI 翻修术中，ALBC 除用于假体固定外，还用于治疗感染。抗生素的局部应用与假体更换、外科清创和全身抗生素一起用于治愈感染[54, 56, 57]。如果使用这种方法，培养出致感染的微生物并找到对应敏感的抗生素是至关重要的[57, 58]。理想情况下，在手术前对微生物进行鉴定，并在骨水泥中装载对该微生物敏感的抗生素。然而，手术前的细菌分离有时不容易做到。对于这些情况，建议分两个阶段进行翻修，间隔时间约为 2 周[53, 59]。这样可以通过术中组织培养和假体超声降解法来鉴定细菌。要在如此短的时间间隔内植入假体，抗生物膜抗生素必须对细菌敏感[53, 60]。这一时间间隔和细菌鉴定也将有助于确定最佳的 ALBC 抗生素组合。值得一提的是，并不是所有的抗生素组合都有现成的产品可以买到。因此，大多数情况下必须使用"标签外"手工混合技术[26]。根据细菌分离进行抗生素混合可见表 30-1[26, 58]。

五、临时假体中的 ALBC

膝关节垫块用于感染翻修术时，它们可以是静态的，也可以是动态的，可以是自制的，也可以是预制的。它们的不同不是本章的问题，因为它们是暂时使用的，所以大剂量的抗生素可以用于治疗感染，而不考虑它对机械性能的影响[61]。已经证明，通常使用的过渡时期的抗生素洗脱足以根除感染[62]。在去除间隔物后进行分析时发现了大量的抗生素[63, 64]。然而，要注意的是，如果间隔物放置较长时间（通常超过 6～8 周），它可能会表现为异物，并且由于抗生素洗脱减少，生物膜可能会附着[62, 65]。当使用自制的间隔物时，ALBC 中的抗生素可以根据术前培养的结果（如

情况		抗生素（AM）	固定水泥（预防剂量：每40克PMMA水泥） 黑色：工业混合AM 蓝色：手动混合AM	间隔水泥（治疗剂量：每40克PMMA水泥）
标准情况	易感或未知病原体	庆大霉素 +	1g	1g
		克林霉素	1g	1g（+2g 万古霉素）
特殊情况	葡萄球菌（耐氧西林/甲氧西林）或肠球菌	庆大霉素 +	0.5g	0.5g
		万古霉素	2g	2g(+2g[a])
		达托霉素	–	2g
	耐万古霉素肠球菌	庆大霉素 +	0.5g	0.5～1g
		利奈唑胺	1g	2g
		达托霉素	2g	3g
		磷霉素钠[b]	1g	2g
	耐药革兰阴性病原体（如大肠埃希菌、克雷伯菌、肠杆菌、假单胞菌）	庆大霉素 +	0.5g	0.5～1g
		黏菌素[c]	2g(=60 Mio E)	4g(=120 Mio E)
		磷霉素钠[b]	1g	2g
		美罗培南	2g	3g[d]
		环丙沙星	2g	3g
	酵母菌（念珠菌）或霉菌（如曲霉菌）	庆大霉素 +	0.5g	0.5～1g
		两性霉素 B 脂质体（Ambisome®）	0.1g[e]	0.2g[a, e]
		或伏立康唑	0.2g	0.4g[d]

表 30-1 骨水泥（PMMA）中的局部抗生素（对全身抗菌治疗的补充）

一般注意事项：

• 当添加更多的抗菌药时，工业浸渍水泥比普通水泥更好（由于协同释放，更好的机械性能和洗脱能力）

• 药敏试验结果适用于全身性抗菌药物应用，但由于局部浓度和协同活性较高，可能不适用于局部抗菌药物应用

• 局部抗菌药的不良反应和相互作用很少。然而，对于肾功能不全和（或）静脉用药的患者，应监测万古霉素和庆大霉素的血药浓度

• 只使用粉末形式的无菌抗菌药，由于在 PMMA 中分布不均匀，不推荐使用液体抗菌药。不应使用干扰聚合过程的抗生素（利福平或甲硝唑）或不耐热或对氧化敏感的抗生素（如某些 β- 内酰胺类）

• 没有关于两种以上抗菌药组合的机械稳定性数据。如果可能，抗菌药的总量不应超过 PMMA 粉末重量的 10%（=4g ∶ 40g）

• 建议基于对 Palacos®/Copal®PMMA 水泥的研究和文献数据，洗脱数据取决于所使用的 PMMA 水泥基材

• 不要使用真空混合来制备间隔胶（孔隙率更高，抗菌洗脱效果更好）

a. 这些 AM 浓度不符合固定水泥的机械 ISO 要求

b. 由于 PMMA 的力学性能较好，磷霉素钠优于磷霉素钙

c. 提供黏菌素 - 钠或黏菌素 - 硫酸盐（等效性）

d. 庆大霉素 1g 和克林霉素 1g 联合应用改善疗效和抗菌释放

e. 关于最低有效浓度的文献仍存在争议

果有）进行量身定制，所需的量甚至可以增加到PMMA 重量的 10% 以上[26, 61]。此外，还可以修改搅拌技术，以获得"劣质"水泥。这意味着在没有真空的情况下进行这项工作，以增加在洗脱抗生素后会爆炸的气泡的数量。间隔物上抗生素的洗脱程度和间隔物的表面情况有关。用手术刀做凹痕，可以增加洗脱[66]。前面提到的非标签使用这种混合技术和手动添加抗生素的法律问题在这里不那么重要，因为间隔物只是一种短期的临时装置。根据微生物学结果的抗生素组合可见表30-1[26, 58]。

六、抗生素骨水泥

并不是所有的抗生素都适合与骨水泥混合。与 PMMA 混合的抗生素的最佳特性见表 30-2[61, 67]。液体抗生素对骨水泥的机械性能，特别是抗压强度有显著的破坏作用[68]。一些抗生素，如利福平，可能会损害水泥聚合，因此阻碍了固化过程。抗生素的热稳定性也是至关重要的，因为水泥凝固过程的放热反应可能会损害氯唑西林等抗生素。然而，关于 ALBC 机械性能的体外研究并不总是与体内结果相似[69]。添加的抗生素品牌不同对 ALBC 的机械强度有不同的影响[22]。显而易见的是，添加的抗生素越多，机械特性的损害就越严重。

一般来说，低剂量的抗生素（<2.5% PMMA 重量）用于预防 PJI。对于翻修病例的固定（无论是败血症还是无菌），建议中等剂量的 PMMA 重量的 7%（在任何情况下<10%）。对于 PJI 治疗中的间隔物，通常使用 10% 或更多[28]。

七、抗生素种类的组合

氨基糖苷类抗生素是世界上最常用的抗生素。庆大霉素和妥布霉素主要用于 PJI 的预防(单独)和联合用于翻修[67]。市面上可以买到的含有两种抗生素的骨水泥是有限的。对于厌氧菌引起的无菌翻修或 PJI（皮肤杆菌属），建议联合使用庆大霉素和克林霉素。庆大霉素和万古霉素联合

表 30-2　载抗生素骨水泥中抗生素的理想性能
• 粉状可用性
• 抗菌谱宽
• 低杀菌浓度
• 可长时间高浓度从 PMMA 中洗脱
• 热稳定性
• 低或无过敏或延迟性超敏反应风险
• 对水泥机械性能的影响小
• 低血清蛋白结合性

用于继发于葡萄球菌的败血症翻修治疗（尤其是在处理 MRSA 时）[26]。

当需要在手术时自制手工混合时需要注意，品牌标签上水泥的特性正在被改变。在这个意义上，有研究表明，当手动添加抗生素时，水泥的机械强度和抗生素洗脱会变差[70, 71]。然而，也有一些 PJI 病例不能用商业上可用的 ALBC 治疗，如真菌 PJI。对于这些情况，表 30-1 总结了 PMMA 的最佳抗生素组合。

八、耐药问题

当使用抗生素时，有时会遇到耐药的细菌。导致这种现象的一些因素是使用抗生素剂量不足，浓度低于最小抑菌浓度（MIC），以及抗生素浓度高于 MIC 的时间较短。从这个意义上说，ALBC 提供了高洗脱的抗生素，这些抗生素在最初的几个小时内明显高于引起 PJI 的 MIC[19]。然而，主要关注的是 ALBC 能否在较长时间内提供高于 MIC 的抗生素，特别是在凝固酶阴性葡萄球菌的情况下。近年来，在这些情况下，出现了向更高 MIC 的转变。这些假设对于使用庆大霉素治疗 PJI 的 ALBC 来说尤其重要，因为近年来发现了更高的庆大霉素耐药葡萄球菌[19, 72]。当氨基糖苷类药物单独用于预防时，耐药性选择并不是一个问题，因为当使用大量的抗生素足以根除由少量细菌接种引起的术中污染。

在 PJI 的病例中，两种或两种以上抗生素的

联合使用对于协同作用、改善抗生素洗脱和拓宽治疗范围至关重要。同样的解释也适用于高危患者的原发病例 [34, 73, 74]。

九、ALBC 的费用

使用 ALBC 的主要担忧之一是它所带来的额外成本。在翻修病例中，毫无疑问与 ALBC 的使用有关。然而，当 ALBC 被用作预防措施时，费用问题出现在初级病例中。大多数关于 ALBC 的成本效益研究来自美国。因此有一些特殊之处。美国传染病和骨科学会提出的 PJI 诊断标准与欧洲学会提出的不同。此外，PJI 治疗和 ALBC 的费用明显不同。此外，由于初次 TKA 的 PJI 率相当低，因此很难采取任何预防措施来进一步降低这一比率。

在这些方面，Sanz-Ruiz 研究了这些变化，发现当 PJI 率为 4% 或更高时，ALBC 具有成本效益 [75]。

参考文献

[1] Vishnevetskaya RI. [Use of polymethyl metacrylate for osteosynthesis and arthroplasty]. Gosp Delo. 1947;(4): 42-7.

[2] Leibson ND. [Polymethylmethacrylate in skull defects]. Vopr Neirokhir. 1948;12(1):11-20.

[3] Cottalorda J. Aubrespy null. [Arthroplasty with acrylic head in traumatism of the shoulder]. Mars Chir. 1951;3(4):455-60.

[4] Charnley J. The bonding of prostheses to bone by cement. J Bone Joint Surg Br. 1964;46:518-29.

[5] Powell JN, McGrath PJ, Lahiri SK, Hill P. Cardiac arrest associated with bone cement. Br Med J. 1970;3(5718):326.

[6] Ratliff AH, Clement JA. Pulmonary embolism and bone cement. Br Med J. 1971;2(5760):532.

[7] Kepes ER, Undersood PS, Becsey L. Intraoperative death associated with acrylic bone cement. Report of two cases. JAMA. 1972;222(5):576-7.

[8] Fisher AA. Paresthesia on the fingers accompanying dermatitis due to methylmethacrylate bone cement. Contact Dermatitis. 1979;5(1):56-7.

[9] Wahlig H, Buchholz HW. [Experimental and clinical studies on the release of gentamicin from bone cement]. Chir Z Alle Geb Oper Medizen. 1972;43(10):441-5.

[10] Buchholz HW. Modification of the Charnley artificial hip joint. Clin Orthop. 1970;72:69-78.

[11] Charnley J. The future of total hip replacement. Hip. 1982:198-210.

[12] Buchholz HW, Elson RA, Engelbrecht E, Lodenkämper H, Röttger J, Siegel A. Management of deep infection of total hip replacement. J Bone Joint Surg Br. 1981;63-B(3):342-53.

[13] Wannske M, Tscherne H. [Results of prophylactic use of Refobacin-Palacos in implantation of endoprostheses of the hip joint in Hannover]. Aktuelle Probl Chir Orthop. 1979;(12):201-5.

[14] Insall JN, Thompson FM, Brause BD. Two-stage reimplantation for the salvage of infected total knee arthroplasty. J Bone Joint Surg Am. 1983;65(8): 1087-98.

[15] Borden LS, Gearen PF. Infected total knee arthroplasty. A protocol for management. J Arthroplast. 1987;2(1):27-36.

[16] Wilde AH, Ruth JT. Two-stage reimplantation in infected total knee arthroplasty. Clin Orthop. 1988;236:23-35.

[17] Freeman MA, Sudlow RA, Casewell MW, Radcliff SS. The management of infected total knee replacements. J Bone Joint Surg Br. 1985;67(5):764-8.

[18] Ginebra M-P, Montufar EB. 9 - Cements as bone repair materials. In: Pawelec KM, Planell JA, editors. Bone repair biomaterials. 2nd ed. [Internet]. Woodhead Publishing; 2019 [cited 2020 Jun 14]. p. 233-71. (Woodhead Publishing Series in Biomaterials). http://www.sciencedirect.com/science/article/pii/B9780081024515000093.

[19] Berberich C, Sanz-Ruiz P. Risk assessment of antibiotic resistance development by antibiotic-loaded bone cements: is it a clinical concern? EFORT Open Rev. 2019;4(10):576-84.

[20] Armstrong MS, Spencer RF, Cunningham JL, Gheduzzi S, Miles AW, Learmonth ID. Mechanical characteristics of antibiotic-laden bone cement. Acta Orthop Scand. 2002;73(6):688-90.

[21] Paz E, Sanz-Ruiz P, Abenojar J, Vaquero-Martín J, Forriol F, Del Real JC. Evaluation of elution and mechanical properties of high-dose antibiotic-loaded

bone cement: comparative "in vitro" study of the influence of vancomycin and cefazolin. J Arthroplast. 015;30(8):1423-9.

[22] Lee S-H, Tai C-L, Chen S-Y, Chang C-H, Chang Y-H, Hsieh P-H. Elution and mechanical strength of vancomycin-loaded bone cement: in vitro study of the influence of brand combination. PLoS One. 2016;11(11):e0166545.

[23] Lewis G. Not all approved antibiotic-loaded PMMA bone cement brands are the same: ranking using the utility materials selection concept. J Mater Sci Mater Med. 2015;26(1):5388.

[24] Niemeläinen MJ, Mäkelä KT, Robertsson O, W-Dahl A, Furnes O, Fenstad AM, et al. The effect of fixation type on the survivorship of contemporary total knee arthroplasty in patients younger than 65 years of age: a register-based study of 115,177 knees in the Nordic Arthroplasty Register Association (NARA) 2000-2016. Acta Orthop. 2020;91(2):184-90.

[25] Zimmerli W, Trampuz A, Ochsner PE. Prosthetic-joint infections. N Engl J Med. 2004;351(16):1645-54.

[26] Kühn K-D, Renz N, Trampuz A. [Local antibiotic therapy]. Unfallchirurg. 2017;120(7):561-72.

[27] AlBuhairan B, Hind D, Hutchinson A. Antibiotic prophylaxis for wound infections in total joint arthroplasty: a systematic review. J Bone Joint Surg Br. 2008;90(7):915-9.

[28] Kühn K-D, editor. Management of periprosthetic joint infection: a global perspective on diagnosis, treatment options, prevention strategies and their economic impact [Internet]. Berlin: Springer; 2018 [cited 2020 Jun 14]. https://www.springer.com/gp/book/9783662544686.

[29] Zinner SH, Klastersky J, Gaya H, Bernard C, Ryff JC. In vitro and in vivo studies of three antibiotic combinations against gram-negative bacteria and Staphylococcus aureus. Antimicrob Agents Chemother. 1981;20(4): 463-9.

[30] Watanakunakorn C. In vitro activity of ceftriaxone alone and in combination with gentamicin, tobramycin, and amikacin against Pseudomonas aeruginosa. Antimicrob Agents Chemother. 1983;24(2):305-6.

[31] Hendriks JGE, Neut D, van Horn JR, van der Mei HC, Busscher HJ. The release of gentamicin from acrylic bone cements in a simulated prosthesis-related interfacial gap. J Biomed Mater Res B Appl Biomater. 2003;64(1):1-5.

[32] Carpenter W, Hamilton DH, Luthringer T, Buchalter D, Schwarzkopf R. The evolution of cement fixa-tion in total knee arthroplasty. Surg Technol Int. 2019;35: 355-62.

[33] Engesaeter LB, Lie SA, Espehaug B, Furnes O, Vollset SE, Havelin LI. Antibiotic prophylaxis in total hip arthroplasty: effects of antibiotic prophylaxis systemically and in bone cement on the revision rate of 22,170 primary hip replacements followed 0-14 years in the Norwegian Arthroplasty Register. Acta Orthop Scand. 2003;74(6):644-51.

[34] Sprowson AP, Jensen C, Chambers S, Parsons NR, Aradhyula NM, Carluke I, et al. The use of high-dose dual-impregnated antibiotic-laden cement with hemiarthroplasty for the treatment of a fracture of the hip: the fractured hip infection trial. Bone Joint J. 2016;98-B(11):1534-41.

[35] Colas S, Collin C, Piriou P, Zureik M. Association between total hip replacement characteristics and 3-year prosthetic survivorship: a population-based study. JAMA Surg. 2015;150(10):979-88.

[36] Hinarejos P, Guirro P, Leal J, Montserrat F, Pelfort X, Sorli ML, et al. The use of erythromycin and colistin-loaded cement in total knee arthroplasty does not reduce the incidence of infection: a prospective randomized study in 3000 knees. J Bone Joint Surg Am. 2013;95(9):769-74.

[37] Chiu F-Y, Chen C-M, Lin C-FJ, Lo W-H. Cefuroxime-impregnated cement in primary total knee arthroplasty: a prospective, randomized study of three hundred and forty knees. J Bone Joint Surg Am. 2002;84(5):759-62.

[38] Jameson SS, Asaad A, Diament M, Kasim A, Bigirumurame T, Baker P, et al. Antibiotic-loaded bone cement is associated with a lower risk of revision following primary cemented total knee arthroplasty: an analysis of 731,214 cases using National Joint Registry data. Bone Joint J. 2019;101-B(11):1331-47.

[39] Jämsen E, Furnes O, Engesaeter LB, Konttinen YT, Odgaard A, Stefánsdóttir A, et al. Prevention of deep infection in joint replacement surgery. Acta Orthop. 2010;81(6):660-6.

[40] Jämsen E, Huhtala H, Puolakka T, Moilanen T. Risk factors for infection after knee arthroplasty. A register-based analysis of 43,149 cases. J Bone Joint Surg Am. 2009;91(1):38-47.

[41] Pérez-Prieto D, Portillo ME, Puig-Verdié L, Alier A, Martínez S, Sorlí L, et al. C-reactive protein may misdiagnose prosthetic joint infections, particularly chronic and low-grade infections. Int Orthop. 2017;41(7):1315-9.

[42] Jacobs AME, Bénard M, Meis JF, van Hellemondt G, Goosen JHM. The unsuspected prosthetic joint infection : incidence and consequences of positive intra-operative cultures in presumed aseptic knee and hip revisions.

Bone Joint J. 2017;99-B(11):1482-9.

[43] Renz N, Yermak K, Perka C, Trampuz A. Alpha defensin lateral flow test for diagnosis of periprosthetic joint infection: not a screening but a confirmatory test. J Bone Joint Surg Am. 2018;100(9): 742-50.

[44] Zimmerli W. Clinical presentation and treatment of orthopaedic implant-associated infection. J Intern Med. 2014;276(2):111-9.

[45] Chiu F-Y, Lin C-FJ. Antibiotic-impregnated cement in revision total knee arthroplasty. A prospective cohort study of one hundred and eighty-three knees. J Bone Joint Surg Am. 2009;91(3):628-33.

[46] Gandhi R, Backstein D, Zywiel MG. Antibiotic-laden bone cement in primary and revision hip and knee arthroplasty. J Am Acad Orthop Surg. 2018;26(20):727-34.

[47] Bini SA, Chan PH, Inacio MCS, Paxton EW, Khatod M. Antibiotic cement was associated with half the risk of re-revision in 1,154 aseptic revision total knee arthroplasties. Acta Orthop. 2016;87(1):55-9.

[48] Kleppel D, Stirton J, Liu J, Ebraheim NA. Antibiotic bone cement's effect on infection rates in primary and revision total knee arthroplasties. World J Orthop. 2017;8(12):946-55.

[49] Renz N, Mudrovcic S, Perka C, Trampuz A. Orthopedic implant-associated infections caused by Cutibacterium spp. - a remaining diagnostic challenge. PLoS One. 2018;13(8):e0202639.

[50] Badawy M, Espehaug B, Fenstad AM, Indrekvam K, Dale H, Havelin LI, et al. Patient and surgical factors affecting procedure duration and revision risk due to deep infection in primary total knee arthroplasty. BMC Musculoskelet Disord. 2017;18(1):544.

[51] Nikolaus OB, McLendon PB, Hanssen AD, Mabry TM, Berbari EF, Sierra RJ. Factors associated with 20-year cumulative risk of infection after aseptic index revision total knee arthroplasty. J Arthroplast. 2016;31(4):872-7.

[52] Rhee C, Lethbridge L, Richardson G, Dunbar M. Risk factors for infection, revision, death, blood transfusion and longer hospital stay 3 months and 1 year after primary total hip or knee arthroplasty. Can J Surg. 2018;61(3):165-76.

[53] Winkler T, Stuhlert MGW, Lieb E, Müller M, von Roth P, Preininger B, et al. Outcome of short versus long interval in two-stage exchange for periprosthetic joint infection: a prospective cohort study. Arch Orthop Trauma Surg. 2019;139(3):295-303.

[54] Renner L, Perka C, Trampuz A, Renz N. [Treatment of periprosthetic infections]. Chir Z Alle Geb Oper Medizen. 2016;87(10):831-8.

[55] Mohamed NS, Wilkie WA, Remily EA, Nace J, Delanois RE, Browne JA. Antibiotic choice: the synergistic effect of single vs dual antibiotics. J Arthroplast. 2020;35(3S): S19-23.

[56] Kendoff D, Gehrke T. Surgical management of periprosthetic joint infection: one-stage exchange. J Knee Surg. 2014;27(4):273-8.

[57] Friesecke C, Wodtke J. [Periprosthetic knee infection. One-stage exchange]. Orthopade. 2006;35(9):937-8, 940-5.

[58] Izakovicova P, Borens O, Trampuz A. Periprosthetic joint infection: current concepts and outlook. EFORT pen Rev. 2019;4(7):482-94.

[59] Tomislav M, Antea B, Josko J, Luka S, Darinka V. Functional recovery after two-stage short-interval revision of chronic periprosthetic knee joint infection. Int Orthop. 2020.

[60] Karczewski D, Winkler T, Renz N, Trampuz A, Lieb E, Perka C, et al. A standardized interdisciplinary algorithm for the treatment of prosthetic joint infections. Bone Joint J. 2019;101-B(2):132-9.

[61] Anagnostakos K. Therapeutic use of antibiotic-loaded bone cement in the treatment of hip and knee joint infections. J Bone Joint Infect. 2017;2(1):29-37.

[62] Anagnostakos K, Meyer C. Antibiotic elution from hip and knee acrylic bone cement spacers: a systematic review. Biomed Res Int. 2017;2017:4657874.

[63] Kummer A, Tafin UF, Borens O. Effect of sonication on the elution of antibiotics from polymethyl methacrylate (PMMA). J Bone Joint Infect. 2017;2(4):208-12.

[64] Mariaux S, Furustrand Tafin U, Borens O. Diagnosis of persistent infection in prosthetic two-stage exchange: evaluation of the effect of sonication on antibiotic release from bone cement spacers. J Bone Joint Infect. 2018;3(1):37-42.

[65] Sorlí L, Puig L, Torres-Claramunt R, González A, Alier A, Knobel H, et al. The relationship between microbiology results in the second of a two-stage exchange procedure using cement spacers and the outcome after revision total joint replacement for infection: the use of sonication to aid bacteriological analysis. J Bone Joint Surg Br. 2012;94(2):249-53.

[66] Salih S, Paskins A, Nichol T, Smith T, Hamer A. The cement spacer with multiple indentations: increasing antibiotic elution using a cement spacer "teabag". Bone Joint J. 2015;97-B(11):1519-24.

[67] Hinarejos P, Guirro P, Puig-Verdie L, Torres-Claramunt R, Leal-Blanquet J, Sanchez-Soler J, et al. Use of antibiotic-loaded cement in total knee arthroplasty. World J Orthop. 2015;6(11):877-85.

[68] Hsieh P-H, Tai C-L, Lee P-C, Chang Y-H. Liquid gentamicin and vancomycin in bone cement: a potentially more cost-effective regimen. J Arthroplast. 009;24(1):125-30.

[69] Sanz-Ruiz P, Paz E, Abenojar J, Carlos del Real J, Vaquero J, Forriol F. Effects of vancomycin, cefazolin and test conditions on the wear behavior of bone cement. J Arthroplast. 2014;29(1):16-22.

[70] Neut D, van de Belt H, van Horn JR, van der Mei HC, Busscher HJ. The effect of mixing on gentamicin release from polymethylmethacrylate bone cements. Acta Orthop Scand. 2003;74(6):670-6.

[71] DeLuise M, Scott CP. Addition of hand-blended generic tobramycin in bone cement: effect on mechanical strength. Orthopedics. 2004;27(12):1289-91.

[72] Corona PS, Espinal L, Rodríguez-Pardo D, Pigrau C, Larrosa N, Flores X. Antibiotic susceptibility in gram-positive chronic joint arthroplasty infections: increased aminoglycoside resistance rate in patients with prior aminoglycoside-impregnated cement pacer use. J Arthroplast. 2014;29(8):1617-21.

[73] Stefánsdóttir A, Johansson D, Knutson K, Lidgren L, Robertsson O. Microbiology of the infected nee arthroplasty: report from the Swedish Knee Arthroplasty Register on 426 surgically revised cases. Scand J Infect Dis. 2009;41(11-12):831-40.

[74] Corró S, Vicente M, Rodríguez-Pardo D, Pigrau C, Lung M, Corona PS. Vancomycin-gentamicin prefabricated spacers in 2-stage revision arthroplasty for chronic hip and knee periprosthetic joint infection: insights into reimplantation microbiology and outcomes. J Arthroplast. 2020;35(1):247-54.

[75] Sanz-Ruiz P, Matas-Diez JA, Sanchez-Somolinos M, Villanueva-Martinez M, Vaquero-Martín J. Is the commercial antibiotic-loaded bone cement useful in prophylaxis and cost saving after knee and hip joint arthroplasty? The Transatlantic Paradox. J Arthroplasty. 2017;32(4):1095-9.

第 31 章　化脓性关节炎后的关节成形术

Arthroplasty After Septic Arthritis

Mark Roussot　Justin Chang　Warran Wignadasan　Sam Oussedik　著

感染性关节炎的延迟或不充分的治疗可迅速导致不可逆转的关节破坏、全身性败血症，甚至死亡，死亡率可达 9%～11%[1]。在老年患者、存在多灶性疾病、有严重合并症及治疗失败的患者中，这一数据明显更高[2, 3]。

既往关节原发感染病史带来了难以量化的人工关节感染风险的独特挑战[4-7]。全膝关节置换术（TKA）可以提供具有出色功能预后的持久解决方案，同时其治疗策略可以具体到每个患者，需要精心计划并在执行时注重细节，以避免潜在的破坏性和代价高昂的后果[8]。

在本章中，我们将简要讨论感染性关节炎的发病机制，在既往关节感染病史的情况下 TKA 可以起到的作用，提供 TKA 和相关治疗策略的证据和经验总结，并为考虑膝关节置换治疗的感染后关节病患者的评估和管理推荐方案。

重点将主要放在细菌和分枝杆菌膝关节感染上。

一、发病机制

化脓性关节炎的发病率是双峰的，主要影响幼儿和老年人。可能导致退行性关节病的膝关节感染包括伴或不伴骨髓炎的关节内感染，并且可能由各种全身性、局部或医源性原因引起（表31-1）。

最常见的病原体是金黄色葡萄球菌。表皮葡萄球菌和链球菌不太常见[1]。其他微生物也与某些特定人群有关，如 A 组儿童链球菌和肠杆菌、镰状细胞病患者的沙门菌、静脉内吸毒者（intravenous drug user，IVDU）中的 MRSA、免疫破坏情况下的分枝杆菌和真菌感染[1, 12]。尽管这些关联可能指导初始经验性治疗，但病原体鉴定是管理初始感染及潜在长期后遗症的一个重要方面。应对这些情况采取多学科处理方法。MRSA 和 MRCNS 等耐药微生物的日益流行增加了治疗的复杂性，需要微生物学或传染病专家的参与。图 31-1 呈现了三个最大的已发表的研究[9, 11, 13]，在接受 TKA 且既往有化脓性关节炎病史的患者中发现的生物体比例。这突出了关节成形术之前遇到的原发性膝关节细菌感染的多样性，并指出了那些能够长期存在或引起人工关节感染（PJI）的细菌群可能与最初发现的菌群不同。

金黄色葡萄球菌毒力因子在促进化脓性关节炎的关节破坏中具有重要作用[14]，葡萄球菌杀白细胞毒素（panton-valentine leucocidin，PVL）的存在与暴发性感染、并发症和治疗抵抗的发生率较高有关[15]。

结核病（tuberculosis，TB）仍然是一种重要致病菌，估计全球结核患病率超过 1000 万[16]。据报道，在这些病例中有 1%～3% 患有肺外肌肉骨骼系统结核，膝关节是仅次于脊柱和髋关节的最常见的肌肉骨骼系统结核感染部位[17, 18]。

感染来源	比例 (%)		
	Seo 等 [9] (n=62)	Lee 等 [10] (n=20)	Jerry 等 [11] (n=65)
术后	50	35	49
血源性	35	50	26
关节腔注射	10	0	25
混合性	5	15	17

表 31-1 既往膝关节感染原因总结

二、关节病的表现

患者年龄影响关节病的发展模式。在幼儿中，关节活动范围缩小、发育障碍和关节对线异常是最常见的后遗症[19]，随后可能需要尝试手术矫正畸形、腿长差异和屈曲挛缩。老年人可能存在重要的合并症，如炎症性关节病、糖尿病、肾病或已有的骨关节炎[1]。

Gachter 描述了化脓性关节炎关节镜检查的分类系统（表 31-2）并阐明，更严重的疾病阶段（Ⅲ 和 Ⅳ）常常与反复外科手术和治疗失败有关，之后一些研究者将这些疾病阶段与延迟治疗和不良的临床结果联系起来[20-22]。

在结核病（tuberculosis，TB）感染的情况下，Kerri 和 Martini 描述的膝关节的放射学表现（表 31-3）可预测治疗结果。其中，那些伴有关节间隙变窄和（或）大体解剖紊乱的萎缩型或关节炎型 TB 感染更可能导致关节畸形、僵硬甚至强直[24,25]。

因真菌感染（如申克孢子丝菌和白念珠菌）而进行初次 TKA 的病例也有报道，但这种情况很少见，并且大多限于病例报道[26,27]。

三、关节成形术在既往膝关节感染中的作用

从历史上看，感染的存在或病史一直是关节成形术的禁忌证，在这种情况下，如果考虑手术，则通过切除成形术或关节融合术来控制晚期、进行性的关节破坏[28]。虽然这些术式可以控制感染和缓解疼痛[29]，但它们会导致功能显著降低[30]。随着 PJI 管理经验的增加、对生物膜和毒力因子的了解，关节置换术已成为一种可行的选择。

目前，关于化脓性关节炎后膝关节置换术的文献报道很少，仅限于病例报道和病例系列。已确定有 16 项研究报道了膝关节置换术治疗细菌或 TB 感染性关节炎的病例，这些研究各自包括了至少 5 例病例，总结见表 31-4 和表 31-5。在 2019 年 Ohlmeier 等报道了 68 例患者之前，1998 年发表了关于 TKA 膝关节感染后的最大研究序列，包括 65 例患者（65 例膝关节）发表于 1988 年[11]。一些学者花了将近 10 年也只积累了 20 个病例[31,32]。

数据汇总和结果比较具有挑战性，因为存在显著的数据异质性，包括感染发病年龄（儿童与成人）、感染类型（关节有无骨髓炎）、治疗程序（一期置换和分期手术）确证感染和关节置换术之间的时间间隔、分期手术之间的间隔、病原体和抗菌策略。尽管如此，这些研究还是为化脓性关节炎这一独特的挑战提供了宝贵的见解。

膝关节置换术在两种宽泛的与膝关节感染相关的临床情况中的作用已得到实践和研究。

• 感染后关节病的治疗。

• 对标准药物和手术治疗有抵抗力的活动性或进展期膝关节感染的管理。

后者源于我们在处理 PJI 方面不断发展的经验，其中许多管理原则已经得到了广泛的研究。

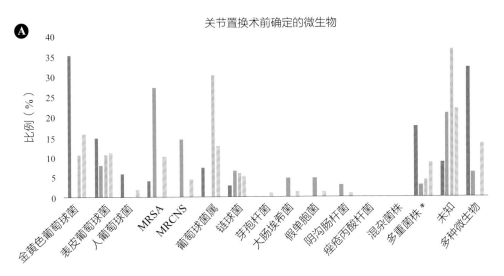

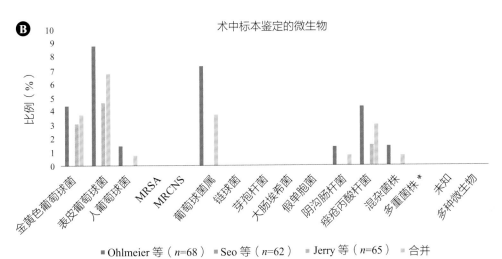

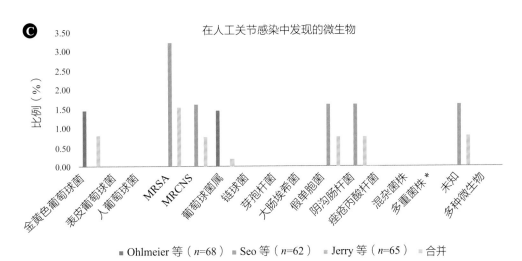

▲ 图 31-1 **Ohlmeier** 等、**Seo** 等和 **Jerry** 等在接受全膝关节置换术的患者中发现的单个和汇总的病原体比例

MRSA. 耐甲氧西林金黄色葡萄球菌；MRCNS. 耐甲氧西林凝固酶阴性葡萄球菌

表 31-2	Gächter 脓毒性关节炎分级 [23]
分　级	标　准
Ⅰ级	关节液混浊，滑膜充血，可能点状出血，无影像学改变
Ⅱ级	严重炎症，纤维沉积，脓液，无影像学改变
Ⅲ级	滑膜增厚，隔室形成（关节镜下呈"海绵状"，尤其是髌上囊），无影像学改变
Ⅳ级	侵袭性血管翳形成伴软骨浸润，可能伴有软骨破坏，影像学提示软骨下骨溶解，可能伴有骨侵蚀和囊肿

表 31-3	膝关节结核的 Kerri 和 Martini 放射学分型 [25]
分　级	标　准
1 级	无骨损伤，局部骨质疏松
2 级	骨质出现一个或多个侵蚀（或空洞），关节腔隔室形成
3 级	整个关节受累和破坏，但没有明显的解剖组织紊乱
4 级	全关节解剖紊乱

四、评价和管理中的挑战和争议

（一）不完整的历史

膝关节退变患者可能在最初的膝关节感染数年后出现，并且原始病原体、敏感性和治疗的详细病史可能不完整。事实上，在一些报道中，感染和关节置换术之间的间隔长达 60 年 [10, 11, 13]。因此，术前评估需要高度重视病史、临床检查和特殊检查（炎症标志物、影像学和组织活检）。

（二）合并症

糖尿病、慢性肾病和类风湿关节炎等合并症在感染相关关节病的成人中并不少见。这增加了围术期管理的复杂性，并可能增加与关节置换术相关的风险 [10, 11, 33]。

（三）关节感染与骨和关节感染

与单纯的膝关节内感染相比，骨髓炎的存在或病史已被证明具有更高的 PJI 风险，并且已被提议作为关节置换术的禁忌证 [11]。然而，一期进行彻底清创和骨水泥旷置的分期手术方案已被提议用于降低这种风险 [10, 31-34]。

（四）解剖学挑战

据报道，软组织瘢痕形成、血液供应减少、显露困难和手术时间增加是手术的挑战 [11]。这在完全或部分关节强直的情况下尤其明显，对此类病例，需要更广泛的手术入路、关节囊松解和截骨以实现足够的运动范围 [30]。儿童感染可能引起生长障碍、排列不齐和腿长差异，这不仅需要仔细的术前计划和植入物选择，还可能需要考虑关节外畸形矫正。

（五）关节成形术的时机

也许最具争议的挑战是确定关节置换术的适当时机，对此，猜测多于共识。

Kim 等 [35] 根据他们针对儿童髋部感染后遗症进行的 170 例全髋关节置换术（THA），建议在考虑髋关节置换术之前至少有 10 年的无感染间隔。除 1 例患者（2 髋）外，所有患者的无感染间隔均 >10 年。平均随访时间为 9.8 年，该队列中唯一的 PJI 记录发生在无感染间隔 7 年的患者中，尽管大约 17% 的患者发生了因无菌性松动和骨质溶解而进行的翻修。

其他作者报道了间隔较短的良好结果。Bauer 等将至少 2 年无感染的患者视为"痊愈"或"静止"，对其进行一期 TKA，对感染内科和外科

表31-4 膝关节细菌感染后关节置换术的研究综述

研究 作者 期刊 年份	数量 患者（膝数）	感染类型	感染时间 平均值（范围）	随访时间 平均值（范围）	抗菌药 药物（持续时间）	阶段	未愈或再感染率	其他并发症	效果评估 生存率	膝关节评分	活动度
Ohlmeier 等 J Arthroplasty 2020	68（68）	细菌	9.6（0~63）	5（1~9）	2g万古霉素应用10.5天（1~30）或培养特异性后逐渐降级为β-内酰胺类：万古霉素+庆大霉素1g±美罗培南2g或克林霉素1g+庆大霉素1g+万古霉素2g/40g骨水泥	一期	2.9%	• 关节纤维化（1.5%）• 无菌性松动（1.5%）• 伤口愈合问题（2.9%）• 血肿（2.9%）• 神经麻痹（1.5%）• 非手术相关（15%）	5年生存率 97.1%	• OKS评分上次随访34.6（8~48）• KSS评分上次随访4.9（4~20）	未报道
Xu 等 BMC MD 2019	（19）	细菌	分期间隔4.9±3.8 个月	4.7（2.2~10.8）	一期术后静脉应用抗生素应用≥6周，二期术后应用于5天；抗生素骨水泥：4~6g万古霉素+2~4g美罗培南/40g骨水泥，二期1g万古霉素/40g骨水泥	二期	16%	未报道	1年生存率 94.7%，2 年生存率 89.5%	未报道	未报道
Seo 等 J Arthroplasty 2014	62（62）	细菌	4.3（0.3~22）	6.1（2~10.4）	抗生素骨水泥：红霉素500mg+黏菌素240mg/40g骨水泥	一期	9.7%	• 伤口愈合问题（6.5%）• 术后需要麻醉下松解率（4.8%）• 浅表伤口感染（1.6%）	未报道	• UCLA评分术前3.3（2~5），末次随访6.8（5~9）• KSS评分术前58（36~74），末次随访85（58~96）• WOMAC评分术前76.9（68~86），末次随访34.5（20~48）	• 术前活动度99°（50°~140°）• 末次随访125°（90°~140°）
Shaikh 等 CORR 2014	一期15 二期13	细菌（10） 真菌（2） 结核（1）	分期间隔4个月 （2~29个月）	4（2~7）	根据术前和术中培养，一期后至少2周静脉注射抗体，术后应用12个月后结核药物；抗生素骨水泥：4g万古霉素+2g链霉素+400mg两性霉素B/40g骨水泥，用于真菌感染，二期1g万古霉素/40g骨水泥	二期	0%	未报道	未报道	• KSS评分术前41（26~73），末次随访85（46~93）• WOMAC评分术前51（40~65），末次随访18（11~31）• VAS评分术前66（50~75），末次随访18（0~40）	• 术前活动度103°（60°~155°）• 末次随访活动度115°（75°~150°）
Chen 等 Orthopaedics 2013	22	混合	未报道	未报道	未报道	一期	未报道	未报道	未报道	未报道	未报道

（续表）

研究 作者 期刊 年份	数量 患者（膝数）	感染类型	感染时间 平均值（范围）	随访时间 平均值（范围）	抗菌药 药物（持续时间）	阶　段	未愈或再感染率	其他并发症	效果评估 生存率	效果评估 膝关节评分	效果评估 活动度
Bauer 等 Orthop Traumatol Surg Res 2010	31	细菌	治愈:5年(2~18) 进度:平均6月(4周至6个月) 抗感染失败, CRP稳定2周后行二期手术	5 (2~13)	一期:根据初始感染情况,持续至培养出结果;二期:联抗生素治疗93天(45~180天),不含抗生素的骨水泥间隔	一期14膝(已解决的化脓性关节炎),2期17膝(进行性化脓性关节炎)	一期7%, 二期12%	未报道	未报道	• KSS评分(一期)术右91(75~100) • KSS评分(二期)83(65~100)	未报道
Bae 等 JBJS Br 2005	32(32), 20强直, 12部分强直	细菌(14), 结核(18)	18.2(1~51)	10 (5~13)	止血带放松后立即静脉注射头孢菌素,持续2周, 抗生素骨水泥:1g头孢菌素/40g骨水泥. 抗结核治疗6个月	一期	3.1%	• 屈曲挛缩(22%) • 浅表感染(3%) • 骨折(3%) • 短暂性腓神经麻痹(3%)	未报道	• HSS膝关节评分,术前强直膝60(26~7) • 部分强直膝52(29~66) • 术后强直膝85(64~94) • 部分强直膝87(69~97)	膝关节完全强直患者术后活动度为75°(30°~115°), 部分强直患者术后活动度为99°(60°~130°)
Nazarian 等 J Arthoplasty 2003	14(14)	细菌	2.1(3周至7.8年)	4.5 (2~7)	静脉注射头孢唑啉,更换为口服头孢氨苄. 或者基于培养结果万古霉素1g+妥布霉素2.4g/40g骨水泥	二期ACCS旷置,间隔6周	0%	• 髌骨半脱位(5%) • 血肿(5%) • 深静脉血栓(5%) • 伤口愈合问题(5%)	未报道	术前KSS评分46, 末次随访KSS评分89	50%活动度>110° 无屈曲挛缩>5°
Lee 等 CORR 2002	19(20)	细菌	23.3(1~66)	5 (2~11)	未报道全身性应用抗生素. 1g万古霉素或1.2g妥布霉素/40g骨水泥	一期(18), 二期(2), 抗生素骨泥假体放置6周	5%	• 需麻醉下关节松解(15%) • 边缘皮肤坏死(10%) • 无菌性松动翻修(5%) • 血肿(5%) • 浅表伤口感染(5%)	未报道	KSS评分:术前39(7~58),末次随访91(78~99)	术前活动度9°(0~40)~86°(45°~100°),术后1°(0°~7°)~100°(85°~110°)
Jerry 等 CORR 1988	65(65)	细菌	17.6(1~65)	6.1 (2~15)	半合成青霉素或头孢菌素用于48~72h,术使用抗生素骨水泥	一期(65)	骨骼和关节感染15%, 关节感染4%	• 浅表感染(8%) • 血肿(6%) • 骨折(5%) • 伸肌装置断裂(3%)	未报道	HSS膝关节评分由术前的54最高到80	术前活动度6°(±9°)~90°(±23°),术后4°(±10°)~87°(±32°)

ACCS. 抗生素骨水泥假体; HSS. 特殊外科医院; KSS. 膝关节协会评分; OKS. 牛津膝关节评分; UCLA. 加州大学洛杉矶分校; VAS. 视觉模拟评分; WOMAL. 西安大略和麦克马斯特大学骨关节炎指数

表31-5 报道膝关节分枝杆菌感染后关节成形术的研究总结

研究 作者 期刊 年份	数量 患者(膝数)	感染时间 平均值(范围)	随访时间 平均值(范围)	阶段	TKA术前抗菌药 药物(持续时间)	TKA术后抗菌药 药物(持续时间)	未愈或再感染率	其他并发症	效果评估 膝关节评分	效果评估 活动度
Zeng 等 Int Orthop 2016	9(9)	8.7(3~25)	4.4(2~7)	一期(5), 二期(4)	异烟肼、利福平、乙胺丁醇、吡嗪酰胺(≥3个月)	• 头孢唑啉48h • 异烟肼、利福平、乙胺丁醇、吡嗪酰胺(12个月)	0%	无	• 术前HSS评分44(30~60) • 末次随访82.7(64~92)	• 术前56°(10°~90°) • 末次随访94°(80°~110°)
Habaxi 等 Eur Rev Med Pharmacol Sci 2014	10(10)	活动性结核病	1.2(0.5~2.3)	一期	异烟肼、利福平、乙胺丁醇、吡嗪酰胺(术前2~4周), TKA术中外用链霉素	未报道	10%(1)	无	术前HSS评分25±2, 末次随访87±5	• 术前未报道 • 末次随访95° ±5°
Öztürkmen 等 KSSTA 2013	12	活动性结核诊断后 4±1.5个月	6.1±1.8	二期	一期: ACCS、妥布霉素2.4g+万古霉素2g/40g骨水泥; 间隔: 利福平、异烟肼、吡嗪酰胺、乙胺丁醇	二期术后: 异烟肼、利福平、乙胺丁醇、吡嗪酰胺(2个月); 异烟肼、利福平(最少10个月)	0%	未报道	未报道	未报道
Su 等 CORR 1996	15(16)	2.1(0.2~6)	6.3(3.4~11)	一期	2~20个月(8), 未治疗核病(8), 未确诊结核病	异烟肼、利福平、乙胺丁醇、吡嗪酰胺至少12个月	• 31%(5)总体 • 50%(4/8)术前未使用抗结核药物 • 12.5%(1/8)术前使用抗结核药物	• 假体取出(6%) • 机械故障翻修(6%) • 假体周围骨折(6%)	• 术前KSS评分30.5, 末次随访83 • 术前KSS功能评分36, 末次随访74	未报道
Kim JBJS Am 1988	19(22)	1(0.25~5)	2.7(2~4)	一期(21), 二期(1)	异烟肼、利福平、乙胺丁醇、链霉素 3个月(6例), 11~47个月(8例), 未治疗(5例)	• 异烟肼、利福平、乙胺丁醇、吡嗪酰胺中一种药物: 2个月 • 利福平、乙胺丁醇、吡嗪酰胺: 16个月	16%(3)	未报道	未报道	未报道
Eskola 等 JBJS Br 1988	6(6)	35(4~66)	6.3(3~10)	一期	异烟肼、利福平(2~3周)(3例); 非结核Rx(3例), 氟氯西林(6例)	异烟肼、利福平3周(3例); 氟氯西林5天(6例)	17%(1)术前未接受抗结核Rx治疗	无	HK膝关节评分术前43(25~60), 末次随访(45~100)	• 术前80°(20°~110°) • 末次随访屈曲67°(30°~100°)

ACCS. 抗生素骨水泥假体; Rx. 处方药; HSS. 外科专科医院; KSS. 膝关节协会评分

治疗失败的患者进行清创、滑膜切除和二期 TKA[34]。

在两个大样本的研究中，Seo 等[9]（62 膝）和 Ohlmeier 等[13]（68 膝）分别采用了至少 2 年和 1 年的无感染间隔，显示 PJI 率分别为 9.7% 和 2.9%。

骨科感染国际共识指南建议，"在没有具体证据的情况下"，关节置换术"至少要推迟到抗生素治疗完成和感染临床症状消失，但不早于始发感染后 3 个月"[7]。正如最近的一项 Meta 分析[36] 所证明的那样，尽管没有单一的准确的感染解决的标志物[36]，但还是提倡使用多种工具评估。

Ohlmeier 等将感染的解决定义为以下指标。

· 没有急性感染或局部炎症的临床症状和体征。

· 平片上没有活动性感染迹象。

· 正常血清炎症标志物（ESR、CRP、总白细胞计数）。

· 对术前采集的滑液进行常规微生物分析时，14 天的培养阴性结果。

· 至少随访 1 年。

验证最准确的指标组合可能是未来研究的一个领域。

（六）一期与分期处理

已经解决或静止感染情况下的关节置换术可一期或分期进行。对于进展性活动性感染的患者，提倡采用分期方法，主要包括积极清创、抗生素旷置、延长抗生素治疗，然后在感染消退后进行重建。这些是不同的临床情况，只有 2 项对于细菌性膝部感染[10, 34]的研究和 2 项对于结核性[37, 38]膝部感染的研究报道了这两种方法的使用。这两种方法都需要经验丰富的团队和微生物专家的支持。

（七）一期技术

先前皮肤切口的标准内侧髌旁入路通常就足够了。通常建议在植入前进行根治性清创，包括全滑膜切除术和抗生素骨水泥，并使用多个样本进行培养和组织学检查[9, 13]。

（八）二期技术

根据 PJI 分阶段管理的经验，这种方法包括清创感染组织，包括任何窦道、滑膜切除术和受影响骨的清创[33, 39]。必须耐心而彻底地做到这一点。取深层组织培养，并进行大量冲洗。一些学者主张使用术中冰冻切片[9, 10, 32, 33]，但这方面的价值存在争议[40]。多种冲洗溶液可供使用，包括盐水、抗感染溶液和含抗生素的溶液，没有明确的证据支持任何特定的配方[39]。

可以进行股骨远端和胫骨近端的截骨。在这里，仪器的选择需要考虑。髓外参考和导航可以避免髓内参考时微生物传播到髓腔内的可能性。尽管髓外[33]和髓内[31]参考技术都有被使用。

为了处理死腔、投放抗生素和预防挛缩，抗生素骨水泥假体（antibiotic-containing cement spacer, ACCS）被引入使用。这可以用市售的模具制造，也可以在术中使用植入物试模的水泥模具制造[31, 41]，随关节活动的旷置体可以在间隔期维持关节活动范围和良好的关节功能，并且在没有软组织丢失、大体不稳定和成骨软组织重建的情况下，比静态旷置体更受青睐[39]。

围术期抗生素覆盖之后是根据培养结果选择敏感抗生素，至少持续 6 周，当临床评估和炎症标志物表明感染消退时停止使用[33, 34]。二期手术应计划在停用 2 周抗生素后进行，以利于术中评估和进一步培养；如果感染持续存在，则应重复一期手术[33, 34]。

髌骨表面处理可以是选择性[30]、常规[9, 33]或不采取措施的，通常在骨量不足或伸肌机制受损的情况下[30]。

（九）抗生素的类型、持续时间和给药方式

尽管各类研究中所描述的抗菌方案存在很大差异（表 31-4 和表 31-5），但遵守以下原则很重要。

根据培养药敏和微生物专家的建议进行多模式抗生素给药应被提倡[13, 39]。深层组织培养后围术期可给予肠外抗生素，并持续至临床检查和炎症标志物表明感染消退。这通常需要至少 6 周，尽管具有良好生物利用度的口服等效物可能是合适的替代方案。

用于 ACCS 的抗菌药的选择取决于细菌培养，并且需要水溶性、热稳定性，最好是以结晶形式（提高水泥的生物力学强度）[42]，添加到 PMMA 粉末中混合 [39]。由于旷置体的载荷耐受性和耐久性不需要与用于最终植入物的水泥相匹配，多达 20% 的旷置体质量可以由抗生素组成 [39]。这是否解释为每 40 克水泥粉 8g（共 48g）或每 40 克水泥粉 10g（共 50g）应由读者自行决定。引起不良全身性后遗症（如肾毒性）的可能性可能会限制抗生素的添加量。虽然这种情况很少见 [43]，但它可能与肾功能或肝功能不全的患者更相关。

在 ACCS 中使用 2 种（或更多）抗生素是常见做法，并且有协同抗菌作用的证据支持（例如，庆大霉素或妥布霉素与万古霉素联合），尽管这种作用的机制，以及最佳的药物组合尚不清楚 [42]。

每 40 克骨水泥用于 ACCS 的方案示例具体如下。

- 4～6g 万古霉素 +2～4g 美罗培南 [32]。
- 4g 万古霉素 +2g 链霉素 ±400mg。
- 两性霉素 B 用于真菌感染 [31]。

用于每 40 克骨水泥最终植入物的 ALBC 方案示例具体如下。

- 2g 万古霉素 +1g 庆大霉素 ±2g 美罗培南或 1g 克林霉素 +1g 庆大霉素 ±2g 万古霉素 [13]。
- 500mg 红霉素 +240mg 黏菌素。

结核病不被认为是一种产生生物膜的有机体，但其形成肉芽肿和在细胞内存活的能力要求广泛的手术清创和延长抗菌治疗。尽管使用的方案差异很大，但应强调一些重要原则。

关节成形术期间需要预防分枝杆菌和细菌感染。已经被使用的 ACCS 方案包括每 40 克骨水泥中含 2.4g 妥布霉素 +2g 万古霉素的 [44]，尽管这些药物几乎没有（如果有的话）抗分枝杆菌活性（参考文献）。外用链霉素，即一种二线抗分枝杆菌药物，曾在最终植入期间被使用 [45]。

口服抗分枝杆菌化疗的最佳持续时间尚不清楚，但所有报道有结核感染史的 TKA 的研究都建议在术前使用一段时间的抗分枝杆菌药物，为 2 周至 47 个月不等 [37, 45, 46]。这得到了病例研究的支持：TKA 后，相较于术前接受抗分枝杆菌治疗的患者，未接受此治疗的患者 TB 感染再发率更高 [28, 46, 47]。术后治疗方案通常为 12～18 个月，如果临床检查和炎症标志物表明存在持续的 TB 活动，则需要更长的时间 [37, 38, 44, 47]。一般起始使用 4 种药物，即异烟肼、利福平、乙胺丁醇和吡嗪酰胺，其中 1 项研究也添加了链霉菌 [37]。虽然一些学者建议在最初的 2 个月后继续使用异烟肼和利福平 [37, 44]，但另一些学者建议在整个治疗期间使用 4 种药物 [38, 47]。

没有研究报道耐药或多耐药结核病的治疗方案。在这种情况下，将根据微生物专家或传染病指南的建议进行个体化治疗。作者对化脓性关节炎后关节置换术的首选方法在图 31-2 中进行了总结。

五、结果

目前，化脓性关节炎后关节置换术的成功没有普遍接受的、基于证据的定义 [48]。作者使用复发性感染率、翻修率、活动范围和患者报告结果衡量表（patient reported outcome measure, PROM）作为结果的衡量标准，以及（或）将标准基于用于衡量 PJI 治疗成功的定义 [32]。事实上，成功的定义可能因个人而异，因此，患者对其结果的看法是一个基本要素 [48]。

骨科感染国际共识 [7] 试图汇集来自 9 项研究的数据，以量化细菌或分枝杆菌感染性关节炎后髋关节或膝关节置换术的 PJI 率。总体而言，据报道，1300 例 THA 和 TKA 的 PJI 率约为 6%（95%CI 4.24～7.94），与成人发病率（8.25%，95%CI 6.48～10.55）相比，儿童感染率较低（2.18%，95%CI 1.16～3.70）。与 THA（5.2%，95%CI 3.50～7.21）相比，细菌性或分枝杆菌化脓性关节炎后 TKA 的 PJI 总体发生率略高（8.26%，95%CI 5.30～12.15）。

年龄较大、术前 CRP 高和耐药微生物被确

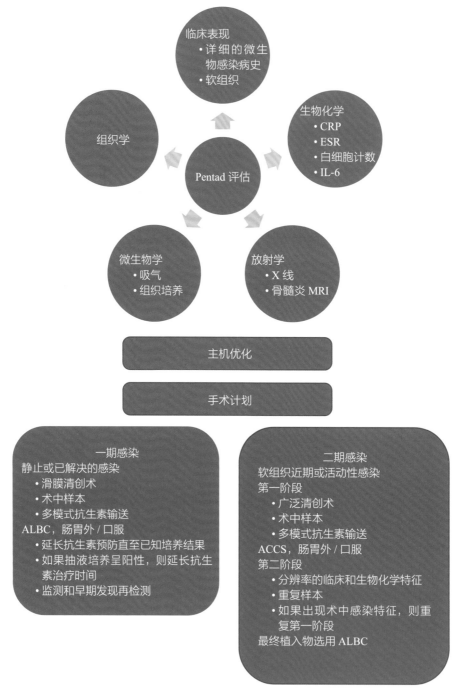

▲ 图 31-2　总结了作者倾向的关节感染的治疗方法

ALBC.抗生素骨水泥；CRP. C反应蛋白；ESR. 红细胞沉降率；IL-6.白细胞介素 -6；ACCS.抗生素骨水泥假体

定为二期关节置换术失败的危险因素[32]。

　　在包括了 65 个 TKA 的研究中，Jerry 等[11]报道了既往感染性关节炎患者的 PJI 率为 4%，而既往有骨和关节感染的患者 PJI 率为 15%，随后

建议对于感染累及骨骼的患者避免 TKA。其他作者对此类情况采用了分期治疗。

　　一期手术的 PJI 率为 2.9%～9.7%[9, 13]，分期手术的 PJI 率为 0%～16%[31, 32]，但每种方法的指

征因研究而异，这可能反映了更多的病例复杂性和（或）伴随的风险因素，如类风湿关节炎和免疫抑制治疗，正如 Bauer 等和 Lee 等[10]强调的那样，这些是唯二同时使用一期和分期手术的研究。Bauer 等报道，对于"静止感染"进行的一期 PJI 感染率为 7%（1 例），对于"进展型感染关节"进行的二期 TKA 的感染率为 12%（1 例）。Lee 等的研究中唯一的 PJI 发生在一名接受二期关节置换术的患者身上。

Ohlmeier 等的最大病例数的研究[13]报道了平均 5 年（范围 1～9 年，SD ± 2.5 年）97.1% 的无 PJI 生存率（Kaplan-Meier 分析）。68 个膝关节中，4 个膝接受了再次手术（5.9%），其中 2 个为 PJI 翻修（2.9%），1 个为无菌性松动翻修（1.5%），1 个为关节僵硬开放关节松解术（1.5%）。15 例患者（22%）出现并发症，包括伤口愈合（2 例患者，2.9%）、需要关节穿刺术的术后血肿（2 例患者，2.9%）和暂时性神经麻痹（1 例患者，1.5%）。其余 10 例患者出现了非手术并发症，如肺炎或电解质紊乱。

大多数研究还报道了 PROM，如 KSS、牛津膝关节评分（Oxford Knee Score，OKS）、WOMAC 和 HSS，以及关节活动范围（表 31–4 和表 31–5）。通常，这些研究报道了在术前和最后一次随访测量之间 PROM 和 ROM 的显著改善，并强调了有

感染相关关节疾病患者能够从关节重建中获得的对于疼痛和功能的好处。

对于与结核病相关的膝关节感染的 TKA，研究结果在不同的研究和手术方案之间具有相似的变异性，PJI 率为 0%～31%。然而，在 6 项研究中，患者（膝关节）总数为 71 例（75 个），难以得出明确的结论。尽管如此，必须指出的是，即使在治疗活动性或最近诊断出的结核病时，也有报道称再发率低且临床结果良好[37, 46, 47]，除了延长术后治疗外，可以在 PJI 之前开始抗分枝杆菌治疗并进行彻底的手术清创[44]。此外，在许多情况下，在接受了 TKA 的情况下出现的 TB 再发可以通过单独的抗真菌治疗成功治愈。PROM 和 ROM 的改善也支持这样一种观点，即患者在有指征时可以从关节重建中受益[28]。

六、结论

成功根治原发膝关节感染可能需要切除关节软骨和软骨下骨。否则，慢性或毒性急性感染可能导致广泛的软骨溶解。尽管关节置换术历来被视为在这种情况下的禁忌证，但它越来越多地被用作关节融合术的替代方法，以改善患者的关节功能。尽管在技术上要求颇高并会承担更大的风险，但通过贯彻详尽的方案，成功的结果是可以实现的，这强调了多学科团队贡献的重要性。

参考文献

[1] Mathews CJ, Weston VC, Jones A, Field M, Coakley G. Bacterial septic arthritis in adults. Lancet. 2010; 375(9717): 846-55.

[2] Maneiro JR, Souto A, Cervantes EC, Mera A, Carmona L, Gomez-Reino JJ. Predictors of treatment failure and mortality in native septic arthritis. Clin Rheumatol. 2015;34(11):1961-7.

[3] Coakley G, Mathews C, Field M, Jones A, Kingsley G, Walker D, et al. BSR & BHPR, BOA, RCGP and BSAC guidelines for management of the hot swollen joint in adults. Rheumatology (Oxford). 2006;45(8):1039-41.

[4] Lenguerrand E, Whitehouse MR, Beswick AD, Kunutsor SK, Foguet P, Porter M, et al. Risk factors associated with revision for prosthetic joint infection following knee replacement: an observational cohort study from England and Wales. Lancet Infect Dis. 2019;19(6):589-600.

[5] Alamanda VK, Springer BD. The prevention of infection. Bone Joint J. 2019;101-B(1_Supple_A):3-9.

[6] Marmor S, Kerroumi Y. Patient-specific risk factors for infection in arthroplasty procedure. Orthop Traumatol Surg Res. 2016;102(1):S113-S9.

[7] Aalirezaie A, Arumugam SS, Austin M, Bozinovski Z,

Cichos KH, Fillingham Y, et al. Hip and knee section, prevention, risk mitigation: proceedings of international consensus on orthopedic infections. J Arthroplasty. 2019;34(2s):S271-s8.

[8] Haddad FS. Even the winners are losers. Bone Joint J. 2017;99-B(5):561-2.

[9] Seo JG, Moon YW, Park SH, Han KY, Kim SM. Primary total knee arthroplasty in infection sequelae about the native knee. J Arthroplasty. 2014;29(12):2271-5.

[10] Lee G-C, Pagnano MW, Hanssen AD. Total knee arthroplasty after prior bone or joint sepsis about the knee. Clin Orthop Relat Res. 2002;404:226-31.

[11] Jerry JG, Rand JA, Ilstrup D. Old sepsis prior to total knee arthroplasty. Clin Orthop Relat Res. 1988;236:135-40.

[12] Kang SN, Sanghera T, Mangwani J, Paterson JM, Ramachandran M. The management of septic arthritis in children: systematic review of the English language literature. J Bone Joint Surg Br. 2009;91(9):1127-33.

[13] Ohlmeier M, Delgado G, Calderon CA, Hartwig C-H, Gehrke T, Citak M. Are patients with a history of septic arthritis undergoing total knee arthroplasty at higher risk for revision surgery? A single-center study. J Arthroplasty. 2020;35(7):1857-61.

[14] Abdelnour A, Arvidson S, Bremell T, Rydén C, Tarkowski A. The accessory gene regulator (agr) controls Staphylococcus aureus virulence in a murine arthritis model. Infect Immun. 1993;61(9):3879-85.

[15] Swaminathan A, Massasso D, Gotis-Graham I, Gosbell I. Fulminant methicillin-sensitive Staphylococcus aureus infection in a healthy adolescent, highlighting 'Panton-valentine leucocidin syndrome'. Intern Med J. 2006; 36(11): 744-7.

[16] Global tuberculosis report 2018. France: World Health Organization; 2018.

[17] Sanghvi DA, Iyer VR, Deshmukh T, Hoskote SS. MRI features of tuberculosis of the knee. Skeletal Radiol. 2009;38(3):267.

[18] Dunn R, Ben HM. Spinal tuberculosis: review of current management. Bone Joint J. 2018;100(4):425-31.

[19] Agarwal A, Aggarwal AN. Bone and joint infections in children: septic arthritis. Indian J Pediatr. 2016;83(8):825-33.

[20] Kirpalani PA, In Y, Choi N, Koh H, Kim J, an CW. Two-stage total knee arthroplasty for non-salvageable septic arthritis in diabetes mellitus patients. Acta Orthop Belg. 2005;71(3):315-20.

[21] Yanmış I, Ozkan H, Koca K, Kılınçoğlu V, Bek D, Tunay S. The relation between the arthroscopic findings and functional outcomes in patients with septic arthritis of the knee joint, treated with arthroscopic debridement and irrigation. Acta Orthop Traumatol Turc. 2011;45(2):94-9.

[22] Balabaud L, Gaudias J, Boeri C, Jenny J-Y, Kehr P. Results of treatment of septic knee arthritis: a retrospective series of 40 cases. Knee Surg Sports Traumatol Arthrosc. 2007;15(4):387-92.

[23] Stutz G, Kuster MS, Kleinstück F, Gächter A. Arthroscopic management of septic arthritis: stages of infection and results. Knee Surg Sports Traumatol Arthrosc. 2000;8(5):270-4.

[24] Hoffman EB, Allin J, Campbell JA, Leisegang FM. Tuberculosis of the knee. Clin Orthop Relat Res. 2002;398:100-6.

[25] Kerri O, Martini M. Tuberculosis of the knee. Int Orthop. 1985;9(3):153-7.

[26] Koëter S, Jackson R. Successful total knee arthroplasty in the presence of sporotrichal arthritis. Knee. 2006;13(3): 236-7.

[27] DeHart DJ. Use of itraconazole for treatment of sporotrichosis involving a knee prosthesis. Clin Infect Dis. 1995;21(2):450.

[28] Sultan AA, Mahmood B, Samuel LT, George J, Faour M, Pelt CE, et al. Patients with a history of treated septic arthritis are at high risk of periprosthetic joint infection after total joint arthroplasty. Clin Orthop Relat Res. 2019;477(7):1605-12.

[29] Lim HC, Bae JH, Hur CR, Oh JK, Han SH. Arthrodesis of the knee using cannulated screws. J Bone Joint Surg Br. 2009;91-B(2):180-4.

[30] Bae D, Yoon K, Kim H, Song S. Total knee arthroplasty in stiff knees after previous infection. J Bone Joint Surg Br. 2005;87(3):333-6.

[31] Shaikh AA, Ha C-W, Park Y-G, Park Y-B. Two-stage approach to primary TKA in infected arthritic knees using intraoperatively molded articulating cement spacers. Clin Orthop Relat Res. 2014;472(7):2201-7.

[32] Xu C, Kuo FC, Kheir M, Li X, Chai W, Chen JY. Outcomes and predictors of treatment failure following two-stage total joint arthroplasty with articulating spacers for evolutive septic arthritis. BMC Musculoskelet Disord. 2019;20(1):272.

[33] Nazarian DG, de Jesus D, McGuigan F, Booth RE Jr. A two-stage approach to primary knee arthroplasty in the infected arthritic knee. J Arthroplasty. 2003;18:16-21.

[34] Bauer T, Lacoste S, Lhotellier L, Mamoudy P, Lortat-Jacob A, Hardy P. Arthroplasty following a septic arthritis history: a 53 cases series. Orthop Traumatol Surg Res. 2010;96(8):840-3.

[35] Kim Y-H, Oh S-H, Kim J-S. Total hip arthroplasty in adult patients who had childhood infection of the hip. J

Bone Joint Surg Am. 2003;85(2):198-204.

[36] Lee YS, Fernando N, Koo KH, Kim HJ, Vahedi H, Chen AF. What markers best guide the timing of reimplantation in two-stage exchange arthroplasty for PJI? A systematic review and meta-analysis. Clin Orthop Relat Res. 2018;476(10):1972-83.

[37] Kim YH. Total knee arthroplasty for tuberculous arthritis. J Bone Joint Surg Am. 1988;70(9):1322-30.

[38] Zeng M, Xie J, Wang L, Hu Y. Total knee arthroplasty in advanced tuberculous arthritis of the knee. Int Orthop. 2016;40(7):1433-9.

[39] Gehrke T, Alijanipour P, Parvizi J. The management f an infected total knee arthroplasty. Bone Joint J. 2015;97-b(10 Suppl A):20-9.

[40] Tsaras G, Maduka-Ezeh A, Inwards CY, Mabry T, Erwin PJ, Murad MH, et al. Utility of intraoperative frozen section histopathology in the diagnosis of periprosthetic joint infection: a systematic review and meta-analysis. J Bone Joint Surg Am. 2012;94(18):1700-11.

[41] Ha C-W. A technique for intraoperative construction of antibiotic spacers. Clin Orthop Relat Res. 2006;445:204-9.

[42] Anagnostakos K, Meyer C. Antibiotic elution from hip and knee acrylic bone cement spacers: a systematic review. Biomed Res Int. 2017;2017:4657874.

[43] Frommelt L. Principles of systemic antimicrobial therapy in foreign material associated infection in bone tissue, with special focus on periprosthetic infection. Injury. 2006;37(2):S87-94.

[44] Oztürkmen Y, Uzümcügil O, Karamehmetoğlu M, Leblebici C, Caniklioğlu M. Total knee arthroplasty for the management of joint destruction in tuberculous arthritis. Knee Surg Sports Traumatol Arthrosc. 2014;22(5):1076-83.

[45] Habaxi KK, Wang L, Miao XG, Alimasi WQ, hao XB, Su JG, et al. Total knee arthroplasty treatment of active tuberculosis of the knee: a review of 10 cases. Eur Rev Med Pharmacol Sci. 2014;18(23):3587-92.

[46] Eskola A, Santavirta S, Konttinen YT, Tallroth K, Lindholm ST. Arthroplasty for old tuberculosis of the nee. J Bone Joint Surg Br. 1988;70(5):767-9.

[47] Su JY, Huang TL, Lin SY. Total knee arthroplasty in tuberculous arthritis. Clin Orthop Relat Res. 1996;323:181-7.

[48] Haddad FS, Oussedik S, Meek RMD, Konan S, Stockley I, Gant V. Orthopaedic infection: is consensus the answer? Bone Joint J. 2018;100-B(11):1405-6.

第 32 章 抗生素骨水泥与术后感染

The Place of Antibiotic-Loaded Cement in TKA Infection

Francois Kelberine　Malek Meherzi　Jean Philippe Vivona　著

一、概述

根据出版物不同，全膝关节置换术（TKA）术后的感染率由 1%～5% 到 TKA 翻修后的 6%[1-5]。初次 TKA 手术比 TKA 翻修手术的感染率低 2～3 倍[6,7]。

在前面的章节对此已有报道。

在手术后，内部的骨组织与生物材料相互作用，由于对材料的免疫反应而形成一个非常薄的生物膜[8]。如果微生物到达表面，它们可以黏附在上面。由于炎症，它的持续存在增加了感染的易感性。而细菌本身也能增强生物膜的存在。生物膜表面的粗糙度使得水泥容易使细菌黏附[9,10]。

相反，Buchholz 和 Englebrecht 最初使用 Palacos 树脂中的滑石粉来描述水泥作为局部输送抗生素的载体[11]。在过去 30 年中，它在骨科领域得到了极大的发展。

据推测，抗生素骨水泥（antibiotic-loaded cement，ABLC）有助于治疗局部感染和降低初次 TKA 和（或）TKA 翻修术中的感染率。

（一）细菌学

大多数人工关节感染（PJI）涉及革兰阳性菌（金黄色葡萄球菌、表皮葡萄球菌、B 组链球菌）或革兰阴性菌。

Chiu 报道，与原发性 TKA 感染中发现的细菌相比，在翻修感染中通过培养发现的细菌毒性更强，对抗生素的敏感性更低[12]。

为了便于在骨水泥中应用，首先抗生素需要对这些细菌具有杀菌作用，而且不良反应的风险最小，特别是患者产生过敏的风险。其次，它必须是水溶性的，在放热聚合过程中具有热稳定性[13]。因此，文献中报道的最常用于 ABLC（包括垫片）的抗生素是庆大霉素、妥布霉素、万古霉素和头孢类药物。

从用于垫片的骨水泥中洗脱抗生素可以使其以高浓度局部输送到受感染的骨和软组织，远高于术后 4 个月内通过静脉注射或口服途径所能达到的浓度[14-16]。已有研究表明，每 40 克丙烯酸水泥中至少有 3.6g 抗生素是有效洗脱动力学和持续治疗水平的抗生素[17]。

当 ABLC 以珠粒或垫片的形式使用时，每 40 克骨水泥中高达 6～8g 抗生素的剂量已被证明在临床上是安全的[18]。

（二）机械力学

将抗生素与水泥混合可以使抗生素洗脱，但会改变机械性能。ABLC 的抗压和抗拉强度随着抗生素粉末的数量（最大为每 40 克水泥加 2g 抗生素）而降低。使用液体或粉末的形式改变了洗脱的比例：液体对机械性能更不利[19]。聚合形成的气泡取决于水泥和温度，一些从水泥中逸出，另一些则被封存在其中。抗生素从水泥表面和水泥内部的裂缝和空隙中释放。

随着时间的推移，抗生素逐渐扩散到周围组

织，这取决于水泥的孔隙度。这与抗生素的类型、水泥的成分（黏度）和制备（如真空混合装置使孔隙率最小化）有关。

因此，市售的预混合 ABLC 产品的机械和洗脱性能似乎优于手工混合的制剂 [10, 20-22]，但也有争议 [23]。

最后，选择抗生素耐药菌株的潜在风险没有被证实 [24]。

（三）ABLC 在 PJI 中的地位

TKA 术后，深部 PJI 发生在术后早期到中期的时间段，而没有一项研究报道慢性深部感染是最常见的感染类型 [13]。

ABLC 对早期 PJI 和晚期慢性 PJI 的一期或二期（垫片）翻修很有用。

它们也可用于预防初次 TKA 和无菌 TKA 翻修中的感染。

二、初次 TKA 中的 ABLC

为了防止初次 TKA 术后的感染而使用 ABLC 是存在争议的，在不同国家中习惯不同。它主要在英国、北欧国家和澳大利亚使用。

最初由 Bourne[25] 或 Hanssen[26] 在 2004 年提出，模仿北欧的登记制度，有效地降低了全髋关节置换术（THA）术后的 PJI 率。

在膝关节方面，Jameson 报道了英国登记的 731 214 个病例，指出与普通水泥相比，10 年后的翻修（无菌性或 PJI）较少 [27]；Jamsen 在完成登记的 43 149 例初次 TKA 也是如此 [28]。

但其他书籍支持这样的结论：ALBC 不能防止初级 TKA 后的深度感染。

指标手术后 2 年的随访结果是有关感染的一个很好的分析门槛，因为它与感染风险的结束和水泥的机械变化有关 [29]。Bohm 发现因感染或任何其他原因（包括合并症）导致的翻修率没有差异 [30]。

Namba 对 22 889 个病例进行了研究，发现使用普通水泥的 TKA 和使用 ABLC 的 TKA 在深部感染率方面没有差异，但在没有危险因素的情况下，第二组的无菌性松动比例较高，这是一个不显著的趋势 [31]。

Gandhi 对 1625 例 TKA 的单中心研究得出了同样的结论 [32]。

Hinarejos 的一项前瞻性随机研究比较了 2948 例 ALBC 和普通骨水泥的深部感染率 [33]。当使用全身预防性抗生素时，含红霉素和黏菌素 ALBC 的使用并没有导致初次 TKA 术后感染率的降低。

这与其他研究者 [34, 35]、澳大利亚骨科协会的结果及 Schiavone-Pani 或 Kleppel[13, 36, 37] 最近的两项 Meta 分析相一致。

如果一些报道在大样本中未发现危险因素 [31, 38]，许多作者建议在感染风险较高的患者中使用 ABLC：糖尿病、免疫功能受损、肥胖症、既往有骨折、污染和（或）膝盖感染史的患者 [9, 10, 12, 29]。

Lee 认为包括甲状腺、心脏或肺部疾病 [39]。

随机临床试验和文献的缺乏不足以证实在初次 TKA 中使用 ALBC 可以减少感染的风险。

这使我们谨慎地建议只在高危患者中使用 ALBC。

此外，如果在指标手术中使用了 ABLC，那么在翻修的 TKA 中进行液体或组织的培养会改变结果的可靠性 [40]。

在初次 TKA 中，使用 ALBC 的潜在经济影响是无效的 [41, 42]。

三、ALBC 在 TKA 无菌翻修中的应用

TKA 翻修的 PJI 发生率比初次 THA/TKA 高 2～3 倍 [7]。

使用手动混合万古霉素 ABLC 时，无菌翻修术后的感染风险在 89 个月时下降了 6%[12]。在这项包括 183 例的 1 级前瞻性随机研究，局部抗生素输送对感染非常有效，ABLC 组没有感染。

一项关于 1154 例二次 TKA 的回顾性研究显示，失败的风险很高（10%），ABLC 使所有原因

导致的再手术风险降低了 50%[1]。

KleppeFs 的 Meta 分析[13] 报道了两项研究：在 62.5 个月的随访中，使用 ALBC 的二次感染率明显降低。

因此，在没有败血症的 TKA 翻修病例中，明确推荐使用 ALBC。抗生素的释放效果主要是在术后早期[13]。

商用庆大霉素或妥布霉素 –LBC 提供足够的浓度，即使对耐甲氧西林的生物体也有杀菌作用。由于庆大霉素耐药的风险，在使用庆大霉素或妥布霉素骨水泥的初级 TKA 手术后，应考虑使用万古霉素进行翻修[10]。

四、ABLC 在 PJI 手术中的作用

（一）一期手术

一期手术主要针对原发性 TKA 后的早期感染。

4 周前的 DAIR 对急性 PJI 有效。该过程包括清创、多重细菌收获、PE 更换。它通过添加抗生素（万古霉素）浸渍水泥珠进行改性[8]。

小型比较研究[43-45] 与肠外静脉注射抗生素治疗相结合可以在早期病例中获得 78% 的治愈率。但如果指标手术中的骨水泥是普通的，则脓毒性复发的风险较高，这种情况经常发生[28]。

（二）二期手术

在晚期感染的情况下，改良的 DAIR 呈现出高失败率。

治疗方法是首先植入一个巨大的垫片，以达到抗生素的高关节内浓度，同时保留关节空间。

最终的目标是在感染痊愈后插入一个新的关节。

第一步是移除植入物、骨水泥和清创组织。在这个阶段，清创比垫片的类型或额外的抗生素量更重要。一旦关节被清洗干净，就可以插入一个垫片。

垫片是一种 ABLC，可以由公司预制，也可以在术中制作[46,47]。

通过水泥混合物进行局部抗生素输送已被证明可以实现高浓度的局部抗生素，能够有效治疗局部细菌负担[47]。

但很少有预拌水泥能提供有限剂量的抗生素（每 40 克骨水泥 1～2g 抗生素）。它需要添加抗生素粉以达到高剂量的抗生素，最高可达每 40 克骨水泥 8g 抗生素。

抗生素的选择取决于个体化的微生物学方面（病菌的毒力），并且通常是基于术前的多次穿刺。

外科医生在手术过程中创建了自己的抗生素水泥混合物，生产出可变的最终产品[47]。外科医生还可以要求制造商准备一个个性化的垫片[48]。已含有庆大霉素或妥布霉素[10] 的 ABLC 可添加别的抗生素。在特定情况下可添加其他抗生素（如头孢他啶治疗铜绿假单胞菌）[49]。头孢菌素对甲氧西林耐药菌无效。

局部治疗总是与肠外抗生素治疗相结合。

由于全身吸收，间隔剂引起肾毒性的风险非常低，最长可达 8 周[50-53]。已有一些病例报道[53-56]，证明在插入时，特别是在肾功能不好的患者中进行监测是合理的。

从力学上讲，高剂量的抗生素不会影响水泥的性能，因为垫片是暂时使用的。但是，感染的毒力和重新手术的延迟会影响骨和软组织的质量[46]。

它可以是静态或移动的。移动式应该是为了在再植后获得更好的术后活动能力[57]。最初由 Scott 描述，Chang 使用以前的 TKA（用高剂量的 ABLC 移植后进行高压灭菌）作为间隔物，然后再更换[43,58]。

Nozdo[47] 比较了 140 种不同的活动撑杆（预制的由外科医生模制的两个独立的水泥撑杆、胫骨撑杆和股骨高压灭菌植入物），它们之间没有差异。

Struelens 报道了使用移动垫片的膝关节骨折、脱位和半脱位[59]。

然而，无论是在活动性方面[60] 还是在中期功能方面，活动垫块都没有证实其疗效[46,61]。

第二步，也是最后一步，一旦感染痊愈，就拆除垫片，用中剂量 ALBC 重新植入一个新的关节置换术。

五、指南

推荐使用 ALBC。

- 作为预防措施（低剂量抗生素）。
  - 仅用于高危患者的初次 TKA。
  - TKA 无菌性松动翻修。
- 作为 PJI 的治疗（大剂量抗生素）。
  - 改良 DAIR 珠在早期感染中的应用。
  - 膝关节二期翻修中临时骨水泥假体。

参考文献

[1] Bini S, Chan P, Inacio M, Paxton E, Khatod M. Antibiotic cement was associated with half the risk of re-revision in 1154 aseptic revision total knee arthroplasties. Acta Orthop. 2015;87:55-9.

[2] Bistolfi F, Albanese C, Vernè E, Miola M. PMMA-based bone cements and the problem of joint arthroplasty infections: status and new perspectives. Materials. 2019;12:4002.

[3] Blom AW, Brown J, Taylor AH, Pattison G, Whitehouse S, Bannister GC. Infection after total knee arthroplasty. J Bone Joint Surg Br. 2004;86:688-91.

[4] Kurtz SM, Ong KL, Lau E, Bozic KJ, Berry D, Parvizi J. Prosthetic joint infection risk after TKA in the medicare population. Clin Orthop Relat Res. 2010;468:52-6.

[5] Zimmerli W, Trampuz A, Ochsner PE. Prosthetic-joint infections. N Engl J Med. 2004;351:1645-54.

[6] Peersman G, Laskin R, Davis J, Peterson M. Infection in total knee replacement: a retrospective review of 6489 total knee replacements. Clin Orthop Relat Res. 2001;392:15-23.

[7] Voigt J, Mosier M, Darouiche R. Antibiotics and antiseptics for preventing infection in people receiving revision total hip and knee prostheses: a systematic review of randomized controlled trials. BMC Infect Dis. 2016;16:749.

[8] Van Vugt TAG, Arts JJ, Geurts JAP. Antibiotic-loaded polymethylmethacrylate beads and spacers in treatment of orthopedic infections and the role of biofilm formation. Front Microbiol. 2019;10:1626.

[9] Bistolfi A, Massazza G, Verné E, Massè A, Deledda D, Ferraris S. Antibiotic-loaded cement in orthopedic surgery: a review. ISRN Orthop. 2011;2011:290851.

[10] Jiranek W, Hanssen A, Greenwald A. Antibiotic-loaded bone cement for infection prophylaxis in total joint replacement. J Bone Jt Surg. 2006;88:2487-500.

[11] Buchholz HW, Engelbrecht H. Depot effects of various antibiotics mixed with Palacos resins. Chirurg. 1970;41: 511-5.

[12] Chiu F, Lin C. Antibiotic-impregnated cement in revision total knee arthroplasty. J Bone Jt Surg Am Vol. 2009;91: 628-33.

[13] Kleppel D, Stirton J, Liu J, Ebraheim N. Antibiotic bone cement's effect on infection rates in primary and revision total knee arthroplasties. World J Orthop. 2017;8:946-55.

[14] Mifsud M, McNally M. Local delivery of antimicrobials in the treatment of bone infections. Orthop Trauma. 2019;33:160-5.

[15] Mutimer J, Gillespie G, Lovering AM, Porteus AJ. Measurements of in vivo intra-articular gen-tamicin levels from antibiotic loaded articulating spacers in revision total knee replacement. Knee. 2009;16:39-41.

[16] Vrabec G, Stevenson W, Elguizaoui S, Kirsch M, Pinkowski J. What is the intraarticular concentration of tobramycin using low-dose tobramycin bone cement in TKA: an in vivo analysis? Clin Orthop Relat Res. 2016;474:2441-7.

[17] Penner MJ, Masri BA, Duncan CP. Elution characteristics of vancomycin and tobramycin combined in acrylic bone-cement. J Arthroplasty. 1996;11:939-44.

[18] Springer BD, Lee GC, Osmon D, Haidukewych GJ, Hanssen AD, Jacofsky DJ. Systemic safety of high-dose antibiotic-loaded cement spacers after resection of an infected total knee arthroplasty. Clin Orthop Relat Res. 2004;427:47-51.

[19] Seldes R, Winiarsky R, Jordan L, Baldini T, Brause B, Zodda F. Liquid gentamicin in bone cement. J Bone Jt Surg. 2005;87:268-72.

[20] Brock HS, Moodie PG, Hendricks KJ, McIff TE. Compression strength and porosity of single-antibiotic cement vacuum-mixed with vancomycin. J Arthroplasty. 2010;25:990-7.

[21] DeLuise M, Scott CP. Addition of hand-blended generic tobramycin in bone cement: effect on mechanical strength. Orthopedics. 2004;27:1289-91.

[22] Mau H, Schelling K, Heisel C. Comparison of various vacuum mixing systems and bone cements as regards reliability, porosity and bending strength. Acta Orthop Scand. 2004;75:160-72.

[23] Postak PD, Greenwald AS. Assuring cement fixation: all mixing systems are NOT the same. Proc Am Acad Orthop Surg. 2003;4:656.

[24] Hansen E, Adeli B, Kenyon R, Parvizi J. Routine use of antibiotic laden bone cement for primary total knee arthroplasty: impact on infecting microbial patterns and resistance profiles. J Arthroplasty. 2014;29:1123-7.

[25] Bourne R. Prophylactic use of antibiotic bone cement. J Arthroplasty. 2004;19:69-72.

[26] Hanssen AD. Prophylactic use of antibiotic bone cement: an emerging standard in opposition. J Arthroplasty. 2004;19:73.

[27] Jameson S, Asaad A, Diament M, Kasim A, Bigirumurame T, Baker P. Antibiotic-loaded bone ement is associated with a lower risk of revision following primary cemented total knee arthroplasty. Bone Joint J Br. 2019;101:1331-47.

[28] Jämsen E, Huhtala H, Puolakka T, Moilanen T. Risk factors for infection after knee arthroplasty. A register-based analysis of 43,149 cases. J Bone Joint Surg Am. 2009;91: 38-47.

[29] Hinarejos P. Use of antibiotic-loaded cement in total knee arthroplasty. World J Orthop. 2015;6:877.

[30] Bohm E, Zhu N, Gu J, de Guia N, Linton C, Anderson T. Does adding antibiotics to cement reduce the need for early revision in total knee arthroplasty? Clin Orthop Relat Res. 2013;472:162-8.

[31] Namba R, Chen Y, Paxton E, Slipchenko T, Fithian D. Outcomes of routine use of antibiotic-loaded cement in primary total knee arthroplasty. J Arthroplasty. 2009;24: 44-7.

[32] Gandhi R, Razak F, Pathy R, Davey J, Syed K, Mahomed N. Antibiotic bone cement and the incidence of deep infection after total knee arthroplasty. J Arthroplasty. 2009;24:1015-8.

[33] Hinarejos P, Guirro P, Leal J, Montserrat F, Pelfort X, Sorli M. The use of erythromycin and Colistin-loaded cement in total knee arthroplasty. Does not reduce the incidence of infection. J Bone Jt Surg. 2013;95:769-74.

[34] Havelin LI, Espehaug B, Vollset SE, Engesaeter LB. The effect of the type of cement on early revision of Charnley total hip prostheses: a review of eight thousand five hundred and seventy nine primary arthroplasties from the Norwegian Arthroplasty Register. J Bone Joint Surg Am. 1995;77:1543-50.

[35] Wang H, Qiu G, Lin J, Jin J, Qian W, Weng X. Antibiotic bone cement cannot reduce deep infection after primary total knee arthroplasty. Orthopedics. 2015;38:462-6.

[36] Australian Orthopaedic Association. https://aoanjrr. dmac.adelaide.edu.au/documents/10180/172288/ Cement-in-Hip&Knee-Arthroplasty. Accessed 27 May 2015.

[37] Schiavone Panni A, Corona K, Giulianelli M, Mazzitelli G, Del Regno C, Vasso M. Antibiotic-loaded bone cement reduces risk of infections in primary total knee arthroplasty? A systematic review. Knee Surg Sports Traumatol Arthrosc. 2016;24:3168-74.

[38] Qadir R, Sidhu S, Ochsner J, Meyer M, Chimento G. Risk stratified usage of antibiotic-loaded bone cement for primary total knee arthroplasty: short term infection outcomes with a standardized cement protocol. J Arthroplasty. 2014;29: 1622-4.

[39] Lee Q, Mak W, Wong Y. Risk factors for periprosthetic joint infection in total knee arthroplasty. J Orthop Surg. 2015;23:282-6.

[40] Fletcher MD, Spencer RF, Langkamer VG, Lovering AM. Gentamicin concentrations in diagnostic aspirates from 25 patients with hip and knee arthroplasties. Acta Orthop Scand. 2004;75:173-6.

[41] Sanz-Ruiz P, Matas-Diez J, Sanchez-Somolinos M, Villanueva-Martinez M, Vaquero-Martín J. Is the commercial antibiotic-loaded bone cement useful in prophylaxis and cost saving after knee and hip joint arthroplasty? The transatlantic paradox. J Arthroplasty. 2017;32:1095-9.

[42] Yayac M, Rondon AJ, Tan TL, Levy H, Parvizi J, Courtney PM. The economics of antibiotic cement in total knee arthroplasty: added cost with no reduction in infection rates. J Arthroplasty. 2019;34:2096-101.

[43] Chang M, Lee S, Kang S, Hwang K, Park H, Lee K. A retrospective comparative study of infection control rate and clinical outcome between open debridement using antibiotic-impregnated cement beads and a two-stage revision in acute periprosthetic knee joint infection. Medicine. 2020;99:e18891.

[44] Estes CS, Beauchamp CP, Clarke HD, et al. A two-stage retention debridement protocol for acute peri-prosthetic joint infections. Clin Orthop Relat Res. 2010;468:2029-38.

[45] Sherrell JC, Fehring TK, Odum S, et al. The Chitranjan Ranawat award: fate of two-stage reimplantation after failed irrigation and debridement for periprosthetic knee infection. Clin Orthop Relat Res. 2011;469:18-25.

[46] Lachiewicz P, Wellman S, Peterson J. Antibiotic cement spacers for infected total knee arthroplasties. J Am Acad Orthop Surg. 2020;28:180-8.

[47] Nodzo S, Boyle K, Spiro S, Nocon A, Miller A, Westrich G. Success rates, characteristics, and costs of articulating antibiotic spacers for total knee periprosthetic joint infection. Knee. 2017;24:1175-81.

[48] Corona P, Barro V, Mendez M, Cáceres E, Flores X. Industrially prefabricated cement spacers: do vancomycin and gentamicin-impregnated spacers offer any advantage? Clin Orthop Relat Res. 2013;472:923-32.

[49] Drexler M, Dwyer T, Kuzyk P, Kosashvilli Y, Abolghasemian M, Regev G. The results of twostage revision TKA using ceftazidime-vancomycin-impregnated cement articulating spacers in Tsukayama type II periprosthetic joint infections. Knee Surg Sports Traumatol Arthrosc. 2015;24:3122-30.

[50] Aeng ES, Shalansky KF, Lau TT, Zalunardo N, Li G, Bowie WR. Acute kidney injury with tobramycin-impregnated bone cement spacers in prosthetic joint infections. Ann Pharmacother. 2015;49:1207-13.

[51] Edelstein A, Okroj K, Rogers T, Della Valle C, Sporer S. Systemic absorption of antibiotics from antibiotic-loaded cement spacers for the treatment of periprosthetic joint infection. J Arthroplasty. 2018;33:835-9.

[52] Meng TJ, Koethe JR, Jenkins CA, Wright PW, Shinar AA, Miller GG. Acute kidney injury after placement of an antibiotic-impregnated cement spacer during revision total knee arthroplasty. J Arthroplasty. 2012;27:1221-7.

[53] Van Raaij TM, Visser LE, Vulto AG, Verhaar JA. Acute renal failure after local gentamicin treatment in an infected total knee arthroplasty. J Arthroplasty. 2002;17:948-50.

[54] Curtis JM, Sternhagen V, Batts D. Acute renal failure after placement of tobramycin-impregnated bone cement in an infected total knee arthroplasty. Pharmacotherapy. 2005;25:876-80.

[55] Dovas S, Liakopoulos V, Papatheodorou L, Chronopoulou I, Papavasiliou V, Atmatzidis E, Giannopoulou M, Eleftheriadis T, Simopoulou T, Karachalios T, Stefanidis I. Acute renal failure after antibiotic-impregnated bone cement treatment of an infected total knee arthroplasty. Clin Nephrol. 2008;69:207-12.

[56] Patrick BN, Rivey MP, Allington DR. Acute renal failure associated with vancomycin- and tobramycin-laden cement in total hip arthroplasty. Ann Pharmacother. 2006;40: 2037-42.

[57] Pitto R, Spika I. Antibiotic-loaded bone cement spacers in two-stage management of infected total knee arthroplasty. Int Orthop. 2004;28:129-33.

[58] Scott IR, Stockley I, Getty CJ. Exchange arthroplasty for infected knee replacements. A new two-stage method. J Bone Joint Surg Br. 1993;75:28-31.

[59] Struelens B, Claes S, Bellemans J. Spacer-related problems in two-stage revision knee arthroplasty. Acta Orthop Belg. 2013;79:422-6.

[60] Guild GN III, Wu B, Scuderi GR. Articulating vs static antibiotic impregnated spacers in revision total knee arthroplasty for sepsis. A systematic review. J Arthroplasty. 2014;29:558-63.

[61] Voleti PB, Baldwin KD, Lee GC. Use of static or articulating spacers for infection following total knee arthroplasty: a systematic literature review. J Bone Joint Surg Am. 2013;95:1594-9.

第 33 章 手术室管理

Operating Room Methods to Reduce Infection in Total Knee Arthroplasty

Alexander J. Nedopil   Stephen M. Howell   著

本章介绍了目前维持手术室清洁环境的循证措施，包括最新的指导方针，目的是最大限度地减少全膝关节置换术（TKA）术后手术部位感染（SSI）。

SSI 是与患者发病率和医疗费用相关的最常见的术后不良事件之一。在美国，医院获得性感染（hospital-acquired infection，HAI）是导致死亡的主要原因，估计有 99 000 人死于 HAI[1]。超过 20% 的 HAI 被归类为 SSI[2]。SSI 与患者住院时间延长、费用增加和显著发病率相关。在成本控制时代，降低 SSI 对于患者安全和有限资源的优化利用是必要的。

预防工作应针对所有外科手术，尤其是那些人力和经济负担最重的手术。2020 年，在美国进行的关节置换术（初次和翻修）中，初次 TKA 将占约 107 万例，其次是约 50 万例全髋关节置换术（THA）[3]。原发性肩、肘和踝关节置换术不太常见。到 2030 年，人工关节置换术预计将增加到每年 380 万例[4]。感染是 TKA 中最常见的翻修指征，也是 THA 中第三常见的指征[5]。到 2030 年，TKA 和 THA 的感染风险预计将分别从 2.2% 增加到 6.8% 和 6.5%[4, 6]。此外，由于风险增加和接受人工关节置换术的个体数量增加，预计到 2030 年，髋关节和膝关节人工关节感染（PJI）的总数将增加到每年 221 500 例，费用超过 16.2 亿美元[4, 6]。

手术室代表了患者最容易受到感染的环境，因为患者的身体屏障被削弱，自动调节功能（如体温控制）被禁用。因此，减少患者在手术室接触病原体至关重要。手术设备、麻醉和手术室人员会影响 SSI 的风险。

本章的以下部分将系统地讨论手术设备、麻醉和手术人员如何降低 TKA 中 SSI 的风险。

一、手术设备注意事项

"设备"一词在本章中被定义为提供给手术人员进行 TKA 的资源。这包括手术室的气流技术、身体排气服、护皮膜和一次性器械。

二、手术室的气流技术

1969 年，THA 的先驱 John Chamley 开始专注于通过空气质量控制来预防感染[7]。他首创了一个专门建造的超净层流（laminar airflow，LAF）围栏，作为一个独立的"房中房"结合闭塞式手术服，他将其 PJI 率从 9.5% 降至 0.5%[8]。随着 LAF 逐渐作为标准被接受及进一步的证据支持其使用[9]。这项多中心随机对照试验涉及 8055 例髋关节和膝关节置换术，并将 LAF 系统与传统医院进行比较，将身体排气服与传统服装进行比较。立式 LAF 和身体排气服与最低的 PJI 率（0.1%）和最低的细菌空气计数（每立方米 0.4 个携带细菌的颗粒）有关。当预防性抗生素制剂与 LAF 一起使用时，PJI 的发生率从 3.4% 降至 0.3%。这项研究提供了支持 LAF 系统的有力证据。对 3175 例关节置换术的进一步评估显示，使用水平 LAF 后，THA 的 PJI 率降低（2.0%~1.2%），但 TKA 的 PJI 率增加（1.9%~3.9%）[10]。对年龄、诊断、合并症、外科医生经验和手术时间等混杂因素的分项分析不能解释这种差异。

最近，越来越多的基于注册的证据对 LAF 的临床疗效提出了质疑。一项对来自德国医院感染监测系统的 41 212 例 THA 患者和 20 554 例 TKA 患者的分析确定，采用 LAF 系统的医院与采用常规通气的医院具有相似的 PJI 率[11]。来自新西兰联合登记处的 51 485 例 THA 患者和 36 826 例 TKA 患者的调查发现，与传统的手术室相比，采用 LAF 进行 PJI 的早期翻修率要高得多（0.15% vs. 0.06%）[12]。最近对来自同一登记处的 91 585 例 THA 患者进行的分析发现，与常规通气[13] 相比，在 6 个月内采用 LAF 进行 PJI 翻修的风险几乎是 2 倍。来自英国国家联合登记处的数据也被用于分析 LAF 的影响。在 4915 例 THA 患者和 5928 例 TKA 患者的比较系列中，LAF 与常规通气在 SSI 率（0.92% vs. 1.14%）或感染翻修率（0.53% vs. 0.45%）[14] 方面没有实质性差异。一项对 196 819 例髋关节或膝关节置换术的 Meta 分析显示，与常规通气相比，LAF 合并 SSI 的风险更高（THA 和 TKA 的相对风险分别为 1.71 和 1.36）。最近对 12 项研究的 Meta 分析包括 330 146 例 THA 患者和 134 368 例 TKA 患者，结果显示，与常规通气相比，LAF 在 PJI 风险方面没有显著差异（THA 患者和 TKA 患者的 OR 分别为 1.29 和 1.08）[15]。基于这些研究，WHO 现在建议不使用 LAF 来降低关节置换术患者发生 SSI 的风险[16]。最近，一个关于 PJI 的国际共识会议也同意，在选择性关节置换术中，LAF 是不必要的[17]。

三、身体排气套装

身体排气套装通常在关节成形术过程中使用。然而，它们在降低 SSI 和 PJI 方面的作用是有争议的。虽然负压身体排气服可减少空气污染、伤口污染和 PJI，但正压身体排气服或手术头盔系统并未显示在关节成形术期间减少污染或深度感染[18]。负压排气套装的一个基本原理是使用抽吸管在套装内部产生负压，从而去除手术区域中脱落的颗粒[19]。负压全身排气服的应用，结合超洁净手术室，使感染率从 1.5% 降低到 0.6%[9]。这些结果于 1982 年发表，使得负压身体排气服作为减少 SSI 和 PJI 的一种手段被广泛接受。

然而，排气管在手术中并不实用[20]。因此，便携式手术头盔系统在 20 世纪 90 年代被引入。手术头盔系统通过将空气吸入头罩材料、使用该材料作为过滤器并将空气吹过面部和颈部来在长袍内创建正压环境。与负压身体排气服相比，目前使用的正压手术头盔系统并没有显示出 SSI 或 PJI 的降低，并且与标准无菌服相比，深部感染率反而增加了[18, 21]。尽管被广泛使用，但目前的证据不支持手术头盔系统减少 SSI 或 PJI[18]。

四、护皮膜

在完成手术部位的准备工作后，在患者的皮肤上使用护皮膜，可以是普通的，也可以是用抗菌药（大多是碘伏）饱和的。护皮膜在皮肤上，外科医生通过皮肤和护皮膜本身进行切割[22]。理论上认为这样代表了一种机械和微生物屏障，以减少微生物从皮肤迁移到手术部位[23]。然而，一些报道显示，与不使用护皮膜比，在护皮膜下进行消毒准备后，皮肤的重新定居现象增加[24]。

一项 Cochrane 综述及其更新的关于护皮膜减少 SSI 的效果的结论是，没有证据表明护皮膜可以减少 SSI[22]。目前没有关于使用一次性或可重复使用的护皮膜和手术服来预防 SSI 的建议。

根据目前的证据，WHO 建议不使用具有或不具有抗菌特性的护皮膜来预防。

五、一次性器械

一次性无菌预包装器械的引进是降低成本、降低感染、提高质量和效率的一种策略。与传统的可重复使用的仪器相比，一次性使用的器械可能会降低 SSI 的风险。可重复使用的器械在手术前再次消毒后可能被污染，并可能与 SSI 有关 [25-27]。目前没有证据表明使用一次性器械可降低 SSI 或 PJI。然而，临床数据表明，与可重复使用的器械相比，使用一次性器械进行 TKA 时，术野污染减少，因此 SSI 降低 [28]。

六、麻醉的注意事项

麻醉医师可以通过实施全麻或局部麻醉，控制患者体温、组织氧合、代谢及保持清洁的工作环境来减少手术野的污染，从而调节手术室内发生 SSI 和 PJI 的风险。

七、全身麻醉 vs. 局部麻醉

TKA 的局部麻醉据称可以降低深静脉血栓和肺栓塞的发生率，减少术中出血、输血需求和住院时间 [29-31]。然而，脊髓和硬膜外麻醉和镇痛可能导致低血压、运动阻滞、尿潴留和瘙痒 [32]。尽管在减少此类并发症方面做了改进，但仍有可能出现不慎的硬膜穿刺和神经损伤，使这些技术不太容易被接受 [33]。

在接受 TKA 的患者中，局部麻醉与全身麻醉相比，SSI 的风险略有降低 [34, 35]。然而，目前的指南都没有建议支持或反对某种特定的麻醉方式。

八、维持正常体温

通常人体通过平衡产热和失热来维持其温度在 36～38℃，以保持正常的母体状态 [36, 37]。这些功能由中枢神经系统的体温调节系统控制 [37]。身体通过辐射、传导、蒸发和对流而失去热量。在手术中，这可能是通过热量从身体中移走的正常过程（辐射）、与凉爽的手术表面接触（传导）、呼吸（蒸发）及暴露在手术室的气流中（对流）。全身麻醉和局部麻醉下，中枢神经系统被破坏，身体的体温调节系统无法正常运作；因此，在手术过程中可能会出现低体温（核心温度低于 36℃）和高体温（核心温度高于 38℃）[37]。

体温过低会导致更容易感染 [38]。这种影响是相当大的；核心温度每降低 1.9℃，手术 PJI 的相对风险增加 2 倍，住院时间增加 20%。体温过低会导致血管收缩和免疫功能受损，从而增加患者围术期伤口感染的易感性 [39]。术中足够的低体温会引发热调节性血管收缩，降低组织中氧气的分压，从而降低对感染的抵抗力 [40, 41]。

尽管人们通常认为低体温症是长时间手术的结果，但事实上，最大的体温下降可能发生在术前和麻醉诱导期间。吸入气体（如异氟醚、七氟醚或一氧化二氮）或使用静脉麻醉诱导剂（如异丙酚或阿片类药物），引起外周血管舒张，并导致核心体热转移到外周 [43]。一旦体温过低，就很难有效地纠正。脊髓麻醉和普通麻醉对 TKA [42] 患者的体温调节没有影响。TKA 前后患者体温可下降 1.5℃ [42]。

TKA 期间维持正常血压是降低 SSI 风险的重要步骤。实现这一目标的手段包括使用术前和术中加热装置，以及给予预热的静脉输液 [44]。然而，确保体温正常的最佳加热装置仍不清楚。一些作者对空气加热器的使用和潜在的污染提出了担忧，尽管这还没有得到证实 [45, 46]。

九、围术期氧合

有证据表明，通过避免低体温、缺氧和灌注减少 [47]，优化流向手术切口的血液可以降低 SSI 发生率。止血带的使用也证明了这一点 [48, 49]。由于组织氧张力不足会损害组织修复和手术病原体的氧化杀伤，补充氧气是 SSI 降低 [50] 的一个重要机制。WHO 认识到手术切口充足氧合的重要性，并建议在手术期间和术后恢复单元 [51] 中吸入氧浓度为 80%。

十、血糖控制

接受全关节置换术的患者中有 8%～22% 患有糖尿病，大约 1/3 的患者有未诊断的高血糖[52, 53]。糖尿病，尤其是在没有得到控制的情况下，是 SSI 的一个重要风险因素[54]。即使是非糖尿病患者在术后出现高血糖，也会明显增加 SSI 的风险，目前建议严格监测围术期和术后血糖水平，并保持 ＜180mg/dl[55]。识别糖尿病或高血糖患者并实施严格的围术期血糖控制可以最大限度地降低感染的风险[56]。即使在患者出院后，保持血糖水平 ＜180mg/dl 可能也很重要。在门诊 TKA 的趋势下，血糖控制为患者的日常家庭康复增加了一项任务。即使是不熟悉血糖检测的非糖尿病患者，也应该在出院前接受这项任务的培训。

十一、保持清洁的工作环境

美国医疗保健流行病学协会（Society for Healthcare Epidemiology of America，SHEA）为麻醉人员制订了保持清洁工作环境的指南，目的是减少术中环境中麻醉工作区的微生物交叉传播导致的 SSI[57]。手部卫生最好按照 WHO 的"手部卫生 5 个时刻"进行。这 5 个手部卫生的时刻如下。

- 接触患者之前。
- 清洁 / 无菌操作前。
- 体液暴露 / 风险之后。
- 接触患者后。
- 接触患者周围环境后。

SHEA 建议包括：在进行无菌操作（如插入中心静脉导管、插入动脉导管、抽取药物、加注静脉输液袋）之前，至少要进行手部卫生；在脱下手套之后；当手被弄脏或污染时（如口咽分泌物）；在接触麻醉车的物品之前；以及在进入和离开手术室时（甚至在脱下手套后）。这些建议可能意味着，麻醉医生每小时必须进行多达 54 次的手部卫生[58]。目前，所有麻醉人员手部卫生的失败率为 82%[58]。为了促进手部卫生，SHEA 建议在手术室的入口处和手术室内麻醉提供者附近放置酒精洗手器。

为了进一步减少手术室内的污染风险，麻醉医师在气道管理期间应戴上双层手套，并在气道操作后立即摘下外层手套。麻醉师应尽快摘下内层手套并进行手部卫生。

十二、手术人员

本部分讨论手术人员可用于降低伤口污染、SSI 和 PJL 风险的方法。手术团队用于降低这些风险的术中方法将在另一章中讨论。

十三、手术室交通

手术室（operating room，OR）的交通流量与污染率增加[59]有关。据推测，由于细菌脱落（主要来自皮肤），手术室人员是造成手术室污染的主要原因，其脱落率高达每分钟 10 000 个细菌[60-62]。手术室的细菌负荷与在场人员的数量直接相关，与空房间相比，5 名手术室人员的细菌计数增加了 34 倍[63, 64]。此外，人员流量的增加意味着更多的开门次数，这与细菌计数的增加有关[65]。定向气流路径上的任何障碍加上重复的门打开会产生空气乱流，使过滤后的空气与不洁净的空气混合[10, 61, 66]。初次关节置换术中开门的平均频率为 0.65 次 / 分[67]。进出手术室最常见的是流动护士和手术器械代表。几乎有 50% 的房间入口都没有明确的用途。因此，大多数手术室人员流量是无关的，可以减少。理想的情况是，在手术开始之前，预期的植入物就已经在手术室了，而麻醉和手术人员的交流也是有限的。

参考文献

[1] Klevens RM, Edwards JR, Richards CL Jr, Horan TC, Gaynes RP, Pollock DA, et al. Estimating health care-associated infections and deaths in US hospitals, 2002. Public Health Rep. 2007;122(2):160-6.

[2] De Lissovoy G, Fraeman K, Hutchins V, Murphy D, Song D, Vaughn BB. Surgical site infection: incidence and impact on hospital utilization and treatment costs. Am J Infect Control. 2009;37(5):387-97.

[3] Singh JA, Yu S, Chen L, Cleveland JD. Rates of total joint replacement in the United States: future projections to 2020-2040 using the National Inpatient Sample. J Rheumatol. 2019;46(9):1134-40.

[4] Kurtz S, Ong K, Lau E, Mowat F, Halpern M. Projections of primary and revision hip and knee arthroplasty in the United States from 2005 to 2030. J Bone Joint Surg Am. 2007;89(4):780-5.

[5] Bozic KJ, Kurtz SM, Lau E, Ong K, Chiu V, Vail TP, et al. The epidemiology of revision total knee arthroplasty in the United States. Clin Orthop Relat Res. 2010;468(1): 45-51.

[6] Kurtz SM, Lau E, Watson H, Schmier JK, Parvizi J. Economic burden of periprosthetic joint infection in the United States. J Arthroplasty. 2012;27(8 Suppl):61-5e1.

[7] Charnley J, Eftekhar N. Postoperative infection in total prosthetic replacement arthroplasty of the hip-joint. With special reference to the bacterial content of the air of the operating room. Br J Surg. 1969;56(9):641-9.

[8] Charnley J. Postoperative infection after total hip replacement with special reference to air contamination in the operating room. Clin Orthop Relat Res. 1972;87: 167-87.

[9] Lidwell OM, Lowbury EJ, Whyte W, Blowers R, Stanley SJ, Lowe D. Effect of ultraclean air in operating rooms on deep sepsis in the joint after total hip or knee replacement: a randomised study. Br Med J (Clin Res Ed). 1982;285(6334):10-4.

[10] Salvati EA, Robinson RP, Zeno SM, Koslin BL, Brause BD, Wilson PD. Infection-rates after 3175 total hip and total knee replacements performed with and without a horizontal unidirectional filtered air-flow system. J Bone Jt Surg Am Vol. 1982;64(4):525-35.

[11] Breier AC, Brandt C, Sohr D, Geffers C, Gastmeier P. Laminar airflow ceiling size: no impact on infection rates following hip and knee prosthesis. Infect Control Hosp Epidemiol. 2011;32(11):1097-102.

[12] Hooper G, Rothwell A, Frampton C, Wyatt M. Does the use of laminar flow and space suits reduce early deep infection after total hip and knee replacement? The ten-year results of the New Zealand joint registry. J Bone Jt Surg. 2011;93(1):85-90.

[13] Smith JO, Frampton CMA, Hooper GJ, Young SW. The impact of patient and surgical factors on the rate of postoperative infection after total hip arthroplasty—a New Zealand joint registry study. J Arthroplasty. 2018;33(6):1884-90.

[14] Singh S, Reddy S, Shrivastava R. Does laminar airflow make a difference to the infection rates for lower limb arthroplasty: a study using the National Joint Registry and local surgical site infection data for two hospitals with and without laminar airflow. Eur J Orthop Surg Traumatol. 2017;27(2):261-5.

[15] Bischoff P, Kubilay NZ, Allegranzi B, Egger M, Gastmeier P. Effect of laminar airflow ventilation on surgical site infections: a systematic review and meta-analysis. Lancet Infect Dis. 2017;17(5):553-61.

[16] Organization WH. Global guidelines for the prevention of surgical site infection. Geneva: World Health Organization; 2016.

[17] Schwarz EM, Parvizi J, Gehrke T, Aiyer A, Battenberg A, Brown SA, et al. 2018 international consensus meeting on musculoskeletal infection: research priorities from the general assembly questions. J Orthop Res. 2019;37(5):997-1006.

[18] Young SW, Zhu M, Shirley OC, Wu Q, Spangehl MJ. Do 'Surgical helmet Systems' or 'Body exhaust Suits' affect contamination and deep infection rates in arthroplasty? A systematic review. J Arthroplasty. 2016;31(1):225-33.

[19] Aggarwal VK, Weintraub S, Klock J, Stachel A, Phillips M, Schwarzkopf R, et al. Frank Stinchfield award: a comparison of prosthetic joint infection rates between direct anterior and non-anterior approach total hip arthroplasty. Bone Jt J. 2019;101-B(6_Supple_B):2-8.

[20] Malik MH, Handford E, Staniford E, Gambhir AK, Kay PR. Comfort assessment of personal protection systems during total joint arthroplasty using a novel multi-dimensional evaluation tool. Ann R Coll Surg Engl. 2006;88(5):465-9.

[21] Hooper GJ, Rothwell AG, Frampton C, Wyatt MC. Does the use of laminar flow and space suits reduce early deep infection after total hip and knee replacement?: the ten-year results of the New Zealand joint registry. J Bone Joint Surg Br. 2011;93(1):85-90.

[22] Webster J, Alghamdi A. Use of plastic adhesive drapes during surgery for preventing surgical site infection. Cochrane Database Syst Rev. 2015;2015(4):CD006353.

[23] French M, Eitzen HE, Ritter MA. The plastic surgical adhesive drape: an evaluation of its efficacy as a microbial barrier. Ann Surg. 1976;184(1):46.

[24] Falk-Brynhildsen K, Friberg O, Soderquist B, Nilsson UG. Bacterial colonization of the skin following aseptic preoperative preparation and impact of the use of plastic adhesive drapes. Biol Res Nurs. 2013;15(2):242-8.

[25] Mobley KS, Jackson JB 3rd. A prospective analysis of clinical detection of defective wrapping by operating room staff. Am J Infect Control. 2018;46(7):837-9.

[26] Dancer SJ, Stewart M, Coulombe C, Gregori A, Virdi M. Surgical site infections linked to contaminated surgical instruments. J Hosp Infect. 2012;81(4):231-8.

[27] Waked WR, Simpson AK, Miller CP, Magit DP, Grauer JN. Sterilization wrap inspections do not adequately evaluate instrument sterility. Clin Orthop Relat Res. 2007;462(462):207-11.

[28] Mont MA, Johnson AJ, Issa K, Pivec R, Blasser KE, McQueen D, et al. Single-use instrumentation, cutting blocks, and trials decrease contamination during total knee arthroplasty: a prospective comparison of navigated and nonnavigated cases. J Knee Surg. 2013;26(4):285-90.

[29] Sharrock NE, Haas SB, Hargett MJ, Urquhart B, Insall JN, Scuderi G. Effects of epidural anesthesia on the incidence of deep-vein thrombosis after total knee arthroplasty. J Bone Joint Surg Am. 1991;73(4):502-6.

[30] Nielsen PT, Jorgensen LN, Albrecht-Beste E, Leffers AM, Rasmussen LS. Lower thrombosis risk with epidural blockade in knee arthroplasty. Acta Orthop Scand. 1990;61(1):29-31.

[31] Jorgensen LN, Rasmussen LS, Nielsen PT, Leffers A, Albrecht-Beste E. Antithrombotic efficacy of continuous extradural analgesia after knee replacement. Br J Anaesth. 1991;66(1):8-12.

[32] Gedney JA, Liu EH. Side-effects of epidural infusions of opioid bupivacaine mixtures. Anaesthesia. 1998; 53(12): 1148-55.

[33] Moraca RJ, Sheldon DG, Thirlby RC. The role of epidural anesthesia and analgesia in surgical practice. Ann Surg. 2003;238(5):663-73.

[34] Pugely AJ, Martin CT, Gao YB, Mendoza-Lattes S, Callaghan JJ. Differences in short-term complications between spinal and general anesthesia for primary total knee arthroplasty. J Bone Jt Surg Am Vol. 2013;95a(3):193-9.

[35] Park YB, Chae WS, Park SH, Yu JS, Lee SG, Yim SJ. Comparison of short-term complications of general and spinal anesthesia for primary unilateral total knee arthroplasty. Knee Surg Relat Res. 2017;29(2):96-103.

[36] Ellis FP. The control of operating-suite temperatures. Br J Ind Med. 1963;20(4):284-7.

[37] Sappenfield JW, Hong CM, Galvagno SM. Perioperative temperature measurement and management: moving beyond the surgical care improvement project. J Anesthesiol Clin Sci. 2013;2(1):8.

[38] Leijtens B, Koeter M, Kremers K, Koeter S. High incidence of postoperative hypothermia in total knee and total hip arthroplasty: a prospective observational study. J Arthroplasty. 2013;28(6):895-8.

[39] Kurz A, Sessler DI, Lenhardt R. Perioperative normothermia to reduce the incidence of surgical-wound infection and shorten hospitalization. Study of wound infection and temperature group. N Engl J Med. 1996;334(19):1209-15.

[40] Sessler DI, McGuire J, Sessler AM. Perioperative thermal insulation. Anesthesiology. 1991;74(5):875-9.

[41] Ozaki M, Sessler DI, Suzuki H, Ozaki K, Tsunoda C, Atarashi K. Nitrous-oxide decreases the threshold for vasoconstriction less-than sevoflurane or isoflurane. Anesth Analg. 1995;80(6):1212-6.

[42] Simpson JB, Thomas VS, Ismaily SK, Muradov PI, Noble PC, Incavo SJ. Hypothermia in total joint arthroplasty: a wake-up call. J Arthroplasty. 2018;33(4):1012-8.

[43] Sessler DI. Perioperative thermoregulation and heat balance. Lancet. 2016;387(10038):2655-64.

[44] Putzu M, Casati A, Berti M, Pagliarini G, Fanelli G. Clinical complications, monitoring and management of perioperative mild hypothermia: anesthesiological features. Acta Biomed. 2007;78(3):163-9.

[45] McGovern PD, Albrecht M, Belani KG, Nachtsheim C, Partington PF, Carluke I, et al. Forced-air warming and ultra-clean ventilation do not mix: an investigation of theatre ventilation, patient warming and joint replacement infection in orthopaedics. J Bone Joint Surg Br. 2011;93(11):1537-44.

[46] Legg AJ, Cannon T, Hamer AJ. Do forced air patient-warming devices disrupt unidirectional downward airflow? J Bone Joint Surg Br. 2012;94(2):254-6.

[47] Allen DB, Maguire JJ, Mahdavian M, Wicke C, Marcocci L, Scheuenstuhl H, et al. Wound hypoxia and acidosis limit neutrophil bacterial killing mechanisms. Arch Surg. 1997;132(9):991-6.

[48] Zhang W, Li N, Chen SF, Tan Y, Al-Aidaros M, Chen LB. The effects of a tourniquet used in total knee arthroplasty: a meta-analysis. J Orthop Surg Res.

2014;9(1):13.

[49] Blanco JF, Diaz A, Melchor FR, da Casa C, Pescador D. Risk factors for periprosthetic joint infection after total knee arthroplasty. Arch Orthop Trauma Surg. 2020;140(2):239-45.

[50] Greif R, Akca O, Horn EP, Kurz A, Sessler DI, Outcomes RG. Supplemental perioperative oxygen to reduce the incidence of surgical-wound infection. N Engl J Med. 2000;342(3):161-7.

[51] Parvizi J, Shohat N, Gehrke T. Prevention of periprosthetic joint infection: new guidelines. Bone Jt J. 2017;99-B(4 Supple B):3-10.

[52] Stryker LS, Abdel MP, Morrey ME, Morrow MM, Kor DJ, Morrey BF. Elevated postoperative blood glucose and preoperative hemoglobin A1C are associated with increased wound complications following total joint arthroplasty. J Bone Joint Surg Am. 2013;95(9):808-14, S1-2.

[53] Capozzi JD, Lepkowsky ER, Callari MM, Jordan ET, Koenig JA, Sirounian GH. The prevalence of diabetes mellitus and routine hemoglobin A1c screening in elective Total joint arthroplasty patients. J Arthroplasty. 2017;32(1):304-8.

[54] Marchant MH Jr, Viens NA, Cook C, Vail TP, Bolognesi MP. The impact of glycemic control and diabetes mellitus on perioperative outcomes after total joint arthroplasty. J Bone Jt Surg. 2009;91(7):1621-9.

[55] Mraovic B, Suh D, Jacovides C, Parvizi J. Perioperative hyperglycemia and postoperative infection after lower limb arthroplasty. J Diabetes Sci Technol. 2011;5(2):412-8.

[56] Thompson BM, Stearns JD, Apsey HA, Schlinkert RT, Cook CB. Perioperative management of patients with diabetes and hyperglycemia undergoing elective surgery. Curr Diab Rep. 2016;16(1):2.

[57] Munoz-Price LS, Bowdle A, Johnston BL, Bearman G, Camins BC, Dellinger EP, et al. Infection prevention in the operating room anesthesia work area. Infect Control Hosp Epidemiol. 2018;40(1):1-17.

[58] Biddle C, Shah J. Quantification of anesthesia providers' hand hygiene in a busy metropolitan operating room: what would Semmelweis think? Am J Infect Control. 2012;40(8):756-9.

[59] Andersson AE, Bergh I, Karlsson J, Eriksson BI, Nilsson K. Traffic flow in the operating room: an explorative and descriptive study on air quality during orthopedic trauma implant surgery. Am J Infect Control. 2012;40(8):750-5.

[60] Ritter MA. Surgical wound environment. Clin Orthop Relat Res. 1984;190:11-3.

[61] Ritter MA. Operating room environment. Clin Orthop Relat Res. 1999;369(369):103-9.

[62] Tumia N, Ashcroft GP. Convection warmers—a possible source of contamination in laminar airflow operating theatres? J Hosp Infect. 2002;52(3):171-4.

[63] Ritter MA, Eitzen H, French M, Hart JB. The operating room environment as affected by people and the surgical face mask. Clin Orthop Relat Res. 1975;111:147-50.

[64] Ayliffe GA. Role of the environment of the operating suite in surgical wound infection. Rev Infect Dis. 1991;13 Suppl 10(Supplement_10):S800-4.

[65] Smith EB, Raphael IJ, Maltenfort MG, Honsawek S, Dolan K, Younkins EA. The effect of laminar air flow and door openings on operating room contamination. J Arthroplasty. 2013;28(9):1482-5.

[66] Young RS, O'Regan DJ. Cardiac surgical theatre traffic: time for traffic calming measures? Interact Cardiovasc Thorac Surg. 2010;10(4):526-9.

[67] Panahi P, Stroh M, Casper DS, Parvizi J, Austin MS. Operating room traffic is a major concern during total joint arthroplasty. Clin Orthop Relat Res. 2012;470(10):2690-4.

第 34 章　止血带

Tourniquet

Ahmed A. Magan　Babar Kayani　Sandeep Singh　Fares S. Haddad　**著**

一、概述

（一）止血带的定义

止血带本质上是一个对肢体施加压力的外部设备，造成血管收缩降低血流，因此能更好地观察到手术区域，并减少血液流失。

（二）止血带的历史

止血带的使用最早可以追溯到 4 世纪左右。到了 1718 年，Jean-Louis Petit 在外科领域推广了止血带的使用。作为一名解剖学家和外科医生，他为创伤和矫形外科的发展做出了令人钦佩的贡献 [1]。他制作了一个螺丝装置，通过转动来限制血流。因此，它被命名为止血带（tourniquet），来自法语单词 "toumer"。几个世纪以来，他的设计不断发展，形成了今天使用的不同类型的止血带。

（三）止血带在 TKA 中的使用

几个世纪以来，在手术中使用止血带帮助外科医生最大限度地减少失血量。在过去的几十年里，止血带的使用在下肢关节置换术中引起了争议。已发表的文献中没有确凿的证据表明止血带是否应常规用于 TKA。目前在骨科中，关于止血带的使用存在三种思想流派：①全部使用；②部分使用；③不使用全部。本章将涵盖有关止血带使用的基本主题，并将包括止血带相关和感染相关的文献。

（四）手术中止血带使用的适应证和禁忌证

一般来说，它适用于可能有大量失血的手术，或者需要确定相关解剖结构的精细手术。

使用止血带的主要禁忌证是患有严重外周血管疾病的患者。还有一些情况可能不建议使用止血带，如一些开放性损伤、髓内钉和糖尿病足疾病 [2]。

（五）什么是正常止血带压力

虽然绝大多数人支持在必须使用止血带的情况下，在最短的时间内使用最低的止血带压力，但并没有普遍认同的止血带充气压力值。有几个因素可以影响到将止血带充气到高于收缩压的数值。一些学者主张将止血带充气至高于麻醉前静息收缩压的 2.5 倍，对于肥胖的患者，再增加 50mmHg [2]。一项随机对照试验（randomised control trial，RCT）比较了两组在 TKA 期间使用止血带的情况。一组的止血带压力较高，为 350mmHg（设定为标准），另一组的止血带压力较低，设定为高于患者收缩压 100mmHg。该研究包括 26 例接受双侧 TKA 的患者。他们发现使用较低的止血带压力（高于收缩压 100mmHg）在控制出血方面与较高压力（350mmHg）组一样可以接受。较低止血带压力组的疼痛较轻，恢复较快 [3]。

二、TKA 中使用止血带：它是否影响感染的风险

止血带缺血的病理生理学、伤口愈合和止血

带时间

健康的伤口愈合取决于充分的局部细胞氧合，这反过来将减少伤口延迟愈合或感染的风险[4]。1993年，Johnson在他们关于TKA术后伤口愈合的研究中对此进行了很好的描述。它解释了TKA术后导致的伤口缺血。在术后早期，伤口边缘的含氧量不同，使用的切口类型（中线、内侧、内侧弧形）对其有影响[5]。一旦使用止血带，约有1%的正常循环在肢体上灌注[5]。此外，该论文指出，在使用止血带之前对肢体进行放血有利于任何潜在的机会主义微生物的存在，原因有二。首先，一旦使用止血带，就会导致循环系统防御细胞减少，无法杀死可能存在的任何细菌。其次，如果不及时使用抗生素，可能会导致组织内的治疗水平不足。这两个因素的结合可能会导致浅层伤口愈合问题的出现，或者更糟糕的是导致深层感染。

在TKA术后早期，膝关节进入屈曲状态时，皮肤边缘的灌注有差异[6]。与内侧边缘的伤口相比，外侧伤口的氧气浓度似乎较低[5]，尽管这可以通过向患者提供额外的氧气来解决[7]。一项大型RCT研究发现，为结直肠切除术患者提供补充氧气可使其伤口感染率减半[8]。考虑到这些因素，人们可能会问，如果我们的目的是试图减轻任何感染的风险，为什么要使用止血带？

使用止血带可导致缺血相关事件。Clarke等研究了31例接受TKA的患者，并将他们分为两组：不使用止血带和另外两组。其中，止血带的充气压力比平均麻醉收缩压高125mmHg或250mmHg。在这个研究中，他们发现所有组别都有临界缺氧的因素，这在止血带压力较高的组别中最为显著。与低止血带压力和无止血带组相比，该组的缺氧持续时间更长[9]。

一项关于在TKA中使用气动止血带的Meta分析考察了13项RCT中的3项研究，在分析中提到了感染。共有223例患者，研究指出止血带组的感染率高于对照组，RR为5.37（95%CI

0.99～29.6），$P=0.05$[10]。虽然一眼看去，他们的结果似乎很有意义；然而，由于研究的数量很少，必须谨慎解释。很难确定手术时间或止血带是否导致人工关节感染（PJI）的发生。在已发表的文献中，一些外科医生几乎将止血带时间和手术时间互换使用。手术时间的增加会导致止血带的使用时间延长，由于手术时间的延长，会提高PJI的风险。例如，在一项病例对照研究中，Blanco等回顾了132例TKA患者的记录，其中所有病例都使用止血带。作者在研究中包括66例有PJI的TKA和66例没有PJI的TKA作为对照。他们得出结论，手术时间超过90min和止血带时间超过60min是PJI最相关的风险因素[11]。仔细分析他们的研究结果，可以得出结论，他们发现PJI的风险在手术时间60min后增加，在手术时间90min后每15分钟进一步增加5倍。表34-1显示了在TKA中使用止血带和感染的相关研究摘要。

三、使用止血带对失血率、手术时间和深静脉血栓的影响

在显露和关闭伤口过程中，优良的止血功能是无可替代的。伤口闭合后仍有失血，这可能比手术中的失血量更多。最近对涉及541个膝关节的11项RCT进行了Meta分析，研究了TKA中止血带的使用和失血情况。其结论是，在TKA中使用止血带可以减少手术中的失血，以及计算出失血量和手术时间。然而，术后总失血量或输血需求没有差异[15]。

这项研究还证实了以前的研究结果，即使用止血带与不使用止血带相比，发生血栓栓塞事件的风险要高5倍[15, 16]。此外，另两项Meta分析评论了使用止血带时深静脉血栓的发生率较高，与之前的研究相似，增加了5倍[10, 17]。

四、止血带对疼痛和活动度的影响

以前发表的研究（包括RCT）（表34-1）表明，在TKA中使用止血带会导致术后初期的疼

表 34-1 TKA 患者止血带使用与感染相关性的随机对照试验综述

作者及年份	LoE	研究目的	样本量	TG	NTG	结 论	评 论
Liu 等（2017）[12]	I	前瞻性随机对照试验评估同时双侧 TKA 患者肢体使用止血带的益处	52	25	27	止血带的使用可以节省手术时间，但也可能导致术后疼痛、肿胀、伸直腿延迟和伤口并发症的增加	TG 仅有 1 例感染（深部）发生
Vandenbussche 等（2002）[13]	I	观察止血带在 TKA 中使用效果的前瞻性随机对照试验	80	40	40	两组在手术时间、并发症及住院时间方面无显著差异。NTG 出血量较多，术后第 5 天活动度较好，术后前 6h 疼痛减轻	无伤口感染
Clarke 等（2001）[9]	I	前瞻性随机对照试验观察大腿止血带是否影响伤口缺氧并成为延迟愈合的原因	31	21	10	如果使用止血带，则应在尽可能低的压力下充气，以尽量减少伤口并发症	TG 仅有 1 例（2 个皮瓣）感染。3 个皮瓣（TG 2 个，NTG 1 个）伤口延迟愈合
Abdel-Salam 等（1995）[14]	I	前瞻性随机对照试验研究止血带对伤口愈合、疼痛和肌肉功能的影响	80	40	40	NTG 并发症发生率较低，初期恢复较好，疼痛较少	TG 有 5 例伤口感染，而 NTG 无一例发生感染

LoE. 证据等级；TKA. 全膝关节置换术；NTG. 无止血带组；TG. 止血带组

痛增加，而且还会影响直腿抬高的能力。另外，Deering 等去年发表了一篇内容丰富的系统综述和 Meta 分析，包括 14 项研究，其中 8 项讨论了疼痛[18]。这 8 项研究包括 440 个 TKA（221 个 TG vs. 219 个 NTG），分析显示两组之间没有临床重要差异（5.23 ± 1.94cm vs. 3.78 ± 1.61cm，STD 平均差异 0.88mm，95%CI 0.54～1.23，$P < 0.001$）。作者使用视觉模拟量表（Visual Analogue Scale，VAS）0～100mm，并将 VAS 评分的 20mm 定义为最小临床重要差异（minimum clinically important difference，MCID）。Danoff 等对 139 例 THA 和 161 例 TKA 的观察研究表明，THA 的疼痛恶化的 MCID 为 23.6，TKA 为 29.1[19]。

Deerings 等发现，TG 和 TNG 在患者手术后达到的活动范围没有临床上的显著差异。此外，他们的结果显示两组之间的住院时间没有差异。

五、结论

在 TKA 中使用止血带可能会导致手术后一些并发症的增加。这包括伤口感染、止血带疼痛、血栓栓塞事件、神经血管损伤和僵硬的发生率。另外，支持使用止血带的人认为，与那些不使用止血带的 TKA 手术相比，失血量更少，手术时间更短，总体结果没有临床上的显著差异。

目前发表的 1 级研究并不支持是否应该常规使用止血带，特别是关于感染的发生率。感染是一种严重的并发症，发病率和死亡率都很高。PJI 的 5 年生存率比某些癌症更差。众所周知，手术时间延长与感染有关，有些学者报道止血带时间延长会导致感染。在我们有足够动力的 1 级研究之前，现状将继续下去。在我们的实践中，不常规使用止血带，也不支持在 TKA 中使用。

参考文献

[1] Markatos K, Androutsos G, Karamanou M, Tzgakrakis G, Kaseta M, Mavrogenis A. Jean-Louis petit (1674-1750): a pioneer anatomist and surgeon and his contribution to orthopaedic surgery and trauma surgery. Int Orthop. 2018;42(8):2003-7. https://doi.org/10.1007/s00264-018-3978-8.

[2] Khan AL, Gray A. Tourniquet uses and precautions. Surgery. 2014;32:131-3. https://doi.org/10.1016/j.mpsur.2013.12.014.

[3] Worland RL, Arredondo J, Angles F, Lopez-Jimenez F, Jessup DE. Thigh pain following tourniquet application in simultaneous bilateral total knee replacement arthroplasty. J Arthroplasty. 1997;12(8):848-52. https://doi.org/10.1016/S0883-5403(97)90153-4.

[4] Hunt TK. The physiology of wound healing. Ann Emerg Med. 1988;17(12):1265-73. https://doi.org/10.1016/S0196-6644(88)80351-2.

[5] Johnson DP. Infection after knee arthroplasty. Acta Orthop Scand. 1993;252:1-48. https://doi.org/10.3109/17453679309153926.

[6] Johnson DP, Eastwood DM, Bader DL. Biomechanical factors in wound healing following knee arthroplasty. J Med Eng Technol. 1991;15(1):8-14. https://doi.org/10.3109/03091909109015442.

[7] Vince KG. Wound closure: healing the collateral damage. J Bone Jt Surg Ser B. 2012;94(11 Suppl A):126-33. https://doi.org/10.1302/0301-620X.94B11.30792.

[8] Greif R, Akça O, Horn EP, Kurz A, Sessler DI. Supplemental perioperative oxygen to reduce the incidence of surgical-wound infection. N Engl J Med. 2000;342(3):161-7. https://doi.org/10.1056/NEJM200001203420303.

[9] Clarke MT, Longstaff L, Edwards D, Rushton N. Tourniquet-induced wound hypoxia after total knee replacement. J Bone Jt Surg Ser B. 2001;83(1):40-4. https://doi.org/10.1302/0301-620X.83B1.10795.

[10] Yi S, Tan J, Chen C, Chen H, Huang W. The use of pneumatic tourniquet in total knee arthroplasty: a meta-analysis. Arch Orthop Trauma Surg. 2014;134(10):1469-76. https://doi.org/10.1007/s00402-014-2056-y.

[11] Blanco JF, Díaz A, Melchor FR, da Casa C, Pescador D. Risk factors for periprosthetic joint infection after total knee arthroplasty. Arch Orthop Trauma Surg. 2020;140(2):239-45. https://doi.org/10.1007/s00402-019-03304-6.

[12] Liu PL, Li DQ, Zhang YK, et al. Effects of unilateral tourniquet used in patients undergoing simultaneous bilateral total knee arthroplasty. Orthop Surg. 2017;9(2):180-5. https://doi.org/10.1111/os.12329.

[13] Vandenbussche E, Duranthon LD, Couturier M, Pidhorz L, Augereau B. The effect of tourniquet use in total knee arthroplasty. Int Orthop. 2002;26(5):306-9. https://doi.org/10.1007/s00264-002-0360-6.

[14] Abdel-Salam A, Eyres KS. Effects of tourniquet during total knee arthroplasty. A prospective randomised study. J Bone Jt Surg Ser B. 1995;77(2):250-3. https://doi.org/10.1302/0301-620x.77b2.7706340.

[15] Cai DF, Fan QH, Zhong HH, Peng S, Song H. The effects of tourniquet use on blood loss in primary total knee arthroplasty for patients with osteoarthritis: a meta-analysis. J Orthop Surg Res. 2019;14(1):348. https://doi.org/10.1186/s13018-019-1422-4.

[16] Parmet JL, Horrow JC, Berman AT, Miller F, Pharo G, Collins L. The incidence of large venous emboli during total knee arthroplasty without pneumatic tourniquet use. Anesth Analg. 1998;87(2):439-44. https://doi.org/10.1097/00000539-199808000-00039.

[17] Zhang W, Li N, Chen S, Tan Y, Al-Aidaros M, Chen L. The effects of a tourniquet used in total knee arthroplasty: a meta-analysis. J Orthop Surg Res. 2014;9(1):13. https://doi.org/10.1186/1749-799X-9-13.

[18] McCarthy Deering E, Hu SY, Abdulkarim A. Does tourniquet use in TKA increase postoperative pain? A systematic review and meta-analysis. Clin Orthop Relat Res. 2019;477(3):547-58. https://doi.org/10.1097/CORR.0000000000000572.

[19] Danoff JR, Goel R, Sutton R, Maltenfort MG, Austin MS. How much pain is significant? Defining the minimal clinically important difference for the visual analog scale for pain after Total joint arthroplasty. J Arthroplasty. 2018;33(7S):S71-S75.e2. https://doi.org/10.1016/j.arth.2018.02.029.

第 35 章 术前关节腔注射与感染

Intraarticular Injection Prior to Joint Replacement and its Relationship to Prosthetic Joint Infection

Darshan S. Angadi　Claire Bolton　Vikram Kandhari　Myles R. J. Coolican　著

有症状的膝关节骨性关节炎（osteoarthritis，OA）的管理包括详细的治疗方案，如口服镇痛药、非甾体抗炎药物、支具、物理治疗，特别是加强锻炼、饮食/生活方式的改变、关节内（intraarticular，IA）注射治疗物质，当这些方式未能充分控制症状时，可采用关节置换术[1-5]。

膝关节的 IA 注射在门诊和手术室中都是常规操作[3]。据报道，30%～50% 的接受关节置换术的患者在手术前 1 年内曾在同侧膝关节做过关节内注射[6, 7]。然而，与其他非手术治疗方式相比，关节内注射术的创伤性更大。因此，一些研究者已经报道了与该手术相关的风险和并发症[8, 9]。局部并发症（如疼痛性渗出[10]、皮肤病变[11]、皮肤坏死[12]和化脓性关节炎[13-15]）在关节内注射后都有描述。

尽管有非手术治疗方案，但症状的发展是单髁或全膝关节置换术（TKA）的指征[2]。膝关节置换术的结果可能会受到膝关节 OA 管理中的一些初始干预措施的影响[16-18]。在这种情况下，一些研究者已经评估了术前 IA 注射对后续关节置换的影响[19-21]。

本章讨论了 TKA 中深层人工关节感染（PJI）的风险，这些风险来自于膝关节 OA 管理中术前 IA 注射的做法，并解决临床医生在决策过程中遇到的一些关键问题。

这些问题如下。

• 用于膝关节 IA 注射治疗膝关节 OA 的常见治疗物质类型有哪些？

• 哪些是可能影响术前 IA 注射后 TKA 发生 PJI 风险的患者 / 临床医生 / 手术相关因素？

• 当 TKA 适用于膝关节 OA 和以前有同侧 IA 注射史的患者时，目前有什么证据可以指导安全的手术管理？

一、用于关节内注射治疗物质的类型

（一）皮质类固醇

甲泼尼龙或曲安奈德是最常用于关节内注射的皮质类固醇。皮质类固醇通常与局部麻醉药（如利多卡因或布比卡因）联合使用[22]。糖皮质激素通过直接作用于核类固醇受体，改变 mRNA 和蛋白质的合成，从而减少花生四烯酸的促炎作用，导致 T 细胞和 B 细胞功能的改变，细胞因子和酶的水平下降，并抑制磷脂酶 A2[23]。皮质激素通过改变 B 细胞和 T 细胞功能及刺激透明质酸的合成来减轻炎症[22]。

最近的研究表明，软骨细胞所处的细胞周围基质的这种变化，以及它们所适应的基质的变化，可以在基因表达方面对软骨细胞产生重大影响，从而影响合成代谢 / 分解代谢的平衡[24]。这种正常软骨细胞功能的改变可能使平衡从合成代谢状态转为分解代谢状态，从而导致骨关节炎的退行性改变[25]。总之，IA 皮质激素可能有助于治疗滑膜细胞介导的炎症，从而提供一些症状缓解，但对软骨细胞功能有负面作用。

AAOS 在指南中指出，鉴于没有确定的证据，他们不能推荐使用关节内皮质类固醇来治疗膝关节 OA[26]。然而，关节内类固醇注射仍然是许多患者在最初提交给外科医生后的第一步治疗。

（二）透明质酸

透明质酸（hyaluronic acid，HA）是一种复杂的高分子量多糖，是滑液中蛋白多糖的重要组成部分[27]。它在正常滑液中的分子量为 6500～10 900kDa[28]。在正常成人膝关节中，HA 的浓度为每毫升 2～4mg，半衰期为 20h[29]。它能增加 IA 液的黏度，并在胶原纤维之间纠缠以捕获水分，为关节软骨提供更多的抗压强度[22, 30]。HA 通过减少氧化压力和抑制巨噬细胞的吞噬作用来减少炎症[31]。

与正常的膝关节相比，在退行性疾病（如膝关节 OA）中，鞘内 HA 的半衰期缩短（11～12h）[32]，此外，HA 已被证明会发生解聚，分子量为 2700～4500kDa[28]。

外源性 HA 注射被称为"黏性补充"，以描述在关节中增加黏性物质和补充透明质酸供应的假定双重效果的组合。目前，市售的 HA 制剂通常以单剂量给药，但大多数需要每周注射 3～5 次[22, 33]。这些产品的分子量、生产方法、半衰期和成本各不相同[33]。它们是由收获的公鸡粪便或通过体外的细菌发酵生产的[34]。高分子量的 HA（6000kDa 以上）被认为具有更大的临床疗效，但目前的文献没有定论[31, 32, 35, 36]。必须指出的是，AAOS 指南并不推荐使用 HA 注射治疗膝关节 OA[26, 37]。然而，美国 FDA 已经批准将其作为一种医疗设备，而不是药物制剂用于治疗膝关节 OA[38]。此外，他们的使用只被批准用于选定的患者群，即尽管有简单的口服镇痛剂或非药物逻辑治疗，但膝关节 OA 的症状仍

有进展[22, 38]。

（三）生物 / 新制剂

近年来，一些生物制剂和新型制剂被引入到膝关节 OA 的治疗中，其结果各不相同[39-45]。这些药物具体如下。

1. 富血小板血浆

在膝关节 OA 中注射富血小板血浆（platelet-rich plasma，PRP）的理由是直接引入和随后利用储存在血小板 α 颗粒中的血小板衍生生长因子，以刺激自然愈合级联，使组织再生并调解抗炎反应[40, 44, 45]。

有几个系统可以从患者的静脉血中制备 PRP，通过离心分离血小板、红细胞和白细胞[42, 45, 46]，一些研究者已经评估了 PRP 在膝关节 OA 管理中的临床效果[46-48]。最近的证据表明，与 HA 或安慰剂相比，对膝关节 OA 患者进行白细胞贫血 PRP 的 IA 给药可以使 WOMAC 评分得到明显改善[49-51]。然而，其他研究者报道 PRP 治疗没有明显改善[52, 53]。目前 AAOS 指南没有推荐或反对使用 PRP 治疗膝关节 OA[26]。

2. 间充质干细胞

从骨髓、脂肪组织和羊膜中提取的间充质干细胞（mesenchymal stem cell，MSC）已在最近的文献中被描述为对膝关节 OA 患者有用的生物模式[42, 43, 54, 55]。虽然有关这些治疗方案的文献正在迅速发展，但它们主要是在专科中心进行[55-57]。

MSC 在膝关节 OA 中发挥作用的机制仍然是一个正在研究的领域[57, 58]。一些研究者认为，IA 注射 MSC 可能通过直接分化成软骨细胞，表达适当的 ECM 蛋白，以及分泌生长因子和细胞因子来抑制炎症细胞的激活和刺激组织修复[55-57]。

3. 自体无细胞制剂

膝关节 OA 管理中使用的两种常见的自体无细胞制剂包括自体调节血清（autologous conditioned serum，ACS）和自体蛋白血清（autologous protein serum，APS）[39, 59]，目前，几个商业化的试剂盒

被用来从患者的全血样本中制备 ACS/APS[60-63]。获得的血样通过玻璃珠孵化和离心进一步调理，导致 IL-IRa 及其他多种细胞因子和生长因子的产生增加[63, 64]。总的来说，ACS 和 APS 都是富含内源性细胞因子的注射液，可能有助于恢复关节稳态，防止软骨和骨的退行性变化[39, 59]。

二、目前的证据

（一）文献检索和数据库

使用医疗保健数据库网站（http：//www.library.nhs.uk/hdas）对所有可用的证据进行了文献检索（2020 年 3 月）。检索的数据库是 Medline、CINAHL、Embase 和 Cochrane 图书馆。Medline、CINAHL 和 Embase 的搜索是使用布尔语句和通配符（*）进行的。对 Cochrane 数据库中的相关文章进行了审查。通过评论文章、谷歌学者（https：//scholar.google.co.uk/）和灰色文献数据库 OpenGrey[65]，进行辅助书目搜索，以确定其他相关研究。

（二）搜索条件

皮质类固醇。搜索标准包"膝关节 * 和（置换 * 或关节置换 *）和（关节内 * 或关节 *）和注射 * 和（类固醇 * 或皮质类固醇 *）"。

黏液补充剂。搜索标准包括"膝关节 * 和（置换 * 或关节置换 *）和（关节内 * 或关节 *）和注射 * 和（透明质酸 * 或黏弹剂 *）"。

生物 / 新制剂。搜索标准包括"膝关节 * 和（置换 * 或关节置换 *）和（关节内 * 或关节 *）和注射 * 和 [（富含血小板的血浆 * 或间充质干细胞 * 或自体调节血清 * 或自体蛋白溶液 *）]"。

（三）搜索结果

表 35-1 至表 35-3 列出了目前文献中研究的简要调查。

有趣的是，尽管在膝关节 OA 的管理中有大量的使用了生物 / 新型制剂的相关文献，但目前的综合搜索没有发现任何研究涉及在 TKA 前使用后的 PJI 风险的话题。

三、IA 注射后 TKA 中 PJI 的发病机制

虽然 IA 注射导致 TKA 后 PJI 的确切机制尚不清楚，但有一些理论。有人认为，一些皮质类固醇的长效制剂可能不会完全溶解，并且可能会留在囊性变性的软组织区域内[21]，这些残留物可能在手术中被重新激活，导致伤口并发症或 PJI 的风险[21]。其他研究者报道，鉴于皮肤准备和使用的无菌技术存在很大差异，皮肤细菌可能在 IA 注射时被引入[66-69]。使用"用过的针"培养方法的研究者支持这一观点，他们注意到，尽管有酒精皮肤准备，但 14%～28% 的针尖显示有生物体的证据[70]。这些生物体可能保持休眠状态，后来被手术所激活。

人们一致认为 TKA 患者的 PJI 是多种因素的结果[71-74]。然而，由于高质量的研究很少，再加上不同的研究者得出的结论相互矛盾，对于在术前接受 IA 注射的 TKA 患者，导致 PJI 的病因病理机制仍然缺乏详细的了解[7, 75, 76]。

（一）皮质类固醇

从表 35-1 可以看出，已发表的评估 IA 皮质类固醇注射后 TKA 中 PJI 潜在风险的研究是不同的。此外，他们的回顾性设计限制了证据的级别，大多数是 Ⅲ / Ⅳ 级的研究。有关该主题的系统回顾和 Meta 分析已经强调了这一点[7, 75, 76]。文献中关于 TKA 中 PJI 的总体报道率相对较低，约为 1%[71, 77, 78]。因此，有人认为，要证明 IA 皮质激素注射后感染率增加 50%，每个队列所需的最低人数为 2000 人[79]。除 Richardson 等[80] 的研究外，所有的研究都不符合这一标准。

在关于这个主题的最初研究中，Papavasiliou 及其同事调查了术前皮质类固醇注射和 TKA 中 PJI 风险增加之间的关系[66]。这项回顾性的队列研究将 144 例患者分为两组；一组在 TKA 之前接受过 IA 皮质类固醇，另一组是没有接受过的对照组。作者在研究组中报道了 3 例 PJI 病例。这三个感染病例从最后一次注射到手术的时间为 8 个月、10 个月和 11 个月。然而，那些没有发

表 35-1 评估术前皮质类固醇注射后 TKA 中 PJI 风险的研究调查

研究	研究设计	患者数/TKA	类固醇（类型和剂量）	注射点	TKA后随访（月）	人工关节感染率	注射至TKA间隔时间（月）	OR（95%CI）和 P 值
Richardson 等（2019）	回顾性队列	6653 16 656 5569 4434	未报道	未报道	6	3.25%	≤3 >3~6 >6~12	1.21（1.04~1.40），P=0.01 1.07（0.90~1.27），P=0.41 1.17（0.98~1.40），P=0.08
Kokubun 等（2017）	回顾性队列	442TKA	甲泼尼龙 80mg 或曲安奈德 40mg	未报道	51.5	3.0%	≤3 ≤6	1.09（0.52~2.23），P=0.80 1.47（0.71~3.04），P=0.29
Khanuja 等（2016）	回顾性队列	302 患者	曲安奈德 40mg	门诊：302	42	2.0%	5	0.5[a]（0.12~1.98），P=0.5
Desai 等（2009）	回顾性队列	90TKA	甲泼尼龙 40mg	门诊：30 手术室：60	12	0%	≤12	未报道
Horne 等（2008）	回顾性病例对照	40 例 352 对照	未报道	门诊：40	未报道	11/40[b]	16	1.38（0.55~3.31） P 值未报道
Joshy 等（2006）	回顾性队列	32TKA	未报道	未报道	未报道	未报道	46	未报道
Papavasiliou 等（2006）	回顾性队列	54 患者	甲泼尼龙 40mg	门诊：54	未报道	5.6%	9.6	未报道

a. 皮质类固醇注射引起 PJI 相对风险
b. 每个亚组的患者报告数
PJI. 人工关节感染；TKA. 全膝关节置换术；OR. 比值比；CI. 置信区间

表 35-2 评估术前注射黏弹剂后 TKA 中 PJI 风险的研究调查

研究	研究设计	患者数/TKA	透明质酸（类型和剂量）	注射地点	TKA后随访（月）	人工关节感染率	注射至TKR间隔时间（月）	OR（95%CI）和 P 值
Richardson 等（2019）	回顾性队列	646 3249 1113 1490	未报道	未报道	6	4.18%	≤3 >3~6 >6~12	1.55（1.02~2.25），P=0.02 0.84（0.55~1.23），P=0.39 0.83（0.57~1.16），P=0.28
Kokubun 等（2017）	回顾性队列	442TKA	Synvisc-One[a] Orthovisc[a] Gel-One[a]	未报道	51.5	3.0%	≤3 ≤6	1.09（0.52~2.23），P=0.80 1.47（0.71~3.04），P=0.29

a. 未报道每个亚组的患者数
PJI. 人工关节感染；TKR. 全膝关节置换术；CI. 置信区间；OR. 比值比

表 35-3 基于术前关节内注射时间的 TKA 中 PJI 风险的研究调查

研 究	研究设计	患者数/TKA	治疗性药物	注射地点	TKA后随访(月)	人工关节感染率(%)	注射至TKA间隔时间(月)	OR(95%CI)和 P 值
								1.29(1.03~1.62), P=0.024
								1.23(1.06~1.42), P=0.005
								1.23(1.07~1.40), P=0.003
		1804				4.6	1	1.28(1.11~1.50), P=0.001
		5031				4.4	2	
		5659				4.4	3	1.30(1.09~1.54), P=0.003
		4197				4.6	4	
		3259				4.6	5	1.46(1.21~1.76), P<0.001
Bedard 等 (2017)	回顾性队列	29 603	未报道	未报道	6	5.2	6	
		2444				3.8	7	1.06(0.83~1.35), P=0.625
		1839				3.5	8	
		1477				4.4	9	0.96(0.72~1.27), P=0.779
		1257				3.4	10	
		1053				3.4	11	1.23(0.93~1.62), P=0.141
		850				3.8	12	
		733						0.95(0.68~1.33), P=0.766
								0.95(0.65~1.38), P=0.781
								1.07(0.73~1.56), P=0.741
								1.5(1.2~1.8), P<0.0001
Cancienne 等(2015)	回顾性队列	22 240	未报道	未报道	6	3.41	≤ 3	
		5313				2.48	>3~6	1.1(0.9~1.3), P=0.52
		8919				2.24	>6~12	
		8008						1.0(0.8~1.2), P=0.66

PJI. 人工关节感染；TKR. 全膝关节置换术；CI. 置信区间

生感染的患者的注射时间没有说明。与注射组相比，对照组在 TKA 之前没有接受过类固醇的患者没有感染的记录（ P<0.025 ）。作者总结说，在 TKA 之前的 11 个月内给予术前 IA 皮质类固醇注射，会显著增加深部感染的风险。

这项研究只整理了医院记录的数据，可能会遗漏那些从全科医生那里接受类固醇注射的患者，并无意中将这些患者纳入对照组，从而引入明显的选择偏差。此外，作者没有提供有关其他患者的信息，这些患者可能在接近手术的 8 个月内注射了 IA 皮质类固醇而没有发生感染。

Joshy 等[81] 进行了一项回顾性的匹配病例对

照研究，涉及一组 32 例 TKA 术后发生 PJI 的患者，将他们与类似数量的没有感染的 TKA 患者进行比较。作者报道，以前注射类固醇不是 PJI 的危险因素。然而，非常小的样本量使这项研究的力量明显不足。

2008 年，Home 等进行了一项类似的回顾性匹配病例对照，比较了 40 例 PJI 患者和 352 例 TKA 术后无 PJI 患者。除了回顾医院记录外，作者还评估了患者的全科医生和风湿病医生在社区进行的 IA 皮质类固醇注射的数量，并使用问卷调查。因此，比较组被减少到 28 例（PJI）和 219 例（无 PJI）。他们报道，对照组中 32% 的患者和研究组中 39% 的患者接受过皮质类固醇注射。作者的结论是，这并不显著（P=0.44）。仔细观察，这项研究有几个不一致的地方。研究组最初在方法中报道包括 29 例患者，但随后在结果部分报道为只有 28 例患者。随访期只限于 TKA 术后的 6 个月。此外，TKA 之前的皮质类固醇注射仅通过问卷调查确定，没有尝试筛选骨科、风湿病科或全科医生的记录。因此，这项研究有可能存在明显的回忆偏差。

随后，Desai 等[79] 在 2009 年报道了 90 例术前有皮质类固醇注射史的 TKA 和 1 年随访的结果。有趣的是，60 个膝关节是在手术室注射的，其余是在门诊进行的。作者将上述患者与同一机构的 180 例 TKA 患者进行了比较，没有术前注射皮质类固醇的历史，并报道两组中都没有 PJI。研究组中有 45 个膝关节在手术前 12 个月内接受了注射。

然而，作者没有说明这些注射离 TKA 手术有多近，也没有说明研究组从注射到 TKA 的平均时间。必须指出的是，在手术室进行类固醇注射的方法并不常见。因此，本研究的结果可能并不适用于所有中心。此外，作者没有调查两组中的患者是否在社区接受皮质类固醇注射，导致选择偏差。

Khanuja 及其同事报道了 302 例在接受 TKA 之前接受 IA 皮质类固醇注射的患者的结果[21]。

所有 IA 皮质类固醇（曲安奈德 40mg）注射都是在门诊就诊时，在用酒精氯己定溶液进行皮肤准备后，在无菌预防措施下进行的。他们将上述小组的结果与性别、年龄、BMI 和 ASA 状态相匹配（1∶1 匹配）的对照组患者进行了比较。他们观察到，两组在 PJI 方面没有明显差异（2% 注射组和 1% 非注射组；HR=0.5，P=0.5）。有趣的是，作者说，虽然非注射对照组的所有患者都是根据一个机构的记录抽取的，但他们无法排除该组可能包括在其他机构接受 IA 注射的患者。

2017 年，Kokubun 等报道了 442 例 TKA 的结果和并发症，平均随访 51 个月，来自同一个医师完成的一系列手术[82]。他们报道，13 例患者（3%）出现了 PJI，175 例患者（40%）接受了 4 次或更多的注射，而 267 例患者（60%）接受了 3 次或更少的注射。作者得出结论，术前皮质类固醇注射不会显著影响后续 TKA 中 PJI 的风险。作者承认他们的数据中的数字很少，并使用"先验"原则，使用上述感染率进行功率分析。此外，有关注射是在医院还是在社区环境中进行的详细信息也缺失。这项研究包括皮质类固醇和透明质酸注射。然而，必须指出的是，作者没有报道每组的患者人数，从而限制了对其结果的解释。

在他们的研究中，Richardson 等利用美国的一个大型国家数据库，确定了 2007—2016 年接受初级 TKA 的 58 337 例患者[80]，利用程序代码，审查了在 TKA 前 12 个月内进行 IA 注射，并在 TKA 后 6 个月内接受 PJI 手术的患者。他们有一个 16 656 例患者的队列，在术前有 IA 皮质类固醇注射史，并根据 IA 注射和 TKA 之间的时间进一步划分这些患者（表 35-1）。有 6653 例（39.9%）患者在 TKA 前不到 3 个月注射过 IA 皮质类固醇，其 PJI 率为 3.25%，而没有 IA 注射史的患者为 2.74%，因此风险增加 19%。在控制了年龄、性别和医疗合并症后，PJI 的风险明显增加；OR 为 1.21（表 35-1）。作者发现，在 TKA 前 3 个月以上注射皮质类固醇没有增加感染风险。

（二）透明质酸

在目前的文献中，只有两项研究调查了TKA 患者在术前接受黏弹剂治疗时发生 PJI 的风险[80, 82]（表 35–2）。这两项研究的方法不同，Richardson 等[80] 的研究数据来自于大型国家数据库，而 Kokubun 等[82] 的研究数据是同一个医师完成的一系列手术。

Richardson 及其同事调查的主要研究问题是黏弹剂注射和 TKA 手术之间的时间间隔和相关的 PJI 风险的影响。在他们的 3249 例患者中，有646 例（19.9%）在 TKA 手术前不到 3 个月接受了 HA 注射，据报道 PJI 率为 4.18%，而未注射组为 2.74%。这意味着 PJI 的风险相对高出 53%（OR=1.55）。

在 Kokubun 等的研究中，他们[82] 调查了注射次数及黏液补充剂和 TKA 手术之间的时间对 PJI 的影响，作者报道他们的队列中感染率为3%。作者的结论是，用透明质酸进行的黏弹剂注射，包括注射的时间或次数与 TKA PJI 没有关系。然而，他们的数据中有同时接受皮质类固醇和透明质酸 IA 注射的患者。因此，这项研究的几个局限性变得很明显，包括不清楚接受黏弹剂治疗的患者数量，以及注射和 TKA 之间的时间间隔。因此，本研究的结果需要仔细解释，并适当考虑到来自单一外科医生系列数据集的所有固有限制。

（三）生物 / 新制剂

近期一些研究描述了用 PRP[45, 46]、MSC[43, 58]、ACS[61, 83, 84] 和 APS[63, 85] 等生物 / 新制剂治疗膝关节 OA 的临床结果。然而，在已发表的文献中，没有研究评估这些治疗方式后 TKA 中 PJI 的风险。值得注意的是，在涉及上述一些产品的实验性研究中，有报道称化脓性关节炎是治疗的并发症或不良事件[86, 87]。理论上说，鉴于注射的侵入性，有可能将隐性感染带入膝关节，但由于研究很少，很难估计这些产品 IA 注射后 TKA 的 PJI风险。

四、注射时机

研究使用从大型数据库中整理出来的信息，调查同侧膝关节 IA 注射的时间间隔与随后 TKA 中 PJI 风险的影响[20, 88]（表 35–3）。

Cancienne 等[88] 调查了 22 240 例 TKA 患者的结果，这些患者在术前有 IA 注射史（长达 12个月）。他们的对照组在年龄、性别、BMI、糖尿病和吸烟方面相匹配，包括 13 650 例没有 IA注射史的 TKA 患者。他们观察到，在 5313 例在TKA 前不到 3 个月接受 IA 注射的患者中，PJI的发生率较高，为 3.41%（OR=1.5，$P<0.0001$）。与对照组相比，在同侧膝关节注射后 3~6 个月或 6~12 个月接受 TKA 的患者的感染率没有显著差异。

在 2017 年的回顾性队列研究中，Bedard 及其同事[20] 使用 Humana 健康保险数据库来获取TKA 患者的结果信息。他们确定了 29 603 例TKA 患者，这些患者在 TKA 前至少 1 年在同侧膝关节进行了 IA 注射。对照组包括 54 081 例TKA 患者，术前没有在同侧膝关节注射 IA。两组均按 Charlson 合并症指数进行匹配[89]。在术前进行同侧注射的 TKA 患者组中，他们注意到与对照组相比，PJI 的风险更高（4.4% vs. 3.59%，OR=1.23，$P<0.001$）。此外，在同侧 TKA 前接受 IA 注射的患者，术后感染导致在 TKA 后 6个月内返回手术室的风险也高于未接受的患者（1.49% vs. 1.04%，OR=1.4，$P<0.001$）。

上述两项研究的结论是，在 TKA 前注射 IA不仅与较高的 PJI 风险有关，而且风险是与时间有关的。

五、其他证据和指南

对与髋关节注射和随后的关节置换术有关的文献进行回顾，其结果与上述研究相似[75, 90–93]。作为国际共识会议一部分的工作组指出，目前的文献资料有限，无法推荐对有症状的原生踝关节注射皮质类固醇后进行选择性全踝关节置换术

（total ankle arthroplasty，TAA）的理想时机[94]。他们建议在注射皮质类固醇后至少3个月后再进行TAA[94]。

六、结论

很少有强有力的研究来评估在随后的TKA中IA注射的PJI的不良风险。这导致对有症状的膝关节OA患者的管理在这个重要方面缺乏共识。全球一致认为，TKA患者的PJI是多因素的，有复杂的风险因素的相互作用。虽然有些风险因素是不可改变的，但IA注射和TKA的时间等是可改变的因素。

结合临床研究、基于大型数据库的观察性研究、系统评价和对现有证据的Meta分析，仍有必要继续对这一主题进行进一步研究，从而加深我们的理解。

IA注射仍然是膝关节有症状的OA患者管理的一部分。因此，这些患者需要得到适当的咨询，了解其好处和潜在的不良反应，包括随后的TKA中PJI的风险。在进一步的证据出现以指导管理之前，IA注射和TKA之间至少间隔3个月将是一个安全的方法。

参考文献

[1] Parker DA, Scholes C, Neri T. Non-operative treatment options for knee osteoarthritis: current concepts. J ISAKOS. 2018;3(5):274-81.

[2] Weber KL, Jevsevar DS, McGrory BJ. AAOS clinical practice guideline: surgical management of osteoarthritis of the knee: evidence-based guideline. J Am Acad Orthop Surg. 2016;24(8):e94-6.

[3] Levy DM, Petersen KA, Scalley Vaught M, Christian DR, Cole BJ. Injections for knee osteoarthritis: corticosteroids, viscosupplementation, platelet-rich plasma, and autologous stem cells. Arthroscopy. 2018;34(5):1730-43.

[4] McAlindon TE, Bannuru RR, Sullivan MC, Arden NK, Berenbaum F, et al. OARSI guidelines for the non-surgical management of knee osteoarthritis. Osteoarthr Cartil. 2014;22(3):363-88.

[5] Klasan A, Putnis SE, Yeo WW, Fritsch BA, Coolican MR, et al. Advanced age is not a barrier to total knee arthroplasty: a detailed analysis of outcomes and complications in an elderly cohort compared with average age total knee arthroplasty patients. J Arthroplasty. 2019;34(9):1938-45.

[6] Bedard NA, Dowdle SB, Anthony CA, DeMik DE, McHugh MA, et al. The AAHKS clinical research award: what are the costs of knee osteoarthritis in the year prior to total knee arthroplasty? J Arthroplasty. 2017;32(9):S8-S10.e11.

[7] Marsland D, Mumith A, Barlow IW. Systematic review: the safety of intra-articular corticosteroid injection prior to total knee arthroplasty. Knee. 2014;21(1):6-11.

[8] Ong KL, Runa M, Xiao Z, Ngai W, Lau E et al. Severe acute localized reactions following intra-articular hyaluronic acid injections in knee osteoarthritis. Cartilage. 2020:1947603520905113.

[9] Kompel AJ, Roemer FW, Murakami AM, Diaz LE, Crema MD, et al. Intra-articular corticosteroid injections in the hip and knee: perhaps not as safe as we thought? Radiology. 2019;293(3):656-63.

[10] Puttick MP, Wade JP, Chalmers A, Connell DG, Rangno KK. Acute local reactions after intraarticular hylan for osteoarthritis of the knee. J Rheumatol. 1995;22(7):1311-4.

[11] Kunugiza Y, Tani M, Tomita T, Yoshikawa H. Staphylococcal scalded skin syndrome after intra-articular injection of hyaluronic acid. Mod Rheumatol. 2011; 21(3): 316-9.

[12] Kim WB, Alhusayen RO. Skin necrosis from intra-articular hyaluronic acid injection. J Cutan Med Surg. 2015;19(2):182-4.

[13] Albert C, Brocq O, Gerard D, Roux C, Euller-Ziegler L. Septic knee arthritis after intra-articular hyaluronate injection: two case reports. Joint Bone Spine. 2006; 73(2): 205-7.

[14] Shemesh S, Heller S, Salai M, Velkes S. Septic arthritis of the knee following intraarticular injections in elderly patients: report of six patients. IMAJ Israel Med Assoc J. 2011;13(12):757.

[15] Mohamed M, Patel S, Plavnik K, Liu E, Casey K, et al. Retrospective analysis of septic arthritis caused by intra-articular viscosupplementation and steroid injections in a single outpatient center. J Clin Med Res. 2019;11(7):480-3.

[16] Kim SC, Jin Y, Lee YC, Lii J, Franklin PD, et al.

Association of preoperative opioid use with mortality and short-term safety outcomes after total knee replacement. JAMA Netw Open. 2019;2(7):e198061.

[17] Huber EO, Roos EM, Meichtry A, de Bie RA, Bischoff-Ferrari HA. Effect of preoperative neuromuscular training (NEMEX-TJR) on functional outcome after total knee replacement: an assessor-blinded randomized controlled trial. BMC Musculoskelet Disord. 2015;16:101.

[18] Chesham RA, Shanmugam S. Does preoperative physiotherapy improve postoperative, patient-based outcomes in older adults who have undergone total knee arthroplasty? A systematic review. Physiother Theory Pract. 2017;33(1):9-30.

[19] Amin NH, Omiyi D, Kuczynski B, Cushner FD, Scuderi GR. The risk of a deep infection associated with intraarticular injections before a total knee arthroplasty. J Arthroplasty. 2016;31(1):240-4.

[20] Bedard NA, Pugely AJ, Elkins JM, Duchman KR, Westermann RW, et al. The John N. Insall Award: do intraarticular injections increase the risk of infection after TKA? Clin Orthop Relat Res. 2017;475(1):45-52.

[21] Khanuja HS, Banerjee S, Sodhi GS, Mont MA. Do prior intra-articular corticosteroid injections or time of administration increase the risks of subsequent periprosthetic joint infections after total knee arthroplasty? J Long Term Eff Med Implants. 2016;26(3):191-7.

[22] Levy DM, Petersen KA, Vaught MS, Christian DR, Cole BJ. Injections for knee osteoarthritis: corticosteroids, viscosupplementation, platelet-rich plasma, and autologous stem cells. Arthroscopy. 2018;34(5):1730-43.

[23] Law TY, Nguyen C, Frank RM, Rosas S, McCormick F. Current concepts on the use of corticosteroid injections for knee osteoarthritis. Phys Sportsmed. 2015;43(3): H269-73.

[24] Hayman DM, Blumberg TJ, Scott CC, Athanasiou KA. The effects of isolation on chondrocyte gene expression. Tissue Eng. 2006;12(9):2573-81.

[25] Resteghini P. Injection therapy in the management of osteoarthritis of the knee. PhD Thesis. University of Brighton; 2010.

[26] Jevsevar DS, Brown GA, Jones DL, Matzkin EG, Manner PA, et al. The American Academy of Orthopaedic surgeons evidence-based guideline on: treatment of osteoarthritis of the knee. JBJS. 2013;95(20):1885-6.

[27] Leighton R, Fitzpatrick J, Smith H, Crandall D, Flannery CR, et al. Systematic clinical evidence review of NASHA (Durolane hyaluronic acid) for the treatment of knee osteoarthritis. Open Access Rheumatol Res Rev.

2018; 10:43-54.

[28] Balazs EA, Watson D, Duff IF, Roseman S. Hyaluronic acid in synovial fluid. I Molecular parameters of hyaluronic acid in normal and arthritic human fluids. Arthritis Rheum. 1967;10(4):357-76.

[29] Zhang W, Robertson J, Jones A, Dieppe P, Doherty M. The placebo effect and its determinants in osteoarthritis: meta-analysis of randomised controlled trials. Ann Rheum Dis. 2008;67(12):1716-23.

[30] Neustadt DH. Long-term efficacy and safety of intra-articular sodium hyaluronate (Hyalgan\? in patients with osteoarthritis of the knee. Clin Exp Rheumatol. 2003;21(3):307-12.

[31] Waddell DD. Viscosupplementation with hyaluronans for osteoarthritis of the knee. Drugs Aging. 2007;24(8): 629-42.

[32] Hunter DJ. Viscosupplementation for osteoarthritis of the knee. N Engl J Med. 2015;372(11):1040-7.

[33] Strauss EJ, Hart JA, Miller MD, Altman RD, Rosen JE. Hyaluronic acid viscosupplementation and osteoarthritis: current uses and future directions. Am J Sports Med. 2009;37(8):1636-44.

[34] McArthur BA, Dy CJ, Fabricant PD, Della Valle AG. Long term safety, efficacy, and patient acceptability of hyaluronic acid injection in patients with painful osteoarthritis of the knee. Patient Prefer Adherence. 2012;6:905-10.

[35] Maneiro E, De Andrés M, Fernandez-Sueiro J, Galdo F, Blanco F. The biological action of hyaluronan on human osteoartritic articular chondrocytes: the importance of molecular weight. Clin Exp Rheumatol. 2004;22(3): H307-12.

[36] Evaniew N, Simunovic N, Karlsson J. Cochrane in CORR? viscosupplementation for the treatment of osteoarthritis of the knee. Clin Orthop Relat Res. 2014;472(7):2028-34.

[37] Brown GA. AAOS clinical practice guideline: treatment of osteoarthritis of the knee: evidence-based guideline. J Am Acad Orthop Surg. 2013;21(9):577-9.

[38] Watterson JR, Esdaile JM. Viscosupplementation: therapeutic mechanisms and clinical potential in osteoarthritis of the knee. J Am Acad Orthop Surg. 2000; 8(5): 277-84.

[39] Angadi DS, Macdonald H, Atwal N. Autologous cell-free serum preparations in the management of knee osteoarthritis: what is the current clinical evidence? Knee Surg Relat Res. 2020;32(1):16.

[40] Campbell KA, Saltzman BM, Mascarenhas R, Khair MM, Verma NN, et al. Does intra-articular platelet-rich plasma injection provide clinically superior outcomes

compared with other therapies in the treatment of knee osteoarthritis? A systematic review of overlapping meta-analyses. Arthroscopy. 2015;31(11):2213-21.

[41] Chahla J, Mandelbaum BR. Biological treatment for osteoarthritis of the knee: moving from bench to bedside—current practical concepts. Arthroscopy. 2018;34(5):1719-29.

[42] Delanois RE, Etcheson JI, Sodhi N, Henn Iii RF, Gwam CU, et al. Biologic therapies for the treatment of knee osteoarthritis. J Arthroplasty. 2019;34(4):801-13.

[43] Jorgensen C. SP0108 MSC based therapy for severe osteoarthritis of the knee: the Adipoa experience. London: BMJ Publishing Group; 2015.

[44] Mascarenhas R, Saltzman BM, Fortier LA, Cole BJ. Role of platelet-rich plasma in articular cartilage injury and disease. J Knee Surg. 2015;28(01):003-10.

[45] Southworth TM, Naveen NB, Tauro TM, Leong NL, Cole BJ. The use of platelet-rich plasma in symptomatic knee osteoarthritis. J Knee Surg. 2019;32(01):037-45.

[46] Lai LP, Stitik TP, Foye PM, Georgy JS, Patibanda V, et al. Use of platelet-rich plasma in intra-articular knee injections for osteoarthritis: a systematic review. PM R. 2015;7(6):637-48.

[47] Annaniemi JA, Pere J, Giordano S. Platelet-rich plasma versus hyaluronic acid injections for knee osteoarthritis: a propensity-score analysis. Scand J Surg. 2019;108(4):329-37.

[48] Shirokova K, Noskov S, Shirokova L. Comparison of clinical efficacy of platelet-rich plasma and autologous conditioned serum treatment in patients with osteoarthritis of the knee. Osteoarthr Cartil. 2017;25:S438.

[49] Riboh JC, Saltzman BM, Yanke AB, Fortier L, Cole BJ. Effect of leukocyte concentration on the efficacy of platelet-rich plasma in the treatment of knee osteoarthritis. Am J Sports Med. 2016;44(3):792-800.

[50] Cerza F, Carnì S, Carcangiu A, Di Vavo I, Schiavilla V, et al. Comparison between hyaluronic acid and platelet-rich plasma, intra-articular infiltration in the treatment of Gonarthrosis. Am J Sports Med. 2012;40(12):2822-7.

[51] Buendía-López D, Medina-Quirós M, Fernández-Villacañas Marín Má. Clinical and radiographic comparison of a single LP-PRP injection, a single hyaluronic acid injection and daily NSAID administration with a 52-week follow-up: a randomized controlled trial. J Orthop Traumatol. 2018;19(1):3-3.

[52] Filardo G, Di Matteo B, Di Martino A, Merli ML, Cenacchi A, et al. Platelet-rich plasma intra-articular knee injections show no superiority versus viscosupplementation: a randomized controlled trial. Am

J Sports Med. 2015; 43(7): 1575-82.

[53] Cole BJ, Karas V, Hussey K, Merkow DB, Pilz K, et al. Hyaluronic acid versus platelet-rich plasma: a prospective, double-blind randomized controlled trial comparing clinical outcomes and effects on intra-articular biology for the treatment of knee osteoarthritis. Am J Sports Med. 2017;45(2):339-46.

[54] Jiang Y, Iwata S, Yang C, Shirakawa K, Matsuoka T. Cartilage regeneration by autologous adipose-derived mesenchymal stem cells for the treatment of osteoarthritis. Cytotherapy. 2019;21(5, supplement): S83-4.

[55] Orozco L, Munar A, Soler R, Alberca M, Soler F, et al. Treatment of knee osteoarthritis with autologous mesenchymal stem cells: a pilot study. Transplantation. 2013;95(12):1535-41.

[56] Jo CH, Lee YG, Shin WH, Kim H, Chai JW, et al. Intra-articular injection of mesenchymal stem cells for the treatment of osteoarthritis of the knee: a proof-of-concept clinical trial. Stem Cells. 2014;32(5):1254-66.

[57] Vega A, Martín-Ferrero MA, Del Canto F, Alberca M, García V, et al. Treatment of knee osteoarthritis with allogeneic bone marrow mesenchymal stem cells: a randomized controlled trial. Transplantation. 2015;99(8):1681-90.

[58] Vangsness CT Jr, Jack Farr I, Boyd J, Dellaero DT, Mills CR, et al. Adult human mesenchymal stem cells delivered via intra-articular injection to the knee following partial medial meniscectomy: a randomized, double-blind, controlled study. JBJS. 2014;96(2):90-8.

[59] Vitali M, Ometti M, Drossinos A, Pironti P, Santoleri L, et al. Autologous conditioned serum: clinical and functional results using a novel disease modifying agent for the management of knee osteoarthritis. J Drug Assess. 2020;9(1):43-51.

[60] Baltzer AWA, Moser C, Krauspe R, Jansen SA. Autologous conditioned serum (Orthokine) is an effective treatment for knee osteoarthritis. Osteoarthr Cartil. 2009;17(2):152-60.

[61] Barreto A, Braun TR. A new treatment for knee osteoarthritis: clinical evidence for the efficacy of ArthrokinexTM autologous conditioned serum. J Orthop. 2017; 14(1): 4-9.

[62] Kon E, Engebretsen L, Verdonk P, Nehrer S, Filardo G. Clinical outcomes of knee osteoarthritis treated with an autologous protein solution injection: a 1-year pilot double-blinded randomized controlled trial. Am J Sports Med. 2018;46(1):171-80.

[63] van Drumpt RA, van der Weegen W, King W, Toler K, Macenski MM. Safety and treatment effectiveness of a

single autologous protein solution injection in patients with knee osteoarthritis. BioResearch. 2016;5(1):261-8.

[64] King W, van der Weegen W, Van Drumpt R, Soons H, Toler K, et al. White blood cell concentration correlates with increased concentrations of IL-1ra and improvement in WOMAC pain scores in an open-label safety study of autologous protein solution. J Exp Orthop. 2016;3(1):9.

[65] Multidisciplinary European Database. http://www.opengrey.eu/search/. Accessed 24 Nov 2019.

[66] Papavasiliou AV, Isaac DL, Marimuthu R, Skyrme A, Armitage A. Infection in knee replacements after previous injection of intra-articular steroid. J Bone Jt Surg. 2006; 88(3):321-3.

[67] Charalambous C, Tryfonidis M, Sadiq S, Hirst P, Paul A. Septic arthritis following intra-articular steroid injection of the knee-a survey of current practice regarding antiseptic technique used during intra-articular steroid injection of the knee. Clin Rheumatol. 2003;22(6):386-90.

[68] von Essen R, Savolainen HA. Bacterial infection following intra-articular injection: a brief review. Scand J Rheumatol. 1989;18(1):7-12.

[69] Pal B, Morris J. Perceived risks of joint infection following intra-articular corticosteroid injections: a survey of rheumatologists. Clin Rheumatol. 1999;18(3):264-5.

[70] Cawley P, Morris I. A study to compare the efficacy of two methods of skin preparation prior to joint injection. Rheumatology. 1992;31(12):847-8.

[71] Pulido L, Ghanem E, Joshi A, Purtill JJ, Parvizi J. Periprosthetic joint infection: the incidence, timing, nd predisposing factors. Clin Orthop Relat Res. 2008; 466(7): 1710-5.

[72] Papalia R, Vespasiani-Gentilucci U, Longo UG, Esposito C, Zampogna B, et al. Advances in man-agement of periprosthetic joint infections: an historical prospective study. Eur Rev Med Pharmacol Sci. 2019;23(2 Suppl):129-38.

[73] Izakovicova P, Borens O, Trampuz A. Periprosthetic joint infection: current concepts and outlook. EFORT Open Rev. 2019;4(7):482-94.

[74] Valle CD, Parvizi J, Bauer TW, DiCesare PE, Evans RP, et al. Diagnosis of periprosthetic joint infections of the hip and knee. J Am Acad Orthop Surg. 2010;18(12):760-70.

[75] Wang Q, Jiang X, Tian W. Does previous intra-articular steroid injection increase the risk of joint infection following total hip arthroplasty or total knee arthroplasty? A meta-analysis. Med Sci Monit. 2014;20:1878-83.

[76] Xing D, Yang Y, Ma X, Ma J, Ma B, et al. Dose intraarticular steroid injection increase the rate of infection in subsequent arthroplasty: grading the evidence through a meta-analysis. J Orthop Surg Res. 2014;9(1):107.

[77] Alijanipour P, Parvizi J. Infection post-total knee replacement: current concepts. Curr Rev Musculoskelet Med. 2014;7(2):96-102.

[78] Osmon DR, Berbari EF, Berendt AR, Lew D, Zimmerli W, et al. Diagnosis and management of prosthetic joint infection: clinical practice guidelines by the infectious diseases Society of America. Clin Infect Dis. 2012;56(1):e1-e25.

[79] Desai A, Ramankutty S, Board T, Raut V. Does intraarticular steroid infiltration increase the rate of infection in subsequent total knee replacements? Knee. 2009;16(4):262-4.

[80] Richardson SS, Schairer WW, Sculco TP, Sculco PK. Comparison of infection risk with corticosteroid or hyaluronic acid injection prior to total knee arthroplasty. JBJS. 2019;101(2):112-8.

[81] Joshy S, Thomas B, Gogi N, Modi A, Singh BK. Effect of intra-articular steroids on deep infections following total knee arthroplasty. Int Orthop. 2006;30(2):91-3.

[82] Kokubun BA, Manista GC, Courtney PM, Kearns SM, Levine BR. Intra-articular knee injections before total knee arthroplasty: outcomes and complication rates. J Arthroplasty. 2017;32(6):1798-802.

[83] Evans CH, Chevalier X, Wehling P. Autologous conditioned serum. Phys Med Rehabil Clin. 2016;27(4):893-908.

[84] Fox BA, Stephens MM. Treatment of knee osteoarthritis with Orthokine-derived autologous conditioned serum. Expert Rev Clin Immunol. 2010;6(3):335-45.

[85] Vitale ND, Vandenbulcke F, Chisari E, Iacono F, Lovato L, et al. Innovative regenerative medicine in the management of knee OA: the role of utologous protein solution. J Clin Orthop Trauma. 2019;10(1):49-52.

[86] Yang KA, Raijmakers N, Van Arkel E, Caron J, Rijk P, et al. Autologous interleukin-1 receptor antagonist improves function and symptoms in osteoarthritis when compared to placebo in a prospective randomized controlled trial. Osteoarthr Cartil. 2008;16(4):498-505.

[87] Nguyen C, Rannou F. The safety of intra-articular injections for the treatment of knee osteoarthritis: a critical narrative review. Expert Opin Drug Saf. 2017;16(8):897-902.

[88] Cancienne JM, Werner BC, Luetkemeyer LM, Browne JA. Does timing of previous intra-articular steroid injection affect the post-operative rate of infection in

total knee arthroplasty? J Arthroplasty. 015;30(11):1879-82.

[89] Charlson ME, Pompei P, Ales KL, MacKenzie CR. A new method of classifying prognostic comorbidity in longitudinal studies: development and validation. J Chronic Dis. 1987;40(5):373-83.

[90] Schairer WW, Nwachukwu BU, Mayman DJ, Lyman S, Jerabek SA. Preoperative hip injections increase the rate of periprosthetic infection after total hip arthroplasty. J Arthroplasty. 2016;31(9):166-169. e161.

[91] Pereira L, Kerr J, Jolles B. Intra-articular steroid injection for osteoarthritis of the hip prior to total hip arthroplasty: is it safe? A systematic review. Bone Jt J. 2016;98(8):1027-35.

[92] Chitre A, Fehily M, Bamford D. Total hip replacement after intra-articular injection of local anaesthetic and steroid. J Bone Jt Surg. 2007;89(2):166-8.

[93] Charalambous CP, Prodromidis AD, Kwaees TA. Do intra-articular steroid injections increase infection rates in subsequent arthroplasty? A systematic review and meta-analysis of comparative studies. J Arthroplasty. 2014;29(11):2175-80.

[94] Ucckay I, Hirose CB, Assal M. does intra-articular injection of the ankle with corticosteroids increase the risk of subsequent periprosthetic joint infection (PJI) following total ankle arthroplasty (TAA)? If so, how long after a prior intra-articular injection can TAA be safely performed? Foot Ankle Int. 2019;40(1_suppl):3S-4S.